国际商务专业

（第六版）

报检与报关实务

BAOJIAN YU BAOGUAN SHIWU

主　编：顾永才　王斌义
副主编：高倩倩　潘英麟

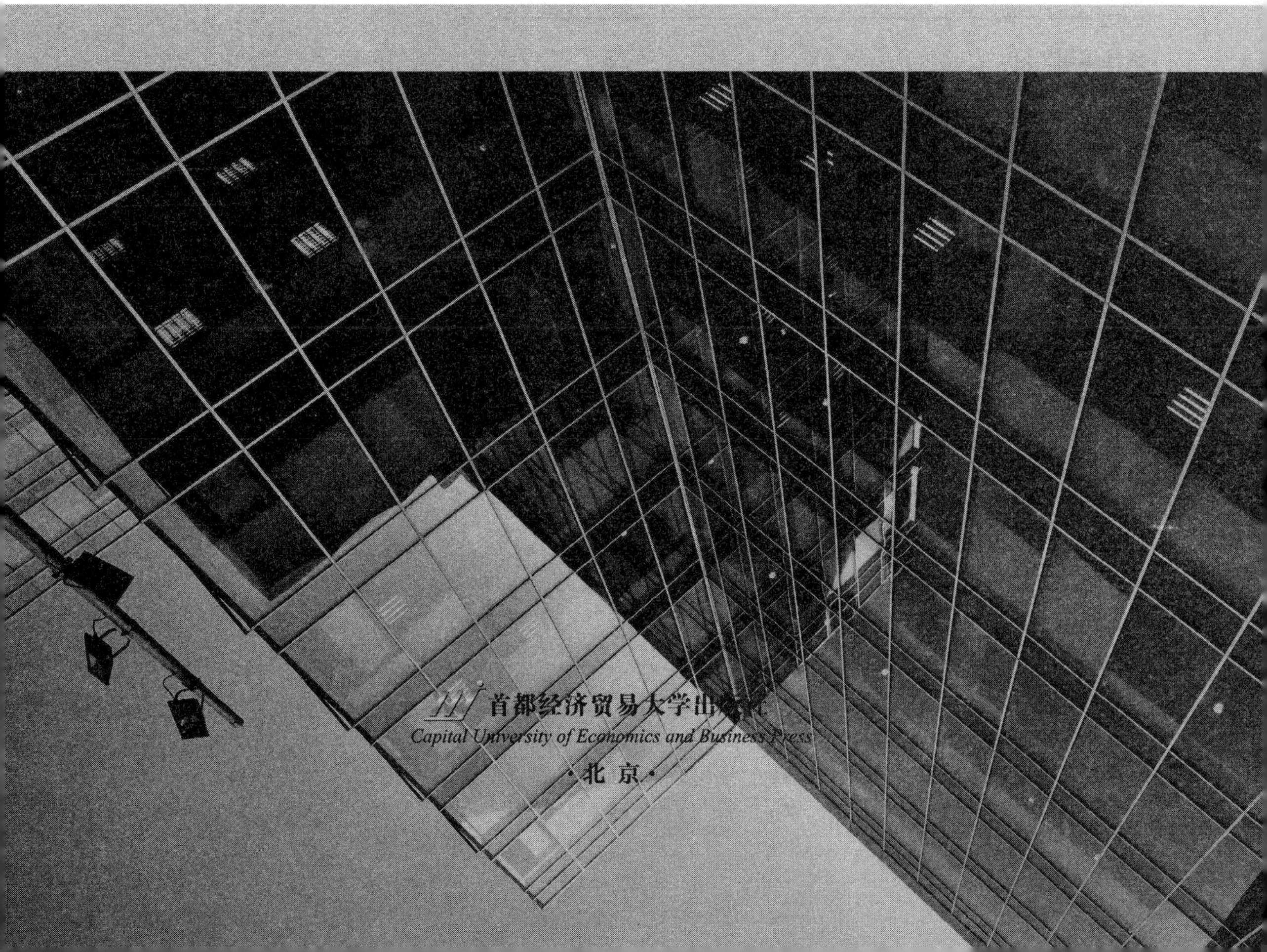

首都经济贸易大学出版社
Capital University of Economics and Business Press
·北京·

图书在版编目(CIP)数据

报检与报关实务 / 顾永才，王斌义主编. --6 版. - - 北京：首都经济贸易大学出版社，2021.6

ISBN 978 -7 -5638 -3215 -6

Ⅰ. ①报… Ⅱ. ①顾… ②王… Ⅲ. ①国境检疫 - 中国 - 教材 ②进出口贸易 - 海关手续 - 中国 - 教材 Ⅳ. ①R185.3 ②F752.5

中国版本图书馆 CIP 数据核字(2021)第 055082 号

报检与报关实务(第六版)
顾永才 王斌义 主 编
高倩倩 潘英麟 副主编

责任编辑 晓 红
封面设计 砚祥志远·激光照排 TEL: 010-65976003
出版发行 首都经济贸易大学出版社
地 址 北京市朝阳区红庙（邮编 100026）
电 话 (010)65976483 65065761 65071505(传真)
网 址 http://www.sjmcb.com
E-mail publish@cueb.edu.cn
经 销 全国新华书店
照 排 北京砚祥志远激光照排技术有限公司
印 刷 北京市泰锐印刷有限责任公司
成品尺寸 185 毫米×260 毫米 1/16
字 数 557 千字
印 张 22.75
版 次 2009 年 2 月第 1 版 **2021 年 6 月第 6 版**
2021 年 6 月总第 13 次印刷
书 号 ISBN 978 -7 -5638 -3215 -6
定 价 42.00 元

第六版前言

《报检与报关实务》是国际货运与报关专业、国际贸易专业、物流管理专业的专业课程，是实践性较强的一门综合性课程。本课程的任务是使学生熟悉国家对外贸易尤其是海关检验检疫和货物监管的各种法律、法规及管制制度；掌握国际贸易过程中海关进出口货物检验检疫流程和通关流程，掌握不同贸易方式下检验检疫业务和通关业务的办理；培养学生良好的职业素质，使学生具备从事报检报关及相关工作的专业能力，从而提高学生的专业知识水平和实际操作能力，能够综合运用报检报关知识去开展工作，为从事国际贸易、国际货运代理、国际物流尤其是报关、报检等工作和进一步科学研究奠定基础。

《报检与报关实务》（第六版）保留了第五版的知识体系。其主要特点有：

第一，为切实落实高职高专“任务驱动，行为引导”以及“工学结合”的教学指导思想，我们进行了教学设计，如下图：

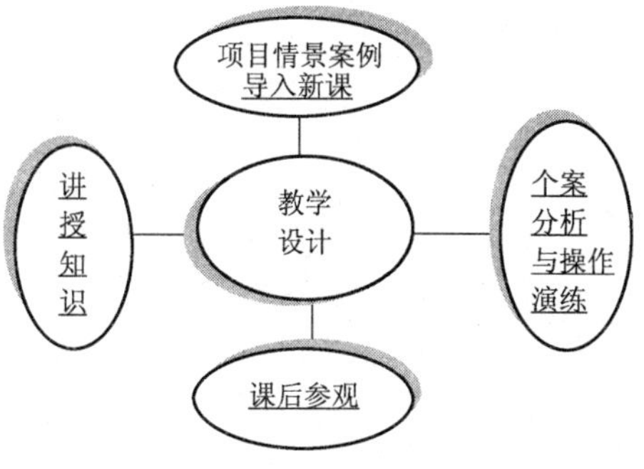

本教材共分 12 个项目任务：熟悉与报检、报关有关的国际贸易业务；理解编码协调制度和我国的进出口商品归类；了解出入境检验检疫工作；办理出境货物报检；办理入境货物报检；办理进出境运输工具及集装箱的申报与检疫；认知报关与海关管理制度；办理一般进出口货物的报关；办理保税货物的报关；办理其他进出口货物的报关；填报报关单；缴纳进出口税费。

对每个项目任务我们均设有项目要求、项目情景、知识模块、个案分析与演练、复习思考题五个版块。其中，项目情景以北京龙口工贸公司及其报关人员陈湘为模拟对象，引出需要完成的任务，并在本项目中阐述任务操作示范。知识模块阐述完成项目任务要求应知应会的知识与技能。

第二，突出了教材的先进性，知识单元吸收了国内外近期的研究成果，反映了报检与报关业务发展的一系列新的特点和报检、报关实践中的新做法，尤其是反映了全国检验检疫通关一体化以及关检融合的新做法。

第三，加强了教材的实训性。补充了许多图表、案例、例题，尤其是丰富了每个项目的个案分析与操作演练（其参考答案在每章后扫码即可获得）。

第四，丰富了配套教学用 PPT。教学用 PPT（含个案分析与操作演练参考答案）请到首都经济贸易大学出版社网站上下载。

为了能够达到预期的学习目的，要求学生在学习时注意理论联系实际并及时了解相关法规和实际操作的变化。结合课程的性质和特点，本课程的教学方法应落实"精讲多练、工学结合"的措施，主要包括两个方面，即系统讲授课程知识和引导学生开展实践演练，有条件的教学单位还可以安排学生进行模拟实训。通过对本教材的学习，要求学生既熟悉报检、报关的基础理论和知识，又掌握一定的办理报检、报关业务的操作技能。

由于本书注重报检、报关业务知识的实用性与操作性，除可作为高校教材外，也可作为报检、报关人员的培训用书，同时也适合报检、报关人员在工作实践中学习与参考。

本书由顾永才、王斌义任主编，高倩倩、潘英麟任副主编。参加编写与资料收集工作的还有陈幼端、王虹、熊利蓉、周诗鸿、陈加强、徐凯、苏倩倩、徐培中、段凡秀、林玉枝、吴海燕等。在写作过程中，我们参考了许多著述，特向这些著述的作者表示由衷的感谢。由于我们水平有限，书中如有不当与遗漏之处，敬请读者批评指正。

编 者

目　录

项目任务一　熟悉与报检、报关有关的国际贸易业务

项 目 要 求

- 了解国际贸易运作的基本程序
- 熟悉与报检、报关有关的贸易合同与单证
- 能够办理原产地证的业务注册与申报
- 了解我国的对外贸易管制

项目情景

北京龙口工贸公司(BEIJING LONGKOU INDUSTRIAL AND TRADING COMPANY)多年来一直从事国内贸易,2019 年公司决定进军国际贸易。很幸运,公司很快获得一笔贸易业务,与西班牙 AAA 公司(AAA COMPANY,NO.5 OF SMITH STREET,BARCELONA, SPAIN)签订了一份出口化纤制针织女式 T 恤衫(T-SHIRTS)的合同,合同号:CC1418R。开证行开来信用证,号码:2007N10028。信用证的最晚装运日期是 2020 年 9 月 15 日,有效期至 2020 年 10 月 7 日。有关的信用证条款如下:

:45/DESCRIPTION OF GOODS/SERVICES:

T-SHIRTS

:46/DOCUMENTS REQUIRED

+GENERALIZED SYSTEM OF PREFERENCES CERTIFICATE OF ORIGIN ISSUED BY COMPETENT AUTHORITY IN ONE ORIGINAL PLUS TWO COPIES

北京龙口工贸公司 2020 年 9 月 1 日开出票号为 2020/F202 的发票。将该货物由天津装船发往 BARCELONA,于 9 月 10 日装船完毕,取得提单。货物明细如下:

毛重:8 000KGS,装 1 000CARTONS,货装 S.S.VICTORY V.146E 轮,唛头:无。

项目经理查询到该批货物的商品编码为 6109.9090.52,海关监管条件为 AB。也即,该批货物需要办理出境货物检验检疫,不需要办理出口许可证等进出口证件。由于西班牙 AAA 公司在信用证中要求北京龙口工贸公司开具原产地证,因此,项目经理要求陈湘办理这批货物的原产地证的申请手续,并与货运代理公司商谈报检与报关事宜。陈湘毕业于某理工大学机电专业,不久被北京龙口工贸公司招聘入岗。由于没有系统学习过国际贸易知识,陈湘接到这一任务后,感到很棘手,对购货合同(Purchase Contract)、商业发票

(Commercial Invoice)、原产地证等合同与单证知识都知之甚少,更不知道如何办理相应进出口证件和通关手续。陈湘深感需要好好补习国际贸易业务知识。好在有项目经理的帮助和指导,陈湘后来总算完成了任务。

对进出口商品办理检验检疫及通关手续,其基础工作主要有两步:第一步,通过商品归类查进出口税则,确定海关监管条件;第二步,明确监管条件后,办理相应进出口证件和原产地证。

为了做好国际贸易中的报检与报关工作,报检、报关人员必须掌握国际贸易的专业知识,尤其是国际贸易实务知识与技能。对于开展报检、报关代理的企业来说,报检、报关人员只有掌握相关的贸易业务,才能更好地为客户服务,帮助客户实现国际贸易和跨国经营的目标。

知识模块

单元一　了解国际贸易运作的基本程序

进出口交易与国内交易的一个不同之处在于存在着国境或关境,因而需要繁杂的检验检疫等贸易和通关手续。检验检疫与通关是国际贸易的必要环节。按规定的内容、以规定的方式向海关报告进出口货物的情况是对外贸易关系人[1]在检验检疫与通关这一国际贸易的必要环节的核心工作。对于已学习过《国际贸易》《国际贸易实务》等课程的学生,本单元可略讲或作为归纳复习。

一、国际贸易的含义

国际贸易(International Trade, International Business, Foreign Trade, Overseas Trade),通常是指国与国之间的团体、组织(如企业或公司)或个人所进行的商品(货物)、技术或服务的买卖或交换行为,是国际分工的具体体现,同时也表明各国间经济上的相互依赖或相互补充,它是经济全球化或区域一体化的表现形式之一。如以一个国家或地区为主体,其与另一些国家或地区所进行的商品、服务的买卖或交换即为该国或该地区的对外贸易。作为出口方来说,其输出商品和服务被称为出口贸易;作为进口方来说,其输入商品和服务即为进口贸易。所以,对外贸易又被称为进出口贸易或输出入贸易。有些海岛国家如英国、日本等,常用海外贸易(Overseas Trade)来表示对外贸易。

传统的国际贸易和对外贸易仅指有形商品的交换,即人们通常所说的狭义的国际贸易和对外贸易。而广义的国际贸易和对外贸易,则包括了商品和劳务的交换,分为有形商品贸易(Visible Trade)和无形商品贸易(Invisible Trade)。有形商品贸易是指有形的、可以看得见

[1] 这里的对外贸易关系人主要包括出口商品的生产、经营单位;进口商品的收、用货单位或者代理接货、运输单位;进出口商品的代理报关单位。

的商品的贸易；无形商品贸易是指无形商品即劳务的输出与输入，如运输、保险、金融、旅游、租赁、技术等劳务的交换活动，它们在通过一国海关时不必申报，也不列入海关统计。具体地讲，无形商品贸易包括：伴随着实物商品和人的国际移动而发生的劳务收支，如货物运输费、保险费、客运费、旅游费用等；由资本的国际移动而产生的投资收益项目，如利润、利息、红利、租金等；驻外机构经费、侨民汇款、专利费等其他收支项目。世界无形商品贸易主要分为国际服务贸易和国际技术贸易两大类。国际服务贸易构成国际无形商品贸易的主体，主要是指跨越国境的服务和消费以及各种生产要素的跨国境移动。

二、国际贸易的分类

作为一个统称的国际贸易，其分类各种各样。常见的分类方法如表1－1所示。

表1－1 国际贸易的分类

分类方法	国际贸易的分类名称
按商品的形式不同	有形贸易（国际货物贸易）、无形贸易（国际服务贸易、国际技术贸易）
按货物移动的方向不同	出口贸易、进口贸易、过境贸易（直接过境贸易、间接过境贸易）
按进出国境与进出关境的不同❶	总贸易、专门贸易
按贸易是否有第三者参加	直接贸易、间接贸易、转口贸易
按货物运送方式不同	陆路贸易、海路贸易、空运贸易、邮购贸易
按贸易方式（即具体做法）不同	一般贸易、包销、寄售、拍卖、加工贸易、合作生产、易货贸易、补偿贸易、租赁贸易等

三、有关国际贸易的法规惯例

国际货物买卖与法律和国际惯例的联系十分密切。在实际的贸易业务中，会涉及各个国家的法律法规和国际贸易惯例，比如合同法、货物买卖法、票据法、代理法、知识产权保护法等法律规定，特别是《联合国国际货物销售合同公约》、《国际贸易术语解释通则》、《跟单信用证统一惯例》（《UCP600》）、《托收统一规则》（国际商会第522号出版物）等。

这里仅对《国际贸易术语解释通则》进行简单小结。《国际贸易术语解释通则》（International Rules for the Interpretation of Trade Terms，INCOTERMS）是国际商会为统一各种贸易术语的不同解释于1936年制定的。随后，为适应国际贸易实践发展的需要，国际商会先后于1953年、1967年、1976年、1980年、1990年、1999年、2010年、2020年对《国际贸易术语解释通则》进行过多次修订和补充。《国际贸易术语解释通则》对采用国际贸易术语订立的合同中各方主体的义务、风险和费用成本的承担进行了详细的解释。2020年版本的《国际贸易术语解释通则》的主要术语比较见表1－2和表1－3。

---

❶ 一般情况下，几个国家间缔结关税同盟时，关境 > 国境；在国境内开设自由港、自由贸易区、出口加工区时，关境 < 国境；无上述两种情况时，关境 = 国境。总贸易统计货物进出口以国境为标准；专门贸易统计货物进出口以关境为标准。如果外国货物进入国境后，暂时存在保税仓库，不进入关境，一律不列为专门进口。

表 1-2　2020 年版本的《国际贸易术语解释通则》的主要术语

组别	术　语	中文解释	适用方式
第一组	EXW(Ex Works) FCA(Free Carrier) CPT(Carriage Paid to) CIP(Carriage and Insurance Paid to) DPU(Delivered at Place Unloaded) DAP(Delivered at Place) DDP(Delivered Duty Paid)	工厂交货 货交承运人 运费付至目的地 运费/保险费付至目的地 卸货地交货 目的地交货 完税后交货	任何运输方式
第二组	FAS(Free alongside Ship) FOB(Free on Board) CFR(Cost and Freight) CIF(Cost Insurance and Freight)	装运港船边交货 装运港船上交货 成本加运费 成本、保险费加运费	水上运输方式

表 1-3　2020 年版本的《国际贸易术语解释通则》的主要术语比较

贸易术语	交货地点	风险转移界限	出口海关的责任、费用负担者	进口海关的责任、费用负担者	适用的运输方式
EXW	货物产地或卖方所在地	买方处置货物后	买方	买方	所有方式
FCA	出口国内地或港口	承运人处置货物后	卖方	买方	所有方式
FAS	装运港船边	货物交于船边后	卖方	买方	水上运输
FOB	装运港船上	货物装于船舶后	卖方	买方	水上运输
CFR	装运港船上	货物装于船舶后	卖方	买方	水上运输
CIF	装运港船上	货物装于船舶后	卖方	买方	水上运输
CPT	出口国内地或港口	承运人处置货物后	卖方	买方	所有方式
CIP	出口国内地或港口	承运人处置货物后	卖方	买方	所有方式
DPU	卸货地	买方处置货物后	卖方	买方	所有方式
DAP	进口国指定目的地	买方处置货物后	卖方	买方	所有方式
DDP	进口国国内指定地点	买方处置货物后	卖方	卖方	所有方式

四、国际贸易运作的基本程序

国际贸易交易包含了签订商业合同(商业手续)相关的全部行为,货物在国内和跨边境环节的运输(运输手续),满足出口和进口监管要求的格式文件(监管手续),以及采购货物的付款(财务手续)。这要求许多参与者包括不同国家的贸易商们、政府部门和提供服务者们之间的合作。联合国贸易便利化和电子商务中心用图 1-1 来简化表示贸易便利化的业务流程。

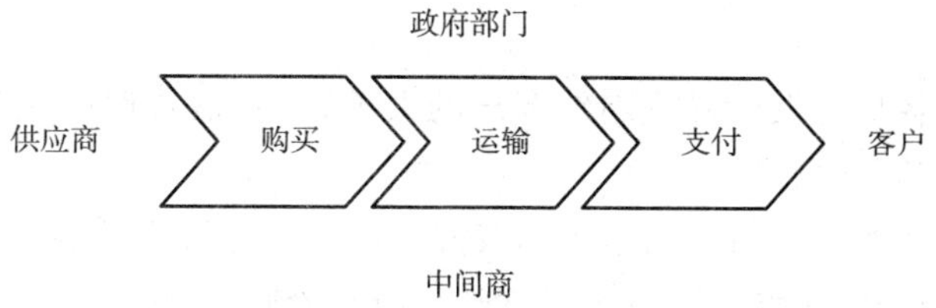

图 1－1　国际贸易模型

一笔具体的进出口交易，通常是在市场调研的基础上在目标市场上寻找潜在的交易对象，由进出口商的一方向潜在的客户发函或面洽开始建立业务关系，其后经过询盘、发盘、还盘、接受等磋商过程，最终达成交易，并履行合同（如图 1－2 所示）。

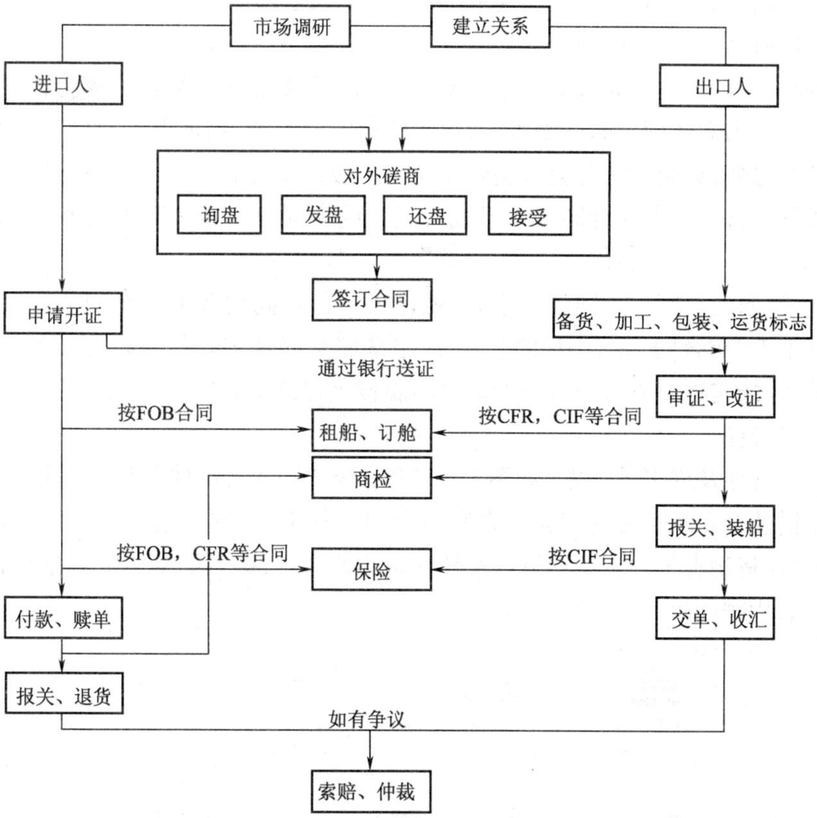

图 1－2　在信用证方式下，国际贸易运作的基本程序

国际货物交易活动包括商品的进口和出口两方面。商品从生产加工开始到销往国外的消费者手中需要经过一系列过程，经过许多业务环节，而且各个业务环节之间密切相连。

在实际业务中，不同的交易条件其业务环节不尽相同，在具体操作方面，各个环节也常常需要先后交叉进行，或出现齐头并进的情形。但是，无论出口贸易还是进口贸易，就其基本业务程序而言，一般可概括为以下四大阶段：国外客户开发→交易磋商→签订合同→履行合同。

第一阶段：国外客户开发。寻找国外客户的渠道很多，最普遍的是参加各种展览会，以及通过网络渠道获取客户信息。

第二阶段：交易磋商。交易磋商是买卖双方就拟订立贸易合同的各项交易条件，包括商品名称、品质、数量、包装、价格、装运、支付、保险、商品检验、不可抗力、索赔和仲裁等进行洽商，以期达成交易的过程。交易磋商是订立合同的前提，从国际贸易专业角度来讲，这一过程可能包括询盘、发盘、还盘、接受四个环节，其中，发盘和接受，是每笔交易达成与合同成立不可缺少的两个基本环节和必经步骤。

交易磋商可分为口头磋商和书面磋商，在法律上均具有同等效力。口头磋商是指通过参加各种交易会、洽谈会以及贸易小组出访、邀请客户来访、国际长途电话等，面对面地谈判达成交易。书面磋商是指通过信件、电报、电传、传真或 E - mail 等进行洽谈。一旦双方对各项交易条件协商一致，合同即告成立。

第三阶段：签订合同。通过双方交易磋商，一方发盘经另一方表示接受后，双方的合同关系即告成立。书面磋商中的往来函电，口头磋商中的人证、物证即是合同的证明。但是按照国际贸易的习惯，买卖双方在交易磋商成功后一般还要订立书面合同，以进一步明确双方的权利和义务。常见的书面合同关系形式有正式的合同(Contract)、确认书(Confirmation)、订单等(Order)。

第四阶段：履行合同。合同签订之后，就进入履行合同的环节。合同依法订立后，进出口双方必须本着“重合同、守信用”的原则，严格按照合同规定履行各自的义务，实现货物和资金的转移，才能实现双方的经济目的。合同履行过程既是经济行为又是法律行为，违约一方需承担法律责任。

合同的履行涉及许多关系方(如图 1 - 3)以及多项工作，这些工作往往环环紧扣，一个环节出了差错就会影响后续的步骤。在履行合同过程中，卖方的基本义务是按合同规定交付货物，移交与货物有关的各项单据以及转移货物所有权；买方的基本义务是按合同规定支付货款和收取货物。

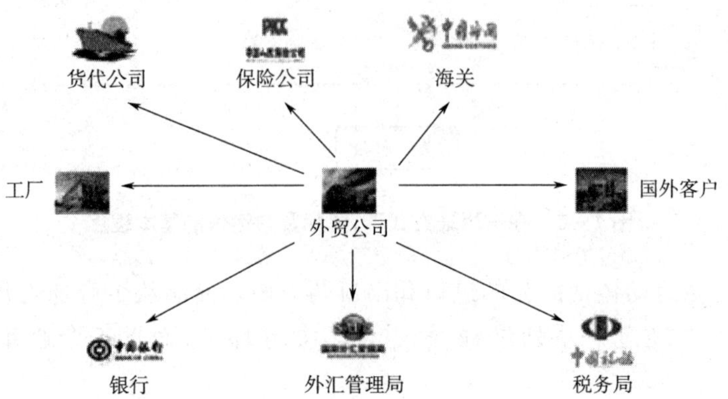

图 1 - 3　国际贸易合同履行的主要关系方

国际货物买卖的常用付款方式有汇付、托收和信用证(L/C)等。其中,最为简单的是汇付,又称汇款,即买方通过银行将货款汇交给卖方。其次是托收,是指卖方开立汇票,委托银行向国外的买方收取货款。就卖方收款而言最为安全可靠,相应地其操作也最为复杂和严格的是信用证支付方式。信用证是开立该信用证的银行作出的一种有条件的付款承诺。若合同约定以信用证方式付款,买方则应及时向其所在地的银行申请开立信用证。卖方届时依此信用证规定的内容和条件,凭符合要求的与货物有关的各项合格单据,向开立该信用证的银行要求付款。

单元二 熟悉与报检、报关有关的贸易合同

对外贸易关系人在报检、报关时需要提供国际货物销售合同并根据合同制作相关的基本单证,如发票、装箱单、提(装)货凭证(货运单、包裹单)、产地证等。本单元先阐述与报检、报关有关的国际货物销售合同。

国际货物销售合同(Sales Contract)又称国际货物买卖合同或国际贸易合同。按合同制作人分类,卖方制作的,称为"销售合同"(Sales Contract),买方制作的,称为"购货合同"(Purchase Contract);按合同的内容繁简分类,分为销售合同(Sales Contract)和销售确认书(Sales Confirmation)。国际货物销售合同主要是指营业地处于不同国家/地区的当事人之间达成的货物买卖合同,这是买卖双方当事人达成一致意见的真实意思表示的证明。国际货物销售合同不仅是规定买方和卖方履行各自权利与义务的法律文件,而且也是国际贸易单证产生和制作的基础和依据。对外贸易关系人在报检时需要提供国际货物销售合同并根据合同制作相关的基本单证,如发票、装箱单、提(装)货凭证(货运单、包裹单)、产地证等。

一、国际货物销售合同的内容

一份完整的国际货物销售合同一般由三部分组成:

第一部分:约首。约首即合同的首部,通常包括合同的名称、合同的编号、合同签订的日期和地点、订约双方当事人的名称和地址等。

第二部分:约文。约文是合同的主体部分,一般以合同条款的形式具体列明交易的各项条件,规定双方的权利义务。约文部分一般包括下列合同条款:品名、数量、品质、包装、价格、支付、运输、保险等。此外,通常还在一般交易条件或备注栏中列明有关预防及处理有关争议的条款。

第三部分:约尾。约尾即合同的尾部,主要说明合同的份数、附件及其效力、使用的文字、合同生效的时间、合同适用的法律以及缔约双方当事人(法人代表或其授权人)的签字。

国际货物销售合同的基本格式见下例。

【例1-1】上海国际贸易有限公司与伦敦 Hold 有限公司签订的销售合同如下:

Sales Contract

Contract No. :2018328
Signed at:Shanghai,China
Date: May 13th,2018

The Seller:Hold Co. Ltd. London
Nels House,3 Street,London,England
The Buyer:Shanghai International Trade Co. Ltd.
No. 15 Xinghua Road,Shanghai,China

The contract,made out,in Chinese and English,both version being equally authentic,by and between the seller and the buyer whereby the seller agrees to sell and the buyer agrees to buy the under mentioned goods subject to terms and conditions set forth here in after as follows:

Name of Commodity, Specifications and Packing	Quantity	Unit Price	Total Value
Nightwear 100% Polyester	1 800pcs	CIF Shanghai USD 6.5 PER PCS	11 700.00USD

Time of Shipment:Before June 12th,2018
Port of Loading:London
Port of Destination:Huangpu,Shanghai
Insurance:To be covered by the seller for 110% of the invoice value against I. C. C. (A)
Terms of Payment:By confirmed,irrevocable letter of credit in favor of the seller payable at sight with T/T reimbursement clause at sight allowing partial shipment and transshipment. The covering Letter of Credit must reach the sellers before the end of May and is to remain valid in London,England until the end of June.
Shipping Marks:N/M
Other Terms:Unless otherwise agreed and accepted by the buyer,all other matters related to this Contract shall be governed,the Terms of Delivery which shall form an integral part of this contract. Any supplementary terms and conditions that may be attached to this contract shall automatically prevail over the terms and conditions of this contract if such supplementary terms and conditions come in conflict with terms and conditions herein and shall be binding upon both parties.
Inspection & Claims: In case the quality, quantity or weight of the goods be found not in conformity with those as stipulated in this contract upon reinspection by the General Administration of Customs of the People's Republic of China within 60 days after completion of the discharge of the goods at the port of destination,if goods are shipped in containers,60 days after the opening of such containers,the buyer shall have the right to request the seller to take back the goods or lodge claims against the seller for compensation for losses upon the strength of the Inspection Certificate issued by the said Bureau,with the exception of those claims for which the insurers or owners of the carrying vessel are liable,all expenses including but not limited to inspection fees,interest, losses arising from the return of the goods or claims shall be borne by the seller. In such a case,the Buyer may,if so requested, send a sample of the goods in question to the seller, provided that sampling and sending of such sample is feasible.

Damages: With the exception of late delivery or non delivery due to "Force Majeure" causes, if the seller fails to make delivery of the goods in accordance with the terms and conditions, jointly or severally, of this Contract, the seller shall be liable to the buyer and indemnify the buyer for all losses, damages, including but not limited to, purchase price and/or purchase price differentials, dead freight, demurrage, and all consequential direct or indirect losses. The buyer shall nevertheless have the right to cancel in part or in whole of the Contract without prejudice to the buyer's right to claim compensations.

Force Majeure: Neither the seller or the buyer shall be held responsible for late delivery or nondelivery owing to generally recognized "Force Majeure" causes. However in such a case, the seller shall immediately advise by cable or telex the buyer of the accident and airmail to the buyer within 15 days after the accident, a certificate of the accident issued by the competent government authority or the chamber of commerce which is located at the place where the accident occurs as evidence thereof. If the said "Force Majeure" cause lasts over 60 days, the buyer shall have the right to cancel the whole or the undelivered part of the order for the goods as stipulated in the Contract.

Arbitration: Both parties agree to attempt to resolve all disputes between the parties with respect to the application or interpretation of any term hereof of transaction hereunder, through amicable negotiation. If a dispute cannot be resolved in this manner to the satisfaction of the seller and the buyer within a reasonable period of time, maximum not exceeding 90 days after the date of the notification of such dispute, the case under dispute shall be submitted to arbitration if the buyer should decide not to take the case to court at a place of jurisdiction that the buyer may deem appropriate. Unless otherwise agreed upon by both parties, such arbitration shall be held in Shanghai, and shall be governed by the rules and procedures of arbitration stipulated by the Foreign Trade Arbitration Commission of the China Council for the Promotion of International Trade. The decision by such arbitration shall be accepted as final and binding upon both parties. The arbitration fees shall be borne by the losing party unless otherwise awarded.

The Buyer: The Seller:

从例1-1来看，销售合同的约文一般由基本条款（主要条款）和一般条款两部分构成。基本条款包括：货物名称和规格；成交数量；货物包装和运输标志；单价和总值；装运期；装运口岸；装运通知；投保人、投保险别、投保金额及保险条款；支付工具和方式；单据。基本条款是合同的主体内容，因此，也被人们称为主要条款。

一般条款是对合同基本条款的补充说明或作为双方订立的多份合同的共性条款，主要包括商检、索赔、仲裁及不可抗力等项内容。

二、国际货物销售合同的检验检疫条款

国际贸易中，国际货物销售合同是进出口商品重要的检验依据。有关进出口商品检验检疫的条款是十分重要的，它关系到贸易的成败和经济得失。出口商品能否顺利地交货履约，进出口商品能否保证符合订货质量要求，以及发生问题时能否对外索赔挽回损失，都与合同的商品检验检疫条款密切相关。

合同中的商品检验检疫条款，一般分为品质数量条款和检验索赔条款两个方面。

品质数量条款是对进出口商品品质、规格、等级、包装和数量等的具体要求，各种商品、各

个合同往往都不一样。品质数量条款是评定进出口商品是否合格的重要检验依据。有的商品订明了有关检验标准或抽样、检验方法,有的商品甚至还要规定使用检测仪器设备,防止使用不同标准,不同抽样、检验方法,或使用不同精度的仪器设备,得出不同的检验结果而引起争议。

检验索赔条款是有关检验交货和复验索赔的条款,包括发货人的检验机构、检验时间、检验地点,收货人的复验、复验机构、索赔期限、检验费用,以及仲裁等条款。

链接

订立进出口商品的检验时间和地点的常用方法

在国际贸易中,进出口商品检验的时间和地点,密切关系着买卖双方的切身利益,因为它涉及检验权、检验机构以及有关的索赔问题。根据国际惯例,进出口商品的检验时间和地点一般有以下三种做法:

(1)以离岸品质、数量为准。由卖方在装运口岸装运前,申请检验机构对出口商品的品质、数(重)量进行检验,检验后出具的检验证书作为商品品质、数(重)量的最后依据。这种做法,买方对货物无复验权,也就是没有提出索赔的权利。

(2)以到岸品质、数量为准。货物运抵目的港后,由当地的检验机构检验,并以其出具的检验证书为最后依据,如品质、数(重)量与合同规定不符,买方凭检验证书向卖方提出索赔,除非造成上述不符情况属于承运人或保险人的责任,卖方一般不得拒绝理赔。

(3)买方有复验权。卖方在装运前进行检验的检验证书,并不是最后依据,而是交货依据,货到目的地,允许买方进行复验,发现到货的品质、数(重)量与合同规定不符,属于卖方责任的,可凭检验证书向卖方提出索赔。这种做法兼顾了买卖双方的利益。我国在进出口业务中,大都采用这种做法。

我国进出口贸易合同一般都列有规定收货人有复验权的条款。出口贸易合同最好订明:“双方同意以装运港中国海关签发的品质、数(重)量检验证书作为信用证项下议付所提出单据的一部分。买方有权对货物的品质、数(重)量进行复验,列明复验费由××负担。如发现品质或数(重)量与合同不符,买方有权向卖方索赔,但须提供经卖方同意的公证检验机构出具的检验报告。索赔期限为货物到达目的港××天内。”进口贸易合同最好订明:“双方同意以制造厂(或××检验机构)出具的品质及数(重)量检验证明书作为有关信用证项下付款的单据之一。货到目的港经中国海关复验,如发现品质或数(重)量与本合同规定不符,除属保险人或承运人责任外,买方凭中国海关的检验证书,在索赔有效期内向卖方提出退货或索赔。索赔有效期为××天,自货物卸毕日期起计算。所有退货或索赔引起的一切费用(包括检验费)及损失均由卖方承担。”上述索赔有效期限根据不同商品和国内调运、检验等实际情况以及检验工作的繁简,作出不同的规定,如30~150天。对机电仪商品应在合同加订品质保证期(一般为1年),以便在使用过程中如发现材质次劣、装配不当、工艺加工不良,以致使用中发生故障、损坏和性能显著降低,以及发现其他隐蔽性严重缺陷等问题,属于发货人责任的,可在品质保证期内凭海关出具的证书向发货人索赔。

通过贸易、科技合作、交换、赠送、援助等方式输入动植物、动植物产品和其他检疫物的，应当在合同或者协议中订明中国法定的检疫要求，并订明必须附有输出国家或者地区政府出入境检验检疫机关出具的检疫证书。

单元三 熟悉与报检、报关相关的贸易单证

单证，也称单据（Documents），是指交易过程中的一系列证明文件，它是在国际贸易和国际结算中直接说明货物有关情况的商业凭证。它通常由出口商应进口商和其他有关方的要求备妥并提交。

贸易合同签订后，在合同履行过程中的每一个环节都有相应的单据缮制、组合及运行（如图1－4所示）。

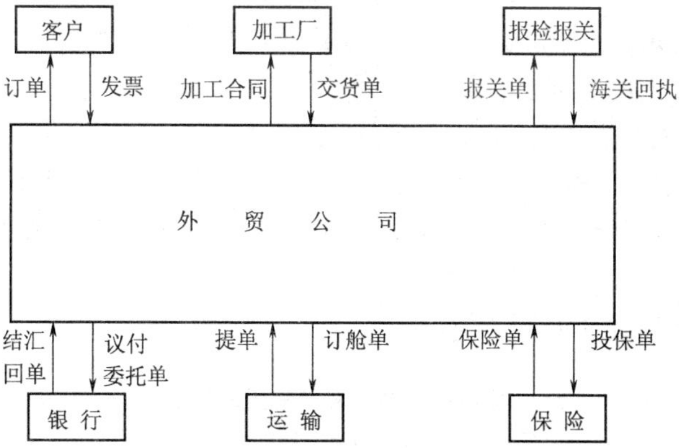

图1－4 出口业务涉及的单证示意图

单据与货款的对流原则已成为国际贸易中商品买卖支付的一般原则。首先，单据可以代表物权，即货运单据代表着货物所有权。货运单据的转移意味着货物所有权的转移，卖方交付货运单据就意味着交付货物，而买方取得货运单据就意味着收到货物，谁控制了货运单据就等于控制了货物；其次，单据是一种履约证明和付款的依据，即单据是有关交易方履行合同的证明。卖方按期向买方交付合同规定的单据就意味着它履行了合同规定的义务，而没有按期交单或者没有交齐合同规定的单据就意味着它没有完全履行合同规定的义务，它就无法取得货款或者取得全部货款。

按单据的作用不同，贸易单据可分为两大类：基本单据和附属单据。基本单据（Basic Documents），即在交易中不可缺少的单据，包括运输单据、商业发票、保险单。附属单据（Additional Documents），是指除基本单据外，进口商根据本国政府有关规定或货物本身不同特点而要求出口商提供的单据。它本身又可以分为两类：一是进口国官方要求必须提供的单据，如海关发票、领事发票、产地证、检疫证、商品出口许可证、配额、装船证明等；二是由于货物本身的特点而要求出口商提供的说明货物情况的单据，如装箱单、重量单、尺码单、检验单、验货报告、受益人证明等。

以下对与报检、报关有关的主要单据——商业发票、运输单据进行介绍。关于产地证，

我们将以专门的单元进行详述。

一、商业发票

商业发票(Commercial Invoice)是说明卖方履约的中心单据,是交易双方记账的凭证,是报关纳税的依据。UCP600 规定:除非信用证另有规定,商业发票:①必须在表面上由信用证指名的受益人为抬头开立;②必须做成以信用证申请人为抬头;③无须签署。除非信用证另有规定,银行可拒绝接受其金额超过信用证允许金额的商业发票。商业发票中货物的描述必须与信用证中的描述一致。

(一)商业发票的主要内容

国际上对商业发票的内容与格式并没有统一的规定。通常而言,商业发票的内容可以分为首文、本文和结文三个部分。

1. 首文部分。发票的首文(Heading),是指发票应列示的一些基本情况,包括发票名称、发票开立人的名称与地址、发票号码、合同号码、发票开立的地点与日期、装运货物的船名、装运港、卸货港、收货人的名称、信用证号码等。

2. 本文部分。发票的本文(Body)部分,是指发票应列示的包括运输标志(Shipping Mark)、货物的描述及数量、规格、包装、单价、总金额、毛重与净重以及价格条件等内容。

3. 结文部分。发票的结文(Complementary Clause)部分的内容主要是开立人的签字与盖章。在信用证结算方式中,签字人必须是信用证的受益人。

商业发票常用的格式如表 1 - 4 所示。

表 1 - 4 商业发票常用的格式

COMMERCIAL INVOICE

TO:

编号 No.:________________

日期 Date:________________

装船口岸 From ________________ 目的地 To ________________ 经由 via ________________ 运输方式 By ________________

信用证号数 L/Ct No. ________________ 合同/订单号 S/C No. ________________ 支付方式 Payment Term: ________________

唛头 Marks and Numbers	品名 Description of Goods	数量 Quantity	包装件数 No. of Packages	单价 Unit Price	总金额 Amount
TOTAL VALUE (in words)					

____

(signature)

【例1－2】(商业发票制作实例)上海华联贸易有限公司与加拿大TMN公司成交了一笔出口交易,TMN公司按期开来信用证的部分内容如下:

DOC. CREDIT NUMBER:2020/45687

APPLICANT: TMN CO. , VANCOUVER,CANADA

BENEFICIARY:SHANGHAI HUALIAN TRADING CORPORATION
57 HUAIHAI ROAD SHANGHAI,CHINA

AMOUNT CURRENCY:USD5 256.00

AVALIABLE WITH/BY:FREELY NEGOTIABLE AT ANY BANK BY NEGOTIATION

LOADING IN CHARGE:CHINA

FOR TRANSPORT TO: VANCOUVER VIA HONGKONG

LATEST DATE OF SHIPMENT:190131

DESCRIPTION OF GOODS:

2 920YDS OF 100PCS COTTON DENIM－8 OZ－ROPE DYED INDIGO(CT－121)

DOUBLE P/SHRUNK RESIDUAL AHRINKAGE NOT MORE THAN 3－4PCS 82×50/14S×14S－WIDTH:58/59'

AT USD1.80/YD AS PER PURCHASE ORDER NO. FAB14－20200087/01－02,CIF VANCOUVER

DOCUMENTS REQUIRED: SIGNED COMMERCIAL INVOICE IN TRIPLICATE.

上海华联贸易有限公司根据信用证制作的商业发票如下:

SHANGHAI HUALIAN TRADING CORPORATION
57 HUAIHAI ROAD SHANGHAI,CHINA
INVOICE

TO :TMN CO. ,
VANCOUVER,CANADA

INVOICE NO. :SHE11/7203
DATE:JAN. 28,2019
L/C NO. : 2020/45687
P. O. NO. : FAB14－20200087/01－02

SHIPPED FROM SHANGHAI TO VANCOUVER VIA HONGKONG
MARKS&NOS. DESCRIPTION QUANTITY UNIT PRICE AMOUNT
GOLDTRON GARMENTS SDN BHD
PO NO. FAB14－20200087/01－02
COLOR:INDIGO
R/NO. :1－4,6－36

2 920 YARDS USD1.80/YARD USD5 256.00

100PCS COTTON DENIM－8 OZ－ROPE DYED INDIGO(CT－121)
DOUBLE P/SHRUNK RESIDUAL AHRINKAGE NOT MORE THAN 3－4PCS 82×50/14S×14S－WIDTH:58/59'
AS PER PURCHASE ORDER NO. FAB14－20200087/01－02,CIF VANCOUVER
TOTAL:US DOLLARS FIVE THOUSAND TWO HUNDRED FIFTY SIX ONLY

SHANGHAI HUALIAN TRADING COPORATION
57 HUAIHAI ROAD SHANGHAI,CHINA
(受益人签章)
E. & O. E.

（二）商业发票的补充单据

商业发票的补充单据主要是包装单据。包装单据（Packing Documents）是指一切记载或描述商品包装情况的单据，是商业发票的附属单据，也是货运单据中的一项重要单据。其主要作用是补充商业发票的不足。

包装单据的种类很多，常见的有以下几种：装箱单（Packing List/Packing Slip）（样本见表1－5）；包装说明（Packing Specification）；详细装箱单（Detail Packing List）；包装提要（Packing Summary）；重量单（Weight List/Weight Note）；重量证书（Weight Certificate/Certificate of Weight）；磅码单（Weight Memo）；尺码单（Measurement List）（样本见表1－6）；花色搭配单（Assortment List）等。根据商品的不同和信用证要求的不同，出口商要提供适当的包装单据。

表1－5　装箱单

Issuer:	装箱单 Packing List		
To:	Invoice No.	Date	
Marks & No.; No. & Kind of Pkgs; Description of Goods	Gross WT. kgs	Net WT. kgs.	Measts. M^3

表1－6　尺码单

Measurement List

No：__________　　　　Date：__________

Contract No. __________　　　　第 Page __________ 页

标志及箱号 Marks & No.	品名及规格 Article and Specification	数量 Quantity	件数 Package	尺码 Measurement

包装单并无固定的格式和内容，一般由出口商根据货物的种类和进口商的要求仿照商业发票的大体格式来制作，出口商制作的包装单格式不尽相同，但基本栏目内容相似，主要包括单据名称、编号、出单日期、货物名称、唛头、规格、件数、毛重与净重、签章等，有时还涉及包装材料、包装方式、包装规格等。

包装单的各项内容必须与其他单据一致，尤其是重量、件数或尺码等必须与提单一致，还要与实货相符。为了与发票保持一致，包装单、重量单、尺码单的号码应与发票上的相同；它们的日期与发票日期相同或略迟于发票日期，但不得早于发票日期；它们不列明收货人、价格和货物装运情况；货物的描述使用统称。

二、运输单据

运输单据是证明货物载运情况的单据，是当出口商将货物交给承运人办理装运时，由承运人签发给出口商的证明文件，证明货物已发运或已装上运输工具或已接受监管。由于运输方式不同，运输单据的种类有很多，如海运提单、航空运单、快邮和邮寄收据、铁路运单、多式联运单据、公路运单等。

（一）海运提单

海运提单（Bill of Lading，B/L）（以下简称“提单”，样本见表1－7）是海运时使用的运输单据，它是由承运人或其代理人根据运输合同签发给托运人的，表明接受特定的货物或货物已装上船并将经海洋运至目的地交给收货人的收据和物权凭证。收货人在目的港提取货物时，必须提交正本提单。提单是一种货物所有权凭证（Document of Title）。谁拥有提单，谁就拥有了货物。提单持有人可据以提取货物，也可凭此向银行押汇，还可在载货船舶到达目的港交货之前进行转让[1]。提单是承运人与托运人之间运输契约（合同）的证明[2]。物权凭证、货物收据、运输合同的证明这三个基本功能就是提单在法律上的核心内容。

表1－7　海运提单样本

<table>
<tr><td colspan="2">(1) Shipper</td><td rowspan="6">COSCO
B/L No. (4)
中国远洋运输公司
CHINA OCEAN SHIPPING COMPANY
Cable: Telex:
COSCO BEIJING 22264CPCPK CN
GUANGZHOU 44080COSCA CN
SHANGHAI 33057COSCO CN</td></tr>
<tr><td colspan="2">(2) Consignee</td></tr>
<tr><td colspan="2">(3) Notify Party</td></tr>
<tr><td>(5) Pre Carriage by</td><td>(6) Port of Receipt</td></tr>
<tr><td>(7) Ocean Vessel</td><td>(8) Port of Loading</td></tr>
<tr><td>(9) Port of Discharge</td><td>(10) Place Delivery</td></tr>
</table>

(11) Container No.	(12) Seal No. Marks & Nos.	(13) No. of containers or Pkgs.	(14) Kind of Packages; Description of Goods	(15) Gross Weight	(16) Measurement

[1] 提单还是一种可以流通的有价证券，作为对价转让的标的物或贷款的抵押品，但提单的转让必须在承运人交货前才有效。提单持有人必须在货物运抵目的港一定时间内把货提走，过期不提，视为无主货物，承运人可对货物行使处置之权。

[2] 提单本身并不是运输契约，由于运输契约是在装货前商订的，而提单一般是在装货后签发的，因而提单只是运输契约的证明。

续表

<table>
<tr><td colspan="2">(17) TOTAL NUMBER OF CONTAINERS OF PACKAGES (IN WORDS)</td><td colspan="4"></td></tr>
<tr><td>(18) Freight & charges</td><td>(19) Revenue Tons</td><td>(20) Rate</td><td>(21) Per</td><td>(22) Prepaid</td><td>(23) Collect</td></tr>
<tr><td rowspan="2">(24) Ex. Rate</td><td>(25) prepaid at</td><td colspan="2">(27) payable at</td><td colspan="2">(29) Place and date of Issue</td></tr>
<tr><td>(26) Total Prepaid</td><td colspan="2">(28) No. of Original B(s)/L</td><td colspan="2" rowspan="2">Signed for the Carrier
COSCO SHANGHAI SHIPPING CO.,LTD.
×××
(32) COPIES</td></tr>
<tr><td colspan="4">LADEN ON BOARD THE VESSEL
(30) Date:
(COSCO STANDARD FORM 07)
BY: COSCO SHANGHAI SHIPPING CO.,LTD.
×××
(31) ENDORSEMENT:</td></tr>
</table>

不同船公司设计的提单格式和内容不尽相同,但由于海运提单是物权凭证,直接牵涉各关系人的责任和权益,因而要求内容尽可能详尽明确,以避免或减少纠纷。完整的提单包括正面关于商品装运情况的记载和背面印就的运输条款。

1. 由托运人填写部分。由托运人填写部分包括托运人、收货人和被通知人的名称和地址、提单号码、船名、装运港和目的港、货物名称叙述、装船件数、毛重、体积、运输标志、包装方式、全套正本提单份数等。

2. 由承运人或代理人填写部分。由承运人或代理人填写部分包括运费交付情况、签发日期与地点、船公司的签章、船长或其代理人的签章等。

3. 承运人或其代理人印定的部分。承运人或其代理人印定的部分是承运人对接受委托承运货物的若干代理契约型的声明文字,主要包括:装船条款、内容不知悉条款、承认接受条款、签署条款。

提单背面印就的运输条款规定了承运人的义务、权利和责任的豁免,是承运人与托运人双方处理争议时的依据。

(二)航空运单

航空运单(Air Way Bill)是空运承运人与托运人订立的民用航空货运凭证。它具有货物收据、运输合约、运费账单、报关依据以及承运人内部业务往来依据等作用,但不是物权凭证,只能做成记名收货人抬头,不能背书转让。

航空运单正面载有航线、日期、货物名称、数量、包装、价值、收货人名称与地址、发货人名称与地址、运杂费等项目,背面则印有规定托运人和承运人双方各自责任、权利和义务等内容的规章条款。

我国国际航空运单由一式12联组成,包括3联正本、6联副本和3联额外副本。3联正本中,第一联正本交给货主;第二联由承运人(航空公司)留存,为运费账单和发票,作为各方费用结算的凭证;第三联注有"Original for the Consignee"字样,作为随机单据,到目的地后交收货人,作为核收货物的依据。航空运单签发日期不能超过交单的限期,否则会违反信用证的规定❶。

(三)铁路运单

铁路运单(Rail Waybill)是国际铁路运输中使用的单据,是由铁路承运人或其代理人签发的证明托运人与承运人运输合约的凭证。

铁路运单只是运输合约的证明和货物收据,不是物权凭证,同航空运单一样,一律记名,不得转让。

(四)公路运单

公路运单(Road Waybill)是利用汽车运输时,由承运人或代理人签发的,作为收到货物的收据和运输合同的证明。

(五)邮包收据和快邮收据

邮包收据和快邮收据(Post Parcel Receipt and Courier Receipt)是货物采取邮包运输方式邮寄时,邮局或快递公司出具的货物收据或邮寄证明。它由寄件人填写寄、收件人的名称及地址,寄件物体名称、价值等内容。邮局核实重量并收费后,予以签发。

邮包收据和快邮收据一律做成记名抬头,只能由指定收件人领取,因此,它只是邮件收据和合同证明,不是物权凭证,不能转让。

(六)多式联运单据

多式联运单据(Multimodal Transport Document)是在货物的运输过程中使用一种以上的运输工具,由联运经营人签发的证明多式联运合同以及证明联运经营人接管货物并按合同条款妥善交付货物的单据,又称联合运输单据(Combined Transport Document)。

多式联运是随集装箱运输的推广而发展起来的一种综合运输方式。签发此单据的人称为联运经营人,该人一般不掌握运输工具,一方面以承运人身份向货主揽货,另一方面又以托运人的身份向实际承运人托运;对托运人来说,他是总承运人,负责完成全程运输并负责赔偿货物在运输过程中发生的灭失和损坏。所以多式联运单据可以概括为"五个一":

一张单据,即全程运输只要一份运输单据;

一人签发,即单据只需多式联运经营人签发,而不需要每个承运人签发;

一个多式联运航程,即尽管使用几种运输工具,但只作为一个航程对待;

一人负责整个航程的完成,即联合运输经营人负责自收货地到交货地的运输;

一人负责灭失与损坏,即由联合运输经营人负责货物在运输过程中的灭失与损坏。

多式联运单据分为可转让的和不可转让的两种。前者像提单一样做成指示式,通过背书交付来完成转让手续;后者必须列明收货人,收货人不能转让单据。

---

❶ UCP600规定,航空运单只有在特别要求实际发运日期时,才以运单批注的发运日期为装运日期,否则均以签发日期作为装运日期。

多式联运单据一般包括以下内容:货物品类、标志、危险特征的声明、包数或者件数、重量;货物的外表状况;多式联运经营人的名称与主要营业地;托运人名称;收货人名称;多式联运经营人接管货物的时间、地点;交货地点;交货日期或者期间;多式联运单据可转让或者不可转让的声明;多式联运单据签发的时间、地点;多式联运经营人或其授权人的签字;每种运输方式的运费、用于支付的货币、运费由收货人支付的声明等;航线、运输方式和转运地点;关于多式联运遵守公约的规定的声明;双方商定的其他事项。以上一项或者多项内容的缺乏,不影响单据作为多式联运单据的性质。

单元四　原产地证业务注册与申报

原产地证,也称原产地证书(简称产地证),是证明商品的原产地,即货物的生产或制造地的一种证明文件。它是进口国对进口货物确定关税待遇,进行贸易统计,实行数量限制和控制从特定国家进口的主要依据。形象地说,原产地证书是商品进入国际贸易领域的"经济国籍"和"护照",出具原产地证书已成为国际贸易中的一个重要环节。实现企业原产地证书申领完全电子化,对于营商环境优化具有促进作用。

链接

原产地证的作用

一是证明货物的原产地的法律文书,是确定税率待遇的主要依据。

二是进行贸易统计的主要依据。

三是实施进口数量限制、反倾销、反补贴等外贸管理措施的依据。

四是控制从特定国家进口货物,确定准予放行与否的依据。

五是证明商品内在品质的依据。

在我国,根据规定,原产地证书可由政府授权的部门(例如海关)或公证机构(例如中国国际贸易促进委员会及其分会)签发,但各种优惠原产地证书只能由政府授权的各地海关签发,代表国家对原产于我国的出口货物作出判定和担保,以便这些货物能够在目标国顺利享受相应的优惠待遇。此外,一些国家也认可出口商签发的原产地证书。例如,经海关裁定货物具备《中国—新西兰自贸协定》项下新西兰原产资格、《中国—澳大利亚自贸协定》项下澳大利亚原产资格的,相关货物的出口商或者生产商可以自行出具原产地声明。另外,经海关裁定货物具备与我国建交的最不发达国家原产资格的,相关货物的进口人也可以出具原产地声明。

一、原产地证的分类

原产地证书分一般原产地证、普惠制原产地证、区域性优惠原产地证、专用原产地证。

(一)一般原产地证(CO 证书)

一般原产地证(Certificate of Origin,CO),也称非优惠原产地证,是各国根据各自的原产地规则签发的、证明货物原产于某一特定国家或地区、享受进口国正常关税待遇的证明文件。进口国据此对进口货物实施管理和征税，确定准予放行否、实施数量限制否、实施反倾销否，等等。一般来说，各国海关对持有一般产地证的货物按最惠国税率征收关税，并无其他关税减免优惠。

我国一般原产地证的全称是："中华人民共和国原产地证明书"，英文为：CERTIFICATE OF ORIGIN OF THE PEOPLES REPUBLIC OF CHINA。一般原产地证样本见表1-8。我国一般原产地证可以分为两种，一种是由中国国际贸易促进委员会（China Council for Promotion of International Trade，CCPIT）及其地方分会签发，另外一种是由海关总署及其各地直属海关签发。

表1-8 一般原产地证

<table>
<tr><td colspan="3">1. Exporter（出口方）</td><td colspan="2" rowspan="2">Certificate No.

CERTIFICATE OF ORIGIN OF THE PEOPLE'S REPUBLIC OF CHINA</td></tr>
<tr><td colspan="3">2. Consignee（收货方）</td></tr>
<tr><td colspan="3">3. Means of transport and route（出运日期、运输方式和路线）</td><td colspan="2" rowspan="2">5. For certifying authority use only（签证机构用栏）</td></tr>
<tr><td colspan="3">4. Country/region of destination（目的国/地区）</td></tr>
<tr><td>6. Marks and numbers of packages（运输标志）</td><td>7. Number and kind of packages; description of goods（商品名称、包装数量及种类及总件数）</td><td>8. HS Code（商品编码）</td><td>9. Quantity or weight（数量或重量）</td><td>10. Number and date of invoices（发票号码及日期）</td></tr>
<tr><td colspan="3">11. Declaration by the exporter（出口商声明、签字、盖章栏）
The undersigned hereby declares that the above details and statements are correct ; that all the goods were produced in China and that they comply with the Rules of Origin of the People's Republic of China.
____
Place and date, signature and stamp of authorized signatory</td><td colspan="2">12. Certification（签证机构证明、签字、盖章栏）
It is hereby certified that the declaration by the exporter is correct.
____
Place and date, signature and stamp of certifying authority</td></tr>
</table>

正常情况下，符合我国非优惠原产地规则的货物出口至任何国家/地区均可申请一般原产地证书。货物仅在中国加工但未完成实质性改变的，申请人可以向签证机构申请签发加工、装配证书；经中国转口的非原产货物，申请人可以向签证机构申请签发转口证书。

一般原产地证（CO）填制的主要要求[1]如下：

---

[1] 一份发票只能申领一份产地证。当同一发票项下的货物分批出运时，可将发票拆成多份，并在每份发票号后加A、B、C或"-1""-2""-3"等以示区别，并分别凭发票申领产地证。

第一栏:出口方。此栏不得留空,填写出口方的名称、详细地址及国家(地区)。出口商名称是指在中国注册批准的名称,应与第十一栏签章相符。若途经其他国家或地区需填写转口商名称时,可在出口商后面加填英文 O/B,然后再填写转口商名称、地址和国家(转口商应为境外公司)。

第二栏:收货方。此栏应填写最终收货方的名称、详细地址及国家(地区),通常是外贸合同中的买方或信用证上规定的提单通知人。但往往由于贸易的需要,信用证规定所有单证收货人一栏留空,在这种情况下,此栏应加注"TO WHOM IT MAY CONCERN"或"TO ORDER",不得留空。

第三栏:运输方式和路线。此栏填写两项内容:运输方式,如海运、空运、陆运;运输路线。海运、陆运应填写装货港、到货港。如经转运,还应注明转运地。注意装运港必须在中国境内。多式联运要分阶段说明。例如,由于珠海暂无国际航线,因此如由珠海陆运至香港,再空运至德国,应注明"FROM ZHUHAI, CHINA TO HONGKONG BY TRUCK, THEN TO GERMANY BY AIR"。如不确定何时出运,建议不用显示出运日期。

第四栏:目的地国家(地区)。此栏填写货物最终运抵目的地的国家或地区,即货物最终进口国(地区),一般应与最终收货人所在国家(地区)一致,或与最终目的港国别一致,不能填写中间商国家名称。

第五栏:签证机构用栏。此栏为签证机构在签发后发证书、补发证书或加注其他声明时使用。证书申领单位应将此栏留空。

第六栏:运输标志。此栏应按照出口发票上所列唛头填写完整图案、文字标记及包装号码,不可简单地填写"按照发票(AS PER INVOICE NO.)"或者"按照提单(AS PER B/L NO.)"。如无唛头,应填写 NO MARK(N/M)。此栏不得留空。此栏不可打印中国以外的其他国家制造的字样,如 MADE IN U. S. A. 字样。

第七栏:商品名称、包装数量及种类。商品名称要求填写具体名称。包装数量及种类要求填明多少箱、包、袋等,注意在阿拉伯数字后加括号加注英文数量。如货物系散装,填写商品名称后加注"散装"英文"IN BULK"。此栏填打完毕后,在末行加上表示结束的符号(***),以防再添加内容。

第八栏:商品编码。此栏要求填写四位数的 HS 编码,与报关单一致。若同一证书包含几种商品,则应将相应的税目号全部填写。此栏不得留空。

第九栏:量值。此栏填写出口货物的量值即数量或重量,应以商品的计量单位填定,以重量计算的要填注毛重或净重。

第十栏:发票号码及日期。此栏必须按照所申请出口货物的商业发票填写[1]。此栏不得留空。日期的表达要求:月份一定要用英文表达,年份一定要完整。

第十一栏:出口方声明。此栏由申请单位已在签证机构注册的原产地证手签人员签字,并加盖申请单位在签证机构备案的中英文印章,手签人的签字与印章不得重合。必须在该栏填写申领地点和日期,申领日期一律用英文表述。

---

[1] 原产地证中的三个日期:发票日期、申办日期、签发日期,其中发票日期是最早的,签发日期是最迟的,但三个日期可为同一日。若打印出运日期,则要注意出运日期不可早于发票日期的原则,出运日期和发票日期可为同一日。

第十二栏:签证机构证明。此栏由签证机构授权的签证人员签字,并加盖签证机构印章,注明签署地点和日期。

（二）普惠制原产地证（FORM A 证书）

普惠制（Generalized System of Preference,GSP）,全称普遍优惠制度,是发达国家给予发展中国家的出口制成品和半制成品（包括某些初级产品）一种普遍的、非歧视的、非互惠的关税制度,即享受比最惠国税率更加优惠的关税待遇。目前给予中国普惠制优惠的国家主要有俄罗斯、白俄罗斯、乌克兰、哈萨克斯坦等国家。

普惠制原产地证书（Generalize System of Preferences Certificate of Origin）,是根据普惠制给惠国原产地规则和相关要求签发的原产地证,它是受惠国货物出口到给惠国时享受普惠制关税优惠待遇的官方凭证。凡受惠国要求享受普惠制待遇的出口商品,均须持有能证明其原产资格的原产地证明书。普惠制原产地证明书有格式 A（即 FORM A）、格式 59A、格式 APR 及简易的普惠制原产地证书等。签发普惠制原产地证书的机构是各地海关。

普惠制产地证格式 A 样本如表 1－9 所示。

表 1－9 普惠制产地证格式

<table>
<tr><td colspan="3">1. Goods consigned from (Exporter's business name, address, country)</td><td colspan="3" rowspan="2">Reference No.
GENERALIZEDSYSTEMOFPREFERENCES
CERTIFICATE OF ORIGIN
(COMBINED DECLARATION AND CERTIFICATE)
FORM A
ISSUED INTHE PEOPLE'S REPUBLIC OF CHINA
____
(COUNTRY)
SEE NOTES OVERLEAF</td></tr>
<tr><td colspan="3">2. Goods consigned to (Consignee's name, address, country)</td></tr>
<tr><td colspan="3">3. Means of transport and route (as far as known)</td><td colspan="3">4. For official use</td></tr>
<tr><td>5. Item number</td><td>6. Marks and numbers of packages</td><td>7. Number and kind of packages; Description of goods</td><td>8. Origin criterion (see notes overleaf)</td><td>9. Gross weight or other quantity</td><td>10. Number and date of invoices</td></tr>
<tr><td></td><td></td><td></td><td></td><td></td><td></td></tr>
</table>

续表

11. Certification It is hereby certified , on the basis of control carried out, that the declaration by the exporter is correct Place and date, signature and stamp of certifying authority	12. Declaration by the exporter The undersigned hereby declares that the above details and statements are correct; that all the goods were produced in CHINA ______________________ (country) and that they comply with the origin requirements specified for those goods in the Generalized System of Preference for goods exported to (importing country) Place and date , signature of authorized signatory

普惠制产地证 FORM A 证书的主要栏目填制要求如下:

第一栏:出口商名称、地址、国别。此栏出口商名称必须是经海关登记注册,其名称、地址必须与档案一致。本栏必须填明在中国境内的出口商详细地址、国名(CHINA)。

第二栏:收货人的名称、地址和国别。本栏一般应填写给惠国最终收货人名称,即提单通知人或信用证上特别声明的收货人。

第三栏:运输方式及路线。本栏一般应填装货和到货地点(始发港、目的港等)、离境日期及运输方式(如海运、陆运、空运、陆海联运等)。如系转运商品,应加上转运港(如 via Hong Kong 等),离境日期须用 on 或 after,不能用 before 或 about。此栏日期应不早于签证日期。

第四栏:供官方使用。申请单位不用填。在签发"后发""补发"证书时由签证机构在证书正本和副本上加盖相应的印章。

第五栏:商品顺序号。如果同批出口货物有不同品种则可按不同品种分列"1""2""3"…单项商品此栏可不填。

第六栏:唛头及包装号。此栏应照实填具完整的图案、文字标记及包装号。如无唛头,应填 N/M 字样。此栏不得出现"中国香港、中国台湾或其他国家和地区制造""见提单""见发票"等的字样。

第七栏:商品名称、包装数量及种类。此栏应首先填明详细的商品名称及原材料。在商品名称后须加上大写的英文数字并用括号加上阿拉伯数字及包装种类或度量单位。如同批货物有不同品种则要求有总包装箱数。最后应加上截止线,以防止填伪造内容。国外信用证有时要求填具合同、信用号码等,可加在截止线下方空白处。

第八栏:原产地标准。此栏是国外海关审证的核心项目,必须认真审核。全为中国原产品,不含任何进口成分,不论去哪个国家,只要原材料全部中国产,均填"P"。出口俄罗斯、白俄罗斯、乌克兰、哈萨克斯坦等国家的含进口成分的商品(其进口成分不得超过离岸价的50%)填"Y"字样,并在字母下面打百分比,例如:"Y"50%;进口成分价值不超过产品离岸价格的50%,在一个受惠国生产而在另一个或数个其他受惠国制造或加工的产品,填写

“PK”。

第九栏：毛重或其他数量。此栏填写商品的单位，如“只”“件”“匹”“双”等。以重量计算的，则填毛重，只有净重的，填净重即可，但要标上：N. W.（Net Weight）。

第十栏：发票号及日期。此栏不得留空，为避免误解。月份一律用英文缩写。此栏所填发票日期必须与发票一致。发票日期不能晚于第十一、第十二栏日期，年份需用4位数。

第十一栏：签证当局的证明。此栏由签证人员审核无误后签名并加盖公章。

第十二栏：出口商的申明。此栏应有出口国名“中国（CHINA）”和进口国名，进口国名必须与第三栏目的港一致。申报单位须在此栏加盖单位印章及手签。此栏日期不得早于第十栏日期。

（三）区域性优惠原产地证

区域性优惠原产地证是订有区域性优惠贸易协定的国家官方机构签发的享受相互减免关税待遇的凭证。区域性优惠证书上所列产品应是优惠贸易协定项下的产品。签证依据为相应的区域性优惠原产地规则。简单来说，区域性优惠原产地证书可以帮助企业在清单内的产品减免关税。

目前我国在签的区域性优惠原产地证书主要有《亚太贸易协定》原产地证书、中国—东盟自由贸易区原产地证书、中国—巴基斯坦自由贸易区原产地证书、中国—智利自由贸易区原产地证书、中国—新西兰自由贸易区原产地证书、中国—新加坡自由贸易区原产地证书、中国—秘鲁自由贸易区原产地证书、中国—哥斯达黎加原产地证书、中国—冰岛自贸协定原产地证书、中国—瑞士自贸协定原产地证书、中国—澳大利亚自贸协定原产地证书、中国—韩国自贸协定原产地证书、中国—格鲁吉亚自贸协定原产地证书、中国—毛里求斯自贸协定原产地证书、中国—柬埔寨自贸协定原产地证书等。此外还有内地与香港、澳门、台湾地区的优惠安排和对最不发达国家特别关税优惠措施。下面择其主要的原产地证予以简述。

案例

北京AA公司准备从瑞士进口一批货物，如果想要享受协定税率原产地证书需要具备什么条件？

【分析】

根据《中华人民共和国海关〈中华人民共和国和瑞士联邦自由贸易协定〉项下进出口货物原产地管理办法》第二十一条，进口货物收货人或者其代理人向海关提交的原产地证书应当同时符合下列条件：①由瑞士授权机构在货物出口前或者出口时签发；②含有瑞士通知中国海关的印章样本等安全特征；③以英文填制；④自签发之日起12个月内有效。

1.《亚太贸易协定》优惠原产地证（FORM B）。《亚太贸易协定》前身为《曼谷协定》[1]。各成员国根据《亚太贸易协定》关税减让谈判结果，对列入本国减让表的原产于所有其他成员

---

[1] 《曼谷协定》签订于1975年，是在联合国亚太经济社会委员会主持下，在发展中国家之间达成的一项优惠贸易安排，现有成员国为中国、孟加拉国、印度、老挝、韩国和斯里兰卡。2001年5月23日，中国正式成为《曼谷协定》成员，这是中国加入的第一个具有实质性优惠关税安排的区域贸易协定。

国的产品给予关税、边境费和非关税的优惠待遇。在一出口成员国境内最终制得或加工的产品,如果其使用的来自非成员国或不明原产地的原材料、零件或制品的总价值不超过该产品FOB价的55%,可享受《亚太贸易协定》优惠待遇。最不发达成员国原产的产品可享受10个百分点的额外优惠,即来自非成员国或不明原产地的成分不能超过产品FOB价的65%。

《亚太贸易协定》原产地证书(Certificate of Origin Asia – Pacific Trade Agreement)的签发依据为《亚太贸易协定》原产地规则及《亚太贸易协定原产地证书签发和核查程序》。《亚太贸易协定》原产地证书采用专用证书样式。《亚太贸易协定》原产地证书有效期:自签发之日起1年。

2. 中国—东盟自由贸易区优惠原产地证(FORM E)。中国—东盟自由贸易协定对于非完全获得产品采用的是百分比标准,即"增值标准"的判定方法。该产品中原产于中国—东盟自由贸易区的成分占其总价值的比例不应少于40%。此外,非完全获得产品的最终生产工序应在中国—东盟自由贸易区缔约方的境内完成。中国—东盟自由贸易区原产地证的签证依据为《中国—东盟自由贸易区原产地规则》及其签证操作程序。中国—东盟自由贸易区原产地证书采用专用证书格式FORM E。中国—东盟自由贸易区原产地证书有效期:自签发之日起1年。

部分区域性优惠证书原产地标准填写要求见表1–10。

表1–10 部分区域性优惠证书原产地标准填写一览表

证书种类	证书种类代码	目的国家	原产地标准及其填制
中国—东盟自贸区优惠原产地证书	E	东盟成员国	①完全原产:填写"X"; ②非完全原产:中国—东盟自贸区成分大于等于产品离岸价40%,填写中国—东盟自贸区成分占产品离岸价的百分比,例如:40%; ③非完全原产:符合特定原产地标准,填写"PSR"
《亚太贸易协定》原产地证书	B	孟加拉国、印度、韩国、斯里兰卡	①完全原产:填写"A"; ②非完全原产:非原产成分小于等于产品离岸价55%,填写"B"加非原产成分占产品离岸价的百分比,例如55%; ③非完全原产:使用原产地累计的,成员国成分累计不低于产品离岸价的60%,填写"C"加累计原产成分占产品离岸价的百分比,例如:60%; ④非完全原产:最不发达成员国在以上②③基础上再享受10个百分点优惠,填写"D"
中国—巴基斯坦自贸区原产地证书	P	巴基斯坦	①完全原产:填写"P"; ②非完全原产:单一国家成分或中巴自贸区累计成分大于等于产品离岸价40%,填写单一国家成分或中巴自贸区累计成分占产品离岸价的百分比,例如:40%; ③非完全原产:符合特定原产地标准,填写"PSR"

续表

证书种类	证书种类代码	目的国家	原产地标准及其填制
中国—智利自贸区原产地证书	F	智利	①完全原产:填写“P”; ②非完全原产:区域价值成分大于等于产品离岸价 40%,填写“RVC”; ③非完全原产:符合特定原产地标准的,填写“PSR”
中国—新西兰自贸区原产地证书	N	新西兰	①完全原产:填写“WO”; ②非完全原产:完全由获得原产资格的材料制成,填写“WP”; ③非完全原产:符合特定原产地标准中税则归类改变、工序要求的,填写“PSR”;符合特定原产地标准中区域价值成分(RVC)要求的,填写“PSR”并加注区域价值成分百分比
中国—新加坡自贸区原产地证书	X	新加坡	①完全原产:填写“P”; ②非完全原产:区域价值成分大于等于产品离岸价 40%,填写“RVC”; ③非完全原产:符合特定原产地标准的,填写“PSR”
中国—秘鲁自贸区原产地证书	R	秘鲁	①完全原产:填写“WO”; ②非完全原产:完全由获得原产资格的材料制成,填写“WP”; ③非完全原产:符合特定原产地标准中税则归类改变、工序要求的,填写“PSR”;符合特定原产地标准中区域价值成分(RVC)要求的,填写“PSR”并加注区域价值成分百分比

详细了解中国已签署自贸协定的情况和区域优惠原产地证书的原产地规则,可登录“中国自由贸易区服务网”(http://fta.mofcom.gov.cn),在“协定专题”栏目查询相关自贸协定和原产地规则。

(四)专用原产地证

专用原产地证是国家或国际组织根据政治和贸易措施的需要,针对某一特殊行业的特定产品规定的原产地证书。专用原产地证上所列的商品均属某一特殊行业的某项特定产品。我国专用原产地证签证依据为我国政府与外国政府签订的双方协议或规定。如输欧盟农产品原产地证书、原产地命名证书(《托考伊葡萄酒原产地名称证书》《皇帝牌葡萄酒真实性证书》《奶酪品质证书》)、烟草真实性证书、金伯利进程证书、手工制品原产地证书和原产地标记证书等。

二、原产地证业务备案

我国已实行对外贸易经营者备案和原产地企业备案“两证合一”。“两证合一”采取商务部门负责备案、采集和推送信息,海关、中国国际贸易促进委员会接收导入备案信息的业务流程模式,实现对外贸易经营者备案和原产地企业备案“一次受理、一次备案、一次发证”。

商务部对外贸易经营者备案登记与海关总署、中国国际贸易促进委员会原产地管理系统对接,实现部门间系统互联互通,数据交换和信息共享,实现备案信息自动推送、导入、转换。

企业在办理对外贸易经营者备案的同时,即同步完成原产地企业备案。申请人在办理对外贸易经营者新备案或变更备案后,新备案及更改备案数据能自动写入海关原产地管理系统,企业可根据进出口货物原产地管理相关规定,直接向海关、中国贸促会及其地方机构申请原产地证书,不再进行原产地企业备案。申请人可凭统一社会信用代码直接向海关申领原产地证书。

对于不申请对外贸易经营者备案的生产型企业,可向海关备案并申领原产地证书。

原产地证业务备案流程见图1－5。

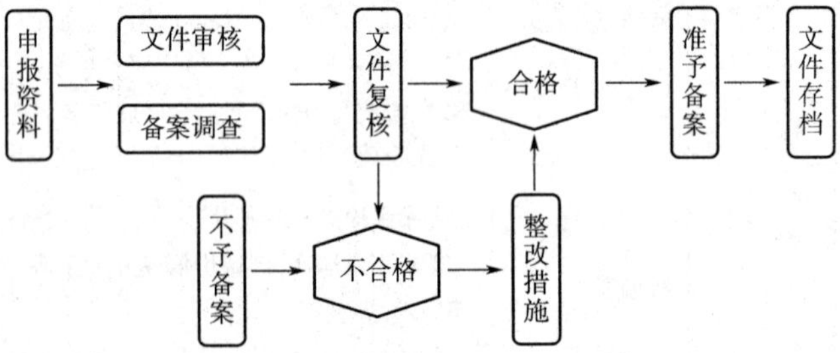

图1－5　原产地证业务备案流程

(一)企业备案

取得合法有效工商营业执照、统一社会信用代码证、对外贸易经营者备案登记表(或外商投资企业批准证书)的出口企业,不具备对外贸易经营者资格、取得合法有效工商营业执照和统一社会信用代码证的生产企业,均可办理原产地证申领企业备案申请。

备案时需要以下材料:①含统一社会信用代码的证照;②《对外贸易经营者备案登记表》(有出口经营权的企业提供);③法人代表身份证复印件;④原产地证企业备案声明(法人签名,盖公章及企业中英文对照印章)。

原产地证申领企业备案实行网上办理。企业申请人可通过原产地综合服务平台办理原产地证备案。企业用户可通过海关"互联网＋海关"一体化平台(http://ocr.customs.gov.cn:8080/controller? SERVICE_ID＝REGISTRY_CAS_LOGIN_SERVICE)进入国家政务服务平台(https://app.singlewindow.cn/)(如图1－6),登录后进入原产地证综合服务平台(如图1－7)。

申请人填写企业基本信息,上传营业执照等证件、中英文印章印模等电子文档资料。签证机构受理后进行审核。签证机构主要审核:营业执照;对外贸易经营资质;原产地标记是否符合我国原产地管理要求。签证机构网上反馈审核结果:是否符合备案条件,予以备案或拒绝备案。企业可在"综合查询—受理情况查询"中查看审核结果。签证机构复核不通过的,告知企业原因,企业补正资料后重新提交申请。签证机构确认通过后,电子回执告知企业原产地证企业备案号。企业在完成备案手续后,可至备案平台"企业基本信息"中查看其备案号。

签证机构审核通过后,申请人可进一步进行申报员信息维护,录入申报员信息并提交。

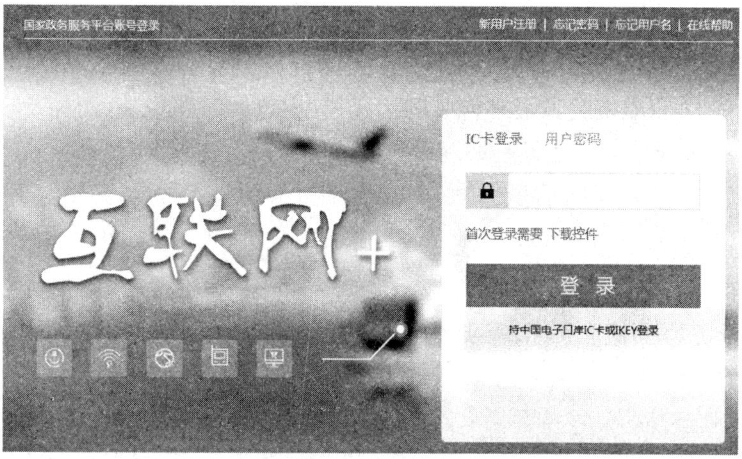

图1-6 国家政务服务平台APP登录页面

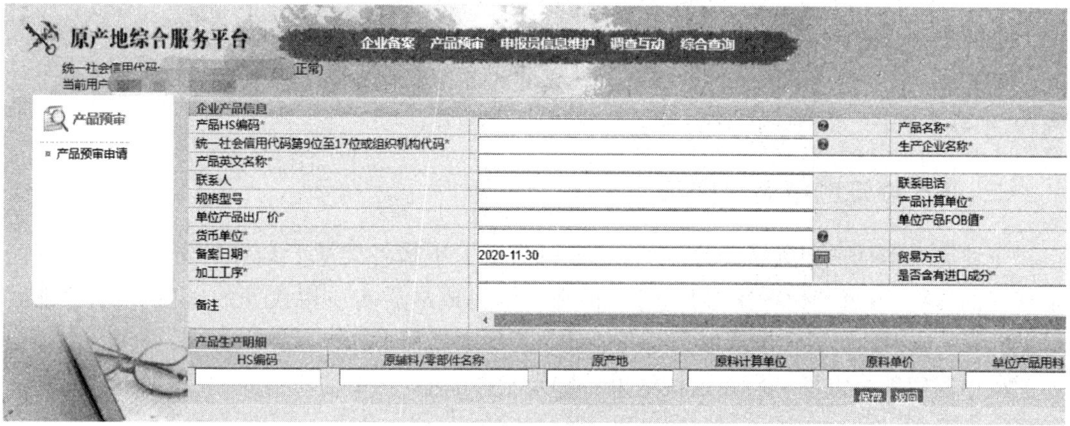

图1-7 原产地证综合服务平台页面截图

(二)办理产品预审

企业备案完成后方可申请产品预审。生产型外贸公司、无对外贸易经营权的生产企业均需办理产品预审;贸易型外贸公司(不实际生产,只是采购产品的)不用办理产品预审,但其所采购产品的生产企业需要完成企业备案和产品预审。

办理产品预审的流程可归纳如下:

1. 申请。企业申请人登录相关的网络平台的【原产地企业备案】,点击【产品预审】,填写申请信息、产品生产明细等,提交电子申请并上传相关电子材料,如:主要原料或零部件的国产证明(包括增值税发票或异地调查结果单);海关出口报关单等相关证明文件。

2. 收取电子回执获知产品预审审核结果。海关复核通过的,及时以电子回执告知申请人审核意见。

3. 电子回执内容要求实施实地调查的,企业应准备产品主要原料或零部件的来源证明备查,配合海关签证机构开展实地调查工作;电子回执内容要求更改或补充上传资料的,按回执要求办理。

海关在对签证产品进行实地调查的主要内容包括：①生产加工单位的性质、经营管理和设备等状况；②生产出口商品的能力和加工工序情况；③所用原料、零部件以及包装物料的来源及所占比例；④完成检验和最终包装的情况；⑤出口产品的包装、商标及唛头情况。

项目情景实例

在本项目任务的项目情景中，陈湘就是按上述要求完成北京龙口工贸公司的原产地证业务的企业备案工作的。

第一步：陈湘查阅了公司档案记录，发现北京龙口工贸公司没有在北京海关办理过产地证企业申领备案手续，因此，需要办理产地证企业申领备案手续。他决定9月1日办理产地证企业申领备案手续。

第二步：网上填写备案申请信息，提交电子申请并上传相关电子材料。陈湘用注册好的用户名和密码登录原产地综合服务平台进行备案。备案信息录入提交后待签证机构验核。

第三步：北京海关对北京龙口工贸公司提交的备案资料进行了详细的审核，并进行了调查，9月4日准予北京龙口工贸公司备案登记。

三、原产地证的申请与签证

企业原产地证书业务备案完成后，企业就具备了申报各类原产地证的资格。在中国完全获得的货物，或者其他国家参与生产，但在中国完成最后实质性改变的出口货物，企业就可以向海关或中国贸促会申请各类原产地证。其基本流程为：申请（网上办理）→受理申请→海关或中国贸促会审核→通知审核结果→签发原产地证书（审核合格的）。如图1－8。

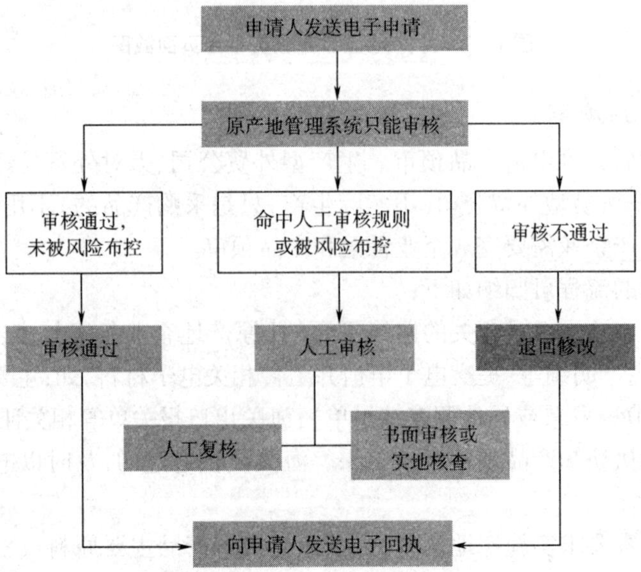

图1－8　原产地证申请流程

对于申报的原产地证书电子数据,海关通过原产地管理系统预设规则进行审核,并作出审核通过、退回修改、人工复核以及调查等审核结论的审核模式。智能审核是将原产地审核管理要求以数据化形式存储在系统中,由系统对企业申报的电子数据进行逐一审核及风险管控。与人工审核相比,智能审核更专业、更规范、更高效。

链接

原产地证"智能审单"

"智能审单"是指签证系统根据事先设定的审单规则以及风险布控参数对原产地证书申报数据进行审核,并作出审核通过、退回修改、人工复核以及调查等审核结论的审单模式。根据"智能审单"规则,大部分证书将由系统自动作出审单结论,也有部分证书会转由人工审核。不管审单结论由系统或是人工作出,企业按正常方式接收回执,并根据回执要求作相应操作即可。

"智能审单"好处多多。一是申报准确、规范的证书可以实现"秒"签;二是实现24小时、365天、全天候不间断审核;三是执行统一标准,减少海关关员主观因素的影响。

企业根据各类原产地证填制要求通过网络平台填报证书申请信息❶。申请人应当按照表单要求,根据出口货物商业发票内容和出口货物实际如实、准确填写。

目前使用的原产地证申请的主流网络平台主要是中国国际贸易单一窗口。中国国际贸易单一窗口(https://www.singlewindow.cn)的原产地证申报系统具有办理各类原产地证申报以及原产地证书更改证和重发证的申报、证书查询、证书打印、初始值设置等功能(如图1-9所示)。

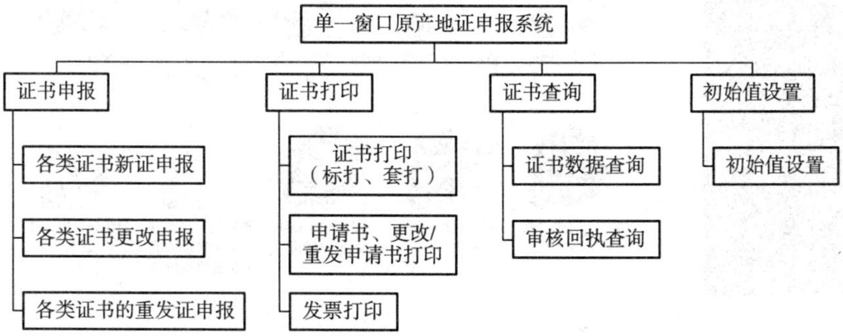

图1-9 中国国际贸易单一窗口的原产地证申报系统的功能应用

货物在进口国清关时,原产地证书是确定关税税率及享受优惠关税待遇的纸面凭证。一般情况下,由出口商申办原产地证书,特殊情况可由生产商代出口商申办。中国—东盟自贸协定原产地证书可以以生产商名义申请。申请企业登录中国国际贸易单一窗口原产地项目(如图1-10)即可进入原产地申报页面(如图1-11)进行申报。

❶ 被委托企业办理原产地证书的,应当提交《委托办理原产地证书授权书》。

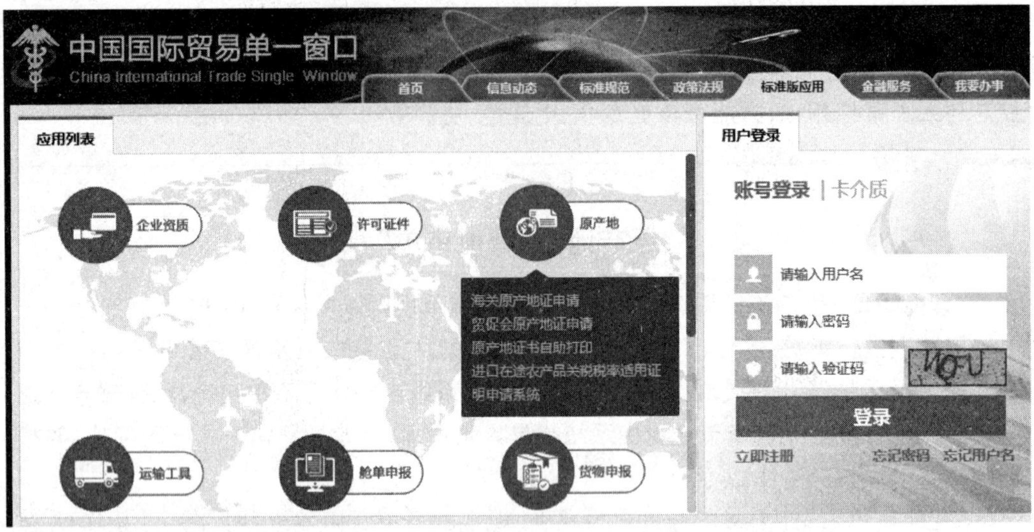

图 1－10　中国国际贸易单一窗口原产地页面截图

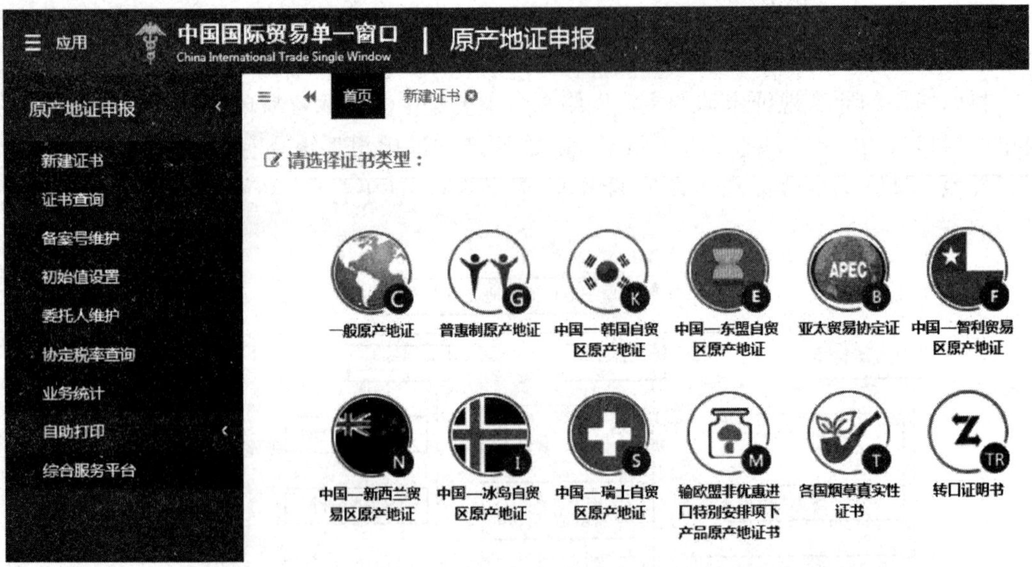

图 1－11　原产地证申报页面截图

通过原产地证申报系统，企业申请人可通过“创建原产地证”，进入“新建证书”（如图 1－11），申请人可根据需要选择一般原产地证、普惠制原产地证或中国—X 国自贸区原产地证。

选择所需办理的原产地证后按要求录入相关信息。各种原产地证书录入分为基本信息和货物信息两部分录入（如图 1－12）。除一般原产地证外，其他优惠原产地证书在录入货物信息时需要从已审核通过的商品备案数据中选择商品数据。

企业申请人将网上填好的证书申报信息，提交海关审核。海关在受理签证申请之日起 2

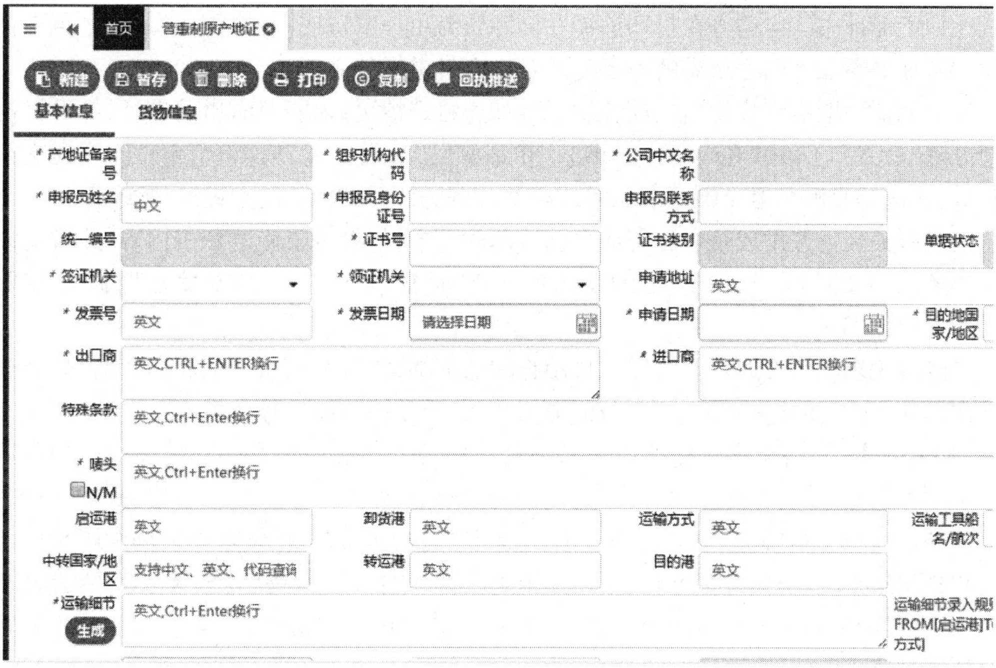

图 1-12　普惠制原产地证货物信息录入页面截图

个工作日内❶完成签证申请的审核（调查核实所需时间不计入在内）。海关主要审查：①申请人是否为出口货物发货人；②申请书的内容是否如实、准确；③上传的文件是否如实、清晰。企业申请人可通过网络收取证书申请审核结果电子回执。如有更改、重发或签证产品需补充原产地证明等申请资料的，收到相关电子回执时，根据回执内容携带相关资料至办事窗口进行现场审核。

如果同一提单的一批货物对应两个发票号，应该申请一份证书，证书发票号一栏写两个发票号。同一发票项下的货物分两批出运，可以将发票号拆分为两个（比如 -1、-2），申请两份证书。

原产地证书实施"通报通签"签证模式。对审核通过的证书，企业可选择自助打印的方式制证，也可选择关区任一原产地签证机构签发证书。对缓审的证书，企业应根据回执要求，备齐纸质资料，选择关区任一原产地签证机构审核签发。

选择至当地海关打印证书，企业申请人需要按证书上的"出口商声明栏"签字并加盖企业中英文印章❷，前往海关签证机构办事窗口提交证书，由签证机构的签字人员在证书上签字盖章。

选择自助打印证书，企业申请人可通过国际贸易单一窗口（https://www. singlewindow.

---

❶ 目前海关承诺办结时限为在受理签证申请之日起0.5个工作日内完成签证申请的审核（调查核实所需时间不计入在内）。

❷ 申请中国—韩国自贸协定原产地证书、中国—澳大利亚自贸协定原产地证书的，可仅在出口商声明栏签名，无须加盖企业中英文印章。

cn)或“互联网+海关”办事平台(http://online.customs.gov.cn),自行打印海关审核通过的版式化原产地证书。申请人在打印前需在国际贸易单一窗口或“互联网+海关”办事平台上传原产地证书企业声明栏所需的电子签章和申办员电子签名。

原产地证一般应在货物出运前签发。但如属特殊情况,未能及时申请签证,签发机构可酌情办理“后发”(Issued Retrospectively)。申请签发“后发证书”时,申请单位除应提交相关单据外,还应提交解释迟交申请书原因的函件,该批货物的提单/航空提单/邮政收据。

已经海关现场签发或企业已完成自助打印的证书,如果需要修改证书内容,此时要按更改证申请。与原证书相比,更改证的发票号不变,证书号变更。申请签发更改证书,需要退回已签发的证书。

已经海关现场签发或企业已完成自助打印的证书,如果出现遗失或者损毁情况,企业需要再次出证,此时要按重发证申请,与原证书相比,重发证的证书号变更。

【例1-3】A公司是出口货物的生产企业:(1)应外贸公司要求,想做企业备案,但是A公司没有外贸经营权,可以办理吗?(2)A公司产品使用了一些进口零部件,是不是就不能申请原产地证书了?(3)由谁来申请原产地证书?(4)A公司出口的产品种类增加或者原材料构成发生变化,手续怎么办理,还用跑海关业务现场交材料吗?(5)A公司从国内企业手中购买的原材料,该原材料为德国制造,在填写产品成本明细单时,这项原材料是算原产成分还是进口成分?

【解析】

(1)可以,做生产企业备案即可。

(2)只要出口产品符合相关原产地规则的要求,就可以认定为中国原产,能够正常申办证书。

(3)一般情况下,由出口商申办原产地证书,特殊情况可由生产商代出口商申办。中国—东盟自贸协定原产地证书可以以生产商名义申请。

(4)企业可以网上办理产品变更。企业登陆“原产地综合服务平台”,在网上做“产品预审”即可。

(5)这项原材料要按进口成分填制。

单元五 了解我国的对外贸易管制

对外贸易管制,也称国际贸易管制或贸易管制,即进出口贸易的国家管制,是指国家为了宏观经济利益和制定国内外政策的需要,履行所缔结或加入国际条约的义务,确立实行各种对外贸易制度并采取有效管理和规范对外贸易活动的总称。受管制的货物在进出境时要提交经授权部门批准的有关证件。

一、对外贸易管制概述

对外贸易管制是政府的一种强制性行政管理行为,具体施行:进出口禁止、限制、自动许可、进出口收付汇核销、反倾销、反补贴、保障等管制措施。

（一）对外贸易管制的目的、分类及实现手段

1. 对外贸易管制的目的。对外贸易管制的目的主要有三项：①保护本国经济利益、发展本国经济，如保护民族工业，维持优势地位等；②推行本国的外交政策；③实现国家职能。

2. 对外贸易管制的特点。对外贸易管制的特点主要体现在三个方面：①对外贸易管制政策是一国对外政策的体现；②贸易管制会因时因势而变化；③一般以对进口的管制为重点。

3. 对外贸易管制的分类。目前国际上对对外贸易管制通常有三种分类形式：

（1）按管理目的分类：对外贸易管制分为进口贸易管制和出口贸易管制。

（2）按管制手段分类：对外贸易管制分为关税措施和非关税措施。非关税措施是指除关税以外影响一国对外贸易的主要政策措施。其包括限制进口措施、鼓励出口措施、鼓励进口措施、出口管制措施、贸易制裁措施等。

（3）按管制对象分类：对外贸易管制分为：①货物进出口贸易管制；②技术进出口贸易管制；③国际服务贸易管制。

4. 对外贸易管制的实现手段。国家对外贸易管制的目标是以对外贸易管制法律、法规为保障，依靠有效的政府行政管理手段来最终实现的。海关监管是实现对外贸易管制的重要手段（见图1－13），商务部及其他行业主管部门依据国家对外贸易管制政策发放各类许可证或文件，由海关验证审核“单”（包括报关单在内的各类报关单据及其电子数据）、“证”（各类许可证件及其电子数据）、“货”（实际进出境货物）三要素是否相符。“单、证、货”三要素互为相符是海关确认货物合法进出口的必备条件。“单”与“证”是货物清关流程中在报关环节向海关申报时需要提交的资料。海关只有在确认“单单相符”“单货相符”“单证相符”“证货相符”，且申报人已办结税费缴纳的情况下才给予货物的放行。

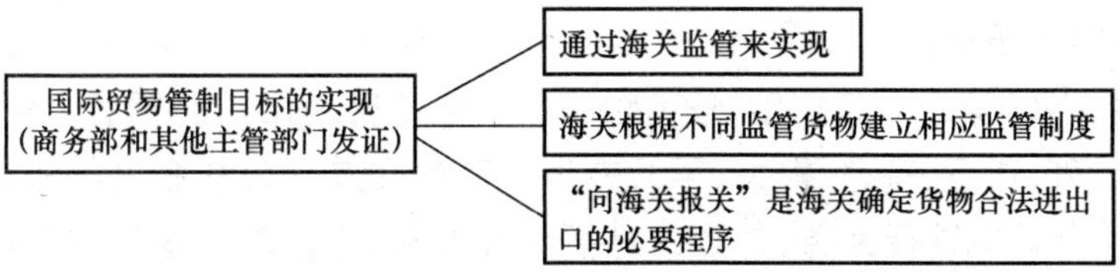

图1－13 对外贸易管制的实现手段

（二）对外贸易管制的构成

我国已形成了对外贸易管制的基本框架和法律体系。法律体系主要有：①宪法；②相关法律，如《中华人民共和国对外贸易法》《中华人民共和国海关法》《中华人民共和国商品检验法》《出口管制法》等；③行政法规，如《中华人民共和国进出口管理条例》等；④部门规章；⑤国际条约、协定。我国目前所签订生效的各类国际条约，虽然不属于我国国内法的范畴，但就其效力而言可视为我国对外贸易管制的法律渊源之一。

链接

《出口管制法》及海关执法关注的要点

《出口管制法》于2020年12月1日起施行。该法对我国现行出口管制相关制度作出了一系列调整，扩大了管制物项和受管制行为范围，增加了临时管制，增设了管控名单制度，加大了对违法行为的惩处力度，明确了域外适用效力。

《出口管制法》第二条规定，出口管制是指国家对从中华人民共和国境内向境外转移管制物项，以及中华人民共和国公民、法人和非法人组织向外国组织和个人提供管制物项，采取禁止或者限制性措施。《出口管制法》出台前，我国出口管制领域法规体系以《监控化学品管理条例》《核出口管制条例》《核两用品及相关技术出口管制条例》《军品出口管理条例》《导弹及相关物项和技术出口管制条例》6部行政法规及相关规范性文件为主。《出口管制法》正式出台后，上述法律法规共同构成了全面覆盖核、生物、化学、导弹以及军品等物项的出口管制法律制度体系。

《出口管制法》第二条规定，国家对两用物项、军品、核以及其他与维护国家安全和利益履行防扩散等国际义务相关的货物、技术、服务等物项实施出口管制。

《出口管制法》第十九、二十五条规定，出口货物的发货人或者代理报关企业出口管制货物时，应当向海关交验由国家出口管制管理部门颁发的许可证件，并按照国家有关规定办理报关手续。军品出口经营者出口军品时，应当向海关交验由国家军品出口管制管理部门颁发的许可证件，并按照国家有关规定办理报关手续。出口管制物项许可证件颁发主体包括国家出口管制管理部门和国家军品出口管制管理部门两类。海关根据出口货物发货人申报、货物对应的监管证件代码进行验核。其中，两用物项和技术进、出口许可证对应的海关监管证件代码分别为“2、3”。出口申报环节不能提供相关许可证的，海关将不予放行。

《出口管制法》第二十条规定，任何组织和个人不得为出口经营者从事出口管制违法行为提供代理、货运、寄递、报关、第三方电子商务交易平台和金融等服务，并明确了出口管制物项代理的法律义务，如违法从事代理业务，将被给予警告，责令停止违法行为，没收违法所得以及罚款。其中，有违法经营额的，最高可处五倍罚款;没有违法经营额的，最高可处五十万元罚款。

《出口管制法》第四十条规定，本法规定的出口管制违法行为，由国家出口管制管理部门进行处罚;法律、行政法规规定由海关处罚的，由其依照本法进行处罚。

《出口管制法》“法律责任”一章中规定了9种出口管制违法行为，出口经营者是最主要的违法行为责任主体。根据本条规定，海关对于查获的禁止出口管制物项，未经许可出口的管制货项或者企业不如实申报出口管制货项的行为，应当依照本法处违法经营额5倍以上10倍以下罚款；违法经营额不足50万元的，处50万元以上500万元以下罚款。对需要吊销相关管制物项出口经营资格的，海关可以将违法线索通报国家出口管制管理部门。

《出口管制法》第四十五条规定，管制物项的过境、转运、通运、再出口，或者从保税区、出口加工区等海关特殊监管区域和出口监管仓库、保税物流中心等保税监管场所向境外出口,依照本法的有关规定执行。这意味着相关出口经营者通过过境、转运、通运、再出口等特殊贸易形式以及从保税区、出口加工区等特殊监管区域、保税监管场所出口管制物项的,也应当依据《出口管制法》的规定向主管部门申请许可证,并向海关交验证件、如实申报。

我国对外贸易管制制度是由一系列管理制度构成的综合管理制度,其中包括:对外贸易经营者的资格管理制度、进出口许可制度、海关监管制度、关税制度、出入境检验检疫制度以及贸易救济制度等。其内容体系可简要概括为“备”“证”“检”“救”4 个字(见表 1-11)。

表 1-11 对外贸易管制概要

备	证	检	救
对外贸易经营者的资格核准(备案)。 由商务部门审核核准(即进出口经营权和范围审批)	货物、技术进出口许可证等其他证件。 由商务部及其他主管部门签发	进出境商品检验、动植物检疫、卫生检疫。 由海关负责(即报检/报验)	贸易管制救济措施:反倾销、反补贴、保障措施。 由商务部、国务院税则委员会主导

1.“备”,即对外贸易经营资格的备案登记。我国对外贸易经营者的资格管理制度规定,对对外贸易经营者的资格管理实行备案登记制度。它突出强调的是我国对外贸易经营者在从事或参与对外贸易经营活动以前,须按规定向国务院商务主管部门或者其委托的机构办理备案登记。对外贸易经营者未按照规定办理备案登记的,海关不予办理进出口货物的验放手续。我国还对部分货物的进出口实行国营贸易管理❶。国营贸易是指国家(政府)所出资设立的或所经营的并具有进出口权的贸易企业所从事的具有强烈行政色彩的贸易活动。

2.“证”,即货物、技术进出口的许可。进出口许可是国家对进出口的一种行政管理制度,既包括准许进出口的有关证件的审批和管理制度本身的程序,也包括以国家各类许可为条件的其他行政管理手续,这种行政管理制度称为进出口许可管理制度。进出口许可制度不仅是我国贸易管制的核心管理制度,而且也是我国贸易管制的主要实现方式之一。进出口许可属于非关税措施,其管理的范围见图 1-14。

进出口许可管理的范围
- 禁止进出口货物和技术
- 限制进出口货物和技术
- 自由进出口技术
- 自由进出口中部分实行自动许可管理的货物

图 1-14 进出口许可管理的范围

❶ 实行国营贸易管理的进出口货物目录和授权企业的目录,由国家商务部会同相关经济管理部门制定公布。目前我国实行国营贸易管理的商品主要包括玉米、大米、煤炭、原油、成品油、棉花、锑及锑制品、钨及钨制品、白银等。

许可证是企业在进出口部分商品时向海关提供的由主管部委签发的证明文件，分纸质文件和电子文件。

我国对外贸易管制实行许可证和配额管理。有的货物可以通过直接发放许可证管理，有的却实行需要先获得配额证明再申领许可证件相结合的管理。商务部每年都会发布当年的进出口货物管理目录，大家可以上网查询最新政策。

列入国家公布的禁止进出口商品目录的商品以及其他法律法规明令禁止或停止进出口的商品，任何企业不得经营进出口。

凡属于限制进出口的货物和技术，在办理报检、报关之前必须申领相关进出口许可证件，方可凭证进出口。我国限制出口货物按照其限制方式划分为出口配额限制和出口非配额限制。出口配额限制有两种管理形式，即出口配额许可证管理和出口配额招标管理。

由于国家监测进出口情况的需要，我国对部分属于自由进口的货物实行自动进口许可管理。自动进口许可管理是在自由进口货物进口前对其进行自动登记的许可制度，目的是为了统计和监测进口数量，提供贸易管制决策参考等。

链接

许可证管理、关税配额管理、出口配额限制和出口非配额限制

1.许可证管理是指以国家各主管部门签发许可证件的方式来实现各类限制进口的措施。

2.关税配额管理是指一定时期内(一般是 1 年)国家对部分商品的进口制定关税配额税率并规定该商品的进口数量总额，在限额内经国家批准后允许按照关税配额税率征税进口，如超出限额则按照配额外税率征进口税的措施。

3.出口配额限制是指国家对部分商品的出口数量直接加以限制的措施。我国出口配额限制有两种管理形式，即出口配额许可证管理和出口配额招标管理。

出口配额许可证管理是国家对部分商品的出口在一定时期内（一般是1 年）规定数量总额，经国家批准获得配额后允许出口，否则不准出口的配额管理措施。申请者凭配额证明到国务院商务主管部门及其授权发证机关申领出口许可证。

出口配额招标管理是国家对部分商品的出口在一定时期内（一般是 1 年）规定数量总额，采取招标分配的原则，经招标获得配额后允许出口，否则不准出口的配额管理措施。国家各配额主管部门对中标者发放各类配额证明，中标者凭配额证明申领出口许可证。

4.出口非配额限制是指以国家各主管部门签发许可证件的方式来实现的各类限制出口的措施。非配额限制管理主要包括出口许可证、濒危物种出口、两用物项出口、黄金及其制品出口等许可管理。

3.“检”，即商品质量的检验检疫、动植物检疫和国境卫生检疫，简称为“三检”。它主要强调的是对货物的进出口、运输工具的出入境实行必要的检验或检疫，也是我国贸易管制方面的重要内容之一，其基本目的是为了保证进出口商品的质量、保障人民的生命安全与健康。我国出入境检验检疫制度实行目录管理，列入目录内的商品为法定检验商品，即国家规定实行强制性检验的进出境商品；法检以外的进出境商品是否需要检验，由对外贸易当事人决定；系国计民生、价值较高、技术复杂或涉及环境、卫生、疫情标准的进出口商品，收货人应该在合同中约定，在出口国装运前进行预检验、监造或监装，以及保留到货后最终检验和索赔的条款。

4．“救”，即贸易管制中的救济措施。根据世界贸易组织的有关规定，任何一个世界贸易组织成员都可以为维护自身经济贸易利益，防止或阻止本国产业受到侵害和损害而采取保护性措施。我国制定了相应的《反补贴条例》《反倾销条例》《保障措施条例》。在对进出口贸易实行管制过程中，我国根据国际公认的规则所采取的贸易补救措施主要包括反倾销、反补贴和保障措施。反倾销和反补贴措施针对的是价格歧视这种不公平贸易行为，保障措施针对的则是进口产品激增的情况。实施反倾销、反补贴和保障措施均先采取的是临时贸易救济措施，然后是最终救济措施。

贸易救济措施见表 1－12。

表 1－12 贸易救济措施的主要内容

救济措施	形式	措 施	时 间
反倾销	临时反倾销	征收临时反倾销税；提供保证金、保函	不超过 4 个月，可以延长至 9 个月
	最终反倾销	征收反倾销税	
反补贴	临时反补贴	以保证金或者保函作为担保，征收临时反补贴税	不超过 4 个月
	最终反补贴	征收反补贴税	
保障措施	临时保障措施	提高关税	不超过 200 天
	最终保障措施	提高关税；数量限制	一般不超过 4 年

二、我国对各类许可证的主要管理措施

货物进出口许可制度是根据国家的法律、政策和国内外市场的需要，对进出口商品的品种、数量实行全面管制的制度，其管理范围包括禁止进出口、限制进出口货物和自由进出口中部分实行自动许可管理的货物。进出口许可证件，即法律、行政法规规定的各种具有许可进出性质的证明、文件。海关监管审核进出境货物是否“合法进出”的依据，是商务部和其他政府有关部门签发的相关进出口许可证件。

实行许可证管理的商品目录，由商务部统一调整、公布和解释。我国货物、技术进出口许可管理属于以上哪一类，主要是根据进出口货物的种类（税号类别）来确定。国际贸易货物在进出口时，是否需要办理相关对外贸易管制许可证件，必须先进行海关 HS 商品归类，然后根据每年出版发行的《中华人民共和国海关进出口税则及申报指南》或相关网络在线查询该商品的“海关监管条件”（表 1－13），便可知道该商品需要申领哪种进出口许可证件。

表 1－13　海关监管证件代码举例

监管证件代码	监管证件名称	监管证件代码	监管证件名称
1	进口许可证	O	自动进口许可证(新旧机电产品)
2	两用物项和技术进口许可证	P	固体废物进口许可证
3	两用物项和技术出口许可证	Q	进口药品通关单
4	出口许可证	R	进口兽药通关单
5	纺织品临时出口许可证	S	进出口农药登记证明
6	旧机电产品禁止进口	U	合法捕捞产品通关证明
7	自动进口许可证	W	麻醉药品进出口准许证
8	禁止出口商品	X	有毒化学品环境管理放行通知单
9	禁止进口商品	Y	原产地证明
A	检验检疫	Z	音像批准/节目提取单/光盘备案证明
B	电子底账	a	保税核注清单
E	濒危物种允许出口证明书	c	内销征税联系单
F	濒危物种允许进口证明书	e	关税配额外优惠税率进口棉花配额证
G	两用物项和技术出口许可证(定向)	q	国别关税配额证明
H	港澳 OPA 纺织品证明	r	预归类标志
I	精神药物进(出)口准许证	s	适用 ITA 税率的商品用途认定证明
J	黄金及其制品进出口准许证或批件	t	关税配额证明
K	深加工结转申请表	v	自动进口许可证(加工贸易)
L	药品进出口准许证	x	出口许可证(加工贸易)
M	密码产品和设备进口许可证	y	出口许可证(边境小额贸易)

进出口货物的收发货人、受委托的报关企业应当取得国家实行进出口管理的许可证件，凭海关要求的有关单证办理报关或纳税手续。

大多数进出口管理的许可证件可通过中国国际贸易单一窗口申办。企业申请人打开单一窗口标准版门户网站(见图 1－15)，点击“标准版应用”页签，进入标准版应用页面，点击“许可证件”图标；选中所需申办的许可证，进行登录、信息输入。

我国大多数许可证件已实现通过单一窗口申请(如图 1－16)。

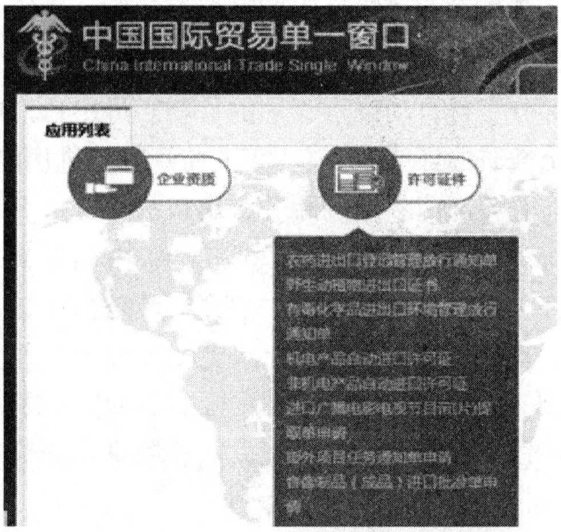

图 1－15　单一窗口许可证件申办页面

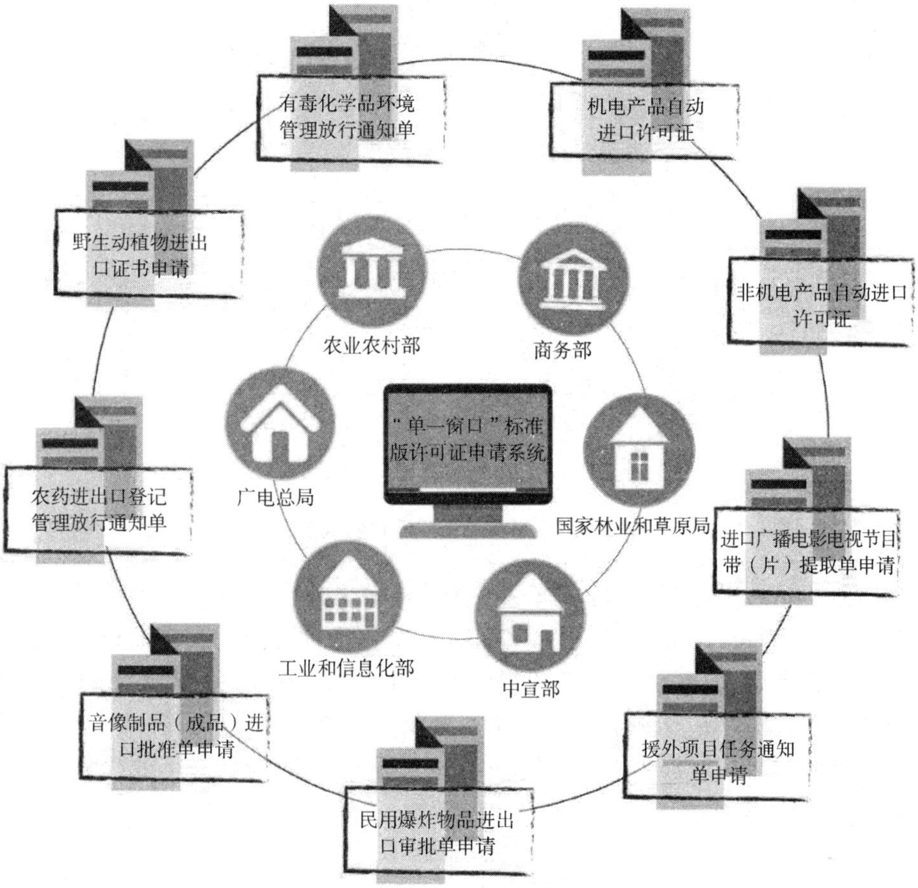

图1-16 通过单一窗口申请许可证件

海关对有关进出口许可证件电子数据进行系统自动比对验核。监管证件实现联网核查以后,企业应当事先取得有关证件,但在进出口环节无须向海关提交纸质单证,只需在报关单相应栏目填报监管证件代码和编号,海关系统调取监管证件的电子数据,进行自动对比验核。海关通过联网核查验核出口许可证电子证书,不进行纸面签注,并将出口许可证使用状态、清关情况等数据电文及时反馈商务部。出口许可证发证机构依据上述数据电文执行出口许可证核销、撤销和变更等操作,不用核验海关书面签注。这种证件监管模式如图1-17所示。海关与证件主管部门未实现联网核查,无法自动比对验核的,进出口货物收发货人、受委托的报关企业应当持有关许可证件办理海关手续。

（一）进出口许可证的管理措施

进出口许可证件是货物或技术进出口的证明文件,既是我国贸易管制的最基本手段,同时又是我国有关行政管理机构执行贸易管制与监督的重要依据。此外,国家有关主管部门对于出口文物、进出口黄金及其制品、进口音像制品、进出口濒危野生动植物、进出口药品药材和进口废物等特殊进出口商品的批准文件或许可文件,同样是我国有关职能管理机构执行贸易管制的重要依据。

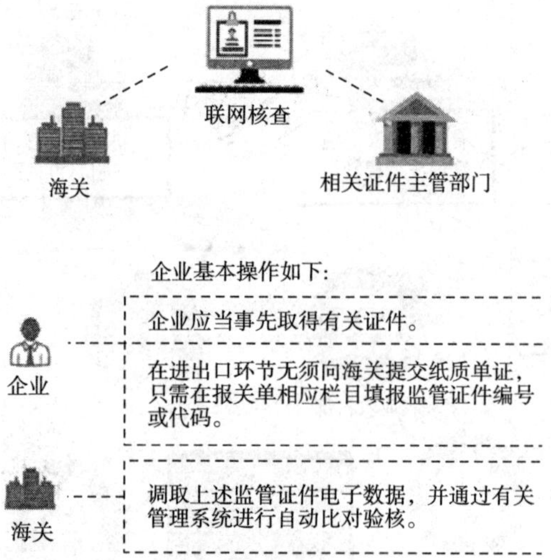

图1-17　海关进出口证件监管模式

凡实行进出口许可证管理的货物,对外贸易经营者应当在进出口前按规定向指定的发证机构申领出口许可证,海关凭出口许可证接受申报和验放。我国的进出口许可证的审核和签发由商务部统一负责。企业申领出口许可证需先将国际贸易单一窗口注册账号与商务部电子钥匙进行绑定,否则将无法申请。企业可在国际贸易单一窗口单证申请菜单中申请出口许可证(如图1-18)。企业可在单证列表中查询单证状态、审批意见,删除、申报、撤回申请、批量打印单证。

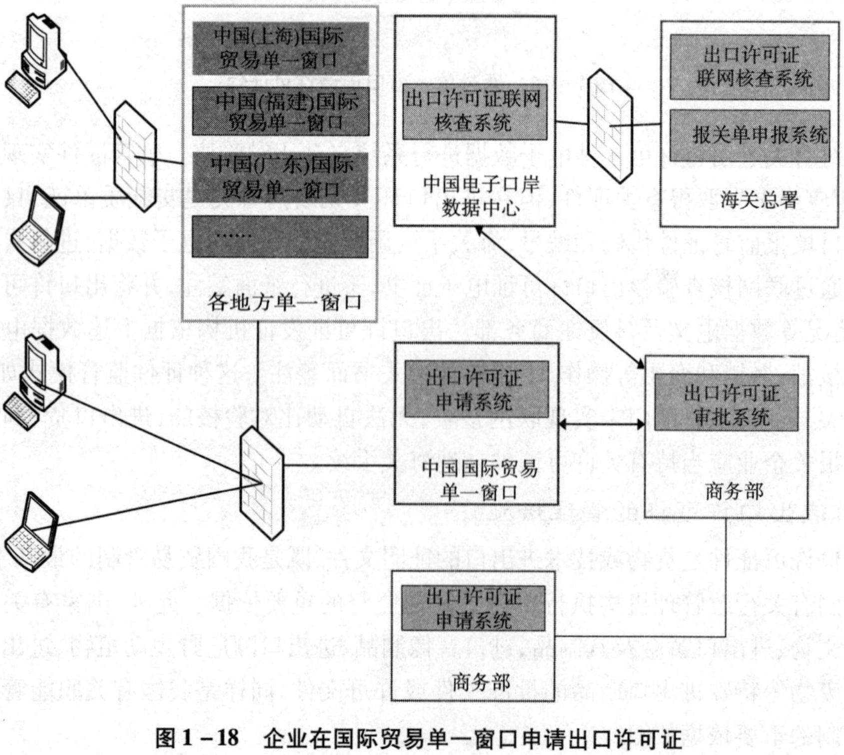

图1-18　企业在国际贸易单一窗口申请出口许可证

对实行出口配额管理的商品，凭商务主管部门分配的配额数量领取许可证。各类出口配额当年有效，出口单位必须在当年 12 月 16 日前申领出口许可证。根据商务部下达的下一年度出口商品配额，出口企业可于当年 12 月 15 日起，预领下一年度出口许可证，出口许可证发证日期应填制为下一年 1 月 1 日，许可证自下一年 1 月 1 日起生效，占用下一年度出口指标。对一般许可证管理的商品，凭出口有效合同申领许可证。

出口许可证管理实行“一证一关”制（即许可证只能在一个海关报关）、“一批一证”制（即许可证在有效期内一次报关使用）和“非一批一证”制（即许可证在有效期内可多次报关使用）。

出口实行“一批一证”制的商品，其许可证有效期自发证之日起最长为 3 个月。供港澳地区（不包括转口）鲜活冷冻商品的许可证有效期为 1 个月。不实行“一批一证”制的商品、外商投资企业和补偿贸易项下的出口商品，其许可证有效期自发证之日起最长为 6 个月。许可证证面有效期如需跨年度时，可在当年将许可证日期填到次年，最迟至 2 月底。跨年度的出口许可证不得再延期。

出口许可证应当在有效期内使用，逾期自行失效，海关不予放行。出口许可证不得擅自更改证面内容，如需更改，经营者应当在许可证有效期内提出更改申请，并将许可证交回原发证机构重新换发许可证。

实行“非一批一证”制的，签发出口许可证时应在备注栏内注明“非一批一证”，但最多不超过 12 次，由海关在许可证背面“海关验放签注栏”内逐批签注出运数量。报关 12 次后，出口许可证即使有余额，海关也停止接受报关。实行“非一批一证”管理的货物为：外商投资企业出口货物；加工贸易方式出口货物；补偿贸易项下出口货物；大米、玉米、小麦、活牛、活猪、活鸡、牛肉、猪肉、鸡肉、原油、成品油、煤炭。

进口许可证的有效期为 1 年，当年有效，特殊情况下需要跨年度使用时，有效期最长不得超过次年 3 月 31 日。进口许可证应当在有效期内使用，逾期自行失效，海关不予放行。进口许可证不得擅自更改证面内容，如需更改，经营者应当在许可证有效期内提出更改申请，并将许可证交回原发证机构重新换发许可证。

进口许可证管理实行“一证一关”管理。一般情况下，进口许可证为“一批一证”。如要实行“非一批一证”，应当同时在进口许可证备注栏内打印“非一批一证”字样，但最多不超过 12 次。由海关在许可证背面“海关验放签注栏”内逐批签注、核减进口数量。

（二）自动进口许可证管理

我国对部分属于自由进口的货物实行自动进口许可证管理。自动进口许可证是我国自动进口制度中具有法律效力，用来证明对外贸易经营者经营某些商品合法进口的证明文件，是海关验放该类货物的重要依据。

自动进口许可证实行“一批一证”管理，部分货物也可实行“非一批一证”管理（如铜精矿等），但不得超过 6 次。一般情况下，自动进口许可证有效期为 6 个月，在公历年度内有效。

我国已实施自动进口许可证通关作业无纸化。实施自动进口许可“一批一证”管理的货物，企业可申请电子许可证，采用无纸方式向海关申报，免交纸质自动进口许可证。海关通过自动进口许可证联网核查方式验核电子许可证，不进行纸面签注。

个案分析与操作演练

1. 合同中的检验条款规定:“以装运地检验报告为准”。但货到目的地后,买方发现货物与合同规定不符,经当地海关出具检验证书后,买方可否向卖方索赔? 为什么?

2. WT 进出口公司与西班牙 KK 公司达成一笔交易,出口一批五金工具箱,双方签订了出口合同。该合同签订后,WT 进出口公司联系到广州 MM 五金制造厂,向该厂订购一批五金工具箱,并与该厂签订了订购合同。该笔业务中产生了两份合同,请问它们有什么关系?应注意些什么?

3. 某年 3 月,山东 TT 公司与香港 M 公司签订了一项进口香烟生产线合同。设备是二手货,共 16 条生产线,由 A 国某公司出售,价值 80 多万美元。合同规定,出售商保证设备在拆卸之前均在正常运转,否则更换或退货。设备运抵目的地后发现,这些设备在拆运前早已停止使用,在目的地装配后也因设备损坏、缺件根本无法马上投产使用。但是,由于合同规定如要索赔需商检部门在“货到现场后 14 天内”出证,而实际上货物运抵工厂并进行装配就已经超过 14 天,无法在这个期限内向外索赔。这样,工厂只能依靠自己的力量进行加工维修。经过半年多时间,花了大量人力物力,也只开出了 4 条生产线。问题:本案中山东 TT 公司损失的主要原因是什么? 如何防止发生这些损失?

4. 某信用证对货物的描述如下:7 000PCS OF 100% COTTON SHIRTS AT USD9.60 PER PCS AS PER CONTRACT NO. 07AB120 FOB QINGDAO。开证行收到单据后经审核商业发票未注明 FOB QINGDAO,因此认为单证不符而拒绝付款。但受益人认为,贸易术语并不是货物描述的一部分,而且其已经在提单上注明了“FREIGHT COLLECT”,表明贸易术语就是 FOB,因此单证是相符的,要求银行付款。问题:开证行与受益人哪方有理? 为什么?

5. 某年 8 月北京 T 公司向葡萄牙 P 公司出口一批女鞋,合同号:TP1109。北京 T 公司将该货物由天津装船发往葡萄牙,于 8 月 9 日装船完毕,取得提单,8 月 10 日发运,这时葡萄牙 P 公司紧急来电要求北京 T 公司提供该批女鞋的原产地证。请问北京 T 公司该如何操作?

6. 某年 6 月山东 M 公司向日本 K 公司出口一批 A 型和 B 型针织毛衣,合同号:MK110608。合同中日本 K 公司只要求山东 M 公司提供 A 型针织毛衣的原产地证。山东 M 公司准备办理针织毛衣的原产地证,将该批货物由烟台装船发往大阪。这时,日本 K 公司来电要求 B 型针织毛衣也需要提供原产地证。这样,山东 M 公司原产地证书内容需要更改,请问山东 M 公司该如何操作?

7. 天津某外贸企业(已办理产地证备案登记)生产的吸尘器出口至韩国,产品 FOB 价格为 35 美元/台。该产品生产中使用了从当地市场采购的韩国产塑料 ABS 及公司以进料加工方式从日本进口的吸尘器电机和集成控制块,其余原料零部件均为国产。经核算,进口原料价值分别为:塑料 ABS 为 6 美元/台,电机 9 美元/台,集成控制块 4 美元/台。请问此批货物是否可以申请《亚太贸易协定》优惠原产地证书? 为什么? 如可以申请,该证书原产地标准栏应如何填制?

8. 根据下面给定资料制作普惠制原产地证:

BENEFICIARY:GUANGDONG MACHINERY IMPORT AND EXPORT CORP. (GROUP)
726 DONGFENG ROAD EAST, GUANGZHOU, CHINA

APPLICANT:NORTHERN GATEWAY CO. ,LTD.
NO. 43, LIT, ZI, PULKOVSKOE SHOSSE, SAINT – PETERBURG, 196140,RUSSIA

AMOUNT: USD 15 880.00

SHIPMENT FROM GUANGZHOU PORT FOR TRANSPORTATION TO SAINT – PETERBURG BY VESSEL.

SHIPPING MARKS:A9700247/ SAINT – PETERBURG /NO. 1 –410

发票号码:GD920029

发票日期:NOV. 2,2019

FORM A 号码:GZ07/2345/12345

商品型号	数 量	毛 重	包 装
S501MH	210DOZ	@25.00KGS/CTN	1DOZ/CTN
S503MH	200DOZ	@23.00KGS/CTN	

商品名称:“RABBIT”BRAND SHOVEL WITH METAL HANDLE

申请时间、地点:GUANGZHOU NOV. 15,2019

9. D 公司准备从澳大利亚进口货物入境,想要享受协定税率,请问 D 公司提交的原产地证书需要符合什么条件(可上网查询)?

10. A 公司因开展业务需要,计划进口一批钢材的货样。该类钢材属自动进口许可管理货物,请问以货样形式进口是否能够免领自动进口许可证?

“个案分析与操作演练”参考答案

复习思考题

一、名词解释:国际贸易、对外贸易关系人、海运提单、一般原产地证、普惠制、区域性优惠原产地证、对外贸易管制。

二、简答题

1. 按货物移动的方向不同可将国际贸易分为哪几种?
2. 列举贸易方式(六种以上)。
3. 图示在信用证方式下,国际贸易运作的基本程序。
4. 简述国际货物销售合同基本条款的主要内容。
5.《UCP 600》对发票有哪些要求?
6. 国际贸易中的基本单据和附属单据都有哪些?

7. 简述原产地证的分类。
8. 图示海关原产地证书签证流程。
9. 企业申请原产地证业务备案一般需要哪些资料？
10. 中国—东盟自贸区优惠原产地证书其原产地标准一般如何填写？
11. 中国—智利自贸区原产地证书其原产地标准一般如何填写？
12. 中国—新西兰自贸区原产地证书其原产地标准一般如何填写？
13. 我国实现对外贸易管制的手段是什么？
14. 简述进出口许可证的管理措施。
15. 简述《出口管制法》的主要内容。

项目任务二　理解编码协调制度和我国的进出口商品归类[1]

项目要求

- 掌握协调制度的内容结构，各组成部分的地位、特点、作用及相互关系
- 掌握归类总规则的含义并能在实际工作中运用
- 熟悉进出商品 HS 编码的查询方法
- 熟悉我国进出商品的归类操作

项目情景

北京龙口工贸公司与日本某汽车公司达成出口汽车风扇的协议。北京龙口工贸公司委托北京 KK 物流有限公司代理报检和报关。北京 KK 物流有限公司的业务员认为汽车风扇属于汽车配件，归入第 87 章，得出的 HS 编码为 8703236190，查询全关通信息网（www.qgtong.com/hgsz/），在海关进出口税则中查询编码为 8703236190 的商品的海关监管条件为 4/6/O，即不属于出口法定检验的范围。货物到达天津港后，却由于没有经过法检，造成无法在口岸海关报关出口。原来海关人员认为该批货物归类错误，将该批货物归入第 87 章，但第 87 章章注规定：本税目包括品目 87.01 至 87.05 所列机动车辆的零件及配件，但它们必须同时符合下列两个条件，即必须是可确定为专用于或主要用于上述车辆的；必须是不列入第十七类注释二规定不包括的货品范围的。汽车风扇按其 HS 编码应归入第 84 章，属于出口法定检验的范围。由于北京 KK 物流有限公司的人员对归类理解错误，货物虽已到达天津港，却无法在口岸海关报关出口，货物延误了船期，造成了北京龙口工贸公司不小的损失和麻烦。

我国对进出口商品的很多政策管理，如出口许可证管理、出口退税管理、商检种类管理等，都以 HS 编码（《商品名称及编码协调制度》）为基本分类基础。海关受理报检时会将商品的 HS 编码作为一个重要工作环节仔细加以审核。

商品编码申报不符，往往会引发如下问题：

[1] 本项目可作为选讲内容，需要另备教学资料，如《商品归类与编码目录》《中华人民共和国海关进出口商品规范申报目录》以及网络资料等。

第一，使用不正确的商品编码可能引起进出口税率适用的错误，造成税款多征、漏征，同时也会影响出口退税计算的正确性。

第二，使用不正确的商品编码可能会造成海关监管条件适用错误。比如应申领许可证件而未申领许可证件，无法及时通关；需要办理法检的商品而未申请法检，影响顺利通关。

第三，进口料件商品编码申报不准确，还涉及相关出口成品的商品编码更改及相关合同的更改、核销问题，企业必须重新向海关申报，由海关审核、批准、备案，手续复杂，时间较长。商品编码的临时更改将影响货主报检、报关和通关，进而影响口岸通关速度和企业正常生产。

商品归类直接关系到企业的税负、获取退税收益、需提交许可证种类等一系列重要事宜，所以熟悉商品归类并给予正确编码是从事报检、报关工作的基本技能之一。报关人员应了解商品名称及编码协调制度的主要内容及作用，掌握《商品名称及编码协调制度》的构成并能运用其查找商品税号，掌握我国海关进出口商品分类目录的内容和商品编码的查找方法，具备在《中华人民共和国海关进出口税则》上快速查找商品的进出口税率的能力，并能在报关单上正确填制。

知识模块

单元一　理解商品名称及编码协调制度

《商品名称及编码协调制度》(Harmonized Commodity Description and Coding System，HS)(以下简称《协调制度》)是指原海关合作理事会(1995 年更名为世界海关组织)在《海关合作理事会商品分类目录》(CCCN)和联合国的《国际贸易标准分类》(SITC)的基础上，参照国际上主要国家的税则、统计、运输等分类目录而制定的一个多用途的国际贸易商品分类目录。

HS 编码[1](Harmonized System Code)是按照《协调制度》的相关规定，对每一种进出口货物进行商品归类，以确定该种商品的唯一性商品编码，是商品在国际市场上流通的“身份证”号码，是各国海关、商品出入境管理机构确认商品类别、进行商品分类管理、审核关税标准、检验商品品质指标的最基本的要素。

目前世界贸易总量 98% 以上的货物是以《协调制度》目录进行分类的。《协调制度》在国际贸易、贸易统计、国际运输、国际贸易谈判以及经济分析等方面起着日益重要的作用。目前，在国际上已有 200 多个国家、地区和国际组织采用《协调制度》目录作为各自的海关税则及商检和外贸统计等商品目录。我国 1992 年成为《协调制度公约》的缔约方。我国海关以《协调制度》为基础结合我国实际进出口货物情况，编制《中华人民共和国进出口税则》和《中华人民共和国海关统计商品目录》。

---

[1] HS 编码有的简称为 H. S. 编码或 H. S 编码，本书统一简称 HS 编码。

一、《协调制度》采用的分类原则

《协调制度》是一个以公约形式保证其统一实施的国际商品分类目录，根据《协调制度公约》的规定设立了协调制度委员会。为使协调制度适应科学技术的发展及国际贸易格局的变化，协调制度委员会在它的第一届会议上决定，每隔 4 ~ 6 年就要对目录作一次全面的重审和修订。因此自 1988 年协调制度实施起已进行了多次修订，形成了 1988，1992，1996，2002，2007，2012，2017 年版七个版本[1]。《协调制度》是各国专家长期共同努力的结晶，它吸收了国际上多种商品分类目录的长处，成为国际贸易商品分类的一种“标准语言”，它的主要优点通常用八个字表示：完整、系统、通用、准确。

《协调制度》是一部系统的国际贸易商品分类表，所列商品名称的分类和编排是有一定规律的：

其一，从类来看，《协调制度》基本上是按社会生产的分工(或称生产部类)分类，将属于同一生产部类的产品归在同一类里。如第六类为化学工业及相关工业的产品，第十一类为纺织工业的产品等。类次及同类内章次多依照先动物商品，再植物商品，后矿物商品，最后化学及相关工业产品的顺序排列，如活动物以及动物产品在第一类，植物产品在第二类，矿物产品在第五类，化学及相关工业产品在第六类。又如第十一类中第 50，51 章为动物纤维，第 52，53 章为植物纤维。

其二，从章来看，《协调制度》基本上是按商品的自然属性(原材料及其制成品)或用途(功能)来划分的。如第 28 章无机化学品(自然属性相同)，第 57 章地毯及其他铺地用品(功能相似)。

其三，从品目看，《协调制度》的商品分类一般是先原材料后成品；先加工程度低的产品后加工程度高的产品；先列名具体的品种后列名一般的品种。依此原则，同章内原材料商品在前，半制成品居中，制成品居后。例如第 39 章按照初级形态塑料——塑料板等半制成品——盥洗用具等制成品的顺序列目。依此原则，《协调制度》对同类商品通常按具体列名、一般列名和未列名的顺序排列。例如第 7 章品目 07.07 鲜或冷藏的黄瓜(具体列名)；品目 07.08 鲜或冷藏的豆类蔬菜(一般列名)；品目 07.09 鲜或冷藏的其他蔬菜(未列名)。对同一商品一般整机在前，专用零件或配件在后。例如：品目 84.08 压燃式活塞内燃发动机；品目 84.09 专用于或主要用于品目 84.07 或 84.08 所列发动机的零件。

此外，《协调制度》分类时，对难于按常用的分类标志进行分类的大宗进出口商品则从照顾商业习惯和实际操作的可行性入手，专列类、章和品目，使商品归类简单易行。如第二十类第 94 章的活动房屋即属此种情况。

总体来说，《协调制度》按商品的原料来源，结合其加工程度、用途以及所在的工业部门来编排商品。这里，原料来源为编排的主线条，加工程度及用途为辅线条。主辅线条相辅相成，再加上“法定注释”，就使人们能在协调制度所涉及的成千上万种商品中迅速、准确地确定自己商品所处的位置。这也正是协调制度分类法的科学性和系统性所在。

---

[1] 2019 年 3 月 19 日至 29 日，协调制度委员会第 63 次会议在布鲁塞尔世界海关组织(WCO)总部举行。本次会议集中审议通过了 2022 年版《协调制度》相关修订内容。

二、《协调制度》的结构体系

《协调制度》将国际贸易涉及的各种商品按照生产类别、自然属性和不同功能用途等分为21个类、97个章(第77章是空章,为协调制度将来所用)、1 222个品目[1]、5 387个6位数级商品编码(2017年版)[2]。每章由若干品目构成,品目项下又细分出若干一级子目和二级子目。为了避免各品目和子目所列商品发生交叉归类,在类、章下加有类注、章注和子目注释;为了使每项商品的归类具有充分的依据,设立了归类总规则,作为整个《协调制度》商品归类的总原则。

《协调制度》文本由归类总规则、注释(类注、章注、子目注释)和商品名称及编码表三部分组成。

(一)商品名称及编码表

商品名称及编码表由协调制度编码(简称商品编码)和货品名称(亦称品目条文和子目条文)组成,是《协调制度》商品分类目录的主体,从属于21个类,分布在97个章中。商品编码栏居左,货品名称栏居右,依次构成一横行。

1. 商品名称。商品名称即品目条文,主要采用商品的名称、规格、成分、外观形态、加工程度或方式、功能及用途等形式限定商品对象。它是协调制度具有法律效力的归类依据,在各种归类依据中居于最优先使用的地位。品目条文可解决的商品归类问题,不能使用其他归类原则。

2. 商品编码。商品编码是具有特定含义的顺序号,它用四位数码表示品目。品目前两位表示货品所在章,后两位表示此货品在该章的序次。如品目47.05,表示该货品在第47章,是第五个品目。四位数级商品编码所对应的货品名称栏目又称品目条文,主要采用货品名称、规格、成分、外观形态、加工程度或方式、功能及用途等形式限定货品对象。

一些品目被细分为一级子目(也称一杠子目)。一级子目用五位数码表示,第五位数码通常表示它在所属品目中的顺序号;一些一级子目被进一步细分为二级子目(二杠子目),用六位数码表示。第六位数码通常表示该二级子目在所属一级子目中的顺序号。没有细分一级子目的品目或没有细分二级子目的一级子目,商品编码的第五位或第六位数码为0,如子目0501.00、子目0502.10。五位和六位数级商品编码所对应的货品名称栏目又称子目条文。五位数级商品编码所对应的货品名称栏目为一级子目条文;六位数级商品编码所对应的货品名称栏目为二级子目条文。

【例2-1】商品编码5105.39各层次含义如下:

51表示第51章;

05表示该章第五个品目;

3表示品目51.05项下第三个一级子目;

9表示子目5105.3项下未列名二级子目。

需要指出的是,作为未列名货品的第五位或第六位数码一般用数字9表示,不代表它在

[1] 品目也称税目,税(品)目号中第1至第4位称为税(品)目,第5位开始称为子目。

[2] 可以从网上下载或查询商品名称及编码协调制度的详细分类,并加以学习。

该级子目中的实际序位,其间的空序号是为在保留原有编码的情况下,适应日后增添新商品等情况而预留的。数字 9 被零件占用时,数字 8 通常表示未列名整机。例如品目 84.38 项下:子目 8438.6 水果、坚果或蔬菜加工机器;子目 8438.8 其他机器;子目 8438.9 零件。其中第五位数码为 6 表示该一级子目在所属品目 8435 项下的序次即是第六个一级子目;第五位数码 8 不表示该一级子目在所属品目 84.38 项下的序次,而是表示未列名整机;第五位数码 9 不表示该一级子目在所属品目 84.38 项下的序次,而是表示零件;6 ~ 8 之间的空序号预留,可以用于将来增添新的商品等用。

按照《协调制度》规定,在 HS 基础上编制的国家税目号或统计编号,前六位数字必须与 HS 完全相同。如果该项商品在所属的 HS 品目中未再细分,即无子目号时,编制国家税目号或统计编号时,其第四位数字后面应加上两个"0",然后再加上国家税目号或统计编号的细分编码,从而确保其前六位数字与 HS 完全相同,不使 HS 体系产生混乱。商品编码数大于六位时,表示此编码是某国家根据 HS 编制的税目号或统计编号,其前面六位数字即 HS 的编码。相对于协调制度六位数级编码而言,第七、八位乃至第九、十位编码就是人们通常所称的"本国子目"。我国在《协调制度》的基础上增设本国子目(三级子目和四级子目),形成了我国海关进出口商品分类目录,然后分别编制出《进出口税则》和《统计商品目录》。

此外,由于协调制度的定期修改,以及在一定时间内不能使用已删除的编码,所以从 1996 年版本开始,协调制度目录编码的连续性已被破坏,如品目 14.01 后是品目 14.04 而不是品目 14.02 及 14.03(被 2007 年版删除);子目 0808.10 后是子目 0808.30 而不是子目 0808.20(被 2012 年版删除)。

(二)注释

协调制度中的注释是解释说明性的规定。为了避免人们在商品归类上发生争议,协调制度还为每个类、章甚至有的品目和子目加了注释。注释是为了限定协调制度中各类、章、品目和子目所属货品的准确范围,简化品目和子目条文文字,杜绝商品分类的交叉,保证商品归类的正确。

1.《协调制度》中的注释的种类。协调制度中的注释有 3 种:位于类标题下的注释,简称类注(Section Notes);位于章标题下的注释,简称章注(Chapter Notes);位于类注、章注或章标题下的子目注释(Subheading Notes)。

2. 注释的法律效力。注释是具有法律效力的商品归类依据,被称为"法定注释"。而相对来说,各类、章的标题对商品的归类却没有法定的约束力,仅为查阅的方便而设。了解这一点对正确查阅协调制度编码十分重要。例如,第 22 章的标题为"饮料、酒和醋",而章注释却明确标明"本章不包括以重量计、醋酸浓度超过 10% 的醋酸溶液"(品目 29.15)。

除另有说明外,注释一般只限于使用在相应的类、章、品目及子目中。在运用注释解决商品归类的问题时,子目注释处于最优先的地位,其次是章注,最后才是类注。即三者发生矛盾时服从于子目注释;类注和章注发生矛盾时服从于章注释。

(三)归类总规则

为了保证国际上对《协调制度》使用和解释的一致性,使得某一特定商品能够始终如一地归入一个唯一编码,《协调制度》首先列明了归类总规则,规定了使用《协调制度》对商品进行分类时必须遵守的分类原则和方法。我国在进出口商品归类中,完全沿用了协调制度确立的税则归类规则。

《协调制度》归类总规则共有6条，是商品具有法律效力的归类依据，适用于品目条文、子目条文以及注释无法解决商品归类的场合。按照归类总规则及其归类方法归类，每一种商品都能找到一个最合适的税目。如果有些新产品或特殊商品按照这个归类规则和方法，确定其应归税目确有困难（首先要对该商品作全面了解），可向海关请示、咨询。

1. 规则一。规则一的原文是："类、章及分章的标题，仅为查找方便而设；具有法律效力的归类，应按品目条文和有关类注和章注确定，如品目、类注或章注无其他规定，按以下规则确定。"

规则一说明了3个问题：

第一，类、章及分章的标题对商品归类不具有法律效力。

第二，具有法律效力的归类依据是品目条文、类注和章注。

第三，归类时应按顺序运用归类依据，即先品目条文，其次是注释，最后是归类总规则二至五。也就是说，只有在前级依据无法确定该商品归类时，才能使用下一级依据，各级依据矛盾时，应以前级为准。

【例2-2】印花机织物制正方形围巾（边长60cm；按重量计算：含棉花50%、含涤纶短纤维50%）应按手绢归入子目6213.9090。围巾在第62章品目62.14有列名，但为什么却作为手绢归入品目62.13呢？这是因为参照第62章章注7可以知道，正方形或近似正方形的围巾或围巾式样的物品，如果每边均不超过60cm，应作为手绢归类。本题归类时如果只看品目条文没看注释，就会误认为商品名称已在品目条文中具体列名，只按品目条文归类就可以了。其实按照规则一规定可以知道，商品在进行品目归类时，类、章注释和品目条文居于同等优先使用的地位。注释是非常重要的归类依据，千万不能不看注释就忙于归类。此题也提醒我们品目归类时很多商品无须运用归类总规则二至五就能解决。

规则一告诉我们，确定商品在《协调制度》中的归类应首先参照品目条文和类、章注释，许多商品可据此归类，而不必借助其他规则。例如：活马归在品目01.01；冷冻杏子归在品目08.09，因为品目08.09的条文提及"新鲜的杏"，且第8章注释2注明："冷冻水果应归入新鲜水果所属的品目下"。然而，按品目条文和类、章注释进行归类不可能总是准确的，在某些情况下，一些特定商品初看可归在几个品目内，当品目条文或类、章注释未另行规定时，就要采用总规则的后面几条。

2. 规则二。规则二的原文是："（一）品目所列货品，应视为包括该项货品的不完整品或未制成品，只要在进口或出口时该项不完整品或未制成品具有完整品或制成品的基本特征，还应视为包括该项货品的完整品或制成品（或按本款可作为完整品或制成品归类的货品）在进口或出口时的未组装件或拆散件。（二）品目中所列材料或物质，应视为包括该种材料或物质与其他材料或物质混合或组合的物品。品目所列某种材料或物质构成的货品，应视为包括全部或部分该种材料或物质构成的货品。由一种以上材料或物质构成的货品，应按规则三归类。"

规则二分两部分，为扩大品目范围而设，适用于品目条文、章注、类注无其他规定的场合。

规则二（一）有条件地将不完整品、未制成品和散件包括在品目所列货品范围之内，仅适用于第7至第21类。对于不完整品和未制成品，必须具有相应完整品或制成品的基本特征。不完整品是指这个物品还不完整，还缺少一些东西，如汽车少了一个轮胎仍按汽车归类。未制成品是指虽具有制成品的形状特征，但还不能直接使用，需经过进一步加工才能使用的物品，如已具备制成品大概外形或轮廓的坯件。散件，必须是因运输、包装等原因而被拆散或未组装，仅经焊、铆、紧固等简单加工就可装配起来的物品，如为便于运输而装于同一包装箱内的两套摩托车未组装件，可视为摩托车整车。

"未组装件或拆散件"意指用简便紧固件(如螺丝，螺母和螺栓等)或用铆接或焊接方法可组装好的物品。许多货物以未装配或拆卸开的形式出售是因为包装、运输或管理的需要。庞大的或易碎的货物(如桥架，灯具，照明设备等)通常均是未装配或拆卸开的，只要未装配的或拆卸的商品具有完整品或制成品的基本特征，就应归于其成品的品目。只有在品目条文或类、章注释未另行规定时，才援用此规则。例如：品目91.01，其条文规定为"具有贵金属或表面包有贵金属的金属表壳的怀表、手表"等，因此，未包装好的钟表部件(如钟表机芯)不能归入91.01，而必须归入其他品目。

规则二(二)的作用是将保持原商品特征的某种材料或物质构成的混合物或组合物品，等同于某单一材料或物质构成的货品。即有条件地将单一材料或物质构成货品的范围扩大到添加辅助材料的混合或组合材料制品，如加糖牛奶仍具有牛奶的基本特征，等同于牛奶；以毛皮饰袖口的呢大衣仍具有呢大衣的基本特征，等同于呢大衣。又如，"涂蜡的热水瓶塞子"，其基本特征是由软木制成的柱形塞子，涂上石蜡并不改变它的基本特征，所以仍归45.03天然软木制品的税号中。

【例2-3】做手套用已剪成型的针织棉布应归入6116.9200。图示如下：

做手套用已剪成型的针织棉布

↓

参阅类、章标题名称针织棉布属60章、手套属61章

↓

按规则二(一)，未制成品如已具备制成品的基本特征应按制成品归类

↓

按规则一规定查阅类章注释，61章章注并未提到是否包括该产品

↓

按规则二(一)归入税号6116.9200

使用规则二要注意如下几点：①只有在规则一无法解决时，方能运用规则二。②规则二(一)一般不适用于第一至第六类的商品。③品目所列商品范围的扩大是有条件的，即不管是"缺少"还是增多，都必须保持"基本特征"。"基本特征"的判断有时是很困难的，例如缺少了多少零部件的电视机仍具有电视机的基本特征，仍可以按电视机归类。对于不完整品而言，核心是看其关键部件是否存在。如压缩机、蒸发器、冷凝器、箱体这些关键部件如果存在，则可以判断为具有冰箱的基本特征；对于未制成品而言，主要看其是否具有制成品的特征，如齿轮的毛坯，如果其外形基本上与齿轮制成品一致，则可以判断为具有齿轮的基本特征；对未组装件或拆散件而言，主要看其是否通过简单组装即可装配起来。④当品目条文或类、章注释有特殊规定时，规则二(二)款将不适用。例如：第9章(咖啡，茶，调味香料)中混

合商品的归类,按该章注释1的规定办才有效;品目15.03不包括混合猪油,因为该品目的条文规定猪油不能与其他混合。由两种或两种以上材料或物质组成的商品,原则上可能归于两个或两个以上品目时,这种商品应按规则三归类。

3.规则三。规则三的原文是:"当货品按规则二(二)或由于其他原因看起来可归入两个或两个以上税目时,应按以下规则归类:

(一)列名比较具体的品目,优先于列名一般的品目。但是,如果两个或两个以上品目都仅述及混合或组合货品所含的某部分材料或物质,或零售的成套货品中的某些货品,即使其中某个品目对该货品描述得更为全面、详细,这些货品在有关品目的列名应视为同样具体。

(二)混合物、不同材料构成或不同部件组成的组合物以及零售的成套货品,如果不能按照规则三(一)归类时,在本款可适用的条件下,应按构成货品基本特征的材料或部件归类。

(三)货品不能按照规则三(一)或(二)归类时,应按号列顺序归入其可归入的最末一个品目。"

规则三只能使用在货品看起来可归入两个以上品目的场合。规则三有三条规定,应按规定的先后次序加以运用。即只有不能按照规则三(一)归类时,才能运用规则三(二);不能按照规则三(一)、三(二)归类时,才能运用规则三(三)。因此它们的优先次序为:具体列名,基本特征,从后归类。

规则三的具体解释与应用如下:

(1)规则三(一)的应用。规则三(一)讲的是列名比较具体的品目,优先于列名一般的品目。例如,自行车轮胎似乎可归入40.11和87.14,但40.11对其描述得很具体,称之为"新的充气橡胶轮胎,用于自行车",而87.14只是说"摩托车、自行车的零件",因此自行车轮胎应归入40.11。

对"具体"和"一般"可理解为:与类别名称相比,商品的品种名称更具体。例如,紧身胸衣是一种女内衣,看起来既可归入62.08女内衣品目下,又可归入62.12妇女紧身内衣品目下,比较两个名称,女内衣是类名称,属一般列名,妇女紧身胸衣是商品品种名称,是具体列名,故本商品应归入62.12。所列名称明确包括某一货物的品目,比所列名称未明确包括该货品的品目更具体。又如,汽车用电动刮雨器可能归入两个编号汽车零件(87.08)或电动器具(85.12),查阅第十六、十七类类注及第85和第87章章注并无规定,应按规则三(一)具体列名归类,又比较品目条文,因85.12机动车辆用电风挡刮雨器较87.08机动车辆用的零件、附件具体(所列名称明确包括了电动刮雨器),因此该商品应归入85.12。

此外,对具有单一功能的机器设备,在判定具体列名与否时,可按下述规定操作:①按功能属性、类别列名的比按用途列名的具体;②按结构原理、功能列名的比按行业列名的具体;③同为按用途列名的,则以范围小、关系最直接者为具体。

规则三(一)简称"具体列名"原则。它包含三层意思:

第一,商品的具体名称与商品的类别名称相比,前者更具体,因此,按商品具体名称列目的税号优先于按商品类别列目的税号。比如:进口电子表用的集成电路,税则上有两个税号与其有关,一个是税号85.21,是按微电子电路这个具体的商品名称列目;另一个是91.11,是按钟表零件这样一类的商品名称列目。显然,微电子电路的税号更具体,应归入85.21。如果两个税号属同一商品,可比较它的内涵和外延,一般说来内涵越大、外延越小,就越具体。

第二,如果一个税目所列名称更为明确地包括某一货品,则该税目要比所列名称不完全包括该货品的其他税目更为具体。

第三,与有关商品最为密切的税号应优先于与其关系间接的税号。如进口汽车柴油机的活塞,有关的税号一个是柴油机专用零件 84.06,另一个是汽车专用零件 87.06。活塞是柴油机的零件,柴油机又是汽车的零件,那么活塞就是汽车零件的零件,但上述两个零件是不同层次的,活塞与汽车是间接关系,因此,应归入 84.06。

需要说明的是,如果两个或两个以上税目都仅述及混合或组合货品所含的某部分材料或物质,或零售成套货品中的某些货品,即使其中某个税目比其他税目对该货品描述得更为全面、详细,这些货品在有关税目的列名应视为同样具体。在这种情况下,货品应按规则三(二)或三(三)的规定进行归类。

(2)规则三(二)的应用。当规则三(一)不适用时,规则三(二)才采用。规则三(二)仅适用于以下货品:①混合物;②不同材料的组合物品;③不同部件的组合物品;④零售的成套物品。

规则三(二)是说明混合物、不同材料或不同部件的组合货品以及零售的成套货品,在归类时应按构成材料或部件的基本特征归类。确定货品的基本特征一般可综合分析货品的外观形态、结构、功能、用途、使用的最终目的、商业习惯、价值比例、社会习惯等多方面因素。可根据其所含材料或部件的性质、体积、数量、重量或价值来确定物品的基本特征,也可根据所含材料对物品用途的作用来确定物品的基本特征。

规则三(二)所称零售的成套货品是指为了某种需要或开展某项专门活动,将可归入不同品目的两种或两种以上货品包装在一起,无须重新包装就可直接零售的成套货品。零售的成套货品必须是同时符合以下三个条件的物品:

第一,由至少两种看起来可归入不同品目号的不同物品构成的。例如,六把乳酪叉不能作为本款规则所称的成套物品。

第二,为了迎合某项需求或开展某项专门活动而将几件产品或物品包装在一起的。

第三,其包装形式适于直接销售给用户而货物无须重新包装的(例如,装于盒、箱内或固定于板上)。

据此,它包括由不同食品构成,配在一起调制后可成为即食菜或即食饭的成套食品。

案例

张华手中有下列货品:(1)一个礼盒,内有咖啡一瓶、咖啡伴侣一瓶、塑料杯子两只;(2)一个礼盒,内有一瓶白兰地酒、一只打火机;(3)一个礼盒,内有一包巧克力、一个塑料玩具;(4)一碗方便面,内有一块面饼、两包调味品、一把塑料小叉。张华认为属于 HS 归类总规则中所规定的"零售的成套货品"的是(1)和(4)。你认为张华的观点正确吗?为什么?

【分析】

张华的观点正确。根据归类总规则三(二)的规定,"零售的成套货品"必须满足三个条件:由至少两种可归入不同品目的不同物品构成;为了某项需求或某项专门活动而将几件产品或物品包装在一起;其包装形式适于直接销售而货物无须重新包装。本题中只有(1)和

(4)选项符合,而(2)选项中的白兰地酒与打火机以及(4)选项中的巧克力与玩具,它们相互之间并不存在配合关系。

规则三(二)不适用于包装在一起的混合产品,混合产品需分别归类。例如,放在礼品盒内的一块电子表(9102.12)和一条贱金属项链(7117.19)。此礼品盒不是为了适应某一项活动的需要包装成套的,不能按规则三(二)办理,应分别归类。

【例2-4】放在皮盒内的成套理发用具(电动理发推子、塑料梳子、剪子、发刷、棉制毛巾)应归入8510.2000。分析如下:

因该商品可直接销售给用户,适合规则三(二)的使用条件,并且从功能、最终用途及价值比例等因素分析,电动理发推子具备该成套货品的基本特征,因此该成套理发用具应按电动理发推子归类。

放在皮盒内的成套理发用具(电动理发推子、塑料梳子、剪子、发刷、棉制毛巾)

↓

参阅类及章注并未提到这类成套商品归何税号

↓

按规则三(二)其成套商品中具有主要特征的商品是电动理发推子

↓

故归入税号8510.2000

规则三(二)与规则二所讲的混合物、组合物是有区别的,此地混合物、组合物已改变了原来的特征,难以肯定是原来的商品。其中,对于由几个不同部件构成的组合货品,这些部件可以是各自独立的,但它们必须是功能上互相补充,共同形成一个新的功能,从而构成一个整体。使用本规则的关键是确定货品的主要特征。一般来说可根据商品的外观形态、使用方式、主要用途、购买目的、价值比例、贸易习惯、商业习惯、生活习惯等诸因素进行综合考虑分析来确定。

(3)规则三(三)的应用。规则三(三)只适用于不能按规则三(一)、三(二)归类的货品。它规定在此种情况下,货品应归入看起来可归入诸多有关品目中居于商品编码表最末位置的品目,即从后归类原则。

【例2-5】25%的牛肉(02.01),25%的猪肉(02.03),25%的羊肉(02.04)和25%的鸡肉(02.07)组成的肉馅归入02.07。但如果肉馅中牛肉、猪肉、羊肉各为30%,鸡肉仅10%,此时,应归入02.04,而不是02.07。

规则三(三)不能在类注、章注有例外规定时使用,注释中的例外规定在操作时总是优先于总规则的。

【例2-6】含铜、锡各50%的铜锡合金应归入8001.20。因铜锡含量相等,似既可按铜合金归类,也可按锡合金归类,前者应归7403.22,后者应归8001.20,但依规则三(三)从后归类的原则,该商品只能按锡合金归类。

使用规则三要注意以下几点:

第一,只有规则一与规则二解决不了时,才能运用规则三。例如"豆油70%、花生油20%、橄榄油10%的混合食用油",不能因为是混合物,且豆油含量最大,构成基本特征,从而运用规则三(二),按豆油归入15.07,而是应该首先运用规则一,由15.17的税(品)目条文确定归入15.17。

第二,在运用规则三时,必须按其中(一)(二)(三)款的顺序逐条运用。

第三,规则三(二)中的零售成套货品,必须同时符合下列三个条件:①由至少两种可归入不同税(品)目的不同物品构成;②为了某项需求或某项专门活动而将几件产品或物品包装在一起;③其包装形式适于直接销售而货物无须重新包装。不符合以上三个条件时,不能看成是规则三(二)中的零售成套货品。

4. 规则四。规则四的原文是:"根据上述规则无法归类的货品,应归入与其最相类似的货品的品目。"

因《协调制度》品目多设有(其他)子目,多数章单独列出"未列名货品"品目以容纳特殊货品,并且规则四只适用于品目条文、注释均无规定,且很少使用归类总规则一、规则二、规则三解决商品归类的场合,所以此项规定很少使用。

鉴于规则四未明确指出商品最相类似之处是指名称、特征,还是指功能、用途、结构,使用此规定难度较大。必须使用此规则时归类程序如下:待归商品—详列最相类似货品编码—从中选出一个最合适编码—如无法判断最合适编码,依从后归类原则选择最末位的商品编码。

本规则明确对不能归入税则分类目录中任何一个税号的物品,应归入最相类似物品的税号。归类时,第一步要用进口的货品与其相近似的物品逐一比较,从而确定其最相近似的物品。第二步确定哪一个税号对该项类似物品最为适用。然后,将进口物品即归入该税号之内。

5. 规则五。规则五的原文是:"除上述规则外,本规则适用于下列货品的归类:

(一)制成特殊形状仅适用于盛装某个或某套物品并适合长期使用的照相套、乐器盒、枪套、绘图仪器盒、项链盒及类似容器,如果与所装物品同时进口或出口,并通常与所装物品一同出售的,应与所装物品一并归类。但本款不适用与本身构成整个货品基本特征的容器。

(二)除规则五(一)规定的以外,与所装货品同时进口或出口的包装材料或包装容器,如果通常是用来包装这类货品的,应与所装货品一并归类。但明显可重复使用的包装材料和包装容器可不受本款限制。"

规则五是解决货品包装物归类的专门条款。

规则五(一)仅适用于同时符合以下五条规定的容器的归类:①制成特定形状或形式,专门盛装某一物品或某套物品的容器。②适合长期使用的容器,其使用期限与盛装物品的作用期限相称,在物品不使用时,容器可起保护物品的作用;③必须与所装物品同时进出口,为运输方便可与所盛物品分开包装;④通常与所装物品一同出售;⑤包装物本身不构成整个物品基本特征。

规则五应用举例如下。

【例2-7】皮革制手枪套与左轮手枪同时进口,则按手枪归入93.02。皮革制手枪套单独进口归入42.02。

【例2-8】一次性瓶装啤酒,按啤酒归类归入22.03。装在回收玻璃瓶内的瓶装啤酒,啤酒瓶与啤酒分别归类,啤酒瓶归入70.10,啤酒归入22.03。

规则五不适用于某些特定的容器,如:价值高于所装物品,因而通常不与所装物品一起销售的容器;不适用于使整个商品或整套商品具有其基本特征的容器,即使这些容器通常是与所装物品一起销售的。

【例2-9】当高级香皂塑料盒与高级香皂一起呈验时,归类于34.01(香皂的品目号),若分开呈验时则归类于39.24(塑料盥洗用品)。但对于盛装茶叶的银质茶叶罐,则须将其归入71.14(贵金属制品)而不应归入茶叶的品目(09.02)。

然而,当包装材料或容器,显然可反复使用时,本规则不适用。

【例2-10】盛装罐头肉的马口铁盒应与肉类制品(16.01)归在一起。但用以装液化气的钢瓶则应归在73.11而不是与液化气一起归类。

规则五解决的是包装材料或包装容器何种情况下单独归类、何种情况下可与所装物品一并归类的问题。重点要注意包装材料或包装容器与所装物品一并归类的条件——与所装货品同时进口或出口。例如"单独进口某香水专用的玻璃瓶",尽管该玻璃瓶是香水专用的,也不能按香水归类,只能按玻璃瓶归入70.13。又如"与数字照相机一同进口的照相机套",由于符合规则五(一)的条件,所以应与照相机一并归入数字照相机的税(品)目85.25,而不能按42.02的"照相机套"的列名归类。

6.规则六。规则六的原文是:"货品在某一品目下各子目的法定归类,应按子目条文或有关的子目注释以及以上各条规则来确定,但子目的比较只能在同一数级上进行。除本制度目录条文另有规定的以外,有关的类注、章注也适用于本规则。"

由于HS税则出现了5位数级、6位数级子目,这与《海关合作理事会商品分类目录》(CCCN)税则只有4位数级税目不同,因此,有必要对5位、6位数级子目的归类规则作出规定,规则六就是这样产生的。

规则六为解决某一品目下各子目的法定归类而设。它规定5位数级子目的商品范围不得超出所属4位数级品目的商品范围,6位数级子目的商品范围必须在所属的5位数级子目的商品范围之内。也就是说,在确定了商品的4位数级编码后,才可确定5位数级编码,再进一步确定6位数级编码。例如,要将女用衬衣归类于相应的子目时,首先确定4位数级品目号,然后确定其相应的一级子目号,最后再在该一级子目内确定其相应的二级子目号,对其他的一级子目则不必查看了。

规则六告诉我们,任何商品只有在协调制度的4位数级品目中适当归类之后,才能考虑其子目归类问题。品目下面子目的归类,必须符合在细节上已做必要修正的4位数级品目归类的原则,子目条文和子目注释应优先考虑。为了正确归类,只有属于同一级的子目才是可比的。即:在一个品目中,一级子目号只能在相应的一级子目条文的基础上加以选定,同样,二级子目号,只有在参照与其相应的一级子目的分目条文(又称二级子目)之后,才能选定。例如,税号52.08棉机织物,其5位数级子目按未漂白、漂白、染色、色织、印花来分,而6位数级子目又是按坯布每平方米重量来分,如在税号5208.4的色织布中,色织布又按每平方米重量是否超过100克,来分出两个6位数子目,即超过100克的税号5208.42,不超过100克的归入税号5208.41。也就是说,税号5208机织物中的色织布,还要按其每平方米重量进行比较后,才归入各自对应的6位数级子目中。

确定子目时,一定要按先确定一级子目,再二级子目,然后三级子目,最后四级子目的顺序进行。确定子目时,应遵循"同级比较"的原则,即一级子目与一级子目比较,二级子目与二级子目比较,依此类推。

【例2－11】“中华绒毛蟹种苗”，在归税(品)目03.06项下子目时，应按以下步骤进行：

先确定一级子目，即将两个一级子目“冻的”与“未冻的”进行比较而归入“未冻的”；

再确定二级子目，即将二级子目“龙虾”“大螯虾”“小虾及对虾”“蟹”“其他”进行比较而归入“蟹”；

然后确定三级子目，即将两个三级子目“种苗”与“其他”进行比较而归入“种苗”。

所以正确的归类(重点是子目)是0306.2410。

注意，不能将三级子目“种苗”与四级子目“中华绒毛蟹”比较而归入0306.2491“中华绒毛蟹”。因为二者不是同级子目，不能比较。

总之，归类总规则是《协调制度》中所规定的最为基本的商品归类原则，它规定了6条基本原则，在使用这6条规则时要注意以下两点：

第一，要按顺序使用每一条规则，即当规则一不合适时才用规则二，规则二不合适才用规则三，依此类推。

第二，在实际使用规则二、规则三、规则四时要注意条件，即是否类注、章注和税目有特别的规定或说明，如有特别规定，应按税目或注释的规定归类而不能使用规则二、规则三、规则四。

单元二　熟悉我国进出口税则与商品归类

我国规定，收、发货人或者其代理人应当按照法律、行政法规规定以及海关要求如实、准确申报其进出口货物的商品名称、规格型号等，并且对其申报的进出口货物进行商品归类，确定相应的商品编码。

一、我国进出口货物商品归类的操作

我国对进出口商品进行归类的依据主要有：《中华人民共和国海关进出口税则》(简称《进出口税则》)，《进出口税则商品及品目注释》《本国子目注释》，海关总署发布的关于商品归类的行政裁定，海关总署发布的商品归类决定❶。

我国现行的《进出口税则》是以《协调制度》为基础，结合我国实际进出口情况编制而成的，其结构与《协调制度》商品分类目录结构基本相同，也由归类总规则、注释和商品名称及编码表三部分组成。但《进出口税则》在商品名称及编码表中增设了税率栏，并将商品编码改称税则号列，税则号列的前6位数码及其货品名称与协调制度相应栏目完全一致。为适应我国关税、统计和贸易管理的需要，税则号列增设了第7、第8位数码，1～7位数码和1～8位数码分别代表第3、第4级子目，即中国子目。与此相适应增设了必要的3,4级子目注释，即中国子目注释。新子目的增设体现了我国关税政策和产业政策，有利于统计进出口量较大的产品及新技术产品。未设3或4级子目的税则号列，第7或第8位数码为0，如0207.3400。

【例2－12】商品编码(税则号列)5105.3910各层次含义如下：

---

❶ 此外，在进出口商品归类过程中海关可以要求进出口货物的收、发货人提供商品归类所需的有关资料并将其作为商品归类的依据；必要时，海关可以组织化验、检验，并将海关认定的化验、检验结果作为商品归类的依据。

51 表示第 51 章(协调制度章代码);

05 表示该章第五个品目(协调制度品目代码);

3 表示品目 51.05 项下第三个一级子目(协调制度子目代码);

9 表示子目 5105.3 项下未列名二级子目(协调制度子目代码);

1 表示子目 5105.39 项下第一个三级子目(中国子目代码);

0 表示子目 5105.391 项下未增设四级子目(中国子目代码)。

同时,我国《进出口税则》还根据代征税、暂定税率和贸易管制的需要,对部分税号增设了第 9,10 位附加代码。

为了规范进出口企业申报行为,海关总署编制了《中华人民共和国海关进出口商品规范申报目录》(简称《规范申报目录》)。《规范申报目录》采用了与我国海关进出口商品分类目录基本相同的结构,所列商品按照我国海关进出口商品分类目录固有的类、章、品目的顺序排列,并根据需要在品目级或子目级列出了申报要素。在保存原有注释的基础上,某些章在正文前以【注解】的方式对该章的共性问题加以说明,以起到便于准确理解商品归类申报要求的作用。《规范申报目录》的正文包括商品编码、商品描述、申报要素、说明举例四个栏目。报关单"商品名称、规格型号"栏的填写应在确定商品编码后进行。在使用《规范申报目录》填写报关单时,应当先阅读各章的【注解】弄懂该章的共性问题,再按《规范申报目录》中相应编码对应申报要素的各项内容逐一填写清楚。

在对进出口货物进行商品归类时,应运用具有法律效力的归类依据,按照法定归类程序办理。正确的操作程序是正确进行进出口货物商品归类的前提和保证。进出口货物商品归类(8 位数级)的具体操作程序如下:

第一步,确定品目(4 位数级编码)。明确待归类商品的特征→查阅类、章标题→列出可能归入的章标题→查阅相应章中品目条文和注释,如可见该商品则确定品目→如无规定则运用归类总规则二至规则五确定品目。注意:此处所说归类商品的特征是指决定商品处于不同类、章的特征。

第二步,确定子目(5 ~ 8 位数级编码)。查阅所属品目的一级子目条文和适用的注释→如可见该商品则确定一级子目(5 位数级)→如无规定则运用作适当修改后的归类总规则二至规则五确定一级子目。依次重复前述程序,确定 2,3,4 级子目即 6,7,8 位数级子目,最终完成归类。注意同一数级的子目才能进行比较。

在确定了商品 4 位数级编码后确定一级子目具体操作时,各归类依据的优先级别依次为:5 位数级子目条文、子目注释、章注、类注(类、章注释与子目条文或子目注释不矛盾时)→作适当修改后的归类总规则二至规则五;或 5 位数级子目条文、子目注释(类、章注释与子目条文或子目注释不相一致时)→作适当修改后的归类总规则二至规则五。作适当修改后的归类总规则二至规则五是指将归类总规则二至规则五中所述"品目"改为"子目",即可用相同的规定解决各级子目中有关"具有相应完整品或制成品的基本特征的不完整品、未制成品"等的归类;同理可用相同的具体列名、基本特征等方法解决看起来可归入多个子目的货品的归类。

二、进出口货物商品归类的申报

《中华人民共和国海关进出口货物商品归类管理规定》指出,进出口货物商品归类是指在《商品名称及编码协调制度公约》商品分类目录体系下，以《中华人民共和国进出口税则》为基础，按照《进出口税则商品及品目注释》《中华人民共和国进出口税则本国子目注释》以及海关总署发布的关于商品归类的行政裁定、商品归类决定的要求，确定进出口货物商品编码的活动。海关总署可以根据有关法律、行政法规规定，对进出口货物作出具有普遍约束力的商品归类决定。商品归类决定由海关总署对外公布。

（一）申报的要求

根据《中华人民共和国海关法》的规定，进出口货物的商品归类按照国家有关商品归类的规定确定。海关可以要求进出口货物的收发货人提供确定商品归类所需的有关资料；必要时，海关可以组织化验、检验，并将海关认定的化验、检验结果作为商品归类的依据。

一般而言，海关商品归类管理分为通关前管理、通关中和通关后管理。

通关前，由进出口企业根据有关归类原则确定商品归类编码，企业无法确定归类的，可向有关归类事务中介机构提出咨询，若符合预归类或行政裁定条件的，可向海关提出预归类、归类行政裁定申请。

通关中，由现场海关对企业申报的商品归类编码进行审核；进出口企业有义务根据海关要求进行规范申报，并提供确定商品归类所需的有关资料，必要时，接受海关组织的化验、检验，以作为商品归类的依据；进出口企业如在通关环节与海关发生归类争议，应先与货物进出口地海关磋商解决，在磋商无法解决的情况下，货物进出口地海关可将争议上报相关归类职能部门，以确定归类。

通关放行后，海关有权就已经放行的货物对进出口企业实施归类核查、稽查，并根据实际情况实施退、补税、处罚等相关处理。

商品归类是一项技术性很强的工作，如实、准确申报是归类申报的最基本要求，确定商品编码也是申报人的最基本义务之一，收发货人或者其代理人如被发现有申报不实的情况，则应依法承担因此而引发的补税、行政处罚等各类相应的法律责任。

申报的货物品名、规格、型号等，必须要能够满足归类的要求，报关人员应向海关详细提供归类所需要的货物的形态、性质、成分、加工程度、结构原理、功能、用途等技术性指标和技术参数等，尤其要注意提供以下情况的资料：

（1）农产品、未列名化工品等的成分和用途；

（2）材料性商品的成分和加工方法、加工工艺；

（3）机电仪器产品的结构、原理和功能；

（4）货物的进出口状态。

收、发货人或者其代理人应当提供满足归类所需的资料，不得以商业秘密为理由拒绝向海关提供有关资料。向海关提供的资料涉及商业秘密、要求海关予以保密的，应当事前向海关提出书面申请，并且具体列明需要保密的内容，海关应当依法为其保密。

为了规范进出口企业申报行为，海关总署编制了《中华人民共和国海关进出口商品规范申报目录》（简称《规范申报目录》）。《规范申报目录》采用了与我国海关进出口商品分类目录基本相同的结构，所列商品按照我国海关进出口商品分类目录固有的类、章、品目的顺序排列，并根据需要在品目级或子目级列出了申报要素。在保存原有注释的基础上，某些章在正文前以【注解】的方式对该章的共性问题加以说明，以起到便于准确理解商品归类申报要求的作用。

《规范申报目录》的正文包括商品编码、商品描述、申报要素、说明举例四个栏目。报关单中“商品名称、规格型号”栏的填写应在确定商品编码后进行。在使用《规范申报目录》填写报关单时，应当先阅读各章的【注解】弄懂该章的共性问题，再按《规范申报目录》中相应编码对应申报要素的各项内容逐一填写清楚。

案例

某年10月12日，青岛A进出口有限公司以一般贸易方式向海关申报进口碎头发（未梳理）2 102.5千克，申报CIF总价12 825.25美元（人民币完税价格85 850元），申报商品编码67042000（进口关税税率15%，增值税税率16%，无进口监管条件），报关单号425820161000171299。经查，实际货物为短头发（已梳理），应归入商品编码67030000（进口关税税率20%，增值税税率16%，无进口监管条件）。

【分析】

在企业申报进出口货物中，海关编码对应着商品特定的税率与监管条件，决定了企业进出口应缴税款的数额及应办理的通关手续，与企业的切身利益息息相关。青岛A进出口有限公司的上述行为已违反海关监管的规定，影响了国家税款管理。

（二）商品归类的申报及修改

进出口货物的收发货人可以通过海关有关系统提交商品归类所需的资料。目前的做法为：进出口货物的收发货人通过“互联网+海关”（http://online.customs.gov.cn/）办事平台（如图2-1）或中国电子口岸网站（www.chinaport.gov.cn），登录“海关事务联系系统”接收海关关于提交商品归类资料的通知，并反馈电子资料（需加盖公章或电子签名）。

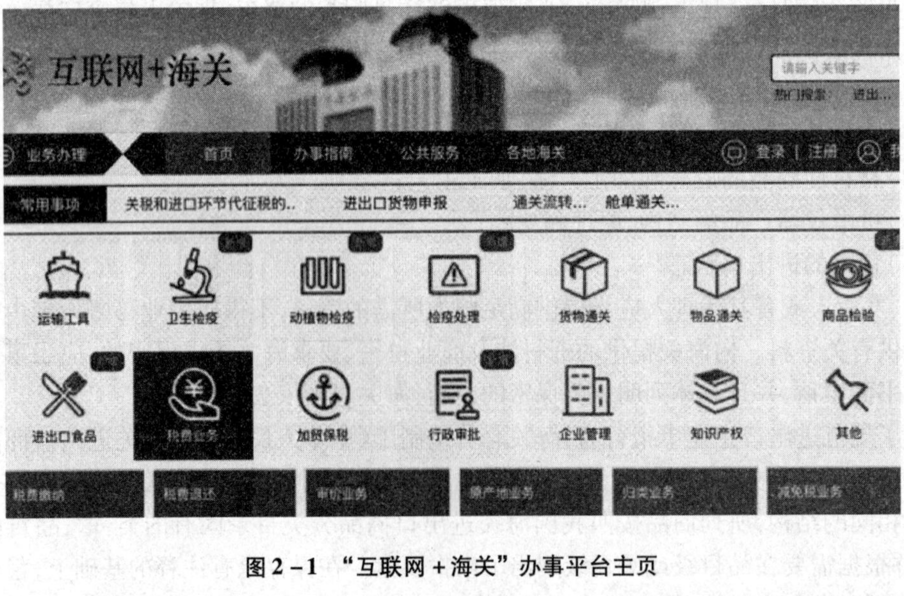

图2-1 “互联网+海关”办事平台主页

海关在审核收、发货人或者其代理人申报的商品归类事项时，可以依照《海关法》和《关税条例》的规定查阅或复制有关单证、资料；要求收、发货人或其代理人提供必要的样品及相关商品资料；组织对进出口货物实施化验、检验，并且根据海关认定的化验、检验结果进行商品归类。

收、发货人或者其代理人申报的商品编码需要修改的，应当按照《中华人民共和国海关进出口货物报关单修改和撤销管理办法》等规定向海关提出申请。

海关经审核认为收、发货人或者其代理人申报的商品编码不正确的，可以根据《中华人民共和国海关进出口货物征税管理办法》有关规定，按照商品归类的有关规则和规定予以重新确定，并且根据《中华人民共和国海关进出口货物报关单修改和撤销管理办法》等有关规定，通知收、发货人或者其代理人对报关单进行修改、删除。

进出口货物商品归类发生争议，应依《海关总署关于实施商品归类磋商与质疑程序的公告》以及《中华人民共和国海关行政复议办法》等相关法律、法规办理。进出口货物收、发货人及其代理人因进出口货物的商品归类与海关发生争议，可以向海关申请进行磋商。

（三）归类尊重先例制度

归类尊重先例制度，简称归类先例制度，是指收发人或者其代理人在通关中对同一商品可以引用经海关认定的归类先例，海关原则上应予以认可，确有异议的，事后按规定启动归类一致性协调解决机制进行处置的一项制度。

商品归类技术性非常强，受到海关关员以及企业对商品认知程度、对归类相关规定的理解判定等主观因素影响，同一商品可能出现在不同口岸归类不一致、在不同时间归类不一致的情况，一定程度上增加了企业进出口贸易的不确定因素。针对这一问题，海关探索并逐步开展了归类尊重先例制度，即选取高资信企业为试点，建立了以企业为单元的“企业数据备案库”，采用通关过程中不干预、通关后抽查审核的方式，统一海关归类执法，避免归类争议造成的企业通关受阻。企业对货物进行进出口申报时只需填写商品归类编号，海关不再审核其商品归类，而是直接认可先前的结果，货物可直接征税放行，从而提升货物通关时效。

实施归类尊重先例制度，目的是完善争端解决机制，同时建立异议提交和纠错机制，确有错误的归类先例可在事后得以修正，通关中将减少因归类问题引发的货物滞留和执法争议，降低企业通关成本，提升海关执法的统一性。

为给收发货人或其代理人申报进出口商品编码提供参考，海关总署开发了“归类先例辅助查询系统”，并在中国电子口岸预录入系统中增加了“归类先例查询功能”。收发货人或其代理人在向海关申报进出口货物时，可以通过该功能选取与本企业进出口商品相同的归类先例数据进行归类申报。选取先例数据申报的，系统自动将已选中的该条归类先例数据中的商品编码、商品名称和规格型号填到对应报关单的信息中。如选取的归类先例数据是8位商品编码的，系统填到报关单的相应信息后，收发货人或其代理人可自行补充填报第9～10位商品编码。

（四）海关归类预裁定

海关归类预裁定制度是海关总署为了促进贸易安全与便利、优化营商环境、履行我国在世界贸易组织《贸易便利化协定》的相关承诺而实施的重要便利措施。企业可就进出口货物的商品归类、原产地或原产资格，进口货物完税价格相关要素及估价方法以及海关总署规定的其他海关事务向注册地直属海关申请预裁定。

海关归类预裁定审核流程如图2-2。

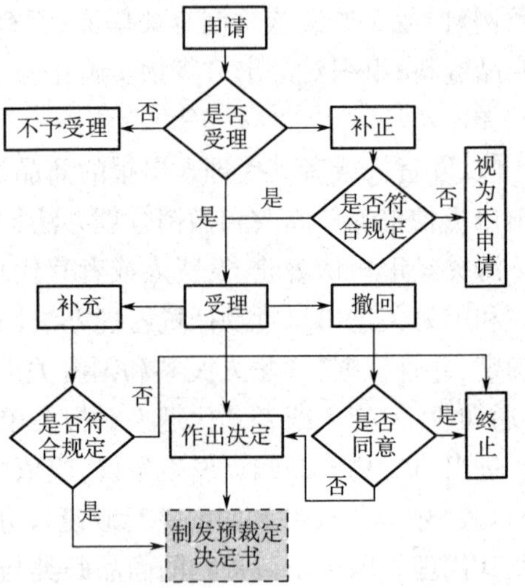

图2-2 海关归类预裁定审核流程

进口货物收货人或者出口货物发货人在货物拟进出口3个月之前提出归类预裁定，并需提供购货合同等文件信息加以证明。预裁定决定仅对申请人进出口与预裁定决定列明情形相同的货物（即报验状态和货物属性完全相同的商品）适用。预裁定决定有效期为3年。

申请人可选择下面的方式提交归类预裁定申请。

一是申请人从中国电子口岸—海关事务联系系统—预裁定栏目申请提交归类预裁定电子数据。

二是申请人登录“互联网+海关”办事平台，依次选择“税费业务—归类业务—归类预裁定”。

预裁定申请书的商品描述栏应准确、完整地反映商品的规格、型号、结构原理、性能指标、功能、用途、成分、加工方法等属性信息。

【例2-13】A公司是进出口企业，预计2020年11月1日进口一批货物。(1)请问归类预裁定具体应该怎样申请，向哪个部门申请？(2)申请的归类预裁定有什么效力啊？(3)应在什么时间向海关申请归类预裁定？

【解析】(1)归类预裁定应由进口货物收货人或出口货物发货人，向企业注册地直属海关申请，由直属海关关税部门负责具体承办。

(2)申请人在预裁定决定有效期内，进出口与预裁定决定列明情形相同的货物，并按照预裁定决定申报的，海关予以认可其归类且为全国通用。

(3)申请人应当在货物拟进出口3个月前提出预裁定申请。即2020年11月1日进口的货物，应于2020年8月1日前向海关提出申请。

个案分析与操作演练

1. 2019年1月，某企业向惠州海关申报一批进境集装箱，共装载13项商品，包括塑胶粒、空白软线性线路板、插座和磁头组装件等商品。工作人员在审核单证时发现该企业申报的插座HS编码为8541.100000，属非法定检验货物。实际上正确HS编码应为8536.6900，属于入境验证商品。这一情况引起了工作人员的警觉，经询问，申报人自称是因为工作疏忽，错误录入HS编码所致。后经惠州海关工作人员进一步调查发现，从2018年1月至今，该企业已使用相同手段将4批本应属法定入境验证商品改为非法定检验货物申报入境，其目的是为了逃避相关部门对入境验证商品的检验监管。请结合本案阐述商品归类的作用。

2. 上海某服装公司的报关员小王要对“饰有兔毛皮（做袖口）的男士呢大衣”与“衬里

为兔毛皮的男士呢大衣”两种商品进行归类，他将两种商品都归入了第11类纺织品。小王归类正确吗？

3. 分组讨论下列商品的归类：(1)葵花子油渣饼；(2)制刷用山羊毛；(3)纯棉妇女用针织紧身胸衣；(4)菠萝原汁中加入20%的水组成的混合物。

4. 小张手中有下列货品的进出口业务：(1)40升专用钢瓶液化氮气；(2)25千克桶(塑料桶)装涂料；(3)纸箱包装的彩色电视机；(4)分别进口的照相机和照相机套。问题：上述四种货品中，包装物与所装物品应分别归类的有哪些？

“个案分析与操作演练”参考答案

复习思考题

一、名词解释：商品名称及编码协调制度、商品归类。

二、简答题

1. 协调制度商品分类目录将国际贸易商品分为多少类？整个分类体系由哪三部分组成？

2. 商品编码中第5位数码代表什么？

3. 商品编码数大于6位时表示什么意思？

4. 商品编码“0103.9110”说明该商品在第几章？第5位“9”表示什么？第8位“0”又表示什么？

5. 协调制度中的注释有哪几种？

6. 简述协调制度中注释的法律效力。

7. 归类总规则一说明了哪三个问题？

8. 使用规则二要注意哪几点？

9. 规则三适用于哪些方面？

10. 规则三(二)中的零售成套货品必须同时符合哪些条件？

11. 规则五适用于哪些货品的归类？

12. 在使用归类总规则的6条规则时要注意哪两点？

13. 简述我国现行的《进出口税则》与协调制度的异同点。

14. 简述我国进出口货物商品归类依据。

15. 简述进出口货物商品归类的操作步骤。

16. 简述进出口货物商品归类的申报要求。

17. 简述归类先例制度的主要内容。

18. 简述归类预裁定的基本做法。

项目任务三　认知出入境检验检疫工作

项目要求

- 了解出入境检验检疫工作的任务与内容
- 熟悉出入境货物检验检疫机构及其主要职能
- 掌握出入境检验检疫工作的一般工作流程
- 能够申请开通电子报检,并熟悉电子报检的流程与做法
- 能够办理出入境检验检疫签证

项目情景

北京龙口工贸公司在天津设有生产车间。4 月 3 日,北京龙口工贸公司从天津口岸进口了一批机电设备。该批货物属于《出入境检验检疫机构实施检验检疫的进出境商品目录》中规定的商品。项目经理要求陈湘协助报关人员张军督促代理报关单位适时申请检验。陈湘不知道海关需要检验哪些内容。张军告诉陈湘,海关一般要对法定检验检疫的商品是否符合安全、卫生、健康、环境保护、防止欺诈等要求以及相关的品质、数量、重量等项目进行检验。张军按检验检疫的相关规定对该批机电设备进行了报检,结果,这批机电设备不合格。北京龙口工贸公司对海关作出的检验结论不服,欲申请复验。陈湘问张军:"应当向哪一机构申请复验?应如何申请复验?"张军也不甚清楚。后来,北京龙口工贸公司在明知该批货物不合格的情况下,仍然用于生产经营,结果,北京海关对北京龙口工贸公司进行了行政处罚。

北京海关商品检验处为什么要对北京龙口工贸公司进行行政处罚呢?因为在明知该批货物不合格的情况下仍然用于生产经营,海关可以责令其停止销售、使用,没收违法所得,并处违法销售、使用商品货值金额等值以上 3 倍以下罚款。

检验人员告诉陈湘:对海关检验结论不服,欲申请复验,应向作出检验结果的海关或者其上级海关申请复验。复验必须在收到商检结果 15 日内提出,复验商品必须保持原样。报检人申请复验,应当按照规定如实填写复验申请表,并提供原报检所提供的证单、资料及原海关出具的检验证书。

北京龙口工贸公司受到北京海关的行政处罚后,决定进行工作整改,加强报检工作。一是北京龙口工贸公司决定招聘专职报检人员,不再让代理报关单位代理报检,而是要自理报检,以节约成本和更好地使报检环节与贸易业务环节衔接。二是成立专门的子公司——北京龙口货运代理公司开展代理报关业务,以扩大公司的经营范围,增加赢利增长点。陈湘开始忙于办理报关单位登记注册、申请开通电子报检。

陈湘登录国际贸易单一窗口完成了上述任务。

向海关报告进出口货物的情况是收、发货人或其代理人报检工作的核心环节。报检人员要了解出入境检验检疫工作的内容、机构及其职能，掌握出入境检验检疫工作的一般工作流程和相关规定。

知识模块

单元一 了解出入境检验检疫工作的任务与内容

出入境❶检验检疫工作，是指检验检疫机构依照进出口国有关法律、行政法规及国际惯例的规定，实施对报检人申报出入境的货物、交通运输工具、货物包装、集装箱以及人员等进行检验检疫、认证和签发官方检验检疫证明等监督管理业务的统称。我国出入境检验检疫产生于19世纪后期，迄今已有100多年历史❷。当前我国出入境检验检疫工作的主管机关是海关总署。我国海关的出入境检验检疫机构具有公认的法律地位。我国出入境检验检疫从其业务内容划分，包括进出口商品检验、进出境动植物检疫以及国境卫生检疫。这些检验检疫业务对保证国民经济的发展，消除国际贸易中的技术壁垒，保护消费者的利益和贯彻我国的对外交往政策，都有非常重要的作用。

一、出入境检验检疫的主要目的、任务和作用

世界各国的法律法规和国际通行法、有关规则、协定等，都赋予检验检疫机构以公认的法律地位；国际贸易合同中对检验检疫一般也有明确的条款规定，使检验检疫工作受到法律保护，所签发的证件具有法律效力。

出入境检验检疫是随着国际贸易和人员的往来而产生的，在不同的历史时期，因受历史条件局限性的制约，出入境检验检疫的作用、主要目的和任务也不相同。

（一）出入境检验检疫的主要目的和任务

当前我国出入境检验检疫的主要目的和任务是：

第一，对进出口商品进行检验、鉴定和监督管理，保证进出口商品符合质量（标准）要求，维护对外贸易有关各方的合法权益，促进对外经济贸易的顺利发展。

第二，对出入境动植物及其产品，包括其运输工具、包装材料进行检疫和监督管理，防止危害动植物的病菌、害虫、杂草种子及其他有害生物由国外传入或由国内传出，保护本国农、林、渔、牧业生产和国际生态环境及人类的健康。

第三，对出入境人员、交通工具、运输设备以及可能传播传染病的行李、货物、邮包等物品实施国境卫生检疫和口岸卫生监督，防止传染病由国外传入或者由国内传出，保护人类健康。

---

❶ 我国很多文献、法规将出入境与进出境、进出口混用，读者不必在乎其细微差别，其基本含义一致。

❷ 早在1864年，英商劳合氏的保险代理人——上海仁记洋行就开始代办水险和船舶检验、鉴定业务，上海仁记洋行成为中国第一个办理商检业务的机构。中国最早的动物检疫是1903年在中东铁路管理局建立的铁路兽医检疫处，它对来自沙俄的各种肉类食品进行检疫工作。

（二）出入境检验检疫的作用

出入境检验检疫对保证国民经济的发展，消除国际贸易中的技术壁垒，保护消费者的利益和贯彻我国的对外交往政策，都有非常重要的作用。它的作用主要体现在以下几个方面：

第一，出入境检验检疫是国家主权的体现。我国关于应检对象的强制性制度，是国家主权的具体体现。海关作为涉外经济执法机构，根据法律授权，代表国家行使检验检疫职能。

第二，出入境检验检疫是国家管理职能的体现。海关对出境货物、包装和运输工具的检验检疫和注册登记与监督管理，都具有相当的强制性，是国家监督管理职能的具体体现。

第三，出入境检验检疫是维护国家根本经济权益与安全的重要的技术贸易壁垒措施，是保证我国对外贸易顺利进行和持续发展的需要。

第四，出入境动植物检疫对保护农林牧渔业生产安全、促进农畜产品的对外贸易和保护人体健康具有十分重要的意义。

第五，国境卫生检疫对防止检疫传染病的传播、保护人体健康是一个十分重要的屏障。

二、我国出入境检验检疫机构及其主要业务

我国出入境检验检疫工作的主管机构为海关总署，海关是卫生检疫、动植物检疫、商品检验、进出口食品安全等职责的实施主体。海关总署在各地的直属海关出入境检验检疫机构[1]负责办理出入境检验检疫业务，负责所辖区域报检企业的管理工作。

链接

我国的专业检验检疫部门

除海关外，我国还有负责检验检疫的专业部门。例如，进出口药品由卫生主管部门指定的药品检验部门检验；进出口计量器具由国家计量部门检验鉴定；进出口锅炉及压力容器的安全监督检验，由锅炉压力容器安全监察机构办理；进出口船舶、主要船用设备和材料、集装箱的船舶规范检验，由船舶检验检疫机构办理；进出口飞机，包括飞机发动机、机载设备等的适航检验，由民航部门的专门机构办理；出口文物必须经国家文物行政管理部门检验鉴定并出具准予出口的凭证；等等。凡上述物品的进出口检验，须依法向各专职检验部门申请办理，只有取得合格的检验鉴定文件后，才准予进口或出口。

此外，我国也有第三方检验认证机构，为进出口贸易提供检验服务。如中国检验认证（集团）有限公司（China Certification & Inspection(Group)Co.,Ltd.,CCIC）是在原中国进出口商品检验总公司基础上改制重组、经国务院批准成立、国家认证认可监督管理委员会认可的跨国检验认证机构，是以“检验、鉴定、认证、测试”为主业的独立第三方检验认证机构。其承担进出口商品委托检验鉴定业务、认证、认证培训、仪器设备的计量校准业务；从事本行业与对外贸易有关的其他公证鉴定及咨询业务；从事商品及其运载工具的消毒除害业务。CCIC在全国各省、市、自治区设有分支机构，接受对外贸易关系人的委托。CCIC还在世界许多国家设有分支机构，承担着装船前检验和对外贸易鉴定业务。

[1] 本书下文所述的检验检疫机构或出入境检验检疫机构均是指海关或其认可的检验检疫机构或部门。

我国海关在出入境检验检疫方面主要履行经济调节、市场监督、口岸把关、公共服务等职能。其主要工作内容是出入境卫生检疫、动植物检疫、商品检验、鉴定、认证和监督管理。其主要业务内容包括以下几个方面。

(一)法定检验检疫

法定检验检疫又称强制性检验检疫,是指海关依照国家法律、行政法规和规定,对必须检验检疫的出入境货物、交通运输工具、人员及其他事项等依照规定的程序实施强制性的检验检疫措施。

链接

非法定检验检疫

根据《中华人民共和国进出口商检法》及《商检法实施条例》的规定,对外经济贸易关系人或者外国检验检疫机构可以根据有关合同的约定或自身的需要,申请或委托检验检疫机构办理进出口商品鉴定业务,签发鉴定证书。这类检验称为鉴定业务,为非法定检验检疫。

检验检疫机构办理进出口商品鉴定业务范围包括:进出口商品质量鉴定、装运技术条件鉴定、集装箱鉴定、外商投资财产鉴定等业务。

鉴定业务与法定检验的一个主要区别是凭申请或委托办理,而非强制性的。检验检疫机构办理进出口商品鉴定业务,须凭申请办理。检验检疫机构签发各种鉴定证书,供申请单位作为办理商品交接、结算、计费、理算、通关、计税、索赔或举证等的有效凭证。

此外,为维护国门安全,依法保障人民群众合法权益,海关会根据情况对法定检验商品以外的部分进出口商品实施抽查检验。

法定检验检疫的货物,货主或其代理人应在规定的时限和地点向海关报检。海关依法对指定的进出口商品实施法定检验,检验的内容包括商品的质量、规格、重量、数量、包装及安全卫生等项目。经检验合格并签发证书以后,方准出口或进口。

1. 法定检验检疫的范围。须实施法定检验检疫的范围包括:

(1)有关法规如《出入境检验检疫机构实施检验检疫的进出境商品目录》中规定的商品;

(2)对进出口食品的卫生检验和进出境动植物的检疫;

(3)对装运出口易腐烂变质食品、冷冻品的船舱、集装箱等运载工具的适载检验;

(4)对出口危险货物包装容器的性能检验和使用鉴定;

(5)对有关国际条约规定或其他法律、行政法规规定须经检验检疫机构检验的进出口商品实施检验检疫;

(6)国际货物销售合同规定由检验检疫机构实施出入境检验时,当事人应及时提出申请,由检验检疫机构按照合同规定,对货物实施检验并出具检验证书。

2.《出入境检验检疫机构实施检验检疫的进出境商品目录》。《出入境检验检疫机构实施检验检疫的进出境商品目录》（简称《实施检验检疫的进出境商品目录》或《法检目录》）是以《商品分类和编码协调制度》为基础编制而成的，包括了大部分法定检验检疫的货物，是海关依法对出入境货物实施检验检疫的主要执行依据。列入检验检疫《法检目录》的进出境商品，必须经海关实施检验检疫和监管。

每条目录由商品编码、商品名称及备注、计量单位、海关监管条件和检验检疫类别五栏组成（见表 3－1）。其中商品编码、商品名称及备注和计量单位是以 HS 编码为基础，并依照最新的海关《商品综合分类表》的商品编号、商品名称、商品备注和计量单位编制。

表 3－1 《出入境检验检疫机构实施检验检疫的进出境商品目录》举例

海关商品编码	商品名称	计量单位	海关监管条件	检验检疫类别
08109030	鲜龙眼	千克	A/B	P. R/Q. S
28469029	其他氯化稀土	千克	/B	M/N

其中，海关监管条件、检验检疫类别代码含义如下：

海关监管条件代码：

A：表示对应商品须实施进境检验检疫；

B：表示对应商品须实施出境检验检疫。

检验检疫类别代码：

M：表示对应商品须实施进口商品检验；

N：表示对应商品须实施出口商品检验；

P：表示对应商品须实施进境动植物、动植物产品检疫；

Q：表示对应商品须实施出境动植物、动植物产品检疫；

R：表示对应商品须实施进口食品卫生监督检验；

S：表示对应商品须实施出口食品卫生监督检验；

L：表示对应商品须实施民用商品入境验证。

根据检验检疫相关法律法规规定，《法检目录》内商品进出口时须依法申报检验检疫，擅自进出口未报检的法检商品属于违法行为。《中华人民共和国进出口商品检验法》第十五条的规定："必须经商检机构检验的出口商品的发货人或者其代理人，应当在商检机构规定的地点和期限内，向商检机构报检。"

链接

《中华人民共和国进出口商品检验法实施条例》
（2019 年修订）关于法律责任的摘要

第四十三条　擅自销售、使用未报检或者未经检验的属于法定检验的进口商品，或者擅自销售、使用应当申请进口验证而未申请的进口商品的，由出入境检验检疫机构没收违法所得，并处商品货值金额 5% 以上 20% 以下罚款；构成犯罪的，依法追究刑事责任。

第四十四条　擅自出口未报检或者未经检验的属于法定检验的出口商品，或者擅自出口应当申请出口验证而未申请的出口商品的，由出入境检验检疫机构没收违法所得，并处商品货值金额5%以上20%以下罚款；构成犯罪的，依法追究刑事责任。

第四十五条　销售、使用经法定检验、抽查检验或者验证不合格的进口商品，或者出口经法定检验、抽查检验或者验证不合格的商品的，由出入境检验检疫机构责令停止销售、使用或者出口，没收违法所得和违法销售、使用或者出口的商品，并处违法销售、使用或者出口的商品货值金额等值以上3倍以下罚款；构成犯罪的，依法追究刑事责任。

第四十六条　进出口商品的收货人、发货人、代理报检企业或者出入境快件运营企业、报检人员不如实提供进出口商品的真实情况，取得出入境检验检疫机构的有关证单，或者对法定检验的进出口商品不予报检，逃避进出口商品检验的，由出入境检验检疫机构没收违法所得，并处商品货值金额5%以上20%以下罚款。

【例3－1】某厂在某年2月至该年11月间，有部分法检目录内的来料料件复出未按规定报检，品名包括插座、导线、开关、变压器等，总货值55 350美元，山东某海关对当事人作出行政处罚。

【分析】当事人的行为属于擅自出口未报检的出口法检商品，违反了《中华人民共和国进出口商品检验法》第十五条的规定，可以根据《中华人民共和国进出口商品检验法实施条例》第四十四条的规定进行处罚。

3. 法定检验检疫的流程。法定检验检疫的基本流程如图3－1所示。

(1)申报。进出口法定检验商品的收货人或者其代理人在进出口时应依法向海关申报，并提供必要的证明文件。

(2)检验。法定检验的实施机构是各直属海关、隶属海关负责进出口商品法定检验的部门。海关根据有关工作规范、企业信用类别、产品风险等级，判别是否需要实施现场检验及是否需要对产品实施抽样检测。海关采用符合性验证、抽样检验、合格保证、登记备案等方式实施检验监管。海关对进出口法定检验商品实施检验的内容包括是否符合安全、卫生、健康、环境保护、防止欺诈等要求以及相关的品质、数量、重量等项目。

(3)合格评定。海关对于仅实施现场检验的进出口法定检验商品，经检验符合相关规定的，可以判定该检验批合格，否则应当判定该检验批不合格；对于抽样送检的，应在现场检验和实验室检测，均符合相关要求的可判定该批合格，否则应当判定为不合格。

(4)不合格处置。进出口法定检验商品经检验，涉及人身财产安全、健康、环境保护项目不合格的，由海关责令当事人销毁，或者出具退货处理通知单；其他项目不合格的，可以在海关的监督下进行技术处理，经重新检验合格的，方可销售或者使用。当事人申请海关出证的，海关应当及时出证。

(5)监督管理。海关对进出口法定检验商品的收货人及其代理人、进口商及其代理人以及其相关活动应当根据实际工作情况实施监管，必要时可约谈进口工业品的品牌商、制造商、进出口商，以及收(发)货人或其代理人、第三方检验机构等贸易相关方。

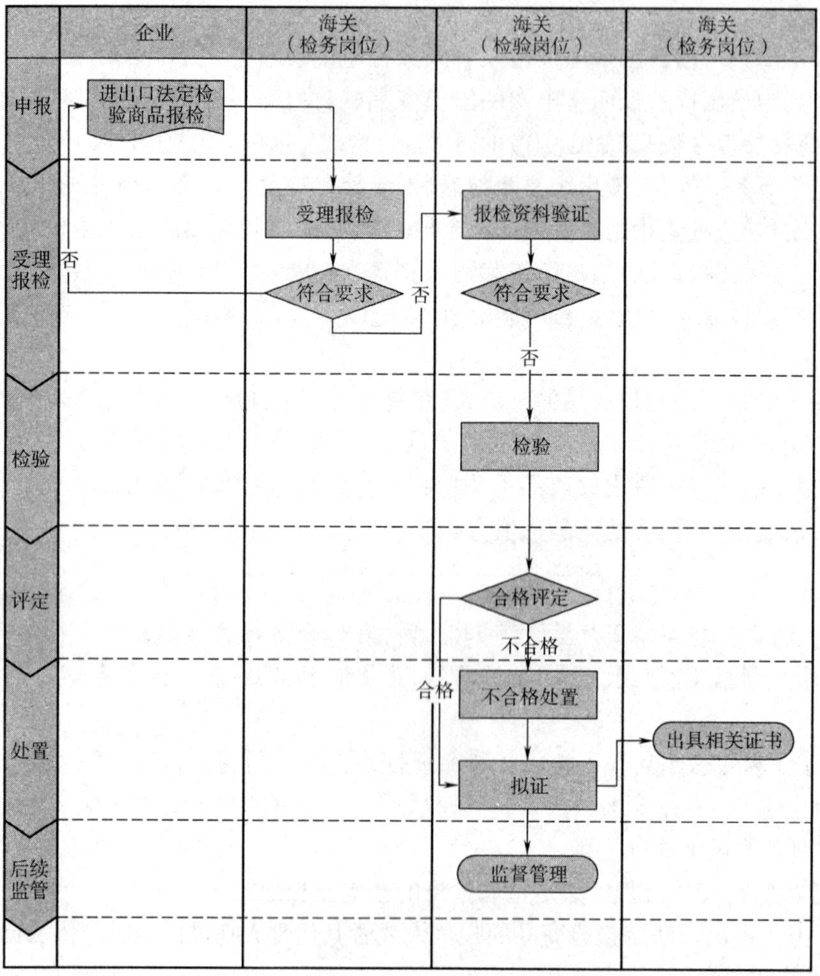

图3-1　法定检验检疫的基本流程

（二）进出口商品检验

进出口商品检验，是指确定列入《出入境检验检疫机构实施检验检疫的进出境商品目录》的进出口商品是否符合国家技术规范的强制性要求的合格评定活动❶。

凡列入《出入境检验检疫机构实施检验检疫的进出境商品目录》的进出口商品和其他法律、法规规定须经检验的进出口商品，必须经过海关或其指定的检验机构检验。海关根据需要，对检验合格的进出口商品可以加施检验检疫标志或封识。

（三）动植物检疫

我国对入境、出境、过境的动植物、动植物产品和其他检疫物实施检疫；对装载动植物、动植物产品和其他检疫物的装载容器、包装物、铺垫材料实施检疫；对来自动植物疫区的运输工具实施检疫；对入境拆解的废旧船舶实施检疫；对有关法律、行政法规、国际条约规定或者贸易合同约定应当实施出入境动植物检疫的其他货物、物品实施检疫。

❶　合格评定程序包括：① 抽样、检验和检查；② 评估、验证和合格保证；③ 注册、认可和批准以及各项的组合。

(四)卫生检疫与处理

我国关于卫生检疫与处理的内容和规定主要有：

1. 海关统一负责对出入境的人员、交通工具、集装箱、行李、货物、邮包等实施医学检查和卫生检查。

2. 海关对未染有检疫传染病或者已实施卫生处理的交通工具，签发入境或者出境检疫证。

3. 海关对入境、出境人员实施传染病监测，有权要求出入境人员填写健康申明卡，出示预防接种证书、健康证书或其他有关证件。

4. 对患有鼠疫、霍乱、黄热病的出入境人员，应实施隔离留验。

5. 对患有艾滋病、性病、麻风病、精神病、开放性肺结核的外国人应阻止入境。

6. 对患有监测传染病的出入境人员，视情况分别采取留验、发就诊方便卡等措施。

7. 对国境口岸和停留在国境口岸的出入境交通工具的卫生状况实施卫生监督。

8. 对发现的患有检疫传染病、监测传染病、疑似检疫传染病的入境人员实施隔离、留验和就地诊验等医学措施。

9. 对来自疫区、被传染病污染、发现传染病媒介的出入境交通工具、集装箱、行李、货物、邮包等物品进行消毒、除鼠、除虫等卫生处理。

(五)进口废物原料、旧机电产品装运前检验

例如，我国对国家允许作为原料进口的废物，实施装运前检验制度，防止境外有害废物向我国转运。收货人与发货人签订的废物原料进口贸易合同中，必须订明所进口的废物原料须符合中国环境保护控制标准的要求，并约定由海关认可的检验机构实施装运前检验，检验合格后方可装运。

(六)进口商品认证管理

我国对涉及人类健康和安全，动植物生命和健康，以及环境保护和公共安全的产品实行强制性认证制度。我国主要通过制定强制性产品认证的产品目录和强制性产品认证程序规定，对列入《实施强制性产品认证的产品目录》中的产品实施强制性的检测和审核。列入《实施强制性产品认证的产品目录》内的商品，必须经过指定的认证机构认证合格，取得指定认证机构颁发的认证证书，并加施认证标志后，方可进口。

(七)出口商品质量许可和卫生监督管理

我国对重要出口商品如机械、电子、轻工、机电、玩具、医疗器械、煤炭等类商品实行质量许可制度，并对于实施许可制度的出口商品实行验证管理。海关单独或会同有关主管部门共同负责发放出口商品质量许可证的工作，未获得质量许可证书的商品不准出口。国内生产企业或其代理人均可向当地海关申请出口质量许可证书。

我国对进出口食品实施卫生监督检验。进口的食品(包括饮料、酒类、糖类)、食品添加剂、食品容器、包装材料、食品用工具及设备必须符合我国有关法律法规规定。申请人须向海关申报并接受卫生监督检验。海关对进口食品按食品危险性等级分类进行管理。海关依照国家卫生标准进行监督检验，检验合格的，方准进口。一切出口食品必须经过检验，未经检验或检验不合格的不准出口。

我国实行出口食品生产企业备案管理制度。凡在中华人民共和国境内生产、加工、储存出口食品的企业,必须取得《出口食品生产企业备案证明》后,方可出口食品。未经备案的企业的出口食品,各地海关不予受理报检。

出口食品生产企业需要办理国外卫生注册的,必须按规定取得《出口食品生产企业备案证明》,依照我国和进口国的有关要求,向所在地直属海关提出申请,由其向国家认证认可监督管理委员会申请推荐,国家认证认可监督管理委员会负责统一向进口国卫生主管当局推荐。未取得有关进口国批准或认可的,不得向该国出口食品。

(八)出口危险货物运输包装检验

我国对出口商品的运输包装进行性能检验,未经检验或检验不合格的,不准用于盛装出口商品。对出口危险货物包装容器实行出口质量许可制度,危险货物包装容器须经检验检疫机构进行性能鉴定和使用鉴定后,方能生产和使用。

(九)外商投资财产鉴定

外商投资财产鉴定包括价值鉴定,损失鉴定,品种、质量、数量鉴定等。各地海关凭财产关系人或代理人及经济利益有关各方的申请,或司法、仲裁、验资等机构的指定或委托,办理外商投资财产的鉴定工作。

(十)货物装载和残损鉴定

用船舶和集装箱装运粮油食品、冷冻品等易腐食品出口的,应向口岸海关申请检验船舱和集装箱,经检验符合装运技术条件并发给证书后,方准装运;对外贸易关系人及仲裁、司法等机构,对海运进口商品可向海关申请办理监视、残损鉴定、监视卸载、海损鉴定、验残等残损鉴定工作。

(十一)进出口商品质量认证

海关根据国家统一的认证制度,对有关的进出口商品实施认证管理。海关可以同外国有关机构签订协议,或接受外国有关机构的委托进行进出口商品质量认证,准许有关单位在认证合格的进出口商品上使用质量认证标志。

(十二)涉外检验检疫、鉴定、认证机构审核认可和监督涉外检验检疫、鉴定、认证机构审核认可

例如,对拟设立的中外合资、合作进出口商品检验、鉴定、认证公司,由海关负责对其资格、信誉、技术力量、装备设施及业务范围进行审查。合格后出具《外商投资检验公司资格审定意见书》,然后交由商务部批准,在工商行政管理部门办理登记手续领取营业执照后,再到海关办理《外商投资检验公司资格证书》,方可开展经营活动。

对从事进出口商品检验、鉴定、认证业务的中外合资、合作机构、公司及中资企业,对其经营活动实行统一监督管理。

对于境内外检验鉴定认证公司设在各地的办事处,实行备案管理。

(十三)与外国和国际组织开展合作

海关承担世界贸易组织贸易技术壁垒协议(WTO/TBT)和“实施动植物卫生检疫措施的协议”(WTO/SPS 协议)咨询业务;承担联合国(UN)、亚太经合组织(APEC)等国际组织在标准与一致化和检验检疫领域的联络工作;负责对外签订政府部门间的检验检疫合作协议、

认证认可合作协议、检验检疫协议执行议定书，并组织实施等。

单元二 掌握出入境检验检疫工作的一般流程

我国实施检验检疫通关全国一体化。我国还有免验、预验、复验和重验的相关规定。

一、我国检验检疫通关的基本模式

通关是国际物流的必要环节。报告进出口货物的情况是收发货人或其代理人报检、报关工作的核心环节。

我国检验检疫货物通关的基本原则可概括为监管有效、便利通关。贸易便利与安全是国际贸易需要解决的两大问题，企业更多地关注贸易便利，政府更多地注重贸易安全，如何处理好两者之间的关系和平衡，是政府、企业和国际贸易组织共同关心的课题。在货物进出口贸易中，企业面对双重监管，一是进出境检验检疫监管，二是海关报关监管。过去，我国进出口企业既要向检验检疫机构报检，又要向海关报关，执行报检报关的“串联”模式。如果政府上述两大监管职能由一个机构，单一窗口对外实施，将大大提高企业通关效率。为此，我国不断深化关检融合，改进海关、检验检疫监管和服务，实现口岸管理部门“信息互换、监管互认、执法互助”，实施“单一窗口”和“一次申报，一次查验，一次放行”的通关作业模式，推行检验检疫通关一体化。

（一）单一窗口

过去，国际贸易通关过程中所涉及的大多数部门都开发了业务信息化系统，实现了各自部门业务申请、办理、回复的电子化和网络化，但是在各部门系统间缺乏协同互动、未实现充分的数据共享，因此企业在口岸通关过程中需要登录不同的系统填报数据，严重影响了口岸通关效率。近年来我国为提高申报效率，缩短通关时间，降低企业成本，促进贸易便利化，统筹推进“单一窗口”建设。申报人通过“单一窗口”标准版一点接入、一次性提交满足口岸管理和国际贸易相关部门要求的标准化单证和电子信息，实现共享数据信息、实施职能管理，优化通关业务流程，以推动国际贸易合作对接。

按照联合国贸易便利化和电子商务中心的解释，单一窗口是指参与国际贸易和运输的各方，通过单一的平台提交标准化的信息和单证以满足相关法律法规及管理的要求。

中国国际贸易单一窗口（https://www.singlewindow.cn）（如图3－2）标准版依托中国电子口岸平台，申报人通过单一窗口标准版一点接入、一次性提交满足口岸管理和国际贸易相关部门要求的标准化单证和电子信息，实现共享数据信息，实施职能管理，优化通关业务流程。

中国国际贸易单一窗口为国际贸易提供“一站式”在线办理的窗口，是全国通关一体化的重要依托和平台，已完成货物申报、舱单申报、运输工具申报、许可证件申领、原产地证书申领、企业资质办理和查询统计等基本功能建设，如图3－3。企业向口岸多个部门申报，只需要通过国际贸易单一窗口标准版一个平台即可完成。以“运输工具申报”为例，国际贸易单一窗口标准版实现了报关、检验检疫、海事及边检一单四报和电子核放，体现了一点接入和一站式业务办理。“查询统计”功能可以实现进出口贸易全流程通关状态查询。

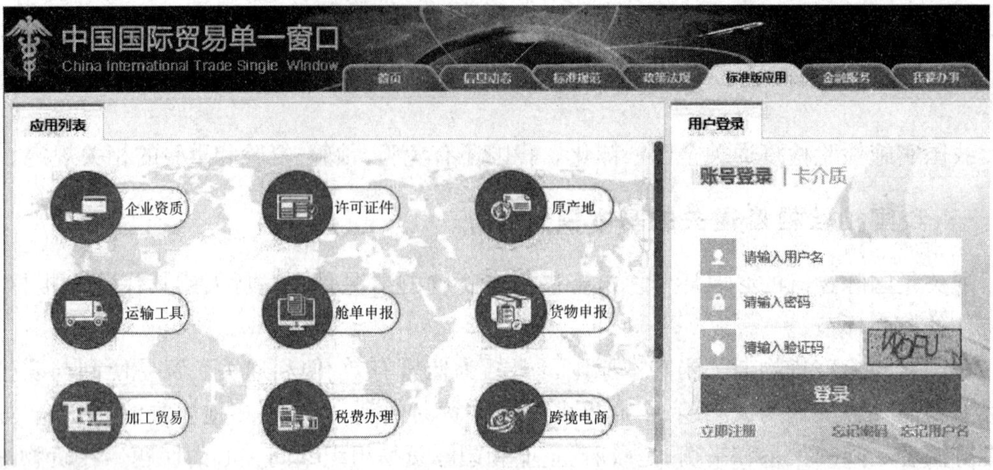

图 3－2　国际贸易单一窗口登录页面

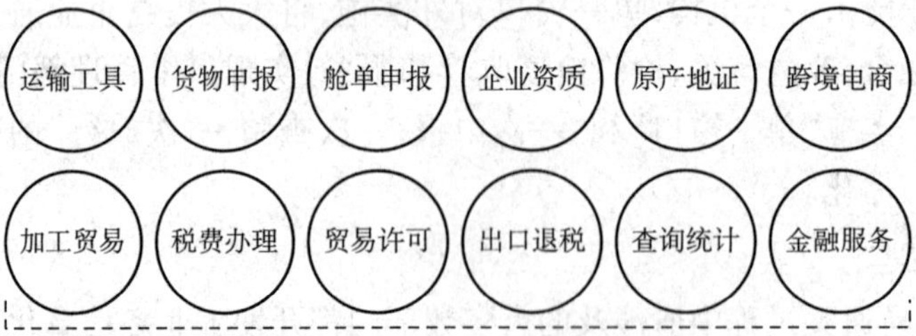

图 3－3　中国国际贸易单一窗口的核心功能

国际贸易单一窗口将大通关流程由“串联”改为“并联”，有效解决了企业多头申报、重复申报问题，其便利性主要体现在以下 5 个方面：

一点接入：数据多跑路，企业少跑腿。面对“单一窗口”一个平台，一次性录入或导入申报数据；通过标准版可一次性申领涉及进出口贸易不同部门的许可证件；资质办理功能则实现了企业一次提交备案数据，并行办理对外贸易经营者备案、海关注册登记和报检报关资质申请。

一次提交：实现数据一次录入提交，多次共享使用，有效提高企业申报效率和准确率，并实现电子联网核放。

一次查验：一次移箱，一次开箱，联合查验。依托“单一窗口”平台聚合口岸管理相关部门各类查验状态信息，实行指令对碰、预约交互、一次开箱、联合查验。

一键跟踪：一键订阅，全程跟踪，有序调度。查询统计功能实现进出口贸易全流程通关状态查询，企业可以通过手机 APP“掌上单一窗口”一键订阅，全程跟踪，业务查询和办理业务。

一站办理：企业可以一站式线上办理申报、查验、支付、放行业务，并伸延到许可资质、出口退税办理等贸易管理环节。

(二)“三个一”通关作业模式

“一次申报,一次查验,一次放行”的通关作业模式,简称“三个一”通关作业模式,如图3-4所示。

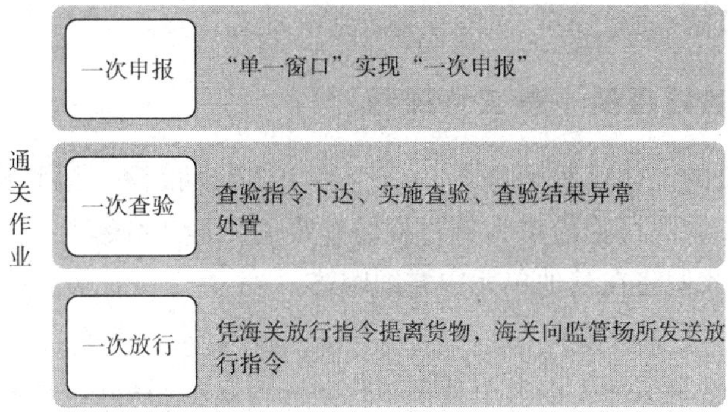

图3-4 “三个一”通关作业模式

1. 一次申报。企业对于依法须报关报检的货物,通过统一录入界面的客户端(例如国际贸易单一窗口),可以一次录入报关报检数据,向海关申报报检电子数据、报关电子数据,从而改变了原来企业需要使用报检系统和海关报关系统填报报检单和报关单后,分别向检验检疫机构和海关申报的做法,实现了报关和报检录入项目的整合。

2. 一次查验。“一次查验”即一次开箱、海关依法查验/检验检疫。海关接受企业申报后,对需查验的货物,在约定时间内实施一次开箱,依法查验,从而减少企业重复移箱、开箱、装卸货物的状况。“一次查验”模式实现了海关查验指令在电子口岸“一次查验”平台上的对碰,码头可立即根据平台的查验指令安排移箱操作。

3. 一次放行。在过去,企业在办结海关和检验检疫手续后,需要在提货单证上分别加盖海关和检验检疫印章,方可到码头办理提货手续。在“一次放行”模式下,收发货人凭海关放行指令提离货物,海关向监管场所发送放行指令,在放行环节核碰,实现一次放行。

(三)检验检疫通关一体化

检验检疫通关一体化是指通过优化检验检疫工作流程,以“三通”(通报、通检、通放)为基础,对进出口货物实施“两直”(出口直放、进口直通),促进对外贸易便利化。在检验检疫通关一体化模式下,对于符合条件的出口货物,企业可在产地报检;对于符合条件的进口货物,收货人可自主选择在口岸或目的地报检,货物在目的地实施检验检疫。

“通报”是指企业可选择自愿在任一海关办理出入境货物的报检手续。

“通检”是指坚持“属地检验、监管”,各海关对货物的检验、检测、监管结果互认。

“通放”是指企业可自愿选择在任一海关办理通关放行手续。

“出口直放”是指出口货物经产地检验检疫合格后直接放行,实现跨关区电子通关,缩短出口货物检验检疫时限,提高工作效率,减少物流成本。对于出口直放的货物口岸海关一般不再实施查验。

“进口直通”是指对企业自愿选择的内地海关具备监管条件的进口集装箱等可转检应检

物,由口岸海关实施必要的检疫后,直接转检到目的地海关实施检验检疫和监管,集装箱查验工作随同货物检验检疫监管一并实施,进一步缩短口岸滞留时间,实现监管后移,提速增效。

海关总署按照风险分析、科学管理的原则,制定检验检疫一体化货物负面清单,并根据进出口货物的疫病疫情、质量安全、风险预警等情况动态调整。

二、出入境检验检疫的一般工作流程

出入境检验检疫的工作流程可概括为三个环节:受理报检→检验检疫和鉴定→签证。这里主要以出入境货物的检验检疫为例对检验检疫的一般工作程序进行概要阐述,各环节的具体做法与规定,我们将在其他单元中详细阐述。

(一)受理报检

报检也称报验,是指申请人向海关就进出口货物报请检验检疫,是海关受理报检的前提和基础。海关接受申请人报检,是检验检疫工作的开始。

1. 需要报检的范围。报检范围为:①国家法律、法规规定必须由检验检疫机构检验检疫的;②输入国家或地区规定必须凭检验检疫机构出具的证书方准入境的;③有关国际条约规定须经检验检疫的;④申请签发普惠制原产地证或一般原产地证的;⑤对外贸易关系人申请的鉴定业务和委托检验;⑥对外贸易合同、信用证规定由检验检疫机构或官方机构出具证书的;⑦未列入《出入境检验检疫机构实施检验检疫的进出境商品目录》的入境货物,经收、用货单位验收发现质量不合格或残损、短缺,需检验检疫机构出证索赔的;⑧涉及出入境检验检疫内容的司法和行政机关委托的鉴定业务。

2. 报检人报检时必须履行的手续。不同类的货物如一般货物、动植物以及一些有特殊规定的检验检疫货物,其报检要求是不同的。报检人报检时必须履行的手续主要有三项:申报报关单检务信息;提供相应的单证;按规定配合检验检疫。

(二)检验检疫和鉴定

海关对进出口商品实施检验的内容,包括是否符合安全、卫生、健康、环境保护、防止欺诈等要求以及相关的品质、数量、重量等项目。在检验检疫和鉴定环节,报检人应事先约定抽样、检验检疫和鉴定的时间,并须预留足够的取采样、检验检疫和鉴定的工作日,同时须提供进行取采样、检验检疫和鉴定等必要的工作条件。

(三)签证

签证是海关检验检疫工作的最后一个环节。

海关根据我国法律规定行使出入境检验检疫行政职能,按照有关国际贸易各方签订的契约规定或其政府的有关法规以及国际惯例、条约的规定从事检验检疫工作,并据此签发证书。

凡法律、行政法规、规章或国际公约规定须经检验检疫机构检验检疫的出境货物,经检验检疫合格的,海关核放货物。同时,国外要求签发有关检验检疫证书的,海关根据对外贸易关系人的申请,经检验检疫合格的,签发相应的检验检疫证书;经检验检疫不合格的,签发出境货物不合格通知单。凡法律、行政法规、规章或国际公约规定须经检验检疫机构检验检疫的入境货物，海关接受报检后，经检验检疫合格的，签发《入境货物检验检疫情况通知单》；不合格的，对外签发检验检疫证书，供有关方面对外索赔。

1. 检验检疫证单的类型。检验检疫证单的法律效力主要体现在七个方面：一是出入境货物通关的重要凭证；二是海关征收和减免关税的有效凭证；三是履行交接、结算及进口国准入的有效证件；四是议付货款的有效证件；五是明确责任的有效证件；六是办理索赔、仲裁及诉讼的有效证件；七是办理验资的有效证明文件。

检验检疫证单的类型主要有三种，即证书类、凭单类及其他证单。表 3 – 2 简要归纳了证书类、凭单类的主要常见单证。

表 3 – 2　检验检疫证单的常见类型

类　型	具体分类	主　要　单　证
证书	检验鉴定类	品质、数量、重量、包装等检验证书
	食品卫生类	卫生证书、健康证书
	兽医类	兽医卫生证书
	动物检疫类	动物卫生证书
	植物检疫类	植物检疫证书、植物转口检疫证书
	运输工具检验检疫类	船舶入境卫生检疫证、船舶入境检疫证、交通工具卫生证书、交通工具出境卫生检疫证书、除鼠证书/免予除鼠证书、运输工具检疫证书
	检疫处理类	熏蒸/消毒证书、运输工具检疫处理证书
	许可证类	进境动植物检疫许可证、卫生许可证、健康证明书
凭单	申请类	进境动植物检疫许可证申请表、国境口岸食品生产经营单位卫生许可证申请书、出境货物运输包装检验申请单、船舶鼠患检查申请书、出/入境集装箱报检单、更改申请单
	结果类	出境货物运输包装性能检验结果单、出境危险货物包装容器使用鉴定结果单、集装箱检验检疫结果单
	通知类	入境货物检验检疫情况通知单、检验检疫处理通知书、出境货物不合格通知单
	凭证类	入境货物检验检疫证明、进口机动车辆检验证明、抽/采样凭证

2. 所需单证、检验检疫签证的申报。报检人预期向海关申请的、由海关审批后发出的单证、检验检疫签证证书，由报检人在国际贸易单一窗口货物申报报关单检务信息录入页面中申报。报检人点击【检验检疫签证申报要素】按钮，在弹出的界面中勾选并填写（如图 3 – 5），录入保存后，系统自动返填到主界面“所需单证”字段内。

3. 检验检疫证单的签发。检验检疫证单分别由官方兽医、检疫医师、医师、授权签字人签发。向国外官方机构备案的签字人，由该备案签字人签发相关证书。上述签字人依据各自职务分工，如检验、鉴定、检疫、卫生、兽医等，按规定审核证稿的结果和用语是否正确，适用证书（单）是否符合规定，与合同、信用证及有关签证规定是否相符。经审核无误的，签署有关证书。

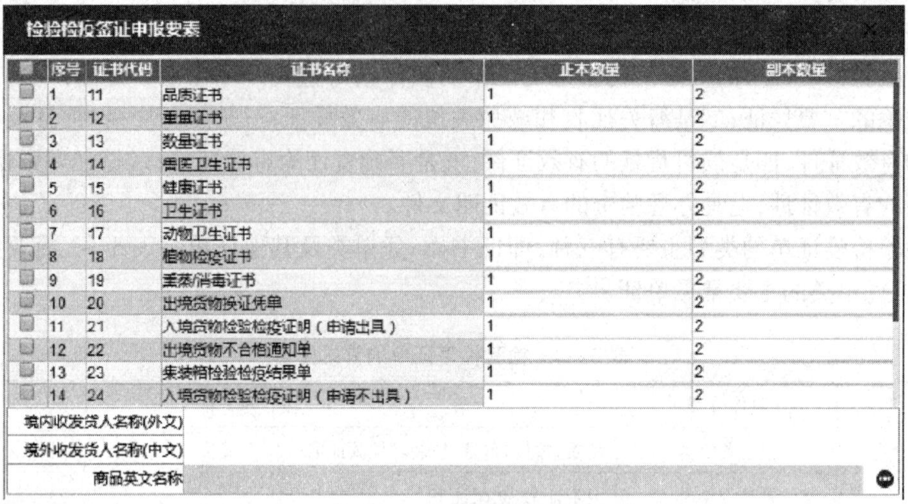
检验检疫签证申报要素

序号	证书代码	证书名称	正本数量	副本数量
1	11	品质证书	1	2
2	12	重量证书	1	2
3	13	数量证书	1	2
4	14	兽医卫生证书	1	2
5	15	健康证书	1	2
6	16	卫生证书	1	2
7	17	动物卫生证书	1	2
8	18	植物检疫证书	1	2
9	19	熏蒸/消毒证书	1	2
10	20	出境货物换证凭单	1	2
11	21	入境货物检验检疫证明（申请出具）	1	2
12	22	出境货物不合格通知单	1	2
13	23	集装箱检验检疫结果单	1	2
14	24	入境货物检验检疫证明（申请不出具）	1	2

境内收发货人名称(外文)
境外收发货人名称(中文)
商品英文名称

图3－5　检验检疫签证申报要素页面

签证印章管理人员在核对证书签字人在授权范围内正确签字后，加盖相应签证印章。中英文签证印章适用于签发证书（含一般原产地证书）、中外文凭单以及国外关于签证的查询；检验检疫专用印章适用于签发中文凭单以及国内关于签证的查询。两页或两页以上的证书，用签证印章加盖骑缝。

链接

证书文字与文本

检验检疫证书分别使用英文、中文、中英文合璧签发。如报检人有特殊要求使用其他语种签证的，也应予以办理。签发两个语种或多语种证书时，必须中外文合璧缮制。入境货物索赔的证书使用中英文合璧签发，根据需要也可使用中文签发。

一般情况下，检验检疫机构只签发一份正本。特殊情况下，合同或信用证要求两份或两份以上正本，且难以更改合同或信用证的，经审批同意，可以签发，但应在第二份证书正本上注明“本证书是××号证书正本的重本”。

4. 证单的补充、更改。在海关签发检验检疫证单后，报检人要求更改或补充内容的，应向原证书签发海关提出申请，经海关核实批准后，按规定予以办理。任何单位或个人不得擅自更改检验检疫证书内容，伪造或变更检验检疫证书属于违法行为。

三、免验、预验、复验

我国还有免验、预验、复验的相关规定。

（一）免验

在国际上获质量奖（未超过3年时间）的商品；经国家检验检疫部门认可的国际有关组

织实施质量认证,并经检验质量长期稳定的商品;连续3年出厂合格率及商检机构检验合格率100%,并且没有质量异议的出口商品;连续3年检验合格率及用户验收合格率100%,并且获得用户良好评价的出口商品,可由收货人、发货人或者其生产企业提出免验申请,填写免验申请表,经审核批准,可以免验。获准免验进出口商品的申请人,凭有效的免验证书、合同、信用证及该批产品的厂检合格单和原始检验记录等,到当地海关办理放行手续。对需要出具商检证书的免检商品,海关可凭申请人的检验结果,核发商检证书。

免验证书有效期为3年。期满要求续延的,免验企业应当在有效期满3个月前,向海关提出免验续延申请,经海关复核合格后,重新颁发免验证书。

(二)预验

预验是海关为了方便对外贸易,根据需要和可能对某些品质较为稳定、非易腐易烂的出境货物预先进行的检验检疫。它是防止内地不合格货物运抵口岸的一项有效措施。

对于已生产的整批出口货物,生产厂已检验合格及经营单位已验收合格,货已全部备齐并堆存于仓库,但尚未签订外贸合同或虽已签订合同但信用证尚未到达,不能确定出运数量、运输工具、唛头的,为了使货物在信用证到达后及时出运,可以办理预报检。

需要分批装运出口的货物、整批货物可办理预验。

(三)复验

经海关初验的进出境商品,因各种原因需要进行的第二次检验称复验。报检人对海关的进出境商品检验结果有异议时,可以向原海关或者其上级海关申请复验,由受理复验的海关作出复验结论。

海关对同一检验结果只进行一次复验。复验申请表是进出口商品的报验人对检验结果持有异议时,申请复验使用的文书。复验必须在收到商检结果15日内提出,复验商品必须保持原样。报检人申请复验,应当按照规定如实填写复验申请表,并提供原报检所提供的证单、资料及原海关出具的检验证书。

海关自收到复验申请之日起15日内,对复验申请进行审查并作出如下处理:①复验申请符合规定的,予以受理,并向申请人出具《复验申请受理通知书》。②复验申请内容不全或者随附证单资料不全的,向申请人出具《复验申请材料补正告知书》,限期补正。逾期不补正的,视为撤销申请。③复验申请不符合规定的,不予受理,并出具《复验申请不予受理通知书》。海关受理复验后,应当在5日内组成复验工作组实施复验。复验主要审查复验申请人的复验申请表、有关证单及资料;审查原检验依据的标准、方法等是否正确,是否符合相关规定;核对商品的批次、标记、编号、质量、重量、数量、包装、外观状况,按照复验方案规定取制样品;按照操作规程进行检验;审核、提出复验结果,并对原检验结果作出评定。

报检人对海关作出的复验结论不服的,可以依法申请行政复议,也可以依法向法院提起诉讼。报检人或其他关系人向法院起诉,法院已经受理的,不得申请复验。

单元三　电子报检、电子转单

我国实现了电子报检与电子转单。

一、电子报检

电子报检是指报检人使用电子报检软件，通过检验检疫电子业务服务平台将报检数据以电子方式传输给海关，经海关管理系统和检务人员处理后，将受理报检信息反馈报检人，实现远程办理进出境检验检疫报检的行为。其工作原理如图 3－6 所示。

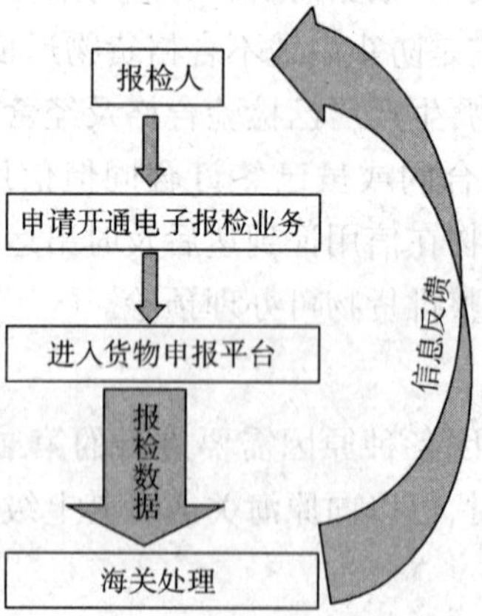

图 3－6　电子报检的工作原理

企业申请开通电子报检报关，需要完成必要的业务准备，如用户注册、企业资质备案以及办理申报平台的卡介质(如图 3－7)。

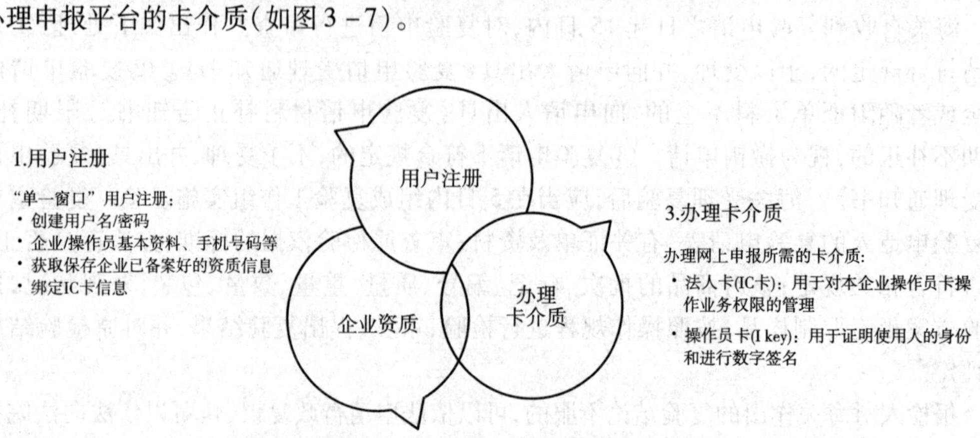

图 3－7　企业申请开通电子报检报关的准备工作

我国实行关检融合“整合申报项目”，报关单、报检单合并为一张报关单。报关报检面向企业端整合形成“四个一”，即“一张报关单、一套随附单证、一组参数代码、一个申报系统”。其中“一个申报系统”就是指国际贸易单一窗口。

申报人通过中国国际贸易单一窗口（https://www.singlewindow.cn）（如图3-8）完成货物报检与报关申报。

方式一，登录后点“标准版应用”→货物申报→进口/出口整合申报→进口/出口报关单整合申报。

方式二，登录后点“我要办事”→选择地区（省份）→中央标准版应用→货物申报→进口/出口整合申报→进口/出口报关单整合申报（如图3-9）。

国际贸易单一窗口提供了与企业（ERP）客户端的导入对接，并与海关系统集成。如图3.-10所示。

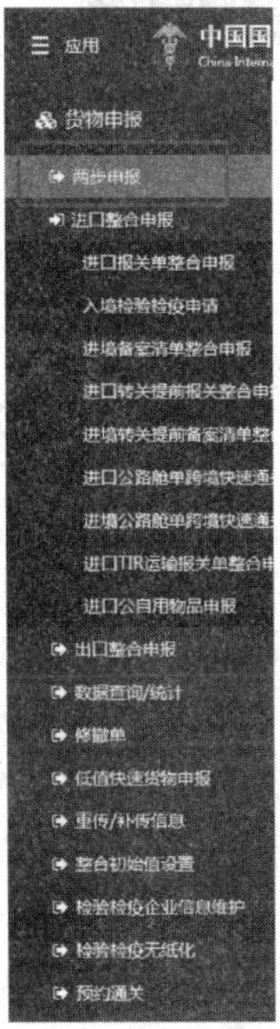

图3-8　国际贸易单一窗口货物申报页面截图

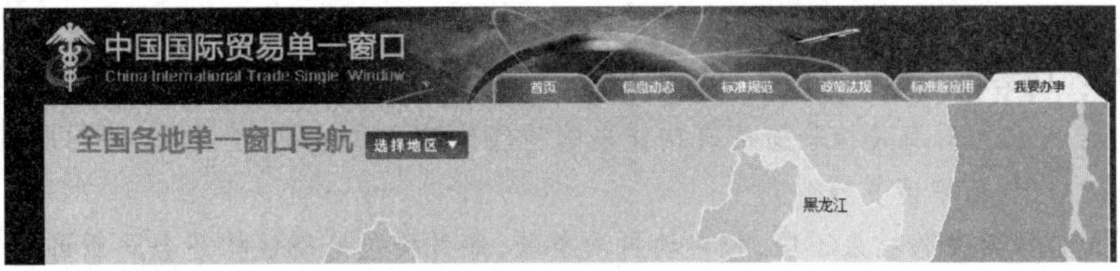

图3-9　中国国际贸易单一窗口页面

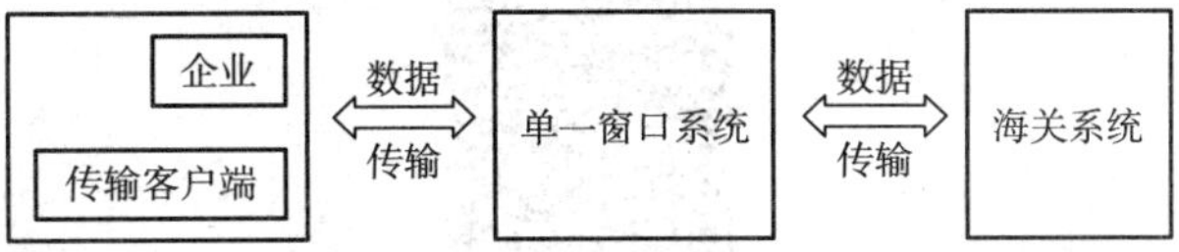

图3-10　企业客户端与单一窗口、海关系统的对接关系

二、电子转单

电子转单是指通过系统网络，将产地海关和口岸检验检疫的相关信息相互连通，出境货物经产地海关将检验检疫合格后的相关电子信息传输到出境口岸海关；入境货物经入境口岸海关签发相关电子信息并传输到目的地海关实施检验检疫的监管模式。

电子转单传输内容包括报检信息、签证信息及其他相关信息。

个案分析与操作演练

1. 硬粒小麦(配额内)在法检目录中对应的商品编码为1001100001,计量单位为千克,海关监管条件为A/B,检验检疫类别为P. R/Q.S。问题:(1)该商品是在入境时还是在出境时须实施检验检疫?(2)该商品进出口时应实施哪些检验检疫?

2. 某厂于某年6月28日以来料成品退换的方式从深圳口岸出口一批法检商品,品名:水貂皮衣(1.8KG/件),HS编码:4303101090,重量162千克,货值37 098美元。当事人未依法向海关申报就出口了上述货物。问题:(1)当事人的行为属于什么行为?(2)应该如何处罚?

3. A企业进口一批水性油漆共计40桶,海关检验检疫工作人员下厂抽样检验后送实验室检验,检测结果为“挥发性有机化合物不符合GB 18582—2001标准要求”,即抽样检验结果不合格。但是在检测结果出来之前,A企业就已经使用了18桶该批进口油漆了。在接到检测结果后,企业认为:他们多年来一直使用该品牌的油漆,且产品质量稳定,符合国际标准,此次检测结果不合格,可能是由于溶剂受污染引起的,遂申请将剩余的22桶油漆进行重新抽样检验。而检验检疫工作人员认为:该企业虽然长期进口该品牌的油漆,但并不排除抽检的这一批是不合格的这一可能性,且企业也无法证明剩余的22桶油漆就是此次进口的抽检不合格的那一批,故不同意重新抽样检验。

问题:(1)A企业的行为是否违法?

(2)海关是否应该同意A企业重新抽样检验的要求?

(3)海关是否应对该企业进行行政处罚?依据是什么?应当作出怎样的处罚决定?

4. 济南A公司某年12月3日从黄岛口岸进口了一批旧机电设备货物。

问题:(1)若该批货物依法应当实施检验,海关检验检疫机构实施检验的内容包括什么?

(2)若A公司对海关检验检疫机构作出的检验结论不服,欲申请复验,请问应当向哪一机构申请?应如何申请复验?

(3)A公司对复验结果不服,拟申请再次复验,海关检验检疫机构还会同意再次复验吗?A公司对复验结果不服,应该怎么办?

“个案分析与操作演练”参考答案

复习思考题

一、名词解释:法定检验检疫、报检、预验、复验、电子报检。

二、简答题

1. 简述出入境检验检疫的法律地位。

2. 简述出入境检验检疫的作用。
3. 我国海关在出入境检验检疫方面的工作有哪13项主要内容?
4. 简述法定检验检疫的范围。
5. 检验检疫类别P. R/Q. S的含义是什么?
6. 简述检验检疫的工作流程。
7. 免验的条件是什么?
8. 简述中国国际贸易单一窗口的便利性。

项目任务四　办理出境货物报检

项目要求

- 办理一般出境货物报检
- 办理有特殊报检要求的出口商品的报检
- 办理出境动物及其产品的报检
- 办理出境植物及其产品的报检
- 办理出境货物木质包装的报检

项目情景

北京龙口工贸公司灯具厂是天津灯具进出口公司的供应商。天津灯具进出口公司与德商达成协议，出口北京龙口工贸公司灯具厂生产的一批落地灯具（FLOOR - STANDING LAMPS）。天津灯具进出口公司与德国CHR贸易有限公司签订的销售合同主要内容如下：

S/C No.：RT20342

The Seller：TIANJIN LAMPS IMPORT & EXPORT CORPORATION

118 FENGXIAN ROAD, TIANJIN ,CHINA

The Buyer：CHR TRADING CO. LTD.

LERCHENWEG 10 97522 SAND GERMANY

MARKS& NO.	DESCRIPTIONS OF GOODS	QUANTITY	UNIT PRICE	AMOUNT
CHR	FLOOR - STANDING LAMPS		CFR HAMBURG	
HAMBURG	FLOOR - STANDING LAMPS, A	30 000PCS	EUR0.33	EUR9 900.00
NO. 1 - UP	FLOOR - STANDING LAMPS, B	30 000PCS	EUR0.33	EUR9 900.00

LOADING PORT：TIANJIN

DESTINATION：HAMBURG

PARTIAL SHIPMENT：ALLOWED

TRANSSHIPMENT：NOT ALLOWED

PAYMENT：L/C AT SIGHT

天津灯具进出口公司将货物存放北京龙口工贸公司仓库（北京大兴黄庄路368号），获得买方开来的信用证（L/C No.200804），订到GOLDEN GATE BRIDGE V.10W轮的舱位，取得提单（B/

L No. COSU66119803;B/L DATE:SEP. 01,2020),货物装箱情况如下:

PACKING	G. W/kgs	N. W/kgs	MEAS/(m^3)
FLOOR – STANDING LAMPS, A			
Packed in 1 cartons of 15 000 pcs each	1 380/case	1 370/case	4/case
FLOOR – STANDING LAMPS, B			
Packed in 1 cartons case of 10 000 pcs each	1 030/case	1 020/case	3/case

Packed in TWO 20' Container(集装箱号:TEXU2260978;TEXU2263979)

天津灯具进出口公司委托供应商即北京龙口工贸公司在北京进行产地检验。北京龙口工贸公司要求报检员陈湘对这批货物进行报检。

对刚刚从事报检业务工作的陈湘来说,了解出境货物检验检疫工作程序和出境货物报检的分类,熟悉报检的范围,掌握特殊出境货物报检手续以及报关单缮制方法是十分重要的。陈湘是如何完成这项任务的呢,我们将在单元一的实例中详述。

知识模块

单元一　办理一般出境货物报检

出境货物报检是报检人根据我国有关法律法规、对外贸易合同的规定,向海关申请检验、检疫、鉴定以获准出境合法凭证及某种公证证明所必须履行的法定程序和手续。

一、出境货物报检与检验检疫工作的一般流程

法律与行政法规所规定的实施检验检疫的出境对象;输入国家或地区所规定须凭检验检疫机构出具证书方准入境的对象;凡我国作为成员的国际条约、公约和协定所规定的实施检验检疫的出境对象;凡贸易合同约定的须凭检验检疫机构签发的证书进行交接、结算的出境货物;申请签发原产地证明书及普惠制原产地证明书的出境货物等,都属于出境货物报检的范围。

出境货物的检验检疫工作是先检验检疫,后通关放行,即出境货物的发货人或者其代理人向海关报检,海关检验检疫机构受理报检后实施检验检疫。其一般流程可归纳为:报检(电子申报)→受理报检→检验检疫→合格评定→转通关放行。如图 4 – 1 所示。

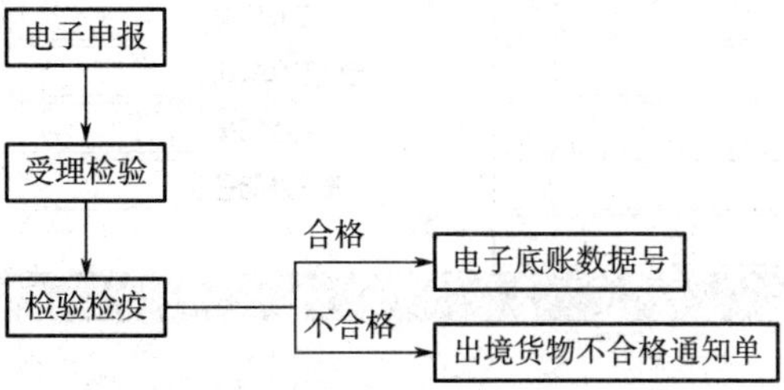

图 4 – 1　出境货物检验检疫工作的一般流程

根据《中华人民共和国进出口商品检验法实施条例》的规定，出口商品应当在商品的生产地检验，但海关总署可以根据便利对外贸易和进出口商品检验工作的需要，指定在其他地点检验。一般情况下，实施出口检验检疫的货物，企业应在报关前向产地/组货地海关提出申请。报检企业通过国际贸易单一窗口(https://www.singlewindow.cn)进行货物申报。

国际贸易单一窗口为申请人提供了对出境货物检验检疫申请数据进行录入、暂存、删除、打印等操作。

对于常规的一般进出口货物，申请人可以通过国际贸易单一窗口(包括通过“互联网+海关”切入“单一窗口”)货物申报/出口整合申报/出口报关单整合申报页面(如图3-8)向海关申报出口货物的商品信息和检务项目信息。

对于一些动植物检验检疫，以及少部分需要申报检疫信息但又不能通过海关通关系统办理业务或者报关业务与申请检验检疫批次不能一一对应的情况，申请人可通过国际贸易单一窗口货物申报/出口整合申报/出境检验检疫申请页面，向海关申报出境货物的基本信息、商品信息、特殊检疫要求等部分(如图4-2)。其货物检验检疫申请纸质打印表如表4-1所示。

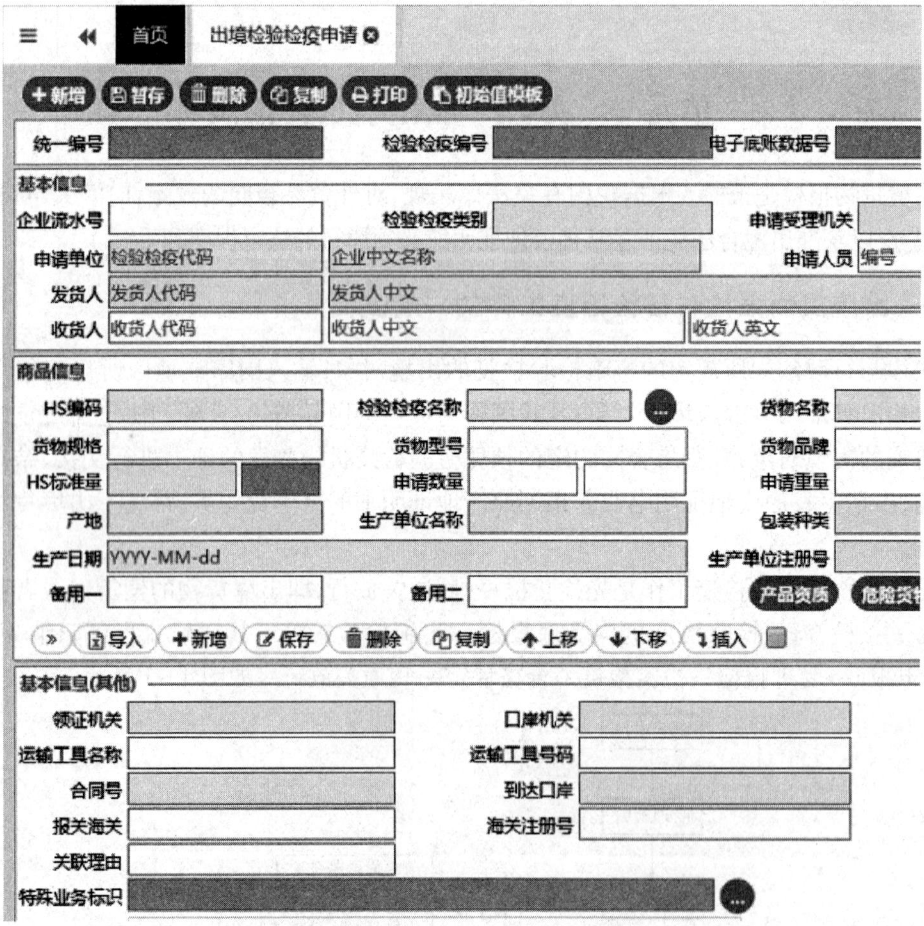

图4-2 出境检验检疫申请页面截图

表 4－1　出境货物检验检疫申请

中华人民共和国海关

出境货物检验检疫申请

申请单位(加盖公章)：　　　　　　　　　　　　　　　　　＊编号：

申请单位登记号：　　　　联系人：　　　电话：　　　　申请日期：　年　月　日

发货人	(中文)	
	(外文)	
收货人	(中文)	
	(外文)	

货物名称(中/外文)	HS 编码	产地	数/重量	货物总值	包装种类及数量
运输工具名称号码		贸易方式		货物存放地点	
合同号		信用证号		用途	
发货日期		输往国家(地区)		许可证/审批号	
启运地		到达口岸		生产单位注册号	

集装箱规格、数量及号码	

合同、信用证订立的检验检疫条款或特殊要求	标记及号码	随附单据(划"√"或补填)	
		□合同	□包装性能结果单
		□信用证	□许可/审批文件
		□发票	□
		□换证凭单	□
		□装箱单	□
		□厂检单	□

需要证单名称(划"√"或补填)		＊检验检疫费	
□品质证书　正　副	□植物检疫证书　正　副	总金额(人民币元)	
□重量证书　正　副	□熏蒸/消毒证书　正　副		
□数量证书　正　副	□出境货物换证凭单　正　副		
□兽医卫生证书　正　副	□	计费人	
□健康证书　正　副	□		
□卫生证书　正　副	□	收费人	
□动物卫生证书　正　副	□		

申请人郑重声明：	领取证单	
1. 本人被授权申请检验检疫。	日期	
2. 上列填写内容正确属实，货物无伪造或冒用他人的厂名、标志、认证标志、并承担货物质量责任。		
签名：＿＿＿＿＿	签名	

海关对报检资格、报检时限和地点、电子报检数据和报检单据进行审核,受理报检。海关实施检验检疫监管后建立电子底账,向企业反馈电子底账数据号,符合要求的按规定签发检验检疫证书。企业在报关时应填写电子底账数据号,办理出口通关手续。对于经检验检疫不合格的货物,该批货物不能出口。

二、出境货物报检的一般要求

出境货物报检是指出口方在货物备妥后,根据合同约定或国家规定,向海关申请对出境货物进行检验的工作。

(一)出境货物报检必须具备的条件

出境货物报检必须具备以下几个条件:

1. 外贸经营单位已对外成交,签订对外贸易销售合同,凭信用证结算货款的,已收到国外开来的信用证,明确了装运条件和检验依据。

2. 出口货物已备齐,除散装货、裸装货外,已成箱成件包装完毕,外包装符合出口要求。

3. 除合同、信用证规定的中性包装外,已刷好出口唛头标记。

4. 整批商品堆码整齐,便于检验人员查看包装和标记、进行抽样和现场检验。

(二)出境货物报检的时限和地点要求

凡经检验不合格的货物,一律不得出口。在出口货物托运环节中,未经检验合格是不能装船出运的,因而在托运的同时,应办理报检。出境货物最迟应在出口报关或装运前7天报检,对于个别检验检疫周期较长的货物,应留有相应的检验检疫时间。需隔离检疫的出境动物在出境前60天预报,隔离前7天报检。法定检验检疫货物,除活动物须由口岸海关检验检疫外,原则上应坚持产地检验检疫。在检验检疫通关一体化下,我国实现了全国各海关间的互联互通,符合条件的出口货物,按照“企业自愿、便捷为先”的原则,“就近报检、属地施检、就近放行”,符合条件的出口企业可根据需要自愿选择任何一个海关办理报检、领取证单等手续。

(三)出境货物报检的手续要求

出境货物报检的手续要求如下:

1. 报检单位首次报检时须先办理备案手续。代理报检报关的,应有报关委托书。

2. 在申请报检时,应申报出口货物报关单检务数据,向海关申请报检。每份报关单限填一批货物。特殊情况下,对批量小、使用同一运输工具、运往同一地点、有同一收货人与发货人、使用同一报关单的同类货物,可填写一份报关单。

3. 应附资料包括合同、信用证、厂检单、包装性能合格单、发票、装箱单等。随附单据必须真实、合法、有效。法定商品检验的出境货物,应由生产单位或货主检验(或验收)合格,并出具有效的厂检合格单或验收单。

4. 以下情况还需具有相应的文件:

(1)实施质量许可证管理的货物,应具有质量许可证副本,并在申报时注明质量许可证号,同时提供厂检合格证。

链接

检验检疫单证电子化

申请人向海关办理检验检疫手续，可按照以下要求提供单证电子化信息，无须在申报时提交纸质单证：

（1）国内外相关主管部门或机构出具的单证，实现联网核查或可以互联网查询的，只需录入单证编号。尚未实现联网核查且不能互联网查询的，需上传单证扫描件。

（2）海关出具的资质证明及其他单证，只需录入相关资质证明或单证编号。

（3）法律、法规、规章规定应当向海关提交的其他证明、声明类材料，只需依法申明持有相关材料。

申请人应保证电子化单证信息的真实性和有效性，上传单证扫描件格式应符合海关要求，并按规定保存相关纸质单证。海关监管过程中按照风险布控、签注作业等要求需要验核纸质单证的，申请人应当补充提交相关纸质单证。

（2）法定商品检验的出境货物，其运输包装属国家明确规定的15类（即钢桶、铝桶、镀锌桶、钢塑复合桶、纸板桶、塑料桶/罐、纸箱、集装袋、塑料编织袋、麻袋、纸塑复合袋、钙塑瓦楞箱、木箱、胶合板箱/桶、纤维板箱/桶）和塑料筐、泡沫箱的，应具有与实际包装容器（包括种类、规格、包装编号）相符合的包装性能检验结果单。

（3）出境货物须经生产者或经营者检验合格并加附检验合格证或检测报告；申请重量鉴定的，应具有重量明细单或磅码单。

（4）凭样成交的货物，应具有经买卖双方确认的样品。

（5）生产出境危险货物包装容器的企业，必须向海关申请包装容器的性能鉴定。生产出境危险货物的企业，必须向海关申请危险货物包装容器的使用鉴定。

（6）报检出境危险货物时，必须具有危险货物包装容器性能鉴定结果单和使用鉴定结果单。

（7）申请原产地证明书和普惠制原产地证明书的，应具有商业发票等资料。

（8）出境特殊物品的，应根据法律、法规规定具有有关的审批文件。

（四）出境货物报检的变更与撤销

已检的货物有以下情况时，申请人应及时办理变更手续：①凡国外开来信用证修改函，涉及与检验检疫有关条款的；②由于生产、运输等原因造成数量、重量变化的；③经检验检疫合格的货物，已签发检验检疫证书，需作改动的。

申请变更须提交与变更内容相关的单证，并退回原签发的证书等，再经海关审核同意后，方可变更；经审核不符合规定的，不准变更，可重新报检。已向海关报检的出境货物，由于生产、货源、运输、批文等方面的原因不能出境的，应向海关申请撤销报检，经审核同意后，方可办理撤销手续。对已完成检验检疫工作的货物，不得撤销报检。

三、报关单中有关检验检疫数据栏目及其填报

为做好关检业务融合，海关对进出口货物实行整合申报，报关单电子数据项目包括基本申报项目、表头折叠项目和表体折叠项目。其中基本申报项目整合了报关报检所需的基本申报项目，表头折叠项目和表体折叠项目主要为检务申报项目。关于基本申报项目的填报，我们将在本书项目任务十一中详细阐述。

（一）检务申报项目的主要内容

报关单表头折叠项目主要包括：检验检疫受理机关；企业资质类别；企业资质编号；领证机关；口岸检验检疫机关；启运日期；B/L 号；目的地检验检疫机关；关联号码及理由；使用单位联系人；使用单位联系电话；特殊业务标识；所需单证；检验检疫签证申报要素。在国际贸易单一窗口货物申报系统进口/出口货物整合申报下的报关单整合申报页面，填写基本信息后，如果需要填写涉检基本信息，点击页面左下角蓝色方向»按钮，可弹出涉检报关信息录入区域，如图 4－3 所示。

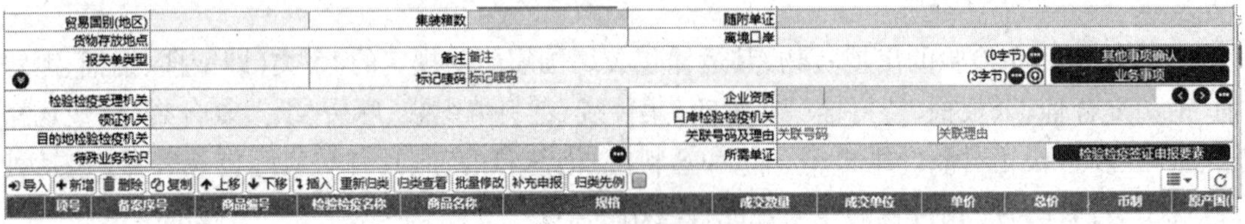

图 4－3　检务申报项目截图(1)

报关单表体折叠项目（图 4－4）主要包括：检验检疫货物规格；产品资质（产品许可/审批/备案）；货物属性；用途；危险货物信息。

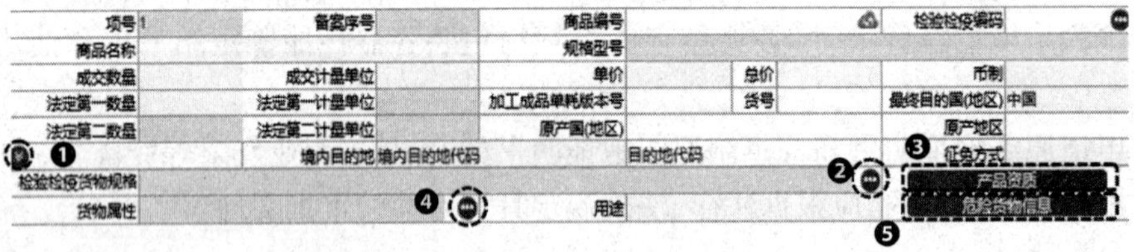

图 4－4　检务申报项目截图(2)

图注：在图标❶处继续录入商品的检务申报内容；在图标❷处点击后按弹出页面录入检验检疫货物规格；在图标❸处点击后录入商品资质相关内容；在图标❹处点击后可以选择正确货物属性；图标❺：如果商品是危险化学品需要点击后录入相关信息。

（二）检务申报项目的填报要求

下面按照海关总署发布的《进出口货物申报项目录入指南》阐述上述主要检务申报项目的填报。

1. 检验检疫受理机关。该申报项目为有条件必填项。申报实施检验检疫的进出境商品目

录内货物和其他按照有关法律、法规须实施检验检疫的情况时为必填。该项目根据海关规定的《检验检疫机关代码表》中相应检验检疫机关的名称及代码,填报提交报关单和随附单据的检验检疫机关。录入时可根据下拉菜单选择或根据《检验检疫机关代码表》录入相应的海关名称或代码。例如:企业提交申报中华人民共和国海关总署的检验检疫受理机关为“大连机关本部”时,可录入“211900”或“大连机关本部”。

2. 企业资质类别。该申报项目为有条件必填项。申报法检目录内的商品且根据进出口货物种类及法律法规和相关规定要求,相关企业须取得必要资质的情况时为必填。该项目按进出口货物种类及法律法规和相关规定要求,须在本栏选择填报货物的生产商/进出口商/代理商必须取得的资质类别。多个资质的须全部填写。例如,进口食品、食品原料类填写:进口食品境外出口商代理商备案、进口食品进口商备案;进口水产品填写:进口食品境外出口商代理商备案、进口食品进口商备案、进口水产品储存冷库备案;进口肉类填写:进口肉类储存冷库备案、进口食品境外出口商代理商备案、进口食品进口商备案、进口肉类收货人备案。

3. 企业资质编号。该申报项目为有条件必填项。申报法检目录内的商品且根据进出口货物种类及法律法规和相关规定要求,相关企业须取得必要资质的情况时为必填。该项目按进出口货物种类及相关要求,须在本栏填报货物生产商/进出口商/代理商必须取得的资质对应的注册/备案编号。多个资质的须全部填写。企业如持有海关要求的合格保证、标签标识及其他证明声明材料,在填报编辑企业资质信息栏时,需勾选栏目最下方红色标示的企业承诺事项。

4. 领证机关。该申报项目为有条件必填项。申报实施检验检疫的进出境商品目录内货物和其他按照有关法律、法规须实施检验检疫的情况时为必填。该项目根据海关规定的《检验检疫机关代码表》中相应检验检疫机关的名称及代码,填报领取证单的检验检疫机关。录入时可根据下拉菜单选择或根据《检验检疫机关代码表》录入相应的海关名称或代码。例如:企业提交申报的检验检疫受理机关为“大连机关本部”时,可录入“211900”或“大连机关本部”。

5. 口岸检验检疫机关。该申报项目为有条件必填项。申报实施检验检疫的进出境商品目录内货物和其他按照有关法律、法规须实施检验检疫的情况时为必填。该项目根据海关规定的《检验检疫机关代码表》中相应检验检疫机关的名称及代码,填报口岸检验检疫机关。入境填报入境第一口岸所在地检验检疫机关。运往陆港或入境转关货物,选择陆港或指运地对应的机关。出境填报货物离境口岸的检验检疫机关。运往陆港或出境转关货物,选择陆港或启运地对应的机关。

6. 启运日期。该申报项目为有条件必填项。申报实施检验检疫的进出境商品目录内货物和其他按照有关法律、法规须实施检验检疫的情况时为必填。该项目填报装载入境货物的运输工具离开启运口岸的日期。本栏目为 8 位数字,顺序为年(4 位)、月(2 位)、日(2 位),格式为“YYYYMMDD”。

7. B/L 号。该申报项目为有条件必填项。申报实施检验检疫的进出境商品目录内货物和其他按照有关法律、法规须实施检验检疫的情况时为必填。该项目填报入境货物的承运人开出的提单/运单号的总单号或直单号。该项目不可为空,如空时系统自动提取提运单号返填。

8. 目的地检验检疫机关。该申报项目为有条件必填项。申报实施检验检疫的进出境商品目录内货物和其他按照有关法律、法规须实施检验检疫的情况时为必填。该项目根据海关规定的《检验检疫机关代码表》中相应检验检疫机关的名称及代码，需要在目的地实施检验检疫的，在本栏填写对应的检验检疫机关。

9. 关联号码及理由。该申报项目为选填项。不涉及检验检疫的，免予填报。进出口货物报关单有关联报关单时，在本栏中填报相关关联报关单号码，并在下拉菜单中选择关联报关单的关联理由。

10. 使用单位联系人。填报进境涉检货物销售、使用单位的联系人名字。

11. 使用单位联系电话。填报进境涉检货物销售、使用单位的联系人的电话。

12. 特殊业务标识。属于国际赛事、特殊进出军工物资、国际援助物资、国际会议、直通放行、外交礼遇、转关等特殊业务，根据实际情况勾选。不属于以上情况的无须勾选。

13. 所需单证。进出口企业申请出具检验检疫证单时，应根据相关要求，在“所需单证”项下的“检验检疫签证申报要素”中，勾选申请出具的检验检疫证单类型，如有需要同时填写收发货人和商品英文名称。申请多个的可多选。

14. 检验检疫签证申报要素。填报“所需单证”项下“检验检疫签证申报要素”时，在确认境内收发货人名称（外文）、境外收发货人名称（中文）、境外收发货人地址、卸毕日期和商品英文名称后，根据现行相关规定和实际需要，勾选申请单证类型，确认申请单证正本数和申请单证副本数后保存数据。

15. 检验检疫货物规格。申报涉检商品时，在“检验检疫货物规格”项下，填报“成分/原料/组分”、“产品有效期”、“产品保质期”、“境外生产企业”、“货物规格”、“货物型号”、“货物品牌”、“生产日期”、“生产批次”和“生产单位代码”等栏目。

16. 产品资质（产品许可/审批/备案）。申报法检目录内的商品且根据进出口货物种类及法律法规和相关规定要求，相关产品须取得必要资质的情况时为必填。对国家实施进出口许可/审批/备案等管理的进出境货物，填写本项货物必须取得的许可/审批/备案名称、编号，需要核销的须填写核销货物序号、核销数量。

（1）“许可证类别”栏：进出口货物取得了许可、审批或备案等资质时，应在“产品资质”项下的“许可证类别”中填报对应的许可、审批或备案证件类别和名称。同一商品涉及多个许可、审批或备案证件类别的，须全部录入相应的证件类别。

（2）“许可证编号”栏：进出口货物取得了许可、审批或备案等资质时，应在“产品资质”项下的“许可证编号”栏中填报对应的许可、审批或备案证件编号。同一商品有多个许可、审批或备案证件号码时，须全部录入。

（3）“核销货物序号”栏：进出口货物取得了许可、审批或备案等资质时，应在“产品资质”项下的“核销货物序号”栏中填报被核销文件中对应货物的序号。

（4）“核销数量”栏：进出口货物取得了许可、审批或备案等资质时，应在“产品资质”项下的“产品许可/审批/备案核销数量”中，填报被核销文件中对应货物的本次实际进出口数（重）量。

（5）“许可证 VIN 信息”栏：申报进口已获 3C 认证的机动车辆时，填报机动车车辆识别代码,包括:VIN 序号、车辆识别代码(VIN)、单价、底盘(车架号)、发动机号或电机号、发票所列数量、品名(英文名称)、品名(中文名称)、提运单日期、型号(英文)、质量保质期 11 项内容。

17. 货物属性。该申报项目为有条件必填项。申报实施检验检疫的进出境商品目录内货物和其他按照有关法律、法规须实施检验检疫的情况时为必填。该项目根据进出口货物的 HS 编码和货物的实际情况,按照海关规定的《货物属性代码表》,在本栏下拉菜单中勾选货物属性的对应代码。有多种属性的要同时选择。

(1)入境强制性产品认证产品:必须在入境民用商品认证(11 目录内、12 目录外、13 无须办理 3C 认证)中勾选对应项。

(2)食品、化妆品是否预包装、是否首次进口,必须在食品及化妆品(14 预包装、15 非预包装、18 首次进口)中勾选对应项。

(3)凡含转基因成分须申报的,必须在转基因(16 转基因产品、17 非转基因产品)中勾选对应项。

(4)"成套设备""旧机电"产品,必须在货物属性(18 首次进出口、19 正常、20 废品、21 旧品、22 成套设备)中勾选对应项。

(5)特殊物品、化学试剂,必须在特殊物品(25 -28ABCD 级特殊物品、29V/W 非特殊物品)中勾选对应项。

(6)木材(含原木)板材是否带皮,必须在是否带皮木材(23 带皮木材/板材、24 不带皮木材/板材)中勾选对应项。

18. 用途。该申报项目为有条件必填项。申报实施检验检疫的进出境商品目录内货物和其他按照有关法律、法规须实施检验检疫的情况时为必填。根据进出境货物的使用范围或目的,按照海关规定的《货物用途代码表》在本栏下拉菜单中填报。例如:进口货物为核苷酸类食品添加剂(HS2934999001),用于工业时,应在本栏选择"工业用途";用于食品添加剂时,应在本栏选择"食品添加剂"。

19. 危险货物信息。申报商品编号涉及危险品的情况时为必填。危险货物填写 UN 编码、危险货物名称、危包类别及包装规格。

(1)"非危险化学品"栏:对危险化学品和普通化学品共用一个 HS 编码的进口商品,企业申报的商品不是《危险化学品目录》内商品,也不属于危险货物的,在"非危险化学品"栏选"是"。

(2)"UN 编码"栏:进出口货物为危险货物的,须按照《关于危险货物运输的建议书》,在"UN 编码"栏中填写危险货物对应的 UN 编码。

(3)"危险货物名称"栏:进出口货物为危险货物的,须在"危险货物名称"栏中,填写危险货物的实际名称。

(4)"危包类别"栏:进出口货物为危险货物的,须按照《危险货物运输包装类别划分方法》,在"危险货物信息"项下的"危包类别"中,勾选危险货物的包装类别[1]。

---

[1] 危险货物包装根据其内装物的危险程度划分为三种包装类别:一类:盛装具有较大危险性的货物;二类:盛装具有中等危险性的货物;三类:盛装具有较小危险性的货物。

(5)“危包规格”栏:进出口货物为危险货物的,须根据危险货物包装规格实际情况,按照海关规定填报危险货物的包装规格。

项目情景实例

陈湘按照以下步骤顺利完成了出境货物落地灯具的报检。

第一步:明确报检的要求。陈湘将该批落地灯具的HS编码归为9405200000,查找了《出入境检验检疫机构实施检验的进出口商品目录》,确认该商品属于法检商品,其监管条件是B;检验检疫类别是N,即须实行出境商品检验。陈湘查看了天津灯具进出口公司寄来的合同、发票、装箱单、提单,确认装运时间是2020年9月1日,货物产地在北京,从天津出运,于是他决定于2020年8月25日向北京海关报检。

第二步:准备单据。陈湘根据这批货物的检验检疫类别,确认这批货物报检需要销售合同、发票、装箱单、报关单、包装性能检验结果单、厂检合格单和报关委托书。销售合同、发票、装箱单已具备。于是,陈湘8月15日向天津灯具进出口公司索要了报关委托书;8月18日,向本公司的纸箱厂索要了包装性能检验结果单,5月19日向本公司的检验部门索要了厂检合格单。

第三步:电子申报。8月25日,陈湘根据销售合同、发票及其他单据的信息,按照报关单的填制要求,登录国际贸易单一窗口,新建一份报关单,开始填制报关单商品信息和检务信息。

第四步:手工报检。根据海关要求,陈湘持销售合同、发票、装箱单、报关单、包装性能检验结果单、厂检合格单和报关委托书等资料于8月26日到北京海关报检大厅报检,递送报检单等单据,并根据报检回执信息联系施检部门,最终确认检验人员8月28日来工厂检验。

第五步:配合检验货物。8月28日,检验人员来厂检验,核查货物的包装、标记及号码,并抽样进行了性能测试等检验工作。

第六步:海关放行。8月29日,北京海关放行该批出境货物。该批货物的报检顺利完成。

单元二　办理有特殊报检要求的出口商品的报检

在上一单元我们已阐述了一般出境货物的报检,本单元将选取一些有特殊报检要求的出口商品,如机电仪类产品、食品、化妆品、玩具,阐述其报检要求。

一、出口机电仪类产品的报检

出口机电仪类产品,主要有机械及机械设备、车辆及有关运输设备、电气设备及其部件、视听设备及其零件和附件等。

出口机电仪类产品检验主要采用在工厂进行出口预验或者出口检验,经检验合格后发给合格证或放行单,即可报关出口。海关对重要出口机电仪类产品还实施出口质量许可证制度，并派驻质量监督员进厂。海关对质量优良、国外无不良反映的出口机电仪类产品进行考核，经考核合格后发给检验标志。

下面主要介绍有特殊报检要求的几种机电产品的报检。

（一）出口电池的报检

HS 编码为 8506 和 8507 品目下的所有子目商品（含专用电器具配置的电池）属于出口电池的报检的范围。国家对出口电池产品实行备案和汞含量专项检测制度，未经备案或汞含量检测不合格的电池产品不准出口。

出口电池产品必须经过审核，取得《进出口电池产品备案书》后方可报检。《进出口电池产品备案书》向所在地海关申请。未列入《出入境检验检疫机构实施检验检疫的进出境商品目录》的不含汞的出口电池产品，可凭《进出口电池产品备案书》或复印件申报放行，不实施检验；含汞电池产品实施汞含量和其他项目的检验。

出口电池报检时按规定申报出口货物报关单，具有合同或销售确认书、发票、装箱单等相关外贸单据，出境货物运输包装性能检验结果单，《进出口电池产品备案书》。

（二）出口小家电产品的报检

小家电产品是指，需要外接电源，供家庭日常生活使用的或提供类似用途，具有独立功能并与人身有直接或间接的接触，将电能转化为光能或热能，涉及人身安全、卫生、健康的小型电器产品。

我国对出口小家电产品的生产企业实行登记制度。凡型式试验不合格的小家电产品，一律不准出口。出口小家电产品报检需按规定申报出口货物报关单，具有合同或销售确认书、发票、装箱单等相关外贸单据，海关签发的产品合格的有效的型式试验报告。列入强制产品认证的小家电产品，申报人还应具有强制认证证书和认证标志。

二、出口食品的报检

食品是指各种供人食用或者饮用的成品和原料，以及按照传统既是食品又是药品的物品，但不包括以治疗为目的的物品。一切出口食品（包括各种供人食用、饮用的成品和原料以及按照传统习惯加入药物的食品）、用于出口食品的食品添加剂等均属于出口食品的报检范围。

出口食品生产企业应当建立完善的质量安全管理体系，建立原料、辅料、食品添加剂、包装材料容器等进货查验记录制度。出口食品生产经营者应当保证其出口食品符合进口国家（地区）的标准及合同要求。进口国家（地区）无相关标准且合同未有要求的，应当保证出口食品符合中国食品安全国家标准。

海关总署对出口食品生产企业实施备案管理，海关负责对辖区内出口食品生产企业质量安全卫生管理体系运行情况进行监督管理。海关总署对出口食品原料种植、养殖场实施备案管理。出口食品原料种植、养殖场应当向所在地海关办理备案手续。列入实施备案管理的原料品种目录的出口食品原料，应当来自备案的种植、养殖场。备案种植、养殖场应当为其生产的每一批原料出具出口食品加工原料供货证明文件。

链接

出口食品生产企业备案

申请人应当通过“中国出口食品生产企业备案管理系统”或“互联网＋海关”办事平台向企业工商注册地海关申请备案。主管海关收到出口食品生产企业申请备案后，对出口食品生产企业提交的备案材料进行审查，组织专家完成评审工作，准予备案的，自作出决定之日起10日内，通过中国出口食品生产企业备案管理系统发放《出口食品生产企业备案证明》；不予备案的，对企业进行书面告知。

出口食品的检验检疫，是对出口食品通过感官的、物理的、化学的、微生物的方法进行检验检疫，以判定所检出口食品的各项指标是否符合合同及买方所在国官方机构的有关规定。

出口食品的发货人或者其代理人应当按照规定申报出口货物报关单，具有合同、发票、装箱单、出厂合格证明、出口食品加工原料供货证明文件等必要的凭证和相关批准文件（如出口食品生产企业备案文件，种植场、养殖场备案文件），向出口食品生产企业所在地海关报检。报检时，应当将所出口的食品按照品名、规格、数/重量、生产日期逐一申报，并承诺取得相关批准、许可文件。必要时，在海关监管过程中企业应根据需要补充提交相关单证正本。

海关按照抽检方案和相应的工作规范、规程以及有关要求对出口食品实施抽检。

出口食品符合出口要求的，由海关按照规定出具证书（如兽医卫生证书）。出口食品输入国家（地区）对证书形式和内容有新要求的，经批准后，海关方可对证书进行变更。

出口食品经检验检疫不合格的，由海关出具不合格证明。依法可以进行技术处理的，应当在海关的监督下进行技术处理，合格后方准出口；依法不能进行技术处理或者经技术处理后仍不合格的，不准出口。

出口食品的包装[1]和运输方式应当符合安全卫生要求，并经检验检疫合格。出口食品生产企业应当在运输包装上注明生产企业名称、备案号、产品品名、生产批号和生产日期。海关应当在出具的证单中注明上述信息。在保证产品可追溯的前提下，经海关同意，标注内容可适当调整。需要加施检验检疫标志的，按照规定加施。

海关发现不符合法定要求的出口食品时，可以将其生产经营者列入不良记录名单；对有违法行为并受到行政处罚的，可以将其列入违法企业名单并对外公布。

案例

某年5月23日，宁夏海关接到核查信息，银川某出口食品企业输韩枸杞粉遭到韩国官方通报。经调查，该企业向韩方出口100千克枸杞粉样品，在韩国通关时，因检出未申报的亚硫酸盐而被韩国食药厅通报。该样品在出口时以植物提取物名义进行申报，被视为工业

[1] 检验检疫机构将对食品包装进出口商、出口食品包装企业实行备案管理，对获得备案证书的企业产品实行安全、卫生项目的周期检测。

品而未办理报检手续。这一行为属于逃避法定检验检疫，违反了《中华人民共和国进出口商品检验法实施条例》的相关规定，宁夏海关依法对其处以货值20%的罚款。

【分析】

出口食品样品也需检验检疫。该案例反映出一些企业对出口食品样品在认识上存在误区，对我国和进口国检验检疫相关法律法规不够了解。此案发生的原因主要有以下三个方面：一是企业外贸工作人员法律意识淡薄，对出口食品样品没有给予足够重视；二是轻信代理公司，把出口食品样品误申报为工业品，逃避了检验检疫手续；三是没有对出口食品样品进行认真自检，导致被国外通报。根据《中华人民共和国进出口商品检验法实施条例》第四十四条的规定，将必须经检验检疫机构检验的出口商品未报经检验合格而擅自出口的，由检验检疫机构没收违法所得，并处货值金额5%以上20%以下的罚款。

此外，出口食品的标签审核与出口食品检验检疫结合进行。出口预包装食品[1]的经营者或其代理人在出口食品前应当向指定的检验检疫机构提出食品标签审核申请。出口预包装食品标签应符合进口国（地区）相关法律法规、标准或者合同要求，进口国（地区）无要求的，应符合我国相关法律法规及食品安全国家标准的要求。出口预包装食品报检时，应提供标签样张及翻译件。海关应当对标签进行格式版面检验，并对标签标注内容进行符合性检测。出口预包装食品标签检验不合格的，应当在海关的监督下进行技术处理；不能进行技术处理或者技术处理后重新检验仍不合格的，不准出口。

三、出口化妆品的报检

海关对出口化妆品生产企业实施备案管理。出口化妆品生产企业应当建立原料采购、验收、使用管理制度，要求供应商提供原料的合格证明；应当建立生产记录档案，如实记录化妆品生产过程的安全管理情况；应当建立检验记录制度，依照相关规定要求对其出口化妆品进行检验，确保产品合格。上述记录应当真实，保存期不得少于2年。

出口化妆品的标签审核与出口化妆品检验检疫结合进行。申请《进出口化妆品标签审核证书》时，报检人要提交《进出口化妆品标签审核申请书》。海关在对出口化妆品实施检验检疫时，要检查出口化妆品标签内容是否符合法律、法规和标准规定要求，要对与质量有关内容的真实性、准确性进行检验，经检验合格的，在按规定出具的检验证明文件中加注“标签经审核合格”。

出口化妆品报检时，货主或其代理人须按规定申报出口货物报关单并具有：外贸合同或信用证；装箱单和货运发票；出口化妆品生产企业厂检单。为控制疫病、疫情或执行有关强制性动态要求，海关可临时要求报检人在申报出口化妆品时提供以下资料：进口国（地区）卫生标准、企业标准或有关国际标准。

首次出口的化妆品应当提供以下文件：

（1）出口化妆品生产企业备案材料；

（2）自我声明。声明企业已经取得化妆品生产许可证，且化妆品符合进口国家（地区）相关法规和标准的要求，正常使用不会对人体健康产生危害等内容；

---

[1] 预包装食品是指预包装于容器中，以备交付消费者的食品。

(3)销售包装化妆品成品应当提交外文标签样张和中文翻译件。

海关受理报检后,对出口化妆品进行检验检疫,包括现场查验、抽样留样、实验室检验、出证等。

出口化妆品经检验检疫合格的,由海关放行。进口国家(地区)对检验检疫证书有要求的,海关出具有关检验检疫证书。

出口化妆品经检验检疫不合格的,涉及安全、健康、环境保护项目不合格的海关不予出口。其他项目不合格的,可以在海关的监督下由生产企业进行技术处理,经重新检验检疫合格后,方可出口。经技术处理后重新检验仍不合格的,不准出口。

来料加工全部复出口的化妆品,来料进口时,能够提供符合拟复出口国家(地区)法规或者标准的证明性文件的,可免于按照我国标准进行检验;加工后的产品,按照进口国家(地区)的标准进行检验检疫。

四、出口玩具的报检

我国对出口玩具及其生产企业实行质量许可制度。各玩具生产企业必须按《出口玩具质量许可证管理办法》建立质量保证体系,并取得出口玩具质量许可证。出口玩具生产、经营企业应当建立完善的质量安全控制体系及追溯体系,加强对玩具成品、部件或者部分工序分包的质量控制和管理,建立并执行进货检查验收制度,审验供货商、分包商的经营资格,验明产品合格证明和产品标识,并建立产品及高风险原材料的进货台账,如实记录产品名称、规格、数量、供货商、分包商及其联系方式、进货时间等内容。

海关应当对出口玩具生产、经营企业实施监督管理,包括对企业质量保证能力的检查以及对质量安全重点项目的检验。出口玩具按照输入国家或者地区的技术法规和标准实施检验,如贸易双方约定的技术要求高于技术法规和标准的,按照约定要求实施检验。输入国家或者地区的技术法规和标准无明确规定的,按照我国国家技术规范的强制性要求实施检验。政府间已签订协议的,应当按照协议规定的要求实施检验。海关总署对存在缺陷可能导致儿童伤害的进出口玩具的召回实施监督管理。

出口玩具的发货人应在货物装运前七天向海关报检,报检时按规定申报出口货物报关单,除具有合同或销售确认书、发票、装箱单等相关外贸单据外,还需提供产品质量安全符合性声明。出口玩具首次报检时,还应当具有玩具实验室出具的检测报告以及海关总署规定的其他材料等。出口玩具检验的主要内容包括外观、安全、卫生以及使用性能方面的检验。安全、卫生的检验包括物理性能、阻燃性能、重金属元素、年龄警告标签等。擅自出口未经检验的出口玩具的,由海关没收违法所得,并处货值金额5%以上20%以下罚款。

五、出口装运前检验

装运前检验也称政府协议装运前检验,是我国政府与相关国家签订协议,协定我国产品出口至相应国家前,由我国海关进行检验并出具装运前检验证书,以此作为进口国办理进口手续的有效凭证。其目的是为了保证出口非洲和中东国家产品品质,保证出口产品质量、数量和价格的真实性,防止欺诈行为和假冒伪劣产品出口,从而维护我国出口产品质量信誉。

链接

出口装运前检验涉及的商品

目前政府协议装运前检验涉及四个国家，分别是也门、伊朗、塞拉利昂、埃塞俄比亚。

出口至也门:《商品名称及编码协调制度的国际公约》(HS 编码)第 25 章至 29 章和第 31 章至 97 章的产品。

出口至伊朗:《出入境检验检疫机构实施检验检疫的进出境产品目录》中第 25-29、31-97 章，海关监管条件为 B，检验检疫类别为 N 的所列产品。

出口至塞拉利昂:每批次价值在 2 000 美元以上的贸易性质商品。

出口至埃塞俄比亚:货物的批次价值在 2 000 美元以上的贸易性质商品。

企业按照政府协议或政府谅解备忘录上的产品检验标准，以及贸易合同、信用证上的具体要求进行产品生产。施检部门应在完成检验后的 5 个工作日内，由授权检验员签发装运前检验证书(如表 4－2)。

表 4－2 装运前检验证书

Certificate for Pre－shipment Inspection

货值 Value
出口商名称与地址 Name and Address of Exporter/Seller
进口商名称与地址 Name and Address of Importer/Buyer
检验地点 Site(Place) of Inspection
集装箱号码与封识号码 Container No. & Seal No.
采用标准 Standard(No/Date of Issue)
外观检验结果 Findings on Quantity and Package Inspection
品质检测结果 Findings on testing
合格评定意见 Conformity assessment opinion

续表

<table>
<tr><td colspan="7">所附文件
Documents Attached</td></tr>
<tr><td colspan="7">备注
remark</td></tr>
<tr><td colspan="4">检验机构盖章
The Seal of Inspection Body</td><td colspan="3">授权签字人签字
The Signature of Inspector</td></tr>
<tr><td colspan="4"></td><td colspan="3"></td></tr>
<tr><td colspan="7">附加内容
Attachment</td></tr>
<tr><td>序列号
Serial
Number</td><td>商品名称
Description</td><td>HS 编码
HS Code</td><td>原产地
Place of Origin</td><td>数量
Quantity</td><td>单位
Unit</td><td>包装方式和件数
Number and Type of
Packages</td></tr>
<tr><td>-1-</td><td></td><td></td><td></td><td></td><td></td><td></td></tr>
<tr><td>-2-</td><td></td><td></td><td></td><td></td><td></td><td></td></tr>
<tr><td colspan="7">合计数量
Total Quantity</td></tr>
</table>

签证地点 Place of Issue ________________　　签证日期 Date of Issue ________________

海关实施装运前检验的流程如下：

第一步，受理企业报检。需开展装运前检验的企业在报检时应在所需单证一栏中填写上装运前检验证书。

第二步，实施检验。对政府协议装运前检验范围内的货物需实施批批检验。核对全批货物产品型号、数量是否与报检资料一致；检查产品包装是否完好；检查产品外观是否完好、是否符合标准要求；检查产品铭牌标识、生产批号是否与申报资料相符；抽取样品进行现场常规项目检验。

第三步：实施监装。监装是对货物装入集装箱过程的现场监督，主要包含以下内容：海关对货物品名、数量、包装、唛头、规格型号进行检验，监装货物在监督范围内装入集装箱，并在集装箱加施卡扣式封识。

第四步：核价。对出口至塞拉利昂或埃塞俄比亚的货物，海关还会对货物的价格开展核实工作。

单元三 办理出境动物及其产品的报检

动物及其产品的出境检疫包括出境动物检疫、出境动物产品检疫和出境动物生物制品如疫苗、血清、诊断液等其他检疫物的检疫。凡是出境的动物、动物产品及其他检疫物,装载动物、动物产品和其他检疫物的装载容器、包装物以及来自动植物疫区的运输工具,均属实施检疫的范围。海关颁发的检疫证书是准予出口的证明。

一、出境动物的报检

出境动物是指我国向境外国家(或地区)输出供屠宰食用、种用、养殖、观赏、演艺、科研实验等用途的家畜、禽鸟类、伴侣动物、观赏动物、水生动物、两栖动物、爬行动物、野生动物和实验动物等。出境动物实施在起运地隔离检疫、抽样检验,在离境口岸作临床检查、必要复检的制度。

(一)出境动物检疫的主要程序

动物出境前应根据《中华人民共和国进出境动植物检疫法》和《中华人民共和国进出境动植物检疫法实施条例》及有关规定进行检疫。检疫内容根据双边动物检疫协议、协定或动物检疫议定书、输入国(地区)的兽医卫生要求,并参照贸易合同中订明的检疫要求确定。

出境动物检疫的主要程序是:报检→现场检验检疫→隔离检疫(如果需要)→实验室检验检疫→合格的出证放行/不合格的检疫处理→国内运输监管→中转仓检验检疫(如果需要)→离境检验检疫。

(二)出境动物报检的时间、地点及随附单据

对于出境动物报检的时间、地点及随附单据的要求如下:

1. 出境动物,货主或其代理人应在动物计划离境前60天向出境口岸海关预报检,在口岸隔离检疫前7天报检;

2. 出境观赏动物,货主或其代理人应在动物出境前30天持贸易合同或展出合约、产地检疫证书、国家濒危物种进出口管理办公室出具的许可证及信用证到出境口岸海关报检;

3. 实行检疫监督的输出动物,生产企业须出示输出动物检疫许可证;

4. 输出国家(地区)规定为保护动物的,应有国家濒危物种进出口管理办公室出具的许可证;

5. 输出非供屠宰用的畜禽,应有农牧部门品种审批单;

6. 输出实验动物,应有中国生物工程开发中心的审批单;

7. 输出观赏鱼类,须有养殖场供货证明、养殖场或中转包装场注册登记证和委托书。

(三)出境动物报检的受理与检疫处理

海关受理报检后,核对出口动物饲养场备案证明、出口公司备案资料、合同或信用证、发票及其他必要的单证,经审核符合出境检验检疫报检规定的,接受报检;否则,不予受理。

海关根据进口国(地区)要求、贸易合同的规定以及其他法规实施隔离检疫、实验室检验对出境动物进行检验检疫。对检验检疫合格的出境动物签发动物卫生证书。对经检验检疫

合格的出口动物,海关签发动物卫生证书。输入国家或地区没有检验检疫要求,不需要出具证书的,予以放行。

海关对检验检疫合格的动物施加检验检疫标志。

(四)出境动物的国内运输监管和离境检验检疫

出境动物,经起运地海关检验检疫合格的,从起运地运往出境口岸时,交通、铁路、民航等运输部门和邮政部门凭海关签发的单证办理承运和邮递手续;从起运地运往出境口岸的过程中,国内其他部门不再检验检疫。海关对检验检疫合格的出境动物实行监装制度。出口大、中型动物,货主或其代理人必须派出经海关培训考核合格的押运员负责国内运输过程的押运。

经起运地海关检验检疫合格的出口动物运抵口岸后,还要由离境口岸海关实施临床检查或者复检。出口动物运抵出境口岸后,货主或其代理人应向离境口岸海关申报,属于离境口岸海关辖区内的出口动物,货主或其代理人在离境申报时应递交起运地海关出具的动物卫生证书;不属于离境口岸海关辖区内的出口动物,货主或其代理人在离境申报时应随附起运地海关出具的动物卫生证书。属于首次申报的,对来自注册登记饲养场的动物,还要随附出口动物饲养场检疫注册登记证,向离境口岸海关申请备案。

二、出境动物产品的报检

动物产品是指来源于动物、未经加工或者虽经加工但仍有可能传播疫病的产品,如生皮张、毛类、脏器、油脂、动物水产品、奶制品、蛋类、血液、精液、胚胎、骨、蹄、角等。

我国对生产出境动物产品相关的企业(包括加工厂、屠宰厂、冷库、仓库)实施卫生注册登记制度。货主或其代理人向海关报检的出境动物产品,必须产自经注册登记的生产企业并存放于经注册登记的冷库或仓库。

出境动物产品检疫的主要程序为:报检→产地检疫→起运地和出境口岸检疫→出证或放行。

(一)出境动物产品报检的地点

凡我国法律、法规规定必须由出入境检验检疫机构检验检疫的,或进口国家(地区)规定必须凭检验检疫机构出具的证书方准入境的,或有关国际条约规定须经检验检疫的出境动物产品,均应向海关报检。

货主或其代理人输出动物产品时,除属野生濒危动物产品外,其他动物产品,货主可直接到口岸海关报检。

(二)出境动物产品报检的时间

不同的动物产品,报检的时间略有不同:

1. 饲养动物肉脏类、野生动物肉脏类、动物水产品、蛋类、奶制品、蜂蜜及其他须经加工的动物产品,在加工前向屠宰、加工单位所在地口岸海关报检。

2. 其他动物产品应在出境前7天报检;须作熏蒸消毒处理的,应提前15天报检。

3. 不需要进行加工的原毛类动物产品,货主或其代理人可于出境前向口岸海关报检。

(三)出境动物产品报检的随附单证

报检时申报出境检验检疫申请并应提供的随附单证主要有以下几种:

1. 合同或销售确认书、信用证、发票、装箱单等相关外贸单据。

2. 生产出境动物产品的相关企业(包括加工厂、屠宰厂、冷库、仓库)的卫生备案证明。

3. 凭样成交的出境非食用性动物产品,应提供经买卖双方确认的样品。

4. 特殊单证。如果出境动物产品来源于国内某种属于国家级保护或濒危物种的动物、濒危野生动植物种国际贸易公约中的中国物种的动物,报检时还必须递交国家濒危物种进出口管理办公室出具的允许出口证明书。

有关单证不全,或者动物、动物产品来自疫区,原产地疫情不明,或者出境产品的生产、加工、存放的兽医卫生条件达不到要求的,口岸海关不接受报检。

起运地原车(含陆运、空运、海运)直运出境的,由出境口岸海关验证放行;输出动物产品到达出境口岸后拼装的,因变更输入国家或者地区而有不同检疫要求的,或者超过规定的检疫有效期的,应当重新报检。

单元四　办理出境植物及其产品的报检

应检植物检疫物主要包括植物、植物产品和其他检疫物。贸易性出境植物、植物产品及其他检疫物,作为展出、援助、交换和赠送等非贸易性出境植物、植物产品及其他检疫物,进口国家或地区有植物检疫要求的出境植物产品,以上出境植物、植物产品及其他检疫物的装载容器、包装物及铺垫材料等,属于出境植物及植物产品报检范围。

植物是指栽培植物、野生植物和它们的种子、种苗及其他繁殖材料等,包括所有栽培、野生的可供繁殖的植物全株或者部分,如植株、苗木(含试管苗)、果实、种子、砧木、接穗、插条、叶片、芽体、块茎、球茎、鳞茎、花粉、细胞培养材料等。为了避免与广义的植物检疫混淆,通常将这部分检疫物统称为种子、苗木(简称种苗)。

植物产品是指来源于植物未经加工或者虽经加工但仍有可能传播病虫害的产品。植物产品包括粮谷类、豆类、木材类、竹藤柳草类、饲料类、棉花类、麻类、籽和油类、烟草类、茶叶和其他饮料原料类、糖和制糖原料类、水果类、干果类、蔬菜类、干菜类、植物性调料类、药材类以及其他类等。

其他检疫物包括植物性有机肥料、植物性废弃物、植物产品加工后产生的下脚料和其他可能传带植物有害生物的检疫物。

出境植物检疫是指对贸易性和非贸易性的出境植物、植物产品及其他检疫物(统称出境植物检疫物)实施的检疫。海关对出境检疫物的生产、加工、存放过程实施检疫监督管理制度;对生产、加工、存放出境检疫物的场所实施注册登记管理;对经检疫合格的出境检疫物在出境口岸实行监督装运。

我国对出境植物及其产品的检疫实行分类管理制度。凡需出具植物检疫证书、熏蒸/消毒证书的出境检疫物,都必须批批自检;粮谷类出境检疫物,无论是否需出具植物检疫证书、熏蒸/消毒证书,必须批批自检。

一、出境植物检疫物的检疫依据

出境植物检疫物的检疫依据有以下几个方面:

第一,输往与我国有政府间双边植物检疫协定、合作谅解备忘录的国家(地区),按我国所承担的检疫义务,据其有关条款实施检疫。

第二,贸易合同、信用证中有植物检疫条款,除按该条款要求作针对性检疫外,还要遵守输入国家(或地区)官方的有关检疫规定。

每个国家或地区都是根据本国的实际情况来制定本国或地区的法律、法规。由于不同国家或地区的自然环境可能不同,其制定的检疫法规也不尽相同。一个国家不关注的有害生物在另外一个国家可能会对植物产生巨大的危害,所以出境检疫物应按照进境国家和地区的要求实施检疫,才能在入境国家和地区顺利通关。一般情况下,贸易合同中订明的检疫要求都比法律、法规要求的更具体、更详细,只要当事人之间的贸易合同不违反国家法律、法规的规定,海关就应对出境检疫物按照贸易合同订明的检疫要求实施检疫。

第三,如合同或信用证未订明具体的检疫条款,应参照输入国家(或地区)的进境植物检疫危险性病、虫、杂草名单和检疫禁止进境物名单等有关规定实施检疫。

二、出境植物检疫物的检疫程序

出境植物检疫物的检疫程序一般依次为报检、检疫、签证及其他检疫,其具体流程如图4-5所示。

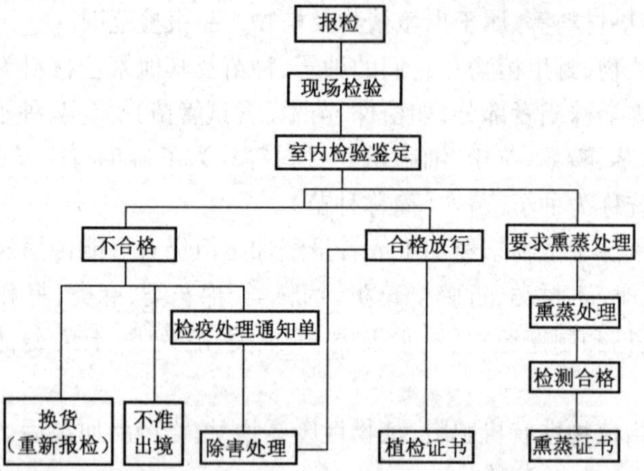

图4-5 出境植物检疫物的检疫流程

三、出境植物检疫物的报检要求

货主(出口商)或其代理人在检疫物出境前10天,申报出境检验检疫申请,随附贸易合同或有关协议、信用证或同外商(或有关部门)之间关于该批货物有关检疫要求的函电、发票、装箱单等单证。需做熏蒸处理的应提前15天报检。如果需要产地检疫,货主应在生长季节的早期与口岸海关联系,以便确定检疫计划。

四、出境植物检疫物的检疫处理

海关在接受报检时应仔细审核有关单证，包括审查国外货主开具的信用证或合同中的检疫要求是否合理、我国能否做到和接受，对不合理的检疫要求应通知货主或其代理人修改合同或信用证。货主或其代理人陪同检疫人员实施检疫，检疫人员首先要了解货物存放的周围环境是否符合检疫管理的要求，要检查全部货物的存放情况及报检货物的生产加工日期及地点、存放时间、包装情况等，同时核对报检申请单与货物的相符情况。

海关根据检疫情况作出签证放行或者重新整理、换货或除害处理合格后放行的处理。根据政府间双边植物检验检疫协定、协议和备忘录或输入国(地区)要求，经检验检疫合格的，出具植物检疫证书或检验证书、卫生证书；经认可的检疫处理合格后，出具熏蒸/消毒证书或植物检疫证书。

单元五　办理出境货物木质包装的报检

我国对出境植物、植物产品及其他检疫物的装载容器、包装物及铺垫材料依照规定实施检验检疫，对出口商品包装用纸箱的生产厂实施质量许可证制度。擅自更改检验合格的出口商品的包装，如改换包装或者原未拼装后来拼装的，货主或者其代理人应当重新报检。

出口商品的包装检验，可分为危险货物包装检验和一般货物包装检验，除包装材料和包装方法必须符合外贸合同和标准规定外，还应检验商品内外包装是否牢固、完整、干燥、清洁，是否适于运输和保护商品质量、数量的要求。海关对出口商品的包装检验，一般在现场抽样进行，或在进行衡器计重的同时结合进行。包装的种类很多，本单元重点介绍出境货物木质包装的报检。

一、出境货物木质包装的IPPC标识

需要检验检疫的木质包装是指用于承载、包装、铺垫、支撑、加固货物的木质材料，如木箱、木板条箱、木托盘、木框、木桶、木轴、木楔、垫木、衬木等。经人工合成的材料或经深度加工的包装用木质材料，如胶合板、纤维板等不在此列。

我国《出境木质包装检疫监督管理办法》要求，对所有出境货物使用的木质包装，应按规定的检疫除害处理方法进行处理，并加施国际植物保护公约组织(IPPC)专用标识，不符合规定的，不准出境。加施IPPC标识的木质包装输往采用国际标准的国家或地区的，不再需要出具植物检疫证书[1]。各企业按照我国和国际相关规定对出境货物木质包装实施除害处理，以免造成不必要的贸易纠纷和经济损失。

【例4－1】深圳某公司出口到美国的一批大理石板材，辗转近四个月后，又原封不动回到深圳。其主要原因是货主因嫌麻烦，在出口前，其用作承载大理石板材的木质包装未按检

---

[1] 对《出入境检验检疫机构实施检验检疫的进出境商品目录》内的商品，使用加施IPPC标识木质包装的企业在申报时应注明，并提供出境货物木质包装除害处理合格凭证，抽查检疫时核对包装上的标识与合格凭证中注明的标识是否相符。

验检疫部门的要求报检、加施“IPPC”标识。结果,货物到达美国口岸后,美国检验检疫部门作出原柜退运出境处理。

【分析】根据有关国家按照国际标准制定的进境检疫要求,对于无 IPPC 标识、未正确加施 IPPC 标识或检出有害生物的木质包装,将在入境口岸采取除害、销毁、拒绝入境等措施。美国、加拿大、墨西哥及欧盟国家等对发现不符合要求的木质包装,通常会采取连同货物一并退运的严厉措施。出口商应从获得标识加施资格的企业购买已经加施 IPPC 专用标识的木质包装。木质包装使用企业可向所在地海关咨询索要 IPPC 标识加施企业名单,并自主选择购买经有效除害处理的木质包装。

海关对出境货物使用的木质包装实施抽查检疫,发现不符合规定的,不准出境。输入国家或者地区对木质包装有其他特殊检疫要求的,按照输入国家或者地区的规定执行。伪造、变造、盗用标识的,依照《中华人民共和国进出境动植物检疫法》及其实施条例的有关规定处罚。

出口企业木质包装取得 IPPC 标识有两种途径:

途径一:企业向所在地海关提出 IPPC 除害处理标识加施资格申请,获得 IPPC 标识加施资格。所需资料包括:①出境货物木质包装除害处理标识加施申请考核表;②企业厂区平面图及简要说明;③热处理或者熏蒸处理等除害设施及相关技术、管理人员的资料。

企业要申请出境货物木质包装除害处理标识加施企业,可通过海关行政审批窗口现场办理或海关行政审批网上办理平台(网址:http://pre.chinaport.gov.cn/car)申请办理。办理流程如图 4-6。

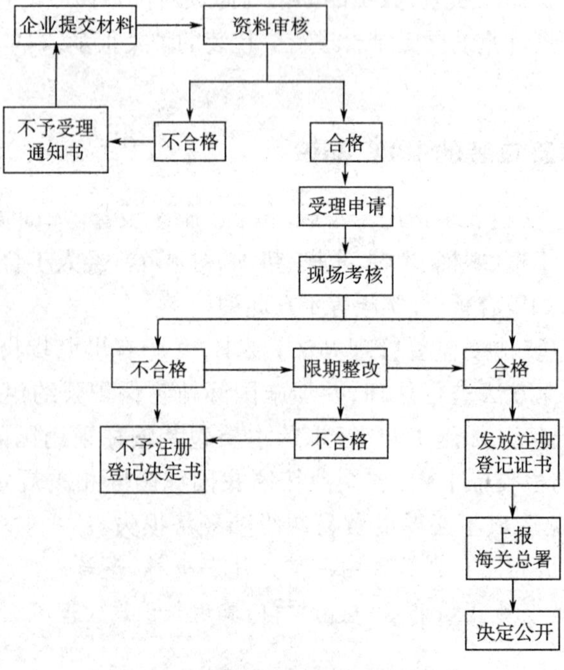

图 4-6 办理木质包装标示流程图

途径二:未获得 IPPC 标识加施资格的木质包装使用企业,可以从海关总署公布的出境货物木质包装除害处理标识加施企业购买木质包装，并要求标识加施企业提供出境货物木质包装除害处理合格凭证。

二、货物木质包装报检的一些特殊要求

若进出境货物以不当木质包装处置，国际运输中可能会引发有害生物传播、扩散、定殖。企业应掌握《国际贸易中木质包装材料的管理》《出境货物木质包装检疫处理管理办法》等规定，准确界定木质包装范围，熟悉 IPPC 标识样式。同时，应重点关注部分国家木质包装相关规定。如俄罗斯根据协议需要出具熏蒸证书，欧盟需出具植物检疫证书，但加拿大和澳大利亚不需要出具相关证书。

输入国家或地区有特殊检疫要求的，海关按照输入国家或地区的规定执行。

（一）输注美国、加拿大的货物木质包装

美国、加拿大对从中国输入的货物木质包装，要求进行热处理、熏蒸或防腐处理，并由海关出具熏蒸/消毒证书。无木质包装的货物要出具无木质包装的声明。对目的地为美国、加拿大的出口货物的木质包装（含途经中国香港转口美国的），出口企业在木质包装盛装货物前，持有关单证向当地海关报检，取得海关签发的熏蒸/消毒证书。美国、加拿大凭我国海关签发的熏蒸/消毒证书验放货物。

链接

熏蒸的基本做法

报关人员填写熏蒸联系单，显示客户名称、国家、箱号、使用药剂等→(熏蒸队)贴标签→熏蒸(24 小时)→散药(4 小时)。

1.不需要加“IPPC”标识，货到场地后直接装箱，熏蒸队进行熏蒸，按目的国的不同喷洒不同浓度的熏蒸药剂，进行 24 小时熏蒸。

2.需要加“IPPC”标识：货送到场地后先落到场地，熏蒸队在每个包装的前面和后面施加“IPPC”字样，然后安排装箱进行熏蒸。

（二）输注巴西的货物木质包装

巴西对来自中国等多个国家（地区）的木质包装实施的检疫措施，要求对木质包装进行热处理、熏蒸处理或其他巴方检疫机构认可的防虫处理，并提供国家官方检疫部门出具的检疫证书。

对输往巴西的带有木质包装的货物，应尽量避免使用木质包装。确需使用木质包装的货物，在货物出口前，须向当地海关报检，取得海关签发的熏蒸/消毒证书。巴西检疫部门凭我国海关签发的熏蒸/消毒证书验放货物，如不能提供检疫证书，该批货物将在巴方检疫部门的监督下，拆除木质包装作焚烧、熏蒸等除害处理，费用由进口商承担。

（三）输注欧盟的货物木质包装

为防止松材线虫传入欧盟，欧盟对来自我国的针叶木质包装采取检疫措施，对于不符合规定的木质包装，欧方将在入境口岸采取除害处理、销毁、拒绝入境等措施。

对输往欧盟的货物木质包装，在货物出口前，须向当地海关报检，按以下办法办理：

1. 对使用松材线虫疫区针叶树木质包装的，在出口前须进行除害处理，处理合格的木质包装上须有标记，在标记上注明处理方法、地点及实施处理的单位，并由海关出具植物检疫证书；

2. 对使用非松材线虫疫区针叶树木质包装的，由海关实施检疫并出具植物检疫证书，证明木质包装来自非疫区；

3. 对使用非针叶树木质包装的，如出口企业提出要求或合同、信用证中有规定，需要海关出具除害处理证书的，可向海关报检，对木质包装进行除害处理，处理合格的出具熏蒸/消毒证书。

个案分析与操作演练

1. 6 月 6 日，天津花都食品有限公司完成了供应北京大华进出口有限公司的速冻甜豌豆(HS 编码:07102100.00)的生产。北京大华进出口有限公司向日本出口这批速冻甜豌豆，运输包装是纸箱，该纸箱由天津金华纸箱厂生产。该批速冻甜豌豆采用预包装，用集装箱运输。北京大华进出口有限公司委托北京龙口货代公司代理报检。假如你是北京龙口货代公司的报关人员，请问你需要收集哪些单据(找谁索要)才能顺利完成报检业务？

2. 某海关在执法中发现，某冷藏公司报检一批出口至韩国的大蒜及大蒜制品，经检验检疫合格后放行，后因国外客户对包装及数量提出要求，该公司将大蒜包装由 15kg/箱改为 12.5kg/箱，并购买补充了 1 250kg 大蒜，向海关报关。问题:该公司的行为有无违法？如违法，应该怎么做才合法？

“个案分析与操作演练”参考答案

复习思考题

一、名词解释：出口食品的检验检疫、木质包装。

二、简答题

1. 出口商品检验前必须具备哪些条件？

2. 出境货物报检的时限和地点有哪些要求？

3. 出境货物报检时要提供哪些资料？

4. 简述出口电池的报检要求。

5. 简述出口小家电产品的报检要求。

6. 简述出口化妆品的报检要求。

7. 简述出口玩具的报检要求。
8. 简述出境动物检疫的主要程序。
9. 简述出境动物报检的时间、地点及随附单据。
10. 简述出境动物离境检验检疫的步骤。
11. 简述出境动物产品报检的时间、地点及随附单据。
12. 简述出境植物检疫物的报检要求。
13. 简述出境货物木质包装的报检要求。
14. 简述出口装运前检验的流程。

项目任务五　办理入境货物报检

项目要求

- 办理一般入境货物报检
- 办理有特殊报检要求的入境货物的报检
- 办理进境货物木质包装的报检
- 办理进境动物及产品的报检
- 办理进境植物及产品的报检

项目情景

自从北京龙口工贸公司决定成立北京龙口货运代理公司,开展代理报关业务后,北京龙口货运代理公司的货运代理与报检代理业务发展很快。报关人员陈湘的工作十分繁忙,仅本月,陈湘就要做好以下进境货物的报检业务工作:

(1)为某企业报检从荷兰进口的200株郁金香(检验检疫类别为P/Q),考虑鲜花保鲜要求,在报检后,告知货主可立即将货物空运至北京;

(2)为某企业报检一批从澳大利亚进口的旧车床,在报检后,告知货主可将货物运至目的地进行检验;

(3)为某企业报检一批从泰国进口的香蕉(检验检疫类别为P. R/Q. S),货物经韩国仁川转船,其间未更换包装,在口岸海关检验检疫合格后,领取了《入境货物检验检疫证明》;

(4)为某企业报检一批从智利进口的废塑料(检验检疫类别为M/),在报检后,告知货主即可将货物运至目的地;

(5)为某企业报检一批从法国进口的羊毛(检验检疫类别为M. P/N. Q),在报检后,告知货主即可将货物运至长春。

陈湘首先分析了上述业务报检和检验检疫需要办理的一些特殊单证以及检验检疫过程需要配合的特殊环节。陈湘是这样分析的:①郁金香、香蕉、羊毛均属于动植物产品,(1)(3)(5)三项业务报检时须具有《中华人民共和国动植物检疫许可证》。②来自美国、日本、韩国和欧盟的货物报检时需具有关于包装情况的声明或证书。(1)(5)项业务中荷兰、法国均属欧盟国家,因此报检时须具有关于包装情况的声明或证书。③在口岸须实施卫生消毒处理的主要有旧机电、废物、动物产品等,因此,(2)(4)(5)项货物须在口岸实施卫生消毒处理。

然后,陈湘备齐了各项报检所需的单证,在中国国际贸易单一窗口上进行货物申报,并联系施检，比较成功地完成了任务。

陈湘进行业务总结后认为：熟悉入境货物报检的要求，掌握入境货物检验检疫工作程序、报检范围、特殊入境货物报检手续以及进口货物报关单缮制方法，对今后更成功地从事入境货物报检业务是十分重要的。

知识模块

单元一 办理一般入境货物报检

对进口货物进行检验检疫，通常是国际货物买卖合同的一个重要内容。除双方另有约定外，对货物进行检验检疫是买方的一项基本权利。买方在付款赎单之后，便着手准备报关与接货。若是法检商品，在报关前必须办理检验检疫手续。

入境货物报检是报检人根据我国有关法律法规、对外贸易合同的规定，向海关申请检验、检疫、鉴定，以获准入境或取得销售使用的合法凭证及某种公证证明所必须履行的法定程序和手续。

一、入境货物报检的一般规定和检验检疫流程

法律与行政法规所规定的实施检验检疫的入境对象，凡我国作为成员的国际条约、公约和协定所规定的实施检验检疫的入境货物，凡贸易合同约定的须凭检验检疫机构签发的证书进行交接、结算的入境货物等，属于入境货物报检的范围。

实践中需实施入境检验检疫的申报范围一般主要包括：

①查询 HS 编码，海关监管条件含 A 的；②进口捐赠医疗器械，监管方式为“捐赠物资”(3612)，产品为医疗器械的；③进口成套设备，货物属性为成套设备；④进口以 CFCS 为制冷剂的工业、商业用压缩机；⑤进口危险化学品；⑥进境货物使用木质包装或植物铺垫材料的；⑦来自传染病疫区的进境货物；⑧所有进口拼箱货物；⑨所有进口旧品，货物属性为旧品的；⑩所有的进口有机认证产品；⑪所有退运货物。

对于上述需实施检验检疫的一般进口货物，企业或代理的报关企业应按照法律法规等要求如实申报报关单检验检疫项目。

入境货物检验检疫流程可用图 5－1 表示。

入境货物的检验检疫工作程序是报检后先放行通关，再进行检验检疫。法定检验检疫入境货物的货主或其代理人自主选择在口岸或目的地海关报检，货物在目的地海关实施检验检疫[1]。一般情况下，入境货物货主或其代理人首先向卸货口岸或到达站的海关报检；海关受理报检后，施检部门签署意见，对来自疫区，可能传播检疫传染病、动植物疫情及可能夹

[1] 大宗散装商品、易腐烂变质商品、可用作原料的固体废物以及已发生残损、短缺的商品，应当在卸货口岸检验。海关总署也可以根据便利对外贸易和进出口商品检验工作的需要，指定进口商品在其他地点检验。

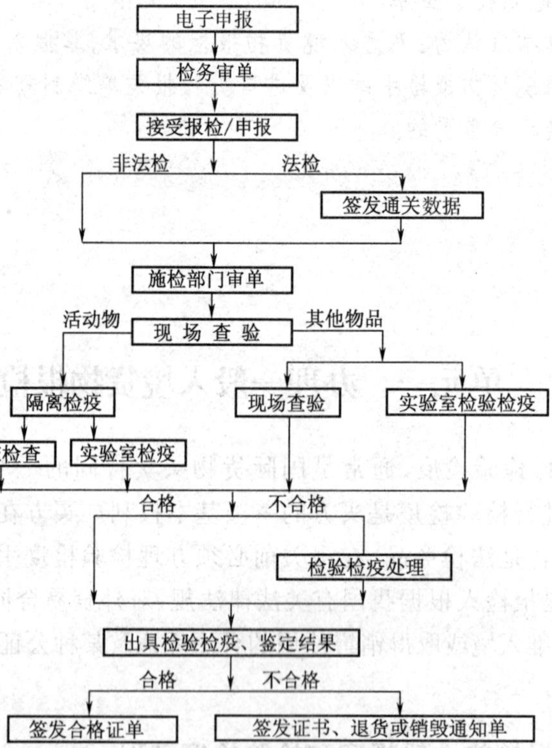

图5-1 入境货物检验检疫流程

带有害物质的入境货物的交通工具或运输包装实施必要的检疫、消毒、卫生除害处理后,签转检验检疫编号,供报检人办理海关的通关手续;货物通关放行20日内,入境货物的货主或其代理人在目的地海关,联系对货物实施检验检疫。经检验检疫合格的入境货物,海关签发入境货物检验检疫证明;经检验检疫不合格的入境货物,签发检验检疫处理通知书,货主或其代理人应在海关的监督下进行处理,无法进行处理或处理后仍不合格的,入境货物的货主做退运或销毁处理。对检验不合格的进口成套设备及其材料,签发不准安装使用通知书。经技术处理,并经出入境检验检疫机构重新检验合格的,方可安装使用。需要索赔的入境货物,海关签发检验检疫证书。

国际贸易单一窗口为申请人提供了对入境货物检验检疫申请数据进行录入、暂存、删除、打印等操作功能。入境货物货主或其代理人可以通过国际贸易单一窗口(包括通过"互联网+海关"接入"单一窗口")进口整合申报页面向海关申报,填制进口货物的检务项目。

一般进口货物在进口整合申报菜单的报关单整合申报页面的检务信息各栏目中申报。检务项目的填报参见本书项目任务四的相关章节。企业应当在报关单随附单证栏中填写报检电子回执上的检验检疫编号。

下列货物或情况适用于检验检疫申请业务:①按相关法规要求,在进境前或者进境时需办理动植物检疫的大宗散货(HS编码前两位在03、04、05、07、08、10、11、12、14、15、17、20、22、23、41、42、43、44范围内,运输方式:水运、铁路、公路,包装种类:散装);②空集装箱、尸体棺柩以及海关不通过H2010通关系统办理业务或者报关业务与申请检验检疫批次不能一一对应的情况。申请人点击“进口整合申报—入境检验检疫申请”，右侧显示录入页面，包括基本信息、商品信息、基本信息（其他）、集装箱信息等部分（见图5－2）。入境检验检疫申请表纸质打印表如表5－1所示。

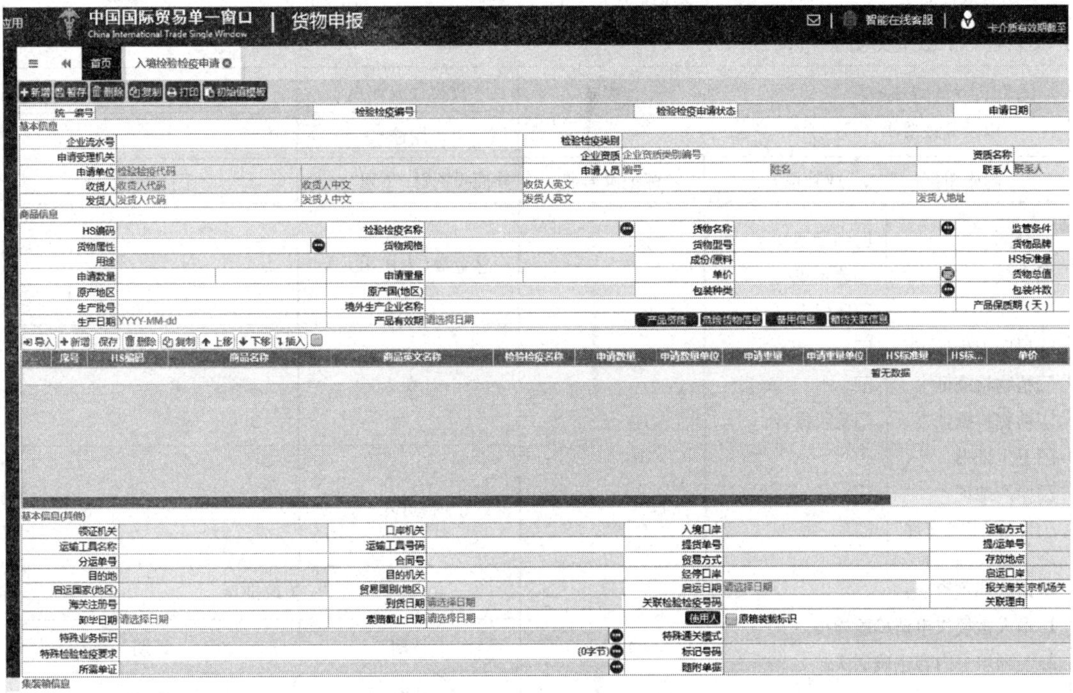

图5－2 入境检验检疫申请页面截图

表5－1 入境检验检疫申请表

中华人民共和国海关

入境货物检验检疫申请

申请单位（加盖公章）： ＊编号：

申请单位登记号： 联系人： 电话： 申请日期： 年 月 日

发货人	（中文）***				
	（外文）***				
收货人	（中文）***				
	（外文）***				
货物名称（中/外文）	H. S. 编码	原产国（地区）	数/重量	货物总值	包装种类及数量
运输工具名称号码	***			合同号	***
贸易方式	***	贸易国别（地区）	***	发单/运单号	***

续表

<table>
<tr><td>到货日期</td><td>***</td><td>启运国家(地区)</td><td>***</td><td>许可证/审批号</td><td>***</td></tr>
<tr><td></td><td>***</td><td>启运口岸</td><td>***</td><td>入境口岸</td><td>***</td></tr>
<tr><td>索赔有效日期至</td><td>***</td><td>到达口岸</td><td>***</td><td>目的地</td><td>***</td></tr>
<tr><td colspan="2">集装箱规格、数量及号码</td><td colspan="4"></td></tr>
<tr><td colspan="2" rowspan="2">合同订立的特殊条款
以及其他要求</td><td colspan="2" rowspan="2"></td><td>货物存放地点</td><td></td></tr>
<tr><td>用途</td><td></td></tr>
<tr><td colspan="2">随附单据(划"√"或补填)</td><td>标记及号码</td><td>外商投资财产(划"√")</td><td colspan="2">□是□否</td></tr>
<tr><td rowspan="3">□合同
□发票
□
□兽医卫生证书
□植物检疫证书
□动物检疫证书
□卫生证书
□原产地证
□许可/审批文件</td><td rowspan="3">□到货通知
□装箱单
□质保书
□
□
□验收报告
□
□
□</td><td rowspan="3"></td><td>总金额(人民币元)</td><td colspan="2"></td></tr>
<tr><td>计费人</td><td colspan="2"></td></tr>
<tr><td>收费人</td><td colspan="2"></td></tr>
<tr><td colspan="3" rowspan="3">申请人郑重声明:
1. 本人被授权申请检验检疫。
2. 上列填写内容正确属实。
签名:__________</td><td colspan="3">领取证单</td></tr>
<tr><td>日期</td><td colspan="2">日期</td></tr>
<tr><td>签名</td><td colspan="2">签名</td></tr>
</table>

二、入境货物报检时间限制

入境货物报检的时间限制体现在以下几个方面:

(1)申请货物品质检验和鉴定的,一般应在索赔有效期到期前不少于20天内报检。

(2)输入其他动物的应当在进境前15天报检。

(3)输入植物、种子、种苗及其他繁殖材料的,应当在进境前7天报检。

(4)动植物性包装物、铺垫材料进境时应当及时报检。

(5)运输动植物、动植物产品和其他检疫物过境的,应当在进境时报检。

(6)入境的集装箱货物、废旧物品在到达口岸时,必须向检验检疫机构报检并接受检疫,经检疫或实施消毒、除鼠、除虫或其他必要的卫生处理后合格的,方准入境。

(7)输入微生物,人体组织,生物制品,血液及其制品或种畜、禽及其精液、胚胎、受精卵的,应当在入境前30天报检。

三、入境货物报检应具有的资料

(一)入境货物报检须具有相应的单据和文件

入境货物报检时,应具有外贸合同、发票、提(运)单、装箱单等有关单证。以下情况还须具有相应的单据和文件:

1. 凡实施安全质量许可、卫生注册、强制性产品认证、民用商品验证或其他须经审批审核的货物,应具有有关审批文件,并在报检单上注明文件号。

2. 报检品质检验的,还应具有国外品质证书或质量保证书、产品使用说明书及有关标准和技术资料;凭样成交的,须加附成交样品;以品级或公量计价结算的,应同时申请重量鉴定。

3. 报检入境废物时,还应具有国家环保部门签发的进口废物批准证书、废物利用风险报告和经认可的检验检疫机构签发的装运前检验合格证书等。

4. 报检入境旧机电产品的,还应具有与进口旧机电产品相符的进口许可证明。

5. 申请残损鉴定的,还应具有理货残损单、铁路商务记录、空运事故记录或海事报告等证明货损情况的有关证单。

6. 申请重(数)量鉴定的,还应具有重量明细单、理货清单等。

7. 货物经收、用货部门验收或其他单位检测的,应随附验收报告或检测结果以及重量明细单等。

8. 入境的动植物及其产品,在具有贸易合同、发票、产地证书的同时,还必须具有输出国家或地区官方的检疫证书;须办理入境审批手续的,还应具有入境动植物检疫许可证。

9. 过境动植物及其产品报检时,应具有分配单和输出国家或地区官方出具的检疫证书;运输动植物过境时,还应具有动植物过境许可证。

10. 来自美国、日本、欧盟和韩国的入境货物报检时,应按规定具有有关包装情况的证书和声明。

11. 因科研等特殊需要,输入禁止入境物的,必须具有特许审批证明。

12. 对入境特殊物品的报检,报检人应根据不同货物种类具有相应资料、证明或证书。

(1)微生物:应具有菌、毒株的学名、株名、来源、特性、用途、批号、数量及国家级鉴定书;

(2)人体组织、器官:凡用于人体移植的,须出示有关捐献者的健康状况和无传染病(包括艾滋病检验阴性)的证明;

(3)血液及其制品:具有用途及实验室检验证书;

(4)生物制品:应具有该制品的成分、生产工艺、使用说明、批号、有效期及检验证明。

(二)入境货物报检时的其他注意事项

1. 列入《实施质量许可制度的进口商品目录》内的货物,必须取得国家检验检疫部门颁发的质量许可证并加贴“安全标志”方可申请报检。强制性认证商品目录内的货物,应取得证书并加贴“CCC”标志。

2. 下列入境货物须经国家检验检疫部门审批后方可报检:

(1)来自疫区的动植物、动植物产品和其他检疫物;

(2)国家禁止进境的需特许审批的检疫物;

(3)进境后不在入境口岸检验检疫机构管辖范围内进行加工、使用、销售的,或者仅由入境口岸动植物检疫机构进行现场检疫和外包装消毒后,再运往目的地口岸检验检疫机构进行进一步检疫监管的动物、动物产品;

(4)进境猪的产品等。

3. 已实施装运前检验的入境货物到达口岸后，仍然要按有关规定进行检验，以口岸海关的检验结果为最终结果。对经检验检疫不合格的货物，按规定办理对外索赔。

单元二　办理有特殊报检要求的入境货物的报检

在上一单元中我们阐述了入境货物报检的一般规定，本单元选择性地阐述一些有特殊报检要求的进口商品，如机电仪类产品、进口汽车、食品、化妆品、玩具的报检。

一、进口机电仪类产品的报检

进口机电仪类产品主要有机械设备类、电工及家电类、成套设备类。如机械设备、电气设备、交通运输工具、电子产品、电器产品、仪器仪表、金属制品等及其零部件、元器件。国家对进口机电产品分为禁止进口、限制进口和自由进口三类进行管理。限制进口机电产品又称重点旧机电产品，实行配额、许可证管理。部分自由进口的机电产品实行进口自动许可。进口单位应向商务部或地方机电办申领进口自动许可证，并持进口自动许可证等报关单据办理通关手续。

对重要的进口机电仪类产品和大型的成套设备，收货人或其代理人应依照合同，在出口装运前派人进行预检验、监造或监装。

（一）进口强制性认证机电产品的报检

列入《中华人民共和国实施强制性产品认证的产品目录》内的商品，必须经过指定的认证机构认证合格，取得指定认证机构颁发的认证证书，并加施认证标志后，方可进口。

实施强制性产品认证商品的收货人或其代理人，在报检时除申报进口货物报关单并随附有关外贸证单外，还应具有认证证书并在产品上加施认证标志。

强制性产品认证标志的名称为“中国强制认证”，其英文名称为“China Compulsory Certification”，英文缩写为“CCC”，简称为“3C”。

强制性产品认证标志的图案由基本图案、认证种类标注组成，如图 5 - 3 所示。

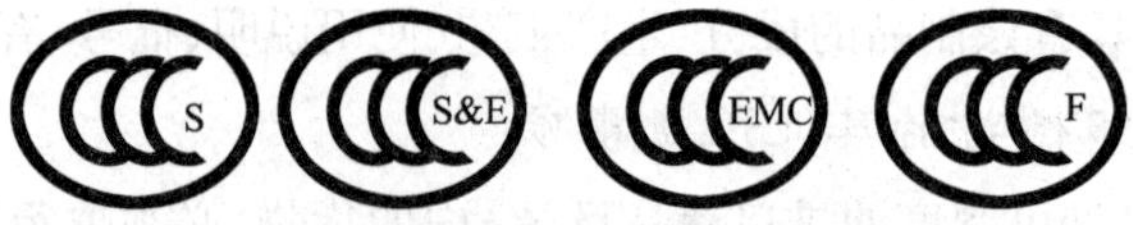

注：“S”代表安全，“S&E”代表安全和电磁兼容，“EMC”代表电磁兼容，“F”代表消防

图 5 - 3　认证标志的式样

（二）进口旧机电产品的报检

旧机电产品属于敏感进口商品，质量、安全、环保风险高，容易夹带固体废物入境，海关查验是严把国门的关键环节。进口旧机电产品应当符合法律法规对安全、卫生、健康、环境保护、防止欺诈、节约能源等方面的规定，以及国家技术规范的强制性要求。

链接

什么是旧机电产品？

（1）已经使用（不含使用前测试、调试的设备），仍具备基本功能和一定使用价值的；

（2）未经使用，但是超过质量保证期（非保修期）的；

（3）未经使用，但是存放时间过长，部件产生明显有形损耗的；

（4）新旧部件混装的；

（5）经过翻新的。

1. 进口旧机电产品的通关流程：

（1）确认属于哪一类的进口旧机电产品。企业进口旧机电产品前应确认具体进口货物的“申报名称”和 HS 编码，同时对照查阅相关文件，确认进口货物是否为“禁止进口旧机电产品目录”内产品。为便利进口贸易，防止进口企业因不了解国家政策而造成经济损失，海关总署开发了“进口旧机电产品质量安全信息服务平台”（http://jjd. customs. gov. cn），对企业拟进口旧机电产品进行预申报管理工作，为收用货单位提供便捷、可靠、权威的在线服务，完成进口旧机电产品装运前检验工作的任务分配并及时告知相关政策和宣讲有关法律法规。

（2）装运前检验。装运前检验，是指在进口旧机电产品运往中国境内之前，依照我国法律法规和国家技术规范的强制性要求，由海关或者装运前检验机构对其进行检验，并出具相关检验证书的行为。

为加强和规范对进口旧机电产品装运前检验和装运前检验机构的监督管理，海关总署制定了《进口旧机电产品检验监督管理办法》《进口旧机电产品装运前检验监督管理实施细则》。海关总署对从事进口旧机电产品装运前检验的第三方检验机构实施备案管理。海关总署负责对装运前检验机构及相关活动实施监督管理。装运前检验机构应当遵守我国相关法律法规和海关总署的有关规定，以第三方身份独立、公正地开展进口旧机电产品装运前检验工作，对出具的装运前检验证书及随附的检验报告的真实性、准确性负责。

需实施装运前检验的进口旧机电产品，其收发货人或者其代理人应当申请由货物境内目的地直属海关，或者委托装运前检验机构实施装运前检验。海关不予指定进口旧机电产品装运前检验机构。进口旧机电产品收发货人或者其代理人可以自行选择装运前检验机构实施装运前检验。海关可以根据需要，组织实施或者派出检验人员参加进口旧机电产品装运前检验。

进口货物已列入《进口旧机电产品检验监管措施清单》管理措施表 2，进口企业则应在入境前，在起运地或中转地实施装运前检验，取得装运前证书后方可起运。

进口旧机电产品收发货人或者其代理人和装运前检验机构应当通过海关总署进口旧机电产品装运前检验监督管理信息化系统开展装运前检验和备案。

装运前检验内容包括：

①核查产品品名、数量、规格(型号)、新旧、残损等情况是否与合同、发票等贸易文件所列相符。

②是否包括、夹带禁止进口货物。

③对安全、卫生、健康、环境保护、防止欺诈、能源消耗等项目作出评定。

装运前检验机构应当在完成装运前检验工作后,签发装运前检验证书,并随附装运前检验报告。

(3)到货检验。旧机电设备到港后,凭装运前检验证书(列入管理措施表2的旧机电产品)向主管海关申报,海关按要求实施到货检验。

海关在进口旧机电产品检验工作中,对装运前检验结果与实际货物的一致性进行检查,并对装运前检验机构的工作质量进行监督。

进口旧机电产品的装运前检验结果与海关检验结果不一致的,以海关检验结果为准。

2. 申报所需材料。进口旧机电产品检验所需的申报材料见表5-2。

表5-2　进口旧机电产品检验所需的申报材料

列入《禁止进口的旧机电产品目录》	属国家禁止进口产品,海关不受理申报
列入《进口旧机电产品检验监管措施清单》中《管理措施表2》	需实施装运前检验,企业向海关申报时应提交《进口旧机电产品装运前检验证书》及《进口旧机电产品装运前检验报告》
未列入《进口旧机电产品检验监管措施清单》的	企业提交《进口旧机电产品声明》向主管海关申报
列入《进口旧机电产品检验监管措施清单》中《管理措施表2》,且属于:①"出口维修复进口",②"暂时出口复进口",③"出口退货复进口",④"国内结转复进口"情形之一的	企业应提交《免 < 进口旧机电产品装运前检验证书 > 进口特殊情况声明》及声明中的产品信息应与报检资料相符

3. 海关对进口旧机电产品的检验监管流程:

(1)口岸查验。口岸海关对旧机电产品实施口岸查验,应当逐批核查收货人报检凭证的真实性、有效性,并现场对旧机电产品进行一致性核查。

(2)目的地检验。海关对进口旧机电产品的目的地检验内容包括:一致性核查,安全、卫生、环境保护(含能源效率)等项目检验。

(3)装运前检验发现不符合项目。对装运前检验发现的不符合项目,海关对其技术整改措施的有效性进行验证,对装运前检验未覆盖的项目实施检验,必要时可对已实施装运前检验的项目实施抽查检验。

(4)进口商需建立相关制度。进口旧机电产品的进口商应当建立产品进口、销售和使用记录制度,如实记录进口旧机电产品的品名、规格、数量、出口商和购货者名称及联系方式、交货日期等内容。记录应当真实,保存期限不得少于2年。海关可以对本辖区内进口商的进口、销售和使用记录进行检查。

案例

A公司于某年12月从国外进口了1 000台旧复印机,货值24 000美元。货物到港前向某直属海关检验检疫处提交了进口旧机电产品备案申请和相关备案资料,同时提供了该产品强制性产品认证证明。该直属检验检疫处经审查后予以备案,签发了《进口旧机电产品免装运前预检验证明书》。到货后,A公司持《进口旧机电产品免装运前预检验证明书》和备案手续向入境口岸海关报检,将该批旧复印机提至A公司仓库。检验人员实施检验时,发现实际货物规格、型号与备案申请、强制性产品认证证明不符,经查该批旧复印机没有获得强制性产品认证。本案例中A公司有哪些违法行为?

【分析】

A公司有三个违法行为:一是A公司未在签订对外贸易合同前办理备案手续,隐瞒货物发运的事实;二是A公司提供虚假资料,骗取旧机电备案手续;三是A公司擅自进口未经强制性产品认证的复印机。

二、进口汽车的报检

进口机动车辆必须先报检,经检验合格后发给证明,才能向当地公安部门的交通车辆管理机构申报领取行车牌照。进口机动车辆包括各种大客车、中型旅行车、轿车、工具车、各种货车、牵引车、救护车、消防车、摩托车以及各特种车辆(含汽车起重机、装载机)。《出入境检验检疫机构实施检验检疫的进出境商品目录》以外的机动车辆可由用车单位自行检验,但须将检验结果书面报告当地出入境检验检疫机构。

(一)进口汽车的报检程序和相关要求

进口汽车的收货人或其代理人应具有有关证单,在进境口岸或到达站办理报检手续。

进口汽车入境口岸海关负责进口汽车入境检验工作,用户所在地海关负责进口汽车质保期内的检验管理工作。对转关到内地的进口汽车,视通关所在地为口岸,由通关所在地海关负责检验。

对大批量进口汽车,外贸经营单位和收、用货主管单位应在对外贸易合同中约定在出口国装运前进行预检验、监造或监装,海关可根据需要派出检验人员参加或者组织实施在出口国的检验。

经检验合格的进口汽车,由口岸海关签发《入境货物检验检疫证明》,并一车一单签发《进口机动车辆随车检验单》。用户在国内购买进口汽车时,必须取得海关签发的《进口机动车辆随车检验单》和购车发票;在办理正式牌证前,到所在地海关登记检验、换发《进口机动车辆检验证明》,作为到车辆管理机关办理正式牌证的依据。

(二)进口汽车报检时应提供的单据

报检进口汽车必须具有下列的不同证件,方可办理:

1. 直接从国外进口汽车的收货人或其代理人,在入境口岸报检时,应具有合同、发票、提(运)单、装箱单、进口安全质量许可证复印件、以非CFC-12为制冷工质的汽车空调器压缩机的证明以及海关出具的进口货物证明正本及复印件等证单及有关技术资料。

2. 通过国内渠道购买进口汽车的用户，在报检时应具有口岸海关签发的《进口机动车辆随车检验单》和海关出具的进口货物证明的正本及复印件。

3. 国外赠送的汽车（包括贸易性和非贸易性交往），必须具有部或省、市级政府同意接受赠送的批文。

三、进口食品的报检

海关总署负责进口食品境外生产企业注册审查。海关总署对我国进口食品收货人实行备案管理制度。进口食品收货人（包括有进口资格的实际收货人和委托外贸代理办理进口手续的实际收货人）应在提供相关书面材料的同时，通过备案管理系统（http://ire.customs.gov.cn）（如图5-4）填写并提交备案申请表，提供收货人名称、地址、联系人姓名、电话、经营食品种类以及承诺书等信息。海关总署对备案电子信息进行终审，审核通过后在备案管理系统中生成备案收货人名单并公布。

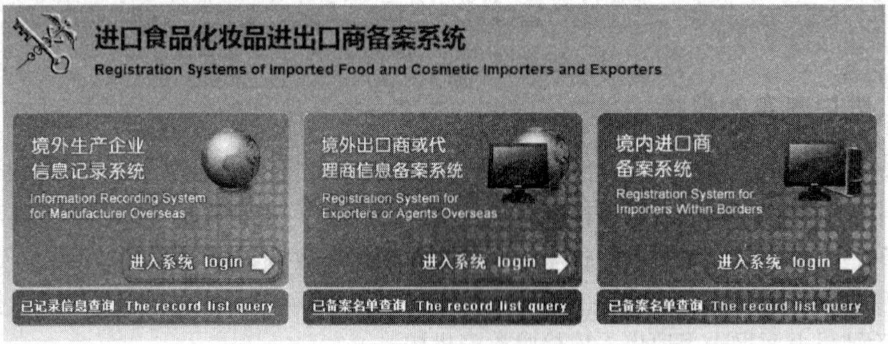

图5-4 进口食品化妆品进出口商备案系统

海关对进口食品实施检验检疫的内容主要包括对品质、规格、数量、重量、包装、安全、卫生的检验检疫，并对进口食品进行卫生监督。进口商应当建立食品进口和销售记录。食品进口和销售记录应当真实，保存期不得少于两年。

进口食品、食品添加剂、食品容器、食品包装容器、食品包装材料和食品用工具及设备等都应报检。进口食品的进口商或者其代理人应当按照规定，准备下列材料向海关报检：

（1）法律法规、双边协定、议定书以及其他规定要求提交的输出国家（地区）官方检疫（卫生）证书。

（2）首次进口预包装食品[1]，应当提供进口食品标签样张和翻译件。

（3）进口食品应当随附的其他证书或者证明文件。

进口商或者其代理人应当将所进口的食品按照品名、品牌、原产国（地区）、规格、数/重量、总值、生产日期（批号）、进口商、境外生产企业、境外出口商，商业单证（如合同、发票、装箱单、提单等）的编号及海关总署规定的其他内容逐一申报，并承诺取得相关批准、许可文件。必要时，在海关监管过程中企业应根据要求补充提交相关单证正本。

进口的食品应当经由海关依照进出口商品检验相关法律、行政法规的规定实施合格评

[1] 进口预包装食品标签是食品检验项目之一。

定。海关根据现场检验监督、感官检验和实验室检验结果对进口食品进行综合判定。海关审查的标准是:

(1)进口食品、食品添加剂应当符合中国食品安全国家标准和相关检验检疫要求。

(2)进口食品的包装和运输工具应当符合安全卫生要求。

(3)进口预包装食品的中文标签、中文说明书应当符合中国法律法规的规定和食品安全国家标准的要求。进口商应当负责审核其进口预包装食品的中文标签是否符合我国相关法律、行政法规规定和食品安全国家标准要求。审核不合格的,不得进口。进口预包装食品被抽中现场查验或实验室检验的,进口商应当向海关人员提交其合格证明材料、进口预包装食品的标签原件和翻译件、中文标签样张及其他证明材料。

经合格评定符合要求的,由海关出具《入境货物检验检疫证明》,准予进口。进口食品经合格评定不符合要求的,由海关出具《检验检疫处理通知书》。涉及安全、健康、环境保护项目不合格的,由主管海关责令当事人销毁,或者出具退货处理通知单,由进口商办理退运手续。其他项目不合格的,可以在海关的监督下进行技术处理,经重新检验合格后,方可销售、使用。

四、进口化妆品的报检

海关对进口化妆品的收货人实施备案管理。进口化妆品的收货人应当如实记录进口化妆品流向,记录保存期限不得少于 2 年。进口化妆品的进口商应当向出入境检验检疫部门备案。进口企业应当保证向我国出口的化妆品符合我国有关法律、行政法规的规定和强制性国家标准的要求,并对标签、说明书的内容负责。发现进口化妆品不符合我国强制性标准或者有证据证明可能危害人体健康的,进口商应当立即停止进口,并召回。

进口化妆品的收货人或者其代理人应当按照海关相关规定申报,同时提供收货人备案号。其中首次进口的化妆品应当符合下列要求:

(1)国家实施卫生许可的化妆品,应当取得国家相关主管部门批准的进口化妆品卫生许可批件,海关对进口化妆品卫生许可批件电子数据进行系统自动比对验核。

(2)国家实施备案的化妆品,应当凭备案凭证办理申报手续。

(3)国家没有实施卫生许可或者备案的化妆品,应当提供下列材料:具有相关资质的机构出具的可能存在安全性风险物质的有关安全性评估资料;在生产国家(地区)允许生产、销售的证明文件或者原产地证明。

(4)销售包装化妆品成品的企业,还应当提交中文标签样张和外文标签及翻译件。

(5)非销售包装的化妆品成品的企业,还应当提供产品的名称、数/重量、规格、产地、生产批号和限期使用日期(生产日期和保质期),加施包装的目的地名称,加施包装的工厂名称、地址、联系方式。

进口化妆品成品的标签标注应当符合我国相关的法律、行政法规及国家技术规范的强制性要求。海关对化妆品标签内容是否符合法律、行政法规规定要求进行审核,对与质量有关的内容的真实性和准确性进行检验。

进口化妆品经检验检疫合格的,海关出具《入境货物检验检疫证明》,并列明货物的名称、品牌、原产国家(地区)、规格、数/重量、生产批号/生产日期等。进口化妆品取得《入境货物检验检疫证明》后，方可销售、使用。进口化妆品经检验检疫不合格，涉及安全、健康、环境保护项目的，由海关责令当事人销毁，或者出具退货处理通知单，由当事人办理退运手续。其他项目不合格的，可以在海关的监督下进行技术处理，经重新检验检疫合格后，方可销售、使用。

案例

91 批食品化妆品未准入境!

2019 年 2 月，全国海关在口岸监管环节检出食品安全项目不合格并未准入境的食品 88 批、化妆品 3 批。未准入境的食品涉及 25 个国家或地区的 16 类产品，酒类、饮料类和粮谷及制品类分列前 3 位，主要不合格原因为包装不合格、证书不合格和未获检验检疫准入。未准入境的化妆品来自韩国和德国，为肤用化妆品类和口腔类化妆品类，不合格原因为货证不符、标签不合格和证书不合格。以上未准入境的食品化妆品均已在口岸做退运或销毁处理。

五、进口玩具的报检

海关对列入必须实施检验的进出口商品目录以及法律、行政法规规定必须实施检验的进出口玩具实施检验和监督管理。对目录外的进出口玩具按照海关总署的规定实施抽查检验。

在国内市场销售的进口玩具，其安全、使用标识应当符合我国玩具安全的有关强制性要求。国家对进口玩具实行加施检验检疫标志的管理，纳入这一管理范围的玩具包括：玩偶、玩具电动火车、填充的玩具动物、玩具乐器、智力玩具、缩小的全套模型组件、组装成套的其他玩具、其他带动力装置的玩具及模型、其他未列名玩具等。

进口玩具的收货人或者其代理人在办理报检时，应当如实申报入境货物报关单，应具有有关单证。对列入强制性产品认证目录的进口玩具还应当取得强制性产品认证证书。海关对强制性产品认证证书电子数据进行系统自动比对验核。

海关对进口玩具按照我国国家技术规范的强制性要求实施检验，对列入强制性产品认证目录内的进口玩具，按照《进口许可制度民用商品入境验证管理办法》的规定实施验证管理。对未列入强制性产品认证目录内的进口玩具，报检人已提供进出口玩具检测实验室出具的合格的检测报告的，海关对报检人提供的有关单证与货物是否符合进行审核。对未能提供检测报告或者经审核发现有关单证与货物不相符的，应当对该批货物实施现场检验并抽样送玩具实验室检测。

进口玩具经检验合格的，海关出具检验证明。进口玩具经检验不合格的，由海关出具检验检疫处理通知书。涉及人身财产安全、健康、环境保护项目不合格的，由海关责令当事人退货或者销毁；其他项目不合格的，可以在海关的监督下进行技术处理，经重新检验合格后，方可销售或者使用。擅自销售未经检验的进口玩具，或者擅自销售应当申请进口验证而未申请的进口玩具的，由海关没收违法所得，并处货值金额 5% 以上 20% 以下罚款。

进入我国国内市场的进口玩具存在缺陷的，进口玩具的经营者、品牌商应当主动召回；

不主动召回的，由海关总署责令召回。

单元三　办理进境货物木质包装的报检

进境木质包装必须加贴（IPPC）标识才能放行[1]。我国对来自美国、日本、韩国和欧盟的货物（不论其是否列入《出入境检验检疫机构实施检验检疫的进出境商品目录》）和入境货物的木质包装，在入境口岸清关的，货主或其代理人凭入境口岸海关签发的入境货物检验检疫编号向口岸海关办理通关手续。

一、来自美国、日本的货物木质包装

美国、日本输华货物应避免使用针叶树木制作的木质包装，如果使用，须在出口前进行热处理（中心温度达到56℃以上，持续处理30分钟）或者其他经中方认可的有效除害处理方法，并由美国、日本官方检疫部门出具植物检疫证书证明进行了上述处理。

美国、日本输往中国的货物入境，货主或其代理人按有关规定向海关报检时，须具有以下证书或声明：使用针叶树木质包装的，具有由美国、日本官方检疫部门出具的符合要求的植物检疫证书；使用非针叶树木质包装的，具有由出口商出具的《使用非针叶树木质包装声明》；未使用木质包装的，具有由出口商出具的《无木质包装声明》。

凡不提供有效植物检疫证书或有关声明的，海关不予受理报检。

二、来自韩国的货物木质包装

韩国输往中国的货物，应避免使用针叶树木制作木质包装。使用针叶树木制作木质包装的，须在出口前进行热处理，或经中方认可的其他有效除害处理，并由韩国官方检疫部门出具植物检疫证书证明进行了上述处理（中心温度达到56℃以上，持续处理30分钟）。货主或其代理人按有关规定向海关报检时，须具有官方检疫部门出具的符合要求的植物检疫证书。

使用非针叶树木制作木质包装或无木质包装的货物入境时，货主或其代理人应具有出口商出具的《使用非针叶树木质包装声明》或《无木质包装声明》。

三、来自欧盟的货物木质包装

欧盟货物木质包装输往中国前，应在输出国经过除害处理。欧盟输往中国的货物入境时，应具有以下证书和声明：使用木质包装的货物，报检人应具有由欧盟官方检疫部门出具的符合要求的植物检疫证书；无木质包装的货物，报检人应具有由出口商出具的《无木质包装声明》。

凡未具有有效植物检疫证书或《无木质包装声明》的货物，不予受理报检。对于具有植物检疫证书的货物，实施抽查，抽查重点是来自疫情严重地区或容易携带有害生物的货物。

---

[1] 经人工合成或者经加热、加压等深度加工的包装用木质材料（如胶合板、纤维板等）除外。薄板旋切芯、锯屑、木丝、刨花等以及厚度等于或者小于6mm的木质材料除外。

对具有《无木质包装声明》的货物实施抽查，抽查重点是那些通常使用木质包装的货物。对出具植物检疫证书的货物，经检疫标记符合规定要求、未发现树皮且未发现活的有害生物的，予以放行；不符合上述情况的，监督货主或其代理人对木质包装作除害、销毁或连同货物一起作退运处理。对出具《无木质包装声明》的货物，经抽查未发现使用木质包装的，予以放行；发现使用木质包装的，监督货主或其代理人对木质包装作销毁或连同货物一起作退运处理。

来自其他国家应实施检疫的货物的木质包装在报检时应具有我国要求提供的证单。

【例 5－1】无木质包装声明（参考格式）

无木质包装声明

致中国出入境检验检疫机构：

兹声明：本批货物＿＿＿＿＿＿＿＿＿＿（货名）＿＿＿＿＿＿＿＿＿＿（数量/重量）不含有木质包装。

出口公司名称：（盖章或负责人签名）

日　期：

Declaration of No－wood Packing Material

To the Service of China Entry & Exit Inspection and Quarantine:

It is declared that this shipment ＿＿＿＿＿＿＿＿（commodity）＿＿＿＿＿＿＿＿（quantity/weight）does not contain wood packing materials.

Name of Export Company:（Stamp or Signature of Director）

Date:

【例 5－2】使用非针叶树木质包装声明（参考格式）

使用非针叶树木质包装声明

致中国出入境检验检疫机构：

兹声明：本批货物＿＿＿＿＿＿＿＿＿＿（货名）＿＿＿＿＿＿＿＿＿＿（数量/重量）所使用的木质包装均由非针叶树制作。

出口公司名称：（盖章或负责人签名）

日　期：

Declaration of Non－coniferous Wood Packing Material

To the Service of China Entry & Exit Inspection and Quarantine:

It is declared that all wood packing materials in this shipment ＿＿＿＿＿＿＿＿（commodity）＿＿＿＿＿＿＿＿（quantity/weight）are made of non－coniferous trees.

Name of Export Company:（Stamp or Signature of Director）

Date:

单元四 办理进境动物及产品的报检

凡是进境的动物、动物产品及其他检疫物,装载动物、动物产品及其他检疫物的装载容器、包装物,以及来自动植物疫区的运输工具,均属实施检疫的范围。输入动物、动物产品的,必须事先提出申请,办理检疫审批手续。凡采用各种方法能达到除害要求的,经消毒灭菌、加工整理、改变用途等方法,再经检查合格者,准予输入。凡无法除害的或危害性极大的,采用退回、销毁和扑杀等方法处理。凡一时无法得出检疫结果或疑似染疫的,隔离检疫,继续观察。海关颁发的检疫证书是准予进口的证明。

一、办理检疫审批

输入动物、动物遗传物质在签订贸易合同之前,进口商或接收单位应向海关提出申请,办理检疫审批手续。所有进境动物及其产品的检疫审批均由海关办理。

海关公布须办理检疫审批的进境动植物、动植物产品及其他检疫物名录中,关于动物检疫审批的主要有三部分:

一是活动物,包括:动物(指饲养、野生的活动物如畜、禽、兽、蛇、龟、鱼、虾、蟹、贝、蚕、蜂等)、胚胎、精液、受精卵、种蛋及其他动物遗传物质;

二是食用性动物产品,包括:肉类及其产品(含脏器)、动物水产品、蛋类及其制品、奶及其制品等;

三是非食用性动物产品,包括:皮张类、毛类、骨蹄角及其产品、明胶、蚕茧、动物源性饲料及饲料添加剂、饲料用乳清粉、鱼粉、肉粉、骨粉、肉骨粉、油脂、血粉、血液等,以及含有动物成分的有机肥料。

海关根据对申请材料的审核及输出国家或地区的动物疫情、我国的有关检疫规定等情况,对动物、动物遗传物质同意进境的,发给相关的动物进境检疫许可证。两国之间未签订检疫议定书的,不得引进动物、动物遗传物质。

进境动物审批的程序可分为申请、隔离场考核、填报审批单、审核批准。

二、入境动物的报检

入境动物是指饲养、野生的活动物,如畜、禽、兽、蛇、龟、鱼、虾、蟹、贝、蚕、蜂等。根据检疫管理的不同,动物可分为大、中动物和小动物。根据用途不同,入境动物又可分为种用动物、屠宰用动物、演艺动物、伴侣动物等。其中,演艺动物特指入境用于表演、展览、竞技,而后须复出境的动物;入境伴侣动物特指由旅客携带入境作为伴侣的犬、猫等。

进境动物检疫的基本程序是:检疫审批(进境或过境)→报检→现场检验检疫→隔离检疫(如果需要)→实验室检验检疫→合格的出证放行/不合格的检疫处理。

进口动物的货主或其代理人在动物抵达口岸前,须按规定向口岸海关报检。入境后须办理转关手续的检疫物,除活动物和来自动植物疫情流行国家或地区的检疫物由入境口岸检疫外,其他均在指运地海关报检并实施检疫。输入种畜禽,货主或其代理人应在动物入境前30天报检;输入其他动物,货主或其代理人应在动物入境前15天报检。

货主或其代理人在办理进境动物及其他检疫物报检手续时，除申报进口货物报关单或入境检验检疫申请外，还应具有下列有关证单：输出国家或地区政府出具的检疫证书；《进境动植物检疫许可证》，分批进口的，还须按许可证进行核销；外贸合同、发票、装箱单、海运提单或空运单、产地证等；输入活动物的应具有隔离场审批证明；来自美国、日本、韩国以及欧盟的检疫物，应具有有关包装情况的证书和声明；输入国家或地区规定的禁止或限制入境的动物及其他检疫物等，还须具有特许审批单。

检疫工作完毕后，口岸海关对检疫合格的动物、动物遗传物质出具动物检疫证书和相关单证，准许入境。

三、入境动物产品的报检

加工、仓储进境动物肉类、水产品、原皮、原毛、原羽毛/羽绒、生骨、生蹄、生角、明胶、蚕茧等的企业，必须取得海关批准的动物产品定点加工、仓储企业资格。

输入动物产品在入境前或入境时，货主或其代理人应当向入境口岸海关报检，若输入动物粉类，即作为饲料添加剂用的肉骨粉、鱼粉、血粉、羽毛粉等，货主或其代理人应当在入境前3~5天向入境口岸海关预报检，以便海关做好采样和实验室检验的准备工作。

（一）入境动物产品在入境口岸海关报检

货主或其代理人在入境口岸海关报检或预报检时，必须按规定填写报检申请单和提供外贸单据，并应具有下列文件：

1.《进境动植物检疫许可证》。

2. 向我国输出动物产品的国外生产、加工、存放企业的注册登记证及标识、企业印章及标识。

3. 国内生产、加工、储存输入动物产品企业在口岸海关的注册登记证。

4. 输出国（地区）政府检疫机关签发的检疫证书的正本及产地证书的副本。

5. 中国参加的国际公约所限制进出口的野生动物或者其产品，必须经国务院野生动物行政主管部门或者国务院批准，并取得国家濒危物种管理机关允许入境证明书（副本），如虎骨、豹骨、象皮、象牙、羚羊角等。

6. 以一般贸易方式进境的肉鸡产品，报检时须具有由商务部门签发的《自动登记进口证明》；外商投资企业进境的肉鸡产品，须具有商务部或省级外资管理部门签发的《外商投资企业特定商品进口登记证明》。

7. 以加工贸易方式进境的肉鸡产品，应具有由商务部门签发的《加工贸易业务批准证》。

8. 来自美国、日本、韩国以及欧盟的检疫物，应具有有关包装情况的证书和声明。

9. 输入国家（地区）规定禁止或限制入境动物产品，须具有特许审批单。

（二）入境动物产品调离入境口岸海关监管区以外的报检

输入动物产品需要调离入境口岸海关监管区以外生产、加工、储存或转关的，货主或其代理人按下列办法报检：

1. 属于调离入境口岸检验检疫机构监管区生产、加工、储存的动物产品，货主或其代理人在入境口岸海关按规定报检，在向入境口岸海关报检时应具有调离许可证，同时具有输入动物产品生产、加工、储存地海关的注册证明。入境口岸海关审核货主或其代理人提供的文件，符合调离条件的签发调离通知单，按规定核收检验检疫费并通知调入地海关，货主或其代理人在输入动物产品抵达调入地时或抵达调入地后，应通知调入地海关检疫；对于不符合调离条件的输入动物产品，入境口岸海关不办理调离手续。

2. 输入动物产品属于转关货物的，货主或其代理人凭《动植物检疫许可证》及海关关封，向入境口岸海关报检。输入的转关动物产品，货到转入地时(后)，货主或其代理人应按规定向转入地海关报检。

单元五　办理进境植物及产品的报检

凡是进境的植物、植物产品及其他检疫物，均属实施检疫的范围。

一、进境植物、植物产品的检疫程序

进境植物、植物产品的检疫程序一般依次为报检、检疫、签证、其他检疫。输入植物种子、种苗及其他繁殖材料的，必须事先提出申请，办理检疫审批手续。入境植物的检疫流程如图 5－5 所示。

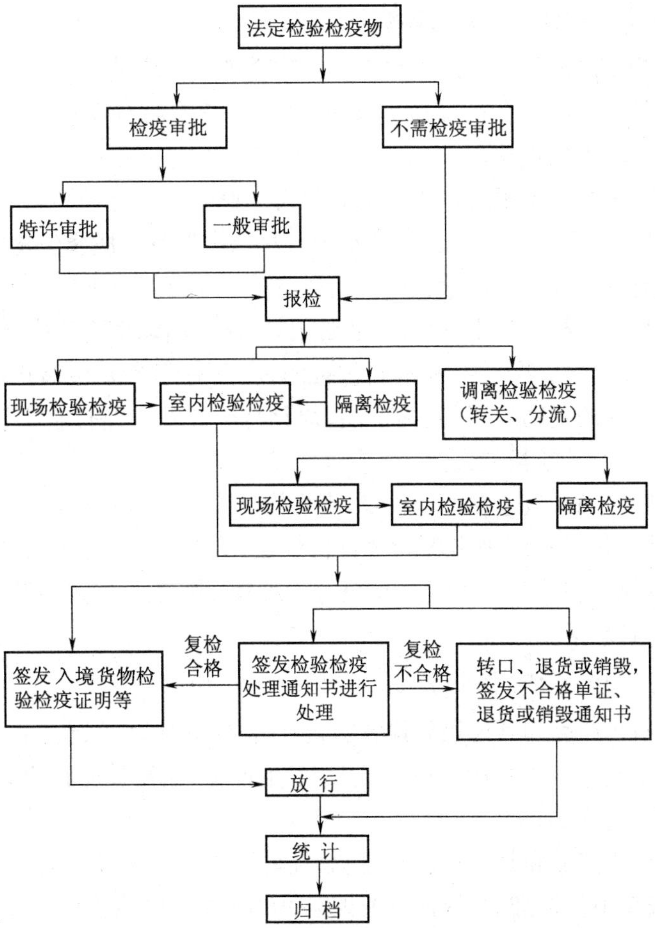

图 5－5　进境植物、植物产品的检疫流程

二、进境植物、植物产品检疫的一般规定

海关对进境植物、植物产品的生产、加工、存放过程实行检疫监督制度。

贸易性的进境植物及植物产品,非禁止进境的植物繁殖材料的国外引种,科研需要的禁止植物病原体、害虫及其他有害生物,带有土壤或生长介质的植物繁殖材料等,必须事先办理检疫审批手续。

(一)植物入境的条件与检疫审批

盲目签订有关植物、植物产品的贸易合同,可能导致货物到达口岸后不能进境,从而造成损失,因此,检疫审批手续应当在贸易合同或者协议签订前办妥。审批机关对进口植物、植物产品提出的检疫要求须在贸易合同或协议中订明。

《进境动植物检疫许可证》的有效期分别为3个月或者一次有效,不得跨年度使用。超过有效期的,在许可范围内分批进口、多次报检使用的,许可数量全部核销完毕的,《进境动植物检疫许可证》自行失效。按照规定可以核销的进境植物、植物产品,在许可数量范围内分批进口、多次报检使用《进境动植物检疫许可证》的,进境口岸海关应当在《进境动植物检疫许可证》所附核销表中,进行检疫物进境数(重)量核销登记。

(二)进境植物、植物产品的报检与检疫

进境植物、植物产品的货主或其代理人应在货物进境前或进境时报检;输入植物、种子、种苗及其他繁殖材料的,应当在入境前7天报检;入境货物需对外索赔出证的,应在索赔有效期到期前不少于20天内报检。

报检人应如实、完整地申报进口货物报关单或检验检疫申请,附上输出国家或地区官方出具的植物检疫证书(正本)、卫生证书、产地证、发票、提单。品质属法定检验或收货人申请品质检验的,应具有品质证书。一般贸易的货物还应具有贸易合同、信用证、报关委托书等必要的资料;需办理入境检疫审批手续的,还必须具有《进境动植物检疫许可证》或引进种子苗木检疫审批单(原件);货物不带有木质包装的,应具有无木质包装声明(限来自美、日、韩、欧盟等国家或地区的货物)。转基因产品,须具有国务院农业行政主管部门签发的农业转基因生物安全证书及其他相关文件。

进境植物、植物产品检疫包括产地检疫、现场检疫、实验室检疫、隔离检疫。进境植物检疫的依据有:《中华人民共和国进出境动植物检疫法》《中华人民共和国进出境动植物检疫法实施条例》《中华人民共和国进境植物检疫危险性病、虫、杂草名录及应检物名单》和政府间双边协定或合作备忘录。

(三)海关对进境植物、植物产品的出证

输入的植物、植物产品和其他检验检疫物,经检验检疫符合有关法律、法规规定的,判定为合格,并由海关签发入境货物检验检疫证明、卫生证书、品质检验证书,准予进境、销售或使用。

输入的植物、植物产品和其他检验检疫物,经检验检疫发现植物危险性病虫杂草,或不符合我国相关的安全卫生标准的,依据有关规定由海关签发检验检疫处理通知书,通知货主或其代理人,在海关的监督下进行技术处理,经技术处理后复验合格的,由海关出具入境货

物检验检疫证明,准予进境、销售或使用;复验仍不合格或无法进行处理的,作退回或销毁处理。品质不合格的,由海关出具品质检验证书。

三、入境种子、苗木的审批申请与报检

种子、苗木是重要生产资料,也是有害生物远距离传播的主要途径之一。与植物产品相比,种子、苗木传播有害生物的种类多、数量大、概率高。

(一)入境种子、苗木的检疫审批

入境的植物种子、苗木,货主或其代理人应当按照我国引进种子的审批规定,事先向农林部门申请办理《引进种子、苗木检疫审批单》。入境后需要进行隔离检疫的,还要向海关申请隔离场或临时隔离场。带介质土的,还须办理特许审批。

(二)入境种子、苗木的报检

在植物种子、苗木入境前,货主或其代理人应持有关资料向海关报检,预约检疫时间。

货主或其代理人报检时应申报入境货物报关单或检验检疫申请,并具有合同、发票、提单、《引进种子、苗木检疫审批单》及输出国(地区)官方植物检疫证书、产地证等有关文件。

个案分析与操作演练

1. B企业2019年6月11日从日本进口了一台法定检验设备,在检验检疫工作人员下厂进行检验时,发现该设备并未进行安装调试和使用,但设备的铭牌上显示的制造日期是“2014年5月”,且设备从外观来看比较陈旧。问题:(1)B企业所进口的设备是否属于旧设备?(2)国家允许进口的旧机电设备,进口之前需要办理哪些手续?

2. 贵州一饮料生产厂从英国进口两批设备零配件(检验检疫类别为R),一批在上海入境通关后运至贵州,另一批从深圳入境后转关至贵州,全部进齐后组装成饮料生产线,投入使用后发现部分零件存在质量问题。请根据以下描述完成相应问题的解答。

(1)如果进口的是旧设备,该厂在进口前应事先申请办理(　)。

A. 动植物检疫审批　　B. 卫生注册登记

C. 强制性产品认证　　D. 旧机电产品备案

(2)对于从上海口岸入境的货物,如果在口岸发现部分包装破损,该饮料厂应向(　)海关申请残损鉴定。

A. 上海　　B. 贵州

C. 上海和贵州　　D. 上海或贵州

(3)该饮料厂必须由海关实施(　)。

A. 品质检验和卫生除害处理　　B. 食品设备卫生检验和卫生除害处理

C. 品质检验和食品设备卫生检验　　D. 品质检验和民用商品入境验证

3. 山东某公司拟从荷兰进口一批花卉苗木。该公司于2018年7月与外商签订合同,(A)合同签订后,该公司立即到海关办理检疫审批手续,并(B)提交材料申请办理标签审核。同时,该公司通知外方公司:(C)即使货物是裸装的也需由出口商出具《无木质包装声明》,而且,(D)如果种苗上带有土壤,应立即清理干净。问题:该公司A,B,C,D四项做法是否符

合检验检疫的有关规定？

4. 吉林A粮油进出口公司与加拿大商人于某年9月3日签订一份转基因大豆购货合同，货值为1 566万美元。实际履约情况是：提单签发日期为9月21日，其《进境动植物检疫许可证》签发日期为9月15日。问题：吉林A粮油进出口公司存在哪些不妥之处？

5. 某跨国公司拟到北京参加展览会，需经天津口岸进口部分物品，物品清单如下：

序　号	商品名称	HS编码	检验检疫类别	原产国	数/重量
①	展览用鲜百合花种球	0601109199	P/Q	荷兰	200粒
②	展览用老式收音机	8527990000	L/N	英国	2台
③	宣传用印刷品	4905990000		美国	100册
④	宴会用红酒	2204210000	R/S	意大利	30支
⑤	宴会用大米	1006309090	M. P. R/Q. S	泰国	50公斤
⑥	宴会用金枪鱼籽	0303800090	P. R/Q. S	加拿大	10公斤
⑦	办公纸张	4801000000	M/	美国	5公斤
⑧	展览用老式家具	9403300090	P/Q	法国	2套

请回答如下问题：

(1)上述物品中，须事先办理检疫审批手续是(　)。

(2)上述物品中，须办理旧机电产品备案手续的是(　)。

(3)上述物品对应的检验检疫类别中，含有表示"进口商品检验"的代码的是(　)。

(4)上述物品进口时需要报检的是(　)。

"个案分析与操作演练"参考答案

复习思考题

一、名词解释：入境货物报检、旧机电产品。

二、简答题

1. 图示入境货物检验检疫流程。

2. 简述入境货物报检时间限制。

3. 简述入境货物报检地点限制。

4. 哪些入境货物须经审批后方可报检？

5. 简述进口强制性认证机电产品的报检要求。
6. 旧机电产品如何进行装运前预检验?
7. 进口汽车报检时应提供哪些主要单据?
8. 简述进口食品的报检要求。
9. 进口玩具如何报检?
10. 简述进境动物检疫的基本程序。
11. 简述进境植物、植物产品的报检要求。
12. 简述入境种子、苗木的报检要求。

项目任务六　办理进出境运输工具及集装箱的申报与检疫

项目要求

- 办理进出境运输工具的申报与检疫
- 了解集装箱检验检疫的内容与要求
- 办理入境集装箱的报检
- 办理出境集装箱的报检

项目情景

2020年5月北京龙口工贸公司与香港TW公司签订一笔3D卡片的出口业务，合同见表6-1，给北京龙口工贸公司供货的是天津东方饰品厂。6月初，天津东方饰品厂已备好货，报关人员陈湘和技术人员一起被派往天津验货并完成该批货物相关的报检工作。

表6-1　合同

SALES CONTRACT

<table>
<tr><td rowspan="2">卖方
SELLER</td><td rowspan="2">BEIJING LONGKOU INDUSTRIAL AND TRADING COMPANY
NO. 34 HUIXIN ROAD, BEIJING CHINA</td><td>编号 NO.</td><td>SHC191102</td></tr>
<tr><td>日期
DATE</td><td>MAY. 5,2020</td></tr>
<tr><td>买方
BUYER</td><td>HONGKONG TW CORP.
RM1102,86 WEALTH STREET, HONGKONG</td><td>地点
PLACE</td><td>BEIJING</td></tr>
<tr><td colspan="4">买卖双方同意以下条款达成交易：
This contract is made by and agreed between the BUYER and the SELLER in accordance with the terms and conditions stipulated below:</td></tr>
<tr><td>1. 品名及规格
Commodity & Specification</td><td>2. 数量
Quantity</td><td>3. 单价及价格条款
Unit Price & Trade Terms</td><td>4. 金额
Amount</td></tr>
<tr><td>3D CARD
ART. NO. 08</td><td>180 000 PCS</td><td>HKD 1. 50/ PC
FOB SHENZHEN</td><td>HKD270 000</td></tr>
</table>

续表

5. 总值 Total Value	SAY TOTAL HK DOLLARS TWO HUNDRED AND SEVENTY THOUSAND ONLY.	
6. 唛头 Marks	N/M	
7. 装运期及运输方式 Time of Shipment & Means of Transportation	NOT LATER THAN JUNE 28, 2020 BY VESSEL	
8. 装运港及目的地 Port of Loading & Destination	From: TIANJIN To : HONGKONG	
9. 保险 Insurance	TO BE COVERED BY THE BUYER	
10. 付款方式 Terms of Payment	BY T /T 30 DAYS AFTER B/L DATE	
11. 备注 Remarks		
The Buyer		The Seller
HONGKONG TW CORP.		BEIJING LONGKOU INDUSTRIAL AND TRADING COMPANY

知识模块

单元一 办理进出境运输工具的申报与检疫

进出境运输工具是指用于载运人员、货物、物品进出境的各种船舶、航空器、铁路列车、公路车辆和驮畜。

一、海关监管进出境运输工具的目的与内容

进出境运输工具应当通过设立海关的地点进境或者出境，在海关监管场所停靠、装卸货物、物品和上下人员。进出境运输工具到达或者驶离设立海关的地点时，进出境运输工具负责人应当采用电子数据形式向海关申报。因海关监管需要，或者因系统故障等原因无法正常传输相关电子数据的，进出境运输工具负责人、进出境运输工具服务企业应提供纸质单证资料。

（一）海关监管进出境运输工具的目的

海关对进出境运输工具实施监管的目的，是确保运输工具及其所载货物、物品合法进出境。海关需要通过审核单证，实地实物查验来判断运输工具负责人向海关申报的事项是否

属实，从而判断运输工具及所载货物、物品的进出是否符合海关监管规定。海关对进出境运输工具监管的具体目的可概括为以下三方面：

1. 作业监管。运输工具航行，装卸货物、物品和上下旅客，应通知海关，并接受海关监管。货物、物品装卸完毕，运输工具负责人应当向海关递交反映实际情况的交接单据和记录，海关据此进行征税和统计。

2. 物料监管。运输工具在进境前所载和进境后所添装的物料、燃料应当向海关申报，并接受海关监管，包括：燃料用油、淡水、蔬菜、食品、船舶小卖部商品及船舶维修用品、零配件等。

3. 物品监管。运输工具服务人员及其他上下人员所携带的物品，应如实向海关申报，接受海关监管，并依法办理征免税手续；数量大的，应提前通知海关，集中办理。

（二）海关对进出境运输工具监管的主要内容

海关对进出境运输工具的管理是从有关企业的运输工具的备案开始，通过每次进出境的活动及转港、转关运输等活动，实现有效管理。

1. 备案管理。海关对我国经营国际运输的有关企业及有关运输工具在实际营运前采取备案制度。这是维护进出境秩序，加强对进出境运输工具管理的有效措施。进出境运输工具、进出境运输工具负责人[1]和进出境运输工具服务企业[2]应当向经营业务所在地的直属海关或者经直属海关授权的隶属海关提交电子数据办理备案。海关对进出境运输工具、进出境运输工具负责人以及进出境运输工具服务企业的备案实行全国海关联网管理。进出境运输工具负责人、进出境运输工具服务企业可以主动申请撤销备案，海关也可以依法撤销备案。

2. 进境监管。进境运输工具负责人应当在规定时限将运输工具预计抵达境内目的港和预计抵达时间以电子数据形式通知海关，海关接受进境运输工具申报时，审核电子数据。进境运输工具抵达设立海关的地点以前，运输工具负责人应当将进境时间、抵达目的港的时间和停靠位置通知海关。进境运输工具在向海关申报以前，未经海关同意，不得装卸货物、物品，除引航员、口岸检查机关工作人员外不得上下人员。

进境运输工具抵达设立海关的地点时，运输工具负责人应当按不同运输方式向海关申报。

进境运输工具抵达监管场所时，监管场所经营人应当通知海关。

3. 停留监管。进出境运输工具到达设立海关的地点时，应当接受海关监管和检查。海关检查进出境运输工具时，运输工具负责人应当到场，并根据海关的要求开启舱室、房间、车门；有走私嫌疑的，还应当开拆可能藏匿走私货物、物品的部位，搬移货物、物料。海关认为必要时，可以要求进出境运输工具工作人员进行集中，配合海关实施检查。海关检查完毕后，应当按规定制作《检查记录》。

海关可以对进出境运输工具装卸货物实施监装监卸。进出境运输工具装卸货物、物品完毕后，进出境运输工具负责人应当向海关递交反映实际装卸情况的交接单据和记录。

---

[1] 运输工具负责人，是指进出境运输工具的所有企业、经营企业的船长、机长、汽车驾驶员、列车长，以及上述企业或者人员授权的代理人。

[2] 运输工具服务企业，是指为进出境运输工具提供物料或者接受运输工具（包括工作人员及所载旅客）消耗产生的废、旧物品的企业。

进出境运输工具在海关监管场所停靠期间更换停靠地点的，进出境运输工具负责人应当事先通知海关。

4. 境内续驶监管。进出境运输工具在境内从一个设立海关的地点驶往另一个设立海关的地点的，海关可以派员随运输工具实施监管，进出境运输工具负责人应当按照规定办理驶离手续，驶离地海关应当制发关封。进出境运输工具负责人应当妥善保管关封，抵达另一设立海关的地点时提交目的地海关。未经驶离地海关同意，进出境运输工具不得改驶其他目的地；未办结海关手续的，不得改驶境外。进出境运输工具在境内从一个设立海关的地点驶往另一个设立海关的地点抵达目的地以后，应当按照规定办理抵达手续。

5. 出境监管。出境运输工具离开设立海关的地点驶往境外的 2 小时以前，运输工具负责人应当将驶离时间以电子数据形式向海关申报。对临时出境的运输工具，运输工具负责人可以在其驶离设立海关的地点以前将驶离时间通知海关。

出境运输工具负责人在货物、物品装载完毕或者旅客全部登机（船、车）以后，应当向海关提交结关申请。海关审核无误的，反馈结关电子通知。海关反馈结关电子通知以后，非经海关同意，出境运输工具不得装卸货物、上下旅客。

出境运输工具驶离海关监管场所时，监管场所经营人应当通知海关。

进出境运输工具在办结海关出境或者续驶手续后的 24 小时未能驶离的，运输工具负责人应当重新办理有关手续。

二、进出境运输工具的申报

各直属海关、隶属海关是进出境运输工具的监管部门。

中国国际贸易单一窗口运输工具申报系统（功能结构如图 6－1），实现了运输企业或其代理机构通过国际贸易单一窗口一点接入、一次性递交满足监管部门要求的电子信息，并实现了与海事、海关（含检验检疫）、边检等监管部门内部审批系统的对接，以及实现了不同监管部门审批结果的查询。

下面仅以进出境船舶为例介绍如何在国际贸易单一窗口运输工具申报系统中申报。进出境船舶的申报可以归纳如图 6－2、图 6－3 所示。

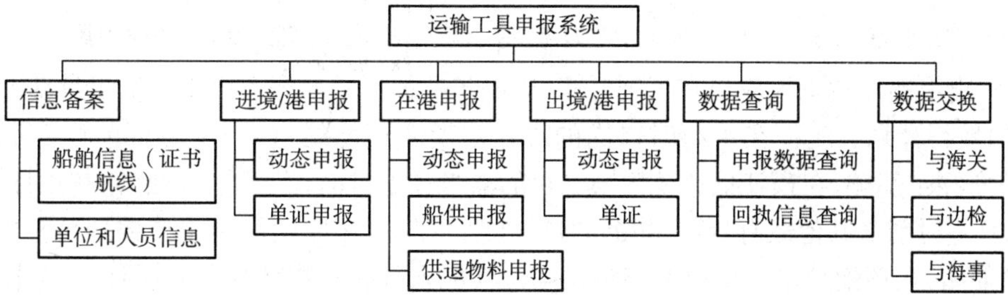

图 6－1　国际贸易单一窗口运输工具申报系统的结构与功能

根据《关于进一步调整水空运进出境运输工具监管相关事项的公告》（海关总署公告 2020 年第 107 号），相关企业应当严格按照进出境运输工具申报时限、数据项及填制规范的要求，向海关申报进出境运输工具电子数据。

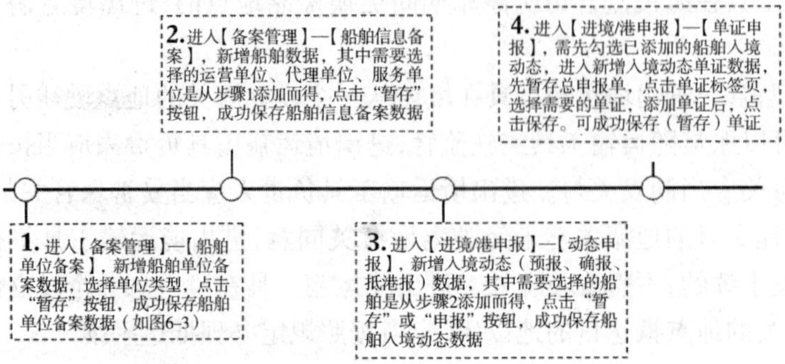

图 6-2 国际贸易单一窗口进出境船舶申报操作流程

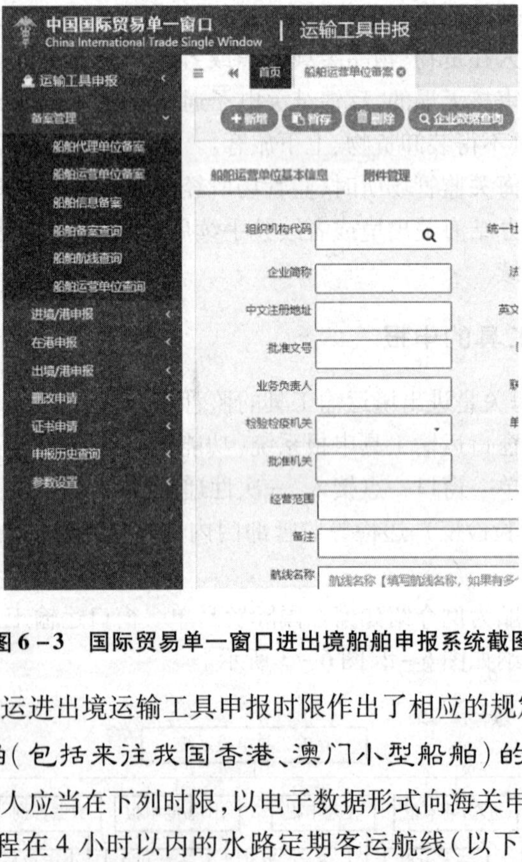

图 6-3 国际贸易单一窗口进出境船舶申报系统截图

海关总署关于水空运进出境运输工具申报时限作出了相应的规定。

（一）进出境船舶（包括来往我国香港、澳门小型船舶）的申报时限

1. 进出境船舶负责人应当在下列时限，以电子数据形式向海关申报运输工具动态：

（1）航行计划。航程在 4 小时以内的水路定期客运航线（以下简称“短途定期客运航线”）进境（港）船舶，在预计抵达境内第一目的港当日零时前；出境（港）船舶，在预计驶离出发港当日零时前。其他载有货物、物品的进境（港）船舶，在原始舱单主要数据传输以前；出境（港）船舶，在预配舱单主要数据传输以前。其他未载有货物、物品的进境（港）船舶，在预计抵港的 24 小时以前；出境（港）船舶，在预计驶离的 4 小时以前。

（2）预报动态。短途定期客运航线进出境（港）船舶，不设置预报动态。其他进境（港）船舶，在抵港以前；出境（港）船舶，不设置预报动态。

（3）确报动态。进境（港）船舶，在抵港后 2 小时以内；出境（港）船舶，在驶离后 2 小时以内。

(4)航次取消。进出境(港)船舶,在航行计划或预报动态后、确报动态前。

2. 进出境船舶负责人应当在下列时限,以电子数据形式向海关申报运输工具申报单:

(1)《中华人民共和国海关船舶进境预申报单》电子数据。在进境船舶预计进境的 24 小时以前;航程 24 小时以内的进境船舶,在驶离上一港以前。

(2)《中华人民共和国海关船舶进境申报单》《中华人民共和国海关船舶进港申报单》电子数据。在进境(港)船舶抵港后 2 小时以内。船舶负责人也可以在进境(港)船舶抵港前提前向海关办理申报手续。

(3)《中华人民共和国海关船舶出境申报单》《中华人民共和国海关船舶出港申报单》电子数据。在出境(港)船舶预计驶离前 4 小时以内。出境(港)船舶在口岸停泊时间不足 24 小时的,船舶负责人也可以在海关接收《中华人民共和国海关船舶进境申报单》或《中华人民共和国海关船舶进港申报单》电子数据后,申报《中华人民共和国海关船舶出境申报单》或《中华人民共和国海关船舶出港申报单》电子数据。

(二)进出境航空器的申报时限

1. 进出境航空器负责人应当在下列时限,以电子数据形式向海关申报运输工具动态:

(1)当日飞行计划。进境航空器,在预计抵达境内第一目的港当日零时前;出境航空器,在预计驶离出发港当日零时前。

(2)预报动态。进境航程超过 4 小时的进境航空器,在抵达境内第一目的港的 4 小时以前;进境航程在 4 小时以内的进境航空器,在起飞时。出境航空器,在驶离设立海关地点的 2 小时以前。

(3)确报动态。进境航空器,在抵达境内第一目的港的 30 分钟以内;出境航空器,在驶离设立海关地点后 30 分钟以内。

(4)航班取消。进出境航空器,在当日飞行计划后、确报动态前。

2. 进出境航空器负责人应当在下列时限,以电子数据形式向海关申报运输工具申报单:

(1)《中华人民共和国海关航空器进境(港)申报单》电子数据。在进境航空器抵达境内第一目的港的 30 分钟以内;航空器负责人也可以在运输工具进境(港)确报前提前向海关办理申报手续。

(2)《中华人民共和国海关航空器出境(港)申报单》电子数据。在出境航空器驶离设立海关地点前 30 分钟以内。

三、进出境运输工具的检疫

进出境运输工具都应实施卫生检疫;来自动植物疫区的入境运输工具,装载入境或过境动物的运输工具,都须实施动植物检疫。对于需实施运输工具登临检查的,海关在接收运输工具动态和申报单电子数据后,以电子指令形式向运输工具负责人下达运输工具登临检查通知。运输工具负责人应当根据海关要求,配合海关对运输工具实施检查、检验、检疫;对因前置作业要求等原因,海关需要指定地点(锚地、泊位、机坪、机位等)登临检查的,运输工具负责人应当将运输工具停泊在指定地点。

进出境运输工具检疫的工作流程如图 6－4。

这里仅阐述进出境船舶的检疫。各水运口岸隶属海关是进出境船舶检疫的实施机构。

海关对进出境船舶检疫实行即审即办。

（一）进境检疫

根据《中华人民共和国海关进出境运输工具监管办法》和《国际航行船舶出入境检验检疫管理办法》，进境船舶必须在最先抵达的境内口岸指定地点接受检疫。

1. 船方或者其代理人应当在规定的申报时间向海关申报《中华人民共和国海关船舶进境预申报单》电子数据；进境船舶抵达设立海关的地点时，船方或者其代理人应当向海关申报《中华人民共和国海关船舶进境申报单》电子数据。如船舶动态或者申报内容有变化，船方或者其代理人应当及时向海关更正。

2. 海关对申报内容进行审核，确定检疫方式（如锚地检疫；随船检疫；靠泊检疫；电讯检疫），并及时通知船方或者其代理人。

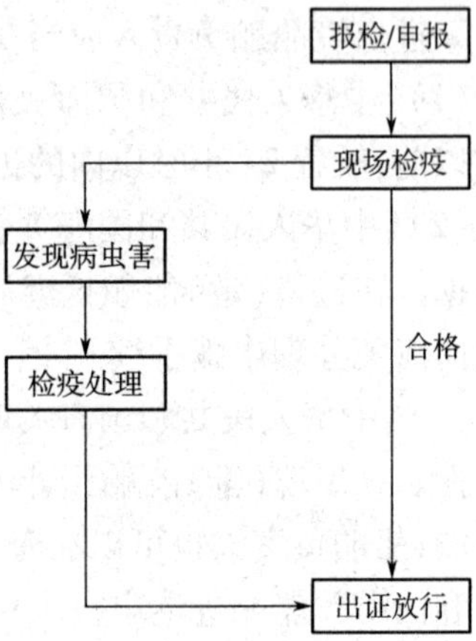

图 6－4　进出境运输工具检疫的工作流程

3. 船方或者其代理人向海关提交相关材料。如：航海健康申报书、总申报单、货物申报单、船员名单、旅客名单、载货清单、船用物品申报单、船舶免予卫生控制措施证书/船舶卫生控制措施证书。

4. 对于需实施靠泊检疫或锚地检疫的入境船舶，检疫人员登轮开展检疫工作。

5. 海关对经检疫判定没有染疫的入境船舶，签发《船舶入境卫生检疫证》。对经检疫判定染疫、染疫嫌疑或者来自传染病疫区应当实施卫生除害处理的或者有其他限制事项的入境船舶，在实施相应的卫生除害处理或者注明应当接受的卫生除害处理事项后，签发《船舶入境检疫证》；对来自动植物疫区经检疫判定合格的船舶，应船舶负责人或者其代理人要求签发《运输工具检疫证书》；对须实施卫生除害处理的，应当向船方出具《检验检疫处理通知书》，并在处理合格后，应船方要求签发《运输工具检疫处理证书》。

（二）出境检疫

船舶必须是在最后离开的出境港口接受检疫。

1. 船方或者其代理人在规定的申报时限向海关申报《中华人民共和国海关船舶出境申报单》电子数据，办理出境检疫手续。已办理手续但出现人员、货物的变化或者因其他特殊情况 24 小时内不能离境的，须重新办理手续。船舶在口岸停留时间不足 24 小时的，经海关同意，船方或者其代理人在办理入境手续时，可以同时办理出境手续。

2. 海关对申报内容进行审核，确定是否登轮检疫，并及时通知船方或者其代理人。

3. 船方或者其代理人向海关提交相关材料（入境时已提交且无变动的可免于提供）。

4. 对于需实施登轮检疫的出境船舶，检疫人员登轮开展检疫工作。

5. 经审核船方提交的出境检疫资料或者经登轮检疫，符合有关规定的，海关签发《交通工具出境卫生检疫证书》，并在船舶出口岸联系单上签注。对需卫生处理的，实施相应的卫生处理措施，消除公共卫生风险后，签发《交通工具出境卫生检疫证书》。

单元二 了解集装箱检验检疫的内容与要求

集装箱作为一种运输设备，在国际贸易中的应用越来越广泛，在促进贸易便利化的同时，也为疫情及有毒有害物质在国际的传播提供了便利。集装箱作为一种特殊的装载容器或运输设备，反复装运并往返世界各地，集装箱箱体内很可能带有病媒生物，植物危险性病、虫、杂草以及其他有害生物，疫情疫病通过集装箱传入的风险不断提高。目前，对集装箱实施检疫已得到世界各国的普遍认同和高度重视，澳大利亚、新西兰、美国等发达国家都对集装箱检疫做了严格规定，甚至将集装箱监管上升到国家安全和反恐的高度。我国检验检疫机构十分注重对出入境集装箱的检验检疫。

出入境集装箱是指国际标准化组织所规定的集装箱、包装入境、出境和过境的实箱及空箱。集装箱检疫的范围是：①装载出境植物、动植物产品和其他检疫物的出境集装箱，实施动植物检疫；②所有入出境的集装箱，都应向海关申报；③凡装载动植物、动植物产品和其他检疫物的入境（含过境）集装箱；④来自动植物疫区的集装箱（含空箱和重箱）；⑤箱内带有植物性包装物或铺垫物的入境集装箱。

集装箱在出入境前、出入境时或过境时，承运人、货主或代理人必须向海关报检。海关按照有关规定对报检集装箱实施检验检疫。我国对出入境（含过境）集装箱（包括重箱和空箱）实施卫生检疫、动植物检疫以及装运出口易腐烂变质食品、冷冻品集装箱的适载性能检验。

一、集装箱检验检疫的内容

集装箱检验检疫的内容可分为如下几类：

（1）强制性检验。检验范围：对装运出口易腐烂变质食品、冷冻品的集装箱，在装运前实施清洁、卫生、冷藏效能、密固状况等适载性检验。

检验内容：箱体、箱门完好，箱号清晰，安全铭牌齐全；箱体无有毒有害危险品标志；箱内清洁、卫生、无有毒有害残留物，且风雨密状况良好；箱内温度达到冷藏要求，符合《中华人民共和国进出口商品检验法》及其实施条例的规定。

（2）非强制性检验鉴定。非强制性检验鉴定包括：集装箱载损鉴定、集装箱货物的装箱鉴定、集装箱货物的拆箱鉴定、集装箱承租鉴定、集装箱退租鉴定、集装箱的单项鉴定。

（3）集装箱检疫。集装箱检疫主要检查集装箱是否来自疫区；是否被人类传染病和动物传染病病原体污染；是否带有植物危险性病、虫、杂草以及其他有害生物；有无啮齿动物、蚊、蝇、蟑螂等病媒生物；是否被有毒有害物质污染；是否清洁；是否带有土壤、动植物残留物；有无废旧物品、特殊物品、尸体、棺柩等；并按规定实施卫生除害处理。

二、集装箱检验检疫要求及检验方法

（一）集装箱检疫要求

集装箱检疫要求如下：

1. 装箱箱体表面标有集装箱所用裸露木材已按照有关规定进行免疫处理的免疫

牌(标识);

2. 集装箱未携带啮齿动物及蚊、蝇、蟑螂等病媒昆虫;

3. 集装箱未被人类传染病和国家公布的一、二类动物传染病、寄生虫病病原体污染;

4. 集装箱未携带植物危险性病、虫、杂草以及其他有害生物;

5. 集装箱未携带土壤、动物尸体、动植物残留物。

(二)集装箱检验方法

集装箱检验方法主要有箱体外表检疫查验、箱内检疫查验。

1. 箱体外表检疫查验的方法主要有:①以目视方法核查集装箱箱号,查看集装箱箱体是否完整;②检查集装箱箱体是否有免疫牌;③检查集装箱外表是否带有土壤、非洲大蜗牛等,携带土壤的,清除土壤并进行卫生除害处理。

2. 箱内检疫查验的方法主要有:①检查箱内有无啮齿动物、病媒昆虫或其粪便、足迹、咬痕、巢穴以及其他有害生物等,若有要采样;②检查箱内有无植物危险性病、虫、杂草、土壤、动物尸体、动植物残留物等,若有要采样并进行卫生除害处理;③检查箱内有无被病原微生物或理化因子污染可能的杂物,如发现,采样送实验室检验,并作消毒处理。

三、集装箱检疫结果及处理办法

集装箱检疫结果及相应处理主要有以下几种:

(1)法定措施。例如,装载有废旧物品的必须实施卫生处理,对国家禁止进口的废旧物品,如旧麻袋、旧服装禁止入境。对有严重污染的废旧物品如有毒有害化学物质、放射性物质、生活垃圾等,应与有关部门联系,就地销毁或令其离境。

(2)卫生处理调查。有啮齿动物、病媒昆虫或污染嫌疑的,必须实施卫生处理;有垃圾污物、动物尸体、粪便的,必须实施卫生处理;必要时进行致病菌检测。

(3)鉴定种类。收集医学昆虫和啮齿动物,送实验室鉴定种类,并对鉴定结果进行登记。

(4)对虫害、杂草、蜗牛、动植物残留物和土壤,经检疫不合格的作检疫处理。

(5)装载动植物、动植物产品和其他检疫物以及植物性包装物、铺垫物的进境集装箱,一般在入境口岸随同货物一起实施动植物检疫或检疫处理。

(6)装载动植物、动植物产品和其他检疫物的过境集装箱,在入境口岸实施箱体检疫或防疫性消毒处理,出境时不再检疫。经检疫发现国家规定的危险性病虫,作检疫处理或不准过境。

(7)装载易腐烂变质食品、冷冻品、动植物、动植物产品和其他检疫物以及输入国家或地区有检疫要求的出境集装箱,依据输入国家或地区的检疫要求、贸易合同等实施检疫,未经检疫或检疫不合格的集装箱,不得装运出口。

(8)需实施卫生处理的,货主或代理人应填写申报单,检疫人员向货主或代理人签发《卫生处理通知书》。不需实施卫生处理的、国家允许进口的货物,检疫人员签发《入境卫生检疫许可证》,给予放行。

链接

集装箱卫生除害处理

集装箱卫生除害处理方法主要有蒸熏、消毒、杀虫三种。

出入境集装箱有下列情况之一的，应当实施卫生除害处理：①来自检疫传染病的或监测传染病疫区的；②被传染病污染的或可能传播检疫传染病的；③携带有与人类健康有关的病媒昆虫或啮齿动物的；④检疫发现有国家公布的一、二类动物传染病，寄生虫病名录及植物危险性病、虫、杂草名录中所列病虫和对农林、牧、渔业有严重危险的其他病虫害的，发现超过规定标准的一般性病虫害的；⑤装载废旧物品或腐败变质有碍公共卫生物品的；⑥装载尸体、棺柩、骨灰等特殊物品的；⑦输入国家或地区要求作卫生除害处理的；⑧国家法律、行政法规或国际条约规定必须作卫生除害处理的。

【例6－1】某年6月5日，海关在对来自美国的装载废五金、杂件的8个进口集装箱实施检验检疫时，发现其中5个集装箱带土近1吨。检验检疫人员即按规定作了封存退货处理。6月12日，该5个集装箱在检验检疫人员的监督下装船退运。

【例6－2】某年4月1日，海关在对一批来自象牙海岸的进境集装箱及所载原木实施检验检疫时，在集装箱内截获我国禁止进境二类危险性有害生物——非洲大蜗牛。检验检疫人员立即用溴甲烷对该集装箱及货物实施了熏蒸灭虫处理，防止了疫情的传入。

四、出入境集装箱的卫生检疫

各隶属海关是进出境集装箱检验检疫（主要是卫生检疫）的实施机构。海关对进出境集装箱检验检疫实行即审即办。

（一）入境集装箱的卫生检疫

1. 入境集装箱实施检验检疫的范围。入境集装箱实施检验检疫的范围包括：

（1）所有入境集装箱应实施卫生检疫。

（2）来自动植物疫区的，装载动植物、动植物产品和其他检验检疫物的，以及箱内带有植物性包装物或铺垫材料的集装箱，应实施动植物检疫。

（3）法律、行政法规、国际条约规定或者贸易合同约定的其他应当实施检验检疫的集装箱，按照有关规定、约定实施检验检疫。

2. 入境集装箱报检的时限、地点及应提供的资料。集装箱入境前、入境时或过境时，承运人、货主或其代理人必须向入境口岸海关报检，未经检验检疫机构许可，集装箱不得提运或拆箱。

申请人进行网上报检业务申报。海关根据有关规定审核报检资料，符合规范要求的予以受理，不符合要求的一次性告知企业补正报检资料。

入境集装箱报检时，报检人应根据不同的情况随附提货单、到货通知单等有关单据，申报集装数量、规格、号码、到达或离开口岸的时间、装箱地点和目的地、货物的种类、数量和包装材料等情况。

3. 入境集装箱的检疫。海关根据有关工作规范、企业信用类别、产品风险等级，判别是否需要实施现场查验，对无须现场查验的，审核报检资料后出具《入境货物检验检疫证明》；对需要进行现场查验的，查验合格的出具《入境货物检验检疫证明》；经查验后需经过卫生除害处理、其他无害化处理后符合检验检疫要求的集装箱，按照规定签发《检验检疫处理通知书》《入境货物检验检疫证明》；经查验后必须作销毁或退运处理的，签发《检验检疫处理通知书》与《检验证书》，按照规定移交环保部门处理或直接监督销毁。

（二）出境集装箱的卫生检疫

1. 出境集装箱实施检验检疫的范围。出境集装箱实施检验检疫的范围包括：

（1）所有出境集装箱应实施卫生检疫。

（2）装载动植物、动植物产品和其他检验检疫物的集装箱实施动植物检疫。

（3）装运出口易腐烂变质食品、冷冻品的集装箱应实施清洁、卫生、冷藏、密固等适载检验。

（4）输入国要求实施检验检疫的集装箱，按要求实施检验检疫。

（5）法律、行政法规、国际条约规定或贸易合同约定的其他应当检验检疫的集装箱按有关约定实施检验检疫。

2. 出境集装箱报检的时限、地点。集装箱出境前或出境时，报检人向所在地海关报检，未经海关许可不准装运；在出境口岸装载拼装货物的集装箱，必须向出境口岸海关报检，未经海关许可不准装运。申请人进行网上报检业务申报，海关根据有关规定审核报检资料，符合规范要求的予以受理，不符合要求的一次性告知企业补正报检资料。

3. 出境集装箱的检验检疫。海关根据有关工作规范、企业信用类别、产品风险等级，判别是否需要实施现场查验，对无须现场查验的，审核报检资料后出具相关证明文件（《集装箱检验检疫结果单》）；对需要进行现场查验的，查验合格的出具相关证明文件（《集装箱检验检疫结果单》）；经查验后需经过卫生除害处理、其他无害化处理后符合检验检疫要求的集装箱，按照规定签发处理证书、合格证明；经查验后必须作销毁或退运处理的，签发相应的检验检疫证书，按照规定移交环保部门处理或直接监督销毁。

五、出境集装箱适载检验

装运出口易腐烂变质食品、冷冻品的集装箱应实施清洁、卫生、冷藏、密固等适载检验。

申请人通过国际贸易单一窗口货物申报/出境集装箱适载申报，录入报检信息并发送电子报检数据（如图6－5）。填报报检数据时需明确“预检日期”“场站登记号”“报检单位”“集装箱箱型”“集装箱数量”“集装箱规格”“集装箱箱号”等几个重要数据项。对于需录入的集装箱箱量较多时，可通过导入功能实现相关集装箱信息的上传。填报时需提供集装箱照片（含箱号和箱内全景）。

海关根据有关工作规范、企业信用类别、产品风险等级，判别是否需要实施现场查验，对无须现场查验的，审核报检资料后出具相关证明文件；对需要进行现场查验的，查验合格的出具相关证明文件（如《集装箱检验检疫结果单》）。

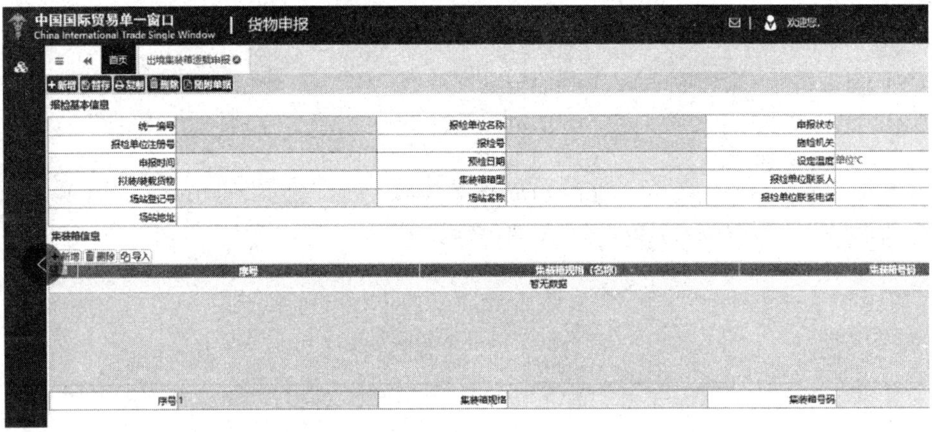

图 6-5 出境集装箱适载申报页面

项目情景实例

陈湘是这样完成出境集装箱报检任务的：

第一步：判断报检的要求。该批 3D 卡片的 HS 编码是 39199090，陈湘查询 http://www.qgtong.com/HScode/，得知其检验检疫的监管要求为非法检货物，只需对出境装载货物用的集装箱进行适载检验即可。因此陈湘决定在装货前向天津海关进行集装箱报检。

第二步：电子申报。陈湘打开国际贸易单一窗口标准版门户网站（http://www.singlewindow.cn），登录后进入"货物申报"页面，点击左侧菜单栏"货物申报——其他报检"，展开后点击"出境集装箱适载申报"，进行报检单的相关信息录入（图 6-5）以及随附单据的上传，点击【申报】蓝色按钮，数据被发送到海关相关业务系统。

第三步：联系施检。经检验检疫合格，获得集装箱检验检疫结果单（见表 6-2）。

表 6-2 集装箱检验检疫结果单

编号：A85902678

申请人：北京龙口工贸公司

集装箱数量：4×20′GP　　箱型：20GP

拟装/装载货物：3D 卡片　　运输工具：

检验地点：天津滨海集装箱码头　检验时间：2020 年 6 月 9 日

检验检疫结果：

□√箱体、箱门完好，箱号清晰，安全铭牌齐全。

□√箱体无有毒有害危险品标志；箱内清洁、卫生，无有毒有害残留物，且风雨密状况良好；箱内温度达到冷藏要求，符合《中华人民共和国进出口商品检验法》及其实施条例的规定。

□√未发现病媒生物，符合《中华人民共和国国境卫生检疫法》及其实施细则的规定。

□√未发现活害虫及其他有害生物，符合《中华人民共和国进出境动植物检疫法》及其实施条例的规定。

续表

规格	集装箱号码
5.897 米×2.348 米×2.385 米	GESU7120230
5.897 米×2.348 米×2.385 米	GESU7120231
5.897 米×2.348 米×2.385 米	GESU7120232
5.897 米×2.348 米×2.385 米	GESU7120233

结果评定:上述集装箱经集装箱适载预检/检验检疫,适合装运上述货物。

本单有效期:截止于2020年7月1日。

签　字:　　　　　　　　　　日期:2020年6月11日

个案分析与操作演练

1. 某企业进口一批货物(检验检疫类别为P/Q),海运集装箱装运,以下表述正确的有:(　)

A. 集装箱须实施适载检验　　B. 集装箱须实施卫生检疫

C. 集装箱须实施卫生除害处理　D. 集装箱须实施动植物检疫

2. 王东现有装运服装、木材、设备、盐湿牛皮的四类集装箱报检业务,王东分析后认为:

A. 装运服装的出境集装箱不需要实施卫生检疫

B. 装运木材的出境集装箱不需要实施动植物检疫

C. 装运设备的进境集装箱需要实施卫生检疫

D. 装运盐湿牛皮的进境集装箱需实施卫生检疫和动植物检疫

王东关于集装箱检验检疫的分析,你认为不正确的是哪几项,为什么?

3. 大连某生产企业出口一批冷冻食品(检验检疫类别为P. R/Q. S),出境口岸为大连,集装箱装载。问题:

(1)该批检验检疫类别表示什么含义?

(2)以下表述正确的有(　)。

A. 货物须实施食品卫生监督检验

B. 货物须实施动植物检疫

C. 集装箱须实施适载检验

D. 集装箱须实施卫生检疫

E. 集装箱需实施使用鉴定

(3)在办理报检业务过程中,应向海关申请的证单有(　)。

A. 出境货物报检电子底账数据号

B. 集装箱检验检疫结果单

C. 出境货物换证凭单

D. 动植物检疫许可证

4.(1)以下所列出口货物,其装运集装箱无须实施适载检验的有(　)。

A. 冷冻食品　　B. 服装　　C. 陶瓷制品　　D. 玩具

(2) 以下集装箱,须经消毒、除鼠、除虫或其他卫生处理,方准入境的有(　)。

A. 来自检疫传染病疫区的集装箱

B. 被检疫传染病污染的集装箱

C. 发现与人类健康有关的啮齿动物或病媒昆虫的集装箱

D. 可能传播检疫传染病的集装箱

5. ①某年4月5日,常熟海关在对来自法国的进口集装箱及货物实施现场查验时,在箱内底部及货物包装木托架上截获约5公斤泥土,检疫人员及时对该集装箱及货物做了有效的除害处理。②某年6月19日,顺德海关在对来自台湾载有机器设备的9个进口集装箱进行检疫查验时,发现箱内昆虫飞舞,并在货柜的地板上,尤其是在防潮薄膜严密包裹的机器内有大量死虫,经鉴定有白蚁类、蝉类、蟠象、蝇类。检疫人员按有关规定对该批集装箱进行了卫生除害处理。③某年11月10日,南海海关在对来自台湾装载纸包装聚酯变形丝的集装箱进行检疫查验时,发现该集装箱箱门口有动物粪便,纸包装箱有被动物撕咬的痕迹。于是,检疫人员立即进行现场拍照封柜,实施熏蒸处理。熏蒸完毕后,在该集装箱内纸箱顶层发现一只死猫,经检验检疫,未发现该猫带有异常病菌,最后将其作掩埋处理。问题:请结合上述3个案子阐述集装箱在哪些情况下,应当实施卫生除害处理?卫生除害处理的方式主要有哪几种?

6. 某日,小王到海关申报一批次入境集装箱货物,按照相关的法律法规要求,检验检疫人员指定将该批次集装箱货物移运至有关堆场等待接受检疫查验。由于该批集装箱装载货物为生产急用,于是小王在海关未进行开箱检疫放行的情况下,擅自将该批集装箱运到厂家卸货。请问小王的行为从卫生检疫的角度违反了哪条规定?

“个案分析与操作演练”参考答案

复习思考题

一、名词解释:出入境集装箱。

二、简答题

1. 简述海关监管进出境运输工具的目的。

2. 海关如何对运输工具进行进境监管?

3. 海关如何对运输工具进行出境监管?

4. 图示进出境运输工具申报的一般流程。

5. 简述进出境船舶的申报。

6. 简述进出境船舶的申报时限。

7. 图示进出境运输工具检疫的工作流程。
8. 简述进出境船舶检疫的工作内容。
9. 简述集装箱检疫结果及其相应的处理办法。
10. 简述入境集装箱报检的时限、地点及应提供的资料。
11. 简述出境集装箱报检的时限、地点。
12. 如何进行出境集装箱的适载检验申报?

项目任务七　认知报关与海关管理制度

项目要求

- 理解报关的分类及自理报关、报关企业的注册登记
- 了解电子代理报关委托的流程
- 了解海关的性质、任务与管理法律体系
- 掌握海关监管进出境货物的报关程序
- 熟悉与进出口货物报关相关的管理制度

项目情景

北京龙口工贸公司决定进军国际贸易后，迅速办理了对外贸易经营者备案登记。公司决定申请自理报关，并要求子公司北京龙口货运公司从事代理报关业务。由于北京龙口工贸公司的外贸业务多在天津报检报关，因此，公司决定在天津塘沽设立报关分支机构。公司把这些任务交给了陈湘。目前陈湘面临着以下任务：

任务1：熟悉并理解海关通关管理的基本规则，以提高报关质量和效率。

任务2：北京龙口工贸公司自理报关备案登记。

任务3：北京龙口货运公司代理报关注册登记许可。

知识模块

单元一　熟悉报关及报关备案

按照《中华人民共和国海关法》（以下简称《海关法》）规定，进出口货物必须通过设立海关的地点进出境并办理相关手续，这是货物进出境的基本原则，也是货物的收、发货人应履行的一项基本义务。进出境报关有货物报关、运输工具报关和物品报关，进出境人员应对随身携带的物品报关[1]。

[1] 海关仅对进出境物品进行监管，确定进出境人员是否有走私违法嫌疑，因此，从报关角度看，不存在进出境人员的报关。

报关人员应当熟悉并理解海关通关管理的基本规则,严格依照海关通关管理的法规或规章办理进出口通关业务,提高报关质量和效率。

一、报关的含义

报关是进出口收、发货人或其代理人,向海关办理货物、物品、运输工具进出境手续及相关海关事务的过程。

链接

报关业务的主要内容

1.按照规定如实申报进出口货物的商品编码、实际成交价格、原产地及相应优惠贸易协定代码等,并办理填制报关单、提交报关单证等与申报有关的事宜;

2.办理进出口货物的报检、查验、结关等事宜;

3.申请办理缴纳税费和退税、补税事宜;

4.申请办理加工贸易合同备案、变更和核销及保税监管等事宜;

5.申请办理进出口货物减税、免税等事宜;

6.应当由报关单位办理的其他报关事宜。

报关的含义包括三个方面:报关的主体、报关的对象和报关的内容。

进出口货物是报关的主要范围。进出境运输工具所载货物应当按不同性质和种类分别向海关递交进出口货物报关单,海关按不同的结关方式进行监管。因此,按海关的结关方式与监管的不同,所有进出口货物可以分为一般进出口、保税进出口、减免税进口、暂准进出口、过境、转运、通运货物和其他进出口货物。进出境运输工具报关范围应当按照船舶、航空器、车辆等不同形式办理海关手续;而进出境物品申报是按照行李物品、邮递物品和其他物品办理申报手续的。

报关的定义表示了整个报关过程,它与通关、申报、结关还是有区别的。通关所包含的范围比较广,既有进出口货物的报关,还有海关对进出口货物的各种管理和要求;既有外汇、税务、银行、商检、公安与海关等口岸相关部门的综合管理,又有口岸港务管理部门的具体要求,是一个整体的进出口过程。报关与申报并没有多大的区分,一般来讲,进出境物品是申报,因为进出境物品向海关递交的是申报单,这和货物进出口递交的进出口报关单略有不同。

结关也称清关,是"办结海关手续"的简称,是指进出口货物的收、发货人或其代理人向海关办理完进出口货物通关的所有手续,履行了法律规定的与进出口有关的义务。有关货物一旦办结海关手续,海关就不再进行监管。

二、报关的分类

《海关法》规定:"进出口货物,除另有规定的外,可以由进出口货物收、发货人自行办理报关纳税手续,也可以由进出口货物收、发货人委托海关准予注册的报关企业办理报关纳税手续。"根据这一规定,按照报关的行为性质,报关分为自理报关和代理报关两类。相应地,报关单位也可分为自理报关单位和代理报关单位。进出口货物收、发货人为自理报关单位,代理报关单位则称报关企业[1]。

虽然按照进出境的流向报关可分为进口报关和出口报关,按照报关对象报关可分为货物报关、运输工具报关和物品报关,但从报关的实质上讲,进出口报关的形式就是以自理报关和代理报关表现的,因为,不管是进口报关还是出口报关,都可以自理报关或委托报关企业代理报关。因此,自理报关或委托报关企业代理报关,是我国报关的主要形式。

我国实行报关单位注册登记制度[2]。不管是由进出口货物的收、发货人自行办理报关的,还是由报关企业接受委托进行报关的,都应当具备相应的条件,即进出口货物的收、发货人应当具有进出口经营权和报关权,接受进出口货物收、发货人委托进行报关的报关企业已向海关办理了注册登记。

(一)自理报关

进出口货物收、发货人自行办理报关手续称为自理报关。

目前,我国进出口货物收、发货人是指依照《中华人民共和国对外贸易法》,经商务主管部门或其授权部门批准从事对外贸易经营活动,并进口或者出口有关货物的中华人民共和国关境内的法人或其他组织。我国的进出口货物收、发货人主要有贸易型企业、生产型企业、仓储型企业等。

根据我国海关目前的规定,自理报关单位必须具有对外贸易经营权和报关权。进出口货物收、发货人经海关注册登记后,可在各口岸海关办理报关业务。

进出口货物收、发货人从事的是对外贸易经营活动,应由商务主管部门审批其经营权。除外商投资企业外,我国目前对经营对外贸易实行备案登记制,从事货物进出口的对外贸易经营者(包括组织和个人),只要向商务主管部门或者其委托的机构办理备案登记,就可取得对外贸易经营权。

自 2018 年 4 月 20 日起,我国将检验检疫自理报检企业备案与海关进出口货物收发货人备案,合并为海关进出口货物收发货人(自理报关单位)备案。自理报关单位备案后同时取得报关和报检资质。

自 2019 年 2 月起,我国将进出口货物收发货人的《报关单位注册登记证书》纳入"多证合一"改革。自理报关单位(进出口货物收发货人)在办理工商注册登记时,需要同步办理《报关单位注册登记证书》的,应按照要求勾选进出口货物收发货人的备案登记,并补充填写相关备案信息。市场监管部门按照"多证合一"流程完成登记,并完成与海关总署的数据交换。海关确认接收到自理报关单位工商注册信息和商务备案信息后对企业备案申请进行审核,企业无须前往海关窗口办理备案登记手续,海关不核发自理报关单位《报关单位注册登

[1] 报关单位,是指按照在海关注册登记的报关企业和进出口货物收、发货人。报关企业,是指按照经海关准予注册登记,接受进出口货物收、发货人的委托,以进出口货物收、发货人名义或者以自己的名义,向海关办理代理报关业务,从事报关服务的境内企业法人。

[2] 报关注册登记制度是指进出口货物收、发货人、报关企业依法向海关提交规定的注册登记申请材料,经注册地海关依法对申请注册登记的材料进行审核,准予其办理报关业务的管理制度。

记证书》[1]。自理报关单位可以通过中国国际贸易单一窗口标准版（http://www.singlewindow.cn）“企业资质”子系统或“互联网＋海关”（http://online.customs.gov.cn）“企业管理”子系统查询海关进出口货物收发货人的备案登记结果。进出口收发货人的报关单位注册登记是长期有效的，除新注册、变更外，无须操作延续。

企业在海关注册登记信息主要包括企业中文名称、法定代表人（负责人）、工商注册地址、海关注册编码、统一社会信用代码、海关首次注册日期、注册海关、行政区划、经济区划、经济类型、经营类别、行业种类、年报情况、海关注销标志、报关有效期。

海关对企业的行政许可信息主要包括企业名称、海关注册编码、统一社会信用代码、行政许可决定书名称、行政许可决定书文号、许可证书名称、许可编号、许可内容、许可决定日期、有效期、许可机关。

自理报关单位（进出口货物收发货人）依法设立的分支机构可以办理进出口货物收发货人分支机构备案，由进出口货物收发货人凭《报关单位情况登记表》向分支机构所在地海关申请办理。进出口货物收发货人及其在海关备案的分支机构可以在全国办理进出口报关业务。进出口货物收发货人应当对其分支机构的行为承担法律责任。

海关原则上不接受没有取得对外贸易经营权的企业、单位的报关，但考虑到某些单位的特殊需要，依国家有关规定，无经营权单位拟从事非贸易性进出口活动的，经海关批准，可以向海关办理报关纳税手续。例如，境内某学校接受境外某学校赠送的教学设备等。在这种情况下，这些特殊单位经向海关注册登记后也是报关单位。这些单位主要指：境外企业、新闻/经贸机构、文化团体等依法在中国境内设立的常驻代表机构；少量货样进出境的单位；国家机关、学校、科研院所等组织机构；临时接受捐赠、礼品、国际援助的单位；国际船舶代理企业；其他可以从事非贸易性进出口活动的单位。这些单位可以到所在地海关办理临时注册登记手续[2]。

（二）报关企业（代理报关单位）

报关企业又称为代理报关单位，其报关方式称为代理报关。

1. 报关企业的注册登记。报关企业应当经所在地直属海关或者其授权的隶属海关办理注册登记许可后，方能办理报关业务。

报关企业应当具备下列条件：①具备境内企业法人资格条件；②法定代表人无走私记录；③无因走私违法行为被海关撤销注册登记许可记录；④有符合从事报关服务所必需的固定经营场所和设施；⑤海关监管所需要的其他条件。

报关企业注册登记的行政审批事项流程可用图7－1说明。

报关企业在海关注册登记或者备案后，同时取得报关报检资质。同时，海关将检验检疫报检人员备案与报关人员备案，合并为报关人员备案。报关人员备案后同时取得报关和报检资质。

---

[1] 进出口货物收发货人需要获取书面备案登记信息的，可以通过“单一窗口”在线打印备案登记回执，并到所在地海关加盖海关印章。

[2] 特殊单位办理临时注册登记，应当持《报关单位情况登记表》及非贸易性活动证明材料。对临时注册登记单位，海关不予核发注册登记证书，仅出具临时报关单位注册登记证明。临时注册登记有效期最长为1年，法律、行政法规、海关规章另有规定的除外，逾期需重新办理。

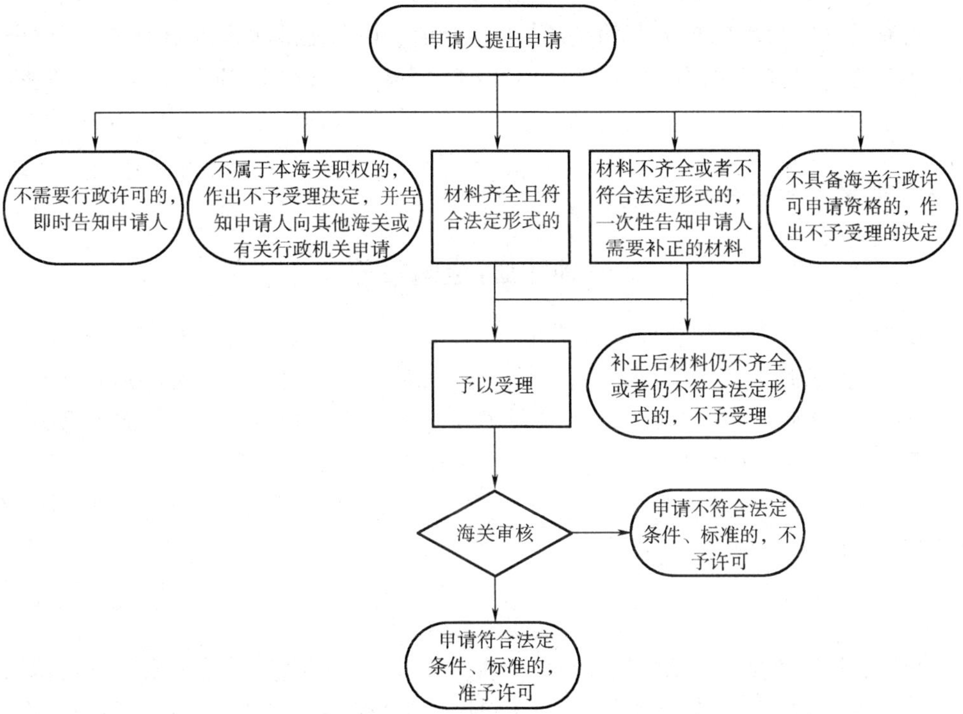

图7－1　报关企业注册登记的行政审批事项流程

中国国际贸易单一窗口标准版“企业资质”子系统提供商务部资质、海关企业通用资质、查询等功能，实现国际贸易企业通过单一窗口一点接入，一次性提交满足口岸监管部门要求的资质备案信息，各管理部门按照确定的规则进行审核，并将审核结果通过单一窗口反馈。报关企业办理注册登记及其延续、变更、注销许可等业务，可通过中国国际贸易单一窗口标准版——“企业资质”子系统或“互联网＋海关”办事平台——“企业管理子系统”填写相关信息，向海关提交申请，并到现场业务窗口一次性递交材料。

申请报关企业注册登记的，一般需要提交：《报关单位情况登记表》、企业法人营业执照复印件、报关服务营业场所所有权证明或者使用权证明。申请报关企业分支机构备案的，需要提交：《报关单位情况登记表》、报关企业《中华人民共和国海关报关单位注册登记证书》复印件、分支机构营业执照复印件、报关服务营业场所所有权证明或者使用权证明。报关单位所属报关人员备案，应当提交：《报关单位情况登记表（所属报关人员）》；报关人员身份证件复印件（需交验原件）。

海关在收取企业申请材料后进行审核，审核通过的，予以注册登记或者备案，核发《中华人民共和国海关报关单位注册登记证书》；审核不通过的，应当一次性告知企业需要补正的全部内容。海关将审核结果通过“单一窗口”反馈企业，企业登录“单一窗口”可以查询注册登记或者备案办理结果。报关企业《报关单位注册登记证书》备案回执上注有企业“海关注册编码”和“检验检疫备案号”。

报关企业及其在海关备案的分支机构可以在全国办理进出口报关业务。报关企业应当对其分支机构的行为承担法律责任。

根据《中华人民共和国海关报关单位注册登记管理规定》及相关规定，报关企业在办理海关业务过程中出现的报关差错，海关予以记录。报关企业可以通过海关“企业进出口信用管理系统”的“关企合作平台”（http://jcf.chinaport.gov.cn/jcf）查询本单位的报关差错。

链接

一地注册，全国报关

我国已全面取消报关企业异地申报限制，报关企业可“一地注册，全国报关”。报关企业在一个直属海关注册登记后，无须再设立跨关区分支机构，就可以到全国所有海关、所有口岸和海关监管集中的地点，从事报关服务。报关企业使用异地海关报关单号码资源申报的，由报关单号码所属海关负责接单、理单和单证档案管理工作。报关后，企业可通过“中国海关网上服务大厅”和海关“12360”服务热线，查询通关、舱单状态、疑难咨询等内容。

2. 报关企业代理报关活动的法律责任。报关企业的代理报关活动可采用以其委托人的名义（直接代理）或以报关企业自己的名义（间接代理）两种不同的形式。采用的形式不同，报关企业应承担的法律责任也不同。

报关企业以其委托人的名义办理报关纳税手续的，属于委托代理行为，报关企业与委托人之间是代理人与被代理人（或称委托人）的关系。代理人代理权的取得、行使和效力是基于委托人委托授权的，即报关企业必须得到委托人的明确授权，方可行使代理权。因此，除委托人（在该项进出境活动中）应遵守海关的各项规定外，报关企业在行使代理权时，也应当遵守海关对其委托人的各项规定，如违反海关法的规定，报关企业应当承担与进出口收发人自己报关时所应承担的连带的法律责任。

报关企业不当代理造成损害要担责。《民法典》第167条规定：“代理人知道或者应当知道代理事项违法仍然实施代理行为，或者被代理人知道或者应当知道代理人的代理行为违法未表示反对的，被代理人和代理人应当承担连带责任”。代理人与被代理人都应当依照法律、行政法规的规定对进出口贸易方式、通关物流方式、代理费用等内容进行约定。我国《民法典》第164条规定：“代理人不履行或者不完全履行职责，造成被代理人损害的，应当承担民事责任。代理人和相对人恶意串通，损害被代理人合法权益的，代理人和相对人应当承担连带责任。”报关企业作为代理人，在进出口报关过程中应当按照与收发货人的代理约定开展工作。根据《中华人民共和国关税条例》的规定，报关企业接受纳税义务人的委托，因报关企业违反规定而造成海关少征、漏征税款的，报关企业对少征或者漏征的税款、滞纳金，与纳税义务人共同承担纳税的连带责任。

报关企业接受其委托人的委托，以报关企业自己的名义办理报关纳税手续的，海关视同报关企业自己报关，其法律后果将直接作用于报关企业。

总结报关企业代理报关活动的法律责任如表7-1所示。

表 7 - 1 报关企业代理报关活动的法律责任

行为与责任／报关企业	代理方式	行为属性	法律责任
代理报关	直接代理	以委托人名义	法律后果直接作用于被代理人(委托人);报关企业应承担连带的法律责任
	间接代理	以自身名义,视同为自己报关	法律后果直接作用于代理人(报关企业);报关企业承担收、发货人自己报关的法律责任

3.《代理报关委托书》《委托报关协议》。《代理报关委托书》是进出口货物收、发货人根据《海关法》要求提交报关企业的具有法律效力的授权证明。《委托报关协议》是进出口货物收、发货人(或单位)经办人员与报关企业经办报关员按照《海关法》的要求签署的,明确具体委托报关事项和双方责任的具有法律效力的文件,分正文表格和背书两大部分。根据《中华人民共和国海关进出口货物申报管理规定》,《代理报关委托书》和《委托报关协议》作为代理报关时报关单的必备随附单证使用。纸质的《代理报关委托书》(见表 7 - 2)和《委托报关协议》(见表 7 - 3)由中国报关协会负责向企业提供。

表 7 - 2 《代理报关委托书》

代理报关委托书 编号: 我单位现(A 逐票、B 长期)委托贵公司代理等通关事宜。〔A、填单申报 B、申请、联系和配合实施检验检疫 C、辅助查验 D、代缴税款 E、设立手册(账册)F、核销手册(账册)G、领取海关相关单证 H、其他〕详见《委托报关协议》。 我单位保证遵守海关有关法律、法规、规章,保证所提供的情况真实、完整、单货相符,无侵犯他人知识产权的行为。否则,愿承担相关法律责任。 本委托书有效期自签字之日起至　　年　月　日止。 委托方(盖章): 法定代表人或其授权签署《代理报关委托书》的人(签字) 年　　月　　日

为落实全国通关一体化改革相关配套措施,推进无纸化作业,目前海关已经推广应用电子代理委托系统。该系统利用中国电子口岸身份识别设备,实现代理报关委托业务的信息化管理和电子签名认证。收发货人与代理报关企业在系统中建立委托关系,申报前生成委托协议,取得委托协议编号。申报人通过该系统生成的格式化代理报关委托书/委托协议数据,作为电子随附单据在通关无纸化申报时一并向海关提交。

电子《代理报关委托书/委托报关协议》(以下简称《委托书/协议》)系统(如图 7 - 2)是中国报关协会组织研发和管理,并授权各地方报关协会协助管理和服务。在该系统中,委托方是进出口货物收发货人,被委托方是报关企业,管理方是中国报关协会。委托双方在本系统确认的电子《委托书/协议》由报关企业将其作为电子报关单随附单证(如图 7 - 3)发送海关通关系统。电子报关代理委托协议的形成流程如图 7 - 4。

表 7－3　委托报关协议

为明确委托报关具体事项和各自责任，双方经平等协商签订协议如下：

委托方	
主要货物名称	
HS 编码	□□□□□□□□□□
进出口日期	年　月　日
提(运)单号	
贸易方式	
数(重)量	
包装情况	
原产地/货源地	
其他要求：	
背面所列通用条款是本协议不可分割的一部分，对本协议的签署构成了对背面通用条款的同意。	
委托方签章： 经办人签字： 联系电话：　　年　月　日	

被委托方		
＊报关单编号	No.	
收到单证日期	年　月　日	
收到单证情况	合同□	发票□
	装箱清单□	提(运)单□
	加工贸易手册□	许可证件□
	其他	
报关收费	人民币：　　元	
承诺说明：		
背面所列通用条款是本协议不可分割的一部分，对本协议的签署构成了对背面通用条款的同意。		
被委托方签章： 报关人员签名： 联系电话：　　年　月　日		

中国报关协会监制

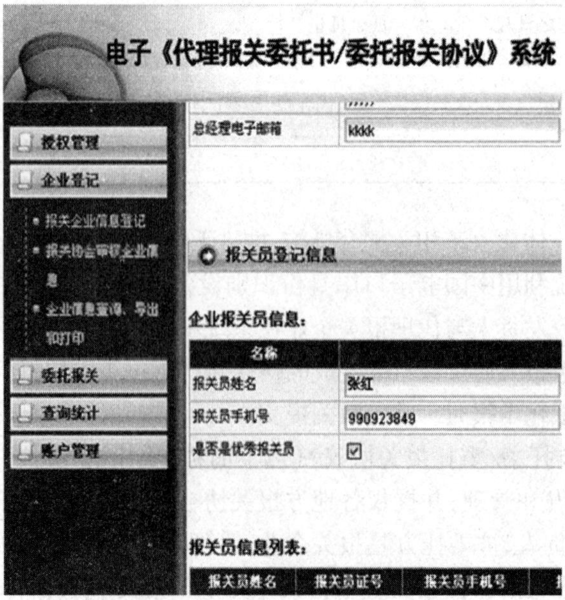

图 7－2　电子报关代理书/委托报关协议系统页面截图

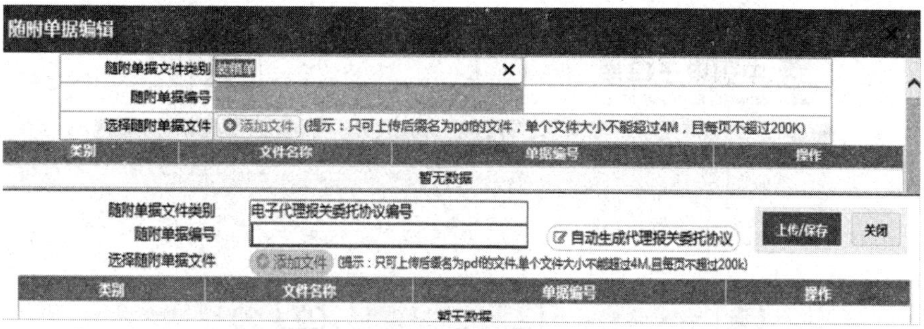

图7－3　报关单随附单据与电子代理报关委托报关协议的关联页面

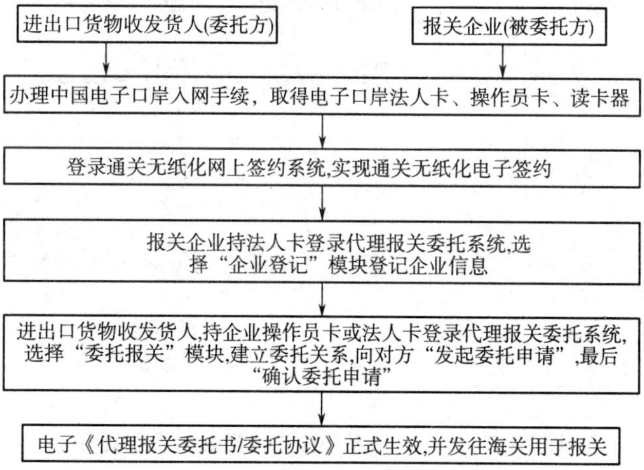

图7－4　电子报关代理委托协议的形成流程

委托双方可通过电子执法系统(https://e. chinaport. gov. cn)下“报关代理委托”(如图7－5)或单一窗口(https://www. singlewindow. cn)货物申报模块下“报关代理委托”系统进行业务操作。

4. 委托报关协议通用条款。委托报关协议背面一般列明委托方、被委托方的责任、赔偿原则、不承担的责任、协商解决事项。

(1)委托方责任：

委托方应及时提供报关所需的全部单证,并对单证的真实性、准确性和完整性负责,并保证没有侵犯他人知识产权的行为。

委托方负责在报关企业办结海关手续后,及时、履约支付代理报关费用,支付垫支费用,以及因委托方责任产生的滞报金、滞纳金和海关等执法单位依法处以的各种罚款。

负责按照海关要求将货物运抵指定场所。

负责与被委托方报关人员一同协助海关进行查验,回答海关的询问,配合相关调查,并承担产生的相关费用。

在被委托方无法做到报关前提取货样的情况下,承担单货相符的责任。

(2)被委托方责任：

负责解答委托方有关向海关申报的疑问。

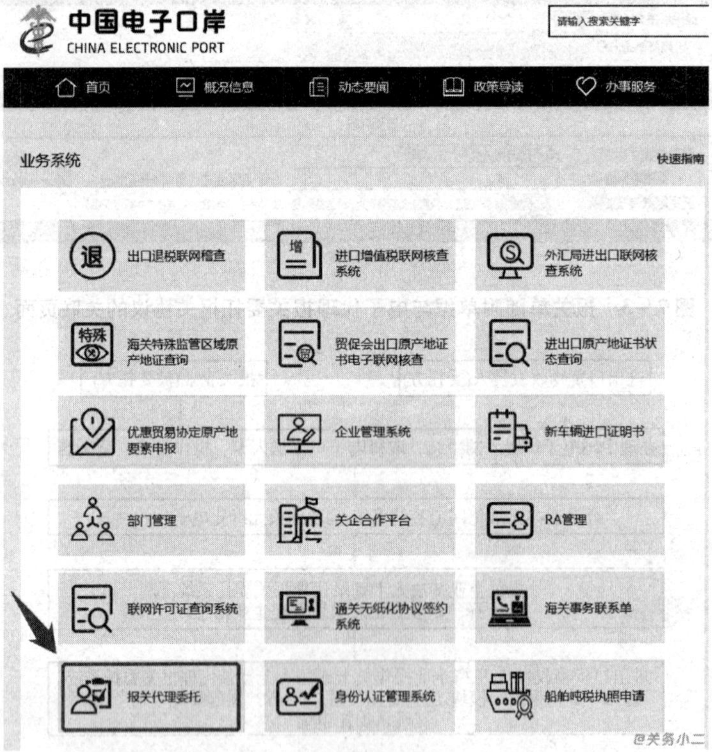

图7-5　电子执法系统报关代理委托页面截图

负责对委托方提供的货物情况和单证的真实性、完整性进行“合理审查”，审查内容包括：①证明进出口货物实际情况的资料，包括进出口货物的品名、规格、数(重)量、包装情况、用途、产地、贸易方式等；②有关进出口货物的合同、发票、运输单据、装箱单等商业单据；③进出口所需的许可证件及随附单证；④海关要求的加工贸易(纸质或电子数据的)及其他进出口单证。

因确定货物的品名、归类等原因，经海关批准，可以看货或提取货样。

在接到委托方交付齐备的随附单证后，负责依据委托方提供的单证，按照《中华人民共和国海关进出口报关单填制规范》认真填制报关单，承担“单单相符”的责任，在海关规定和本委托报关协议中约定的时间内报关，办理海关手续。

负责及时通知委托方共同协助海关进行查验，并配合海关开展相关调查。

负责支付因报关企业的责任给委托方造成的直接经济损失，所产生的滞报金、滞纳金和海关等执法单位依法处以的各种罚款。

负责在本委托书约定的时间内将办结海关手续的有关委托内容的单证、文件交还委托方或其指定的人员，并如实告知委托方有关货物的后续检验检疫及监管要求。

(3)赔偿原则：被委托方不承担因不可抗力给委托方造成损失的责任。因其他过失造成的损失，由双方自行约定或按国家有关法律、法规、规章的规定办理。由此造成的风险，委托方可以投保方式自行规避。

(4)不承担的责任：签约双方各自不承担因另外一方原因造成的直接经济损失，以及滞报金、滞纳金和相关罚款。

(5)法律强制《委托报关协议》的任一条款与海关有关法律、法规、规章不一致时,应以法律、法规、规章为准,但不影响《委托报关协议》其他条款的有效。

(6)协商解决事项:变更、中止本协议或双方发生争议时,按照《中华人民共和国合同法》有关规定及程序处理。因签约双方以外的原因产生的问题或报关业务需要修改协议条款,应协商订立补充协议。双方可以在法律、法规、规章准许的范围内另行签署补充条款,但补充条款不得与本协议的内容相抵触。

5. 报关企业与自理报关单位的区别。与自理报关单位相比,报关企业在经营审批部门、主营业务等方面存在较大差异。

自理报关单位从事的是对外贸易经营活动,应由商务主管部门审批其经营权;报关企业从事的是报关纳税服务活动,须由海关办理报关注册登记许可,报关企业如果同时经营国际货物运输代理、国际运输工具代理等业务,则应由商务主管部门或交通运输主管部门审批其经营权。

两种企业经不同的主管部门审批取得了相应的经营权,但只有在海关办理报关注册登记手续后方能获得报关权。

两类企业行使报关权涉及的货物范围也不相同。进出口货物收、发货人只能为本企业自营进出口货物办理报关纳税手续;报关企业可接受进出口货物收、发货人在各种运输承运关系下办理报关纳税手续的委托。两者的差异如表7-4所示。

表7-4 自理报关单位与报关企业的差异

	自理报关单位(进出口货物收、发货人)	报关企业(代理报关单位)
主营业务	对外贸易业务	(1)报关纳税服务;(2)国际货物运输代理或国际运输工具代理
报关范围	办理自营进出口货物的报关手续	(1)受各进出口收、发货人的委托办理报关手续;(2)在本企业承揽的承运范围内受各进出口收、发货人的委托办理报关手续
经营审批	商务主管部门审批	(1)海关报关注册登记许可;(2)商务主管部门或交通运输主管部门审批
报关注册登记许可	无须申请	须申请
报关注册登记	向海关注册登记,长期有效	向海关注册登记,长期有效

单元二 了解海关及其监管货物

我国海关是国家的进出关境监督管理机关。凡应受海关监管的进出境货物和物品,统称海关监管货物。货物从进出境起到最终办结海关手续止的期限,就是海关对监管货物的监管期限。

一、海关

海关是进出境的监督管理机关,海关的监督管理是国家行政执法活动,这是海关的基本性质。在对外开放的口岸和海关监管业务集中的地点设立海关是我国海关的设关原则。

(一)海关的主要职责

海关总署是国务院直属机构,贯彻落实党中央关于海关工作的方针政策和决策部署,在履行职责过程中坚持和加强党对海关工作的集中统一领导。其主要职责是:

1. 负责全国海关工作。拟订海关(含出入境检验检疫)工作政策,起草相关法律法规草案,制定海关规划、部门规章、相关技术规范。

2. 负责组织推动口岸"大通关"建设。会同有关部门制定口岸管理规章制度,组织拟订口岸发展规划并协调实施,牵头拟订口岸安全联合防控工作制度,协调开展口岸相关情报收集、风险分析研判和处置工作。协调口岸通关中各部门的工作关系,指导和协调地方政府口岸工作。

3. 负责海关监管工作。制定进出境运输工具、货物和物品的监管制度并组织实施。按规定承担技术性贸易措施相关工作。依法执行进出口贸易管理政策,负责知识产权海关保护工作,负责海关标志标识管理。组织实施海关管理环节的反恐、维稳、防扩散、出口管制等工作。制定加工贸易等保税业务的海关监管制度并组织实施,牵头审核海关特殊监管区域的设立和调整。

4. 负责进出口关税及其他税费征收管理。拟订征管制度,制定进出口商品分类目录并组织实施和解释。牵头开展多双边原产地规则对外谈判,拟订进出口商品原产地规则并依法负责签证管理等组织实施工作。依法执行反倾销和反补贴措施、保障措施及其他关税措施。

5. 负责出入境卫生检疫、出入境动植物及其产品检验检疫。收集分析境外疫情,组织实施口岸处置措施,承担口岸突发公共卫生等应急事件的相关工作。

6. 负责进出口商品法定检验。监督管理进出口商品鉴定、验证、质量安全等。负责进口食品、化妆品检验检疫和监督管理,依据多/双边协议实施出口食品相关工作。

7. 负责海关风险管理。组织海关贸易调查、市场调查和风险监测,建立风险评估指标体系、风险监测预警和跟踪制度、风险管理防控机制。实施海关信用管理,负责海关稽查。

8. 负责国家进出口货物贸易等海关统计。发布海关统计信息和海关统计数据,组织开展动态监测、评估,建立服务进出口企业的信息公共服务平台。

9. 负责全国打击走私综合治理工作。依法查处走私、违规案件,负责所管辖走私犯罪案件的侦查、拘留、执行逮捕、预审工作,组织实施海关缉私工作。

10. 负责制定并组织实施海关科技发展规划、实验室建设和技术保障规划。组织相关科研和技术引进工作。

11. 负责海关领域国际合作与交流。代表国家参加有关国际组织,签署并执行有关国际合作协定、协议和议定书。

12. 垂直管理全国海关。

链接

海关总署与国家市场监督管理总局的有关职责分工

1.两部门建立机制,避免对各类进出口商品和进出口食品、化妆品进行重复检验、重复收费、重复处罚,减轻企业负担。

2.海关总署负责进口食品安全监督管理。进口的食品以及食品相关产品应当符合我国食品安全国家标准。境外发生的食品安全事件可能对我国境内造成影响,或者在进口食品中发现严重食品安全问题的,海关总署应当及时采取风险预警或者控制措施,并向国家市场监督管理总局通报,国家市场监督管理总局应当及时采取相应措施。

3.两部门建立进口产品缺陷信息通报和协作机制。海关总署在口岸检验监管中发现不合格或存在安全隐患的进口产品,依法实施技术处理、退运、销毁,并向国家市场监督管理总局通报。国家市场监督管理总局统一管理缺陷产品召回工作,通过消费者报告、事故调查、伤害监测等获知进口产品存在缺陷的,依法实施召回措施;对拒不履行召回义务的,国家市场监督管理总局向海关总署通报,由海关总署依法采取相应措施。

(二)我国海关的管理体制和机构

海关总署是国务院内设的直属机构。"国务院设立海关总署,统一管理全国海关","海关依法独立行使职权,向海关总署负责","海关的隶属关系,不受行政区划的限制",这就是我国海关的管理体制。也就是说,我国海关事务属中央事权;采取集中统一管理的垂直领导体制,海关隶属关系不受行政区划限制;海关独立行使职权,向海关总署负责。

我国海关机构的设置为海关总署、直属海关和隶属海关三级。隶属海关负责办理具体海关业务。直属海关负责管理一定区域范围内海关业务。隶属海关由直属海关领导,向直属海关负责,直属海关由海关总署领导,向海关总署负责。广东分署、上海和天津特派员办事处是海关总署的派出机构,代表海关总署负责监督和管理一定区域范围的海关业务和海关内部相关事宜。

(三)海关管理法律体系

海关作为行政执法部门,行使的权力有:行政许可、税费征收、行政检查、行政强制、行政处罚和其他权力等,其中包括检查权、查验权、查询权、稽查权、扣留权、强制扣缴和变价抵缴关税权、税收保全等。这些权力的行使基于海关管理法律体系。

我国海关管理法律体系是以《中华人民共和国海关法》(后文简称《海关法》)为基本法,配套有专门法规,还有海关规章及其他规范性文件为补充的三级海关法律体系。

《海关法》是海关执法的基本法律依据,由全国人大常委会制定并颁布。其他有关法律是指由全国人大或者其常委会制定的与海关监督管理相关的法律规范,如:《宪法》《刑法》《行政复议法》《行政处罚法》《对外贸易法》《商品检验法》《固体废物污染环境防治法》等。行政法规是指由国务院制定的法律规范,包括专门适用海关执法的行政法规和与海关监督管理相关的行政法规,如:《关税条例》《海关行政处罚实施条例》《海关稽查条例》《知识产权海关保护条例》《外汇管理条例》《进出口许可证管理条例》《货物进出口管理条例》《技术进出口管理条例》等。此外,海关总署可以根据法律和国务院的行政法规、决定、命令制定规章,这种规章只要不与法律、行政法规相抵触,就可以作为执法依据的补充,这种规章涉及内容多、具体、可操作性强。各省、自治区、直辖市人民代表大会和人民政府都不得制定海关法律规范,地方政府也无权制定有关海关的法律法规,其制定的地方法规、地方规章都不是海关执法的依据。

二、海关监管货物的分类

海关监管货物是指自进境起到办结海关手续止的进口货物,自向海关申报起到出境止的出口货物,以及自进境起到出境止的过境、转运和通运货物等应当接受海关监管的货物,包括一般进出口货物、保税货物、特定减免税货物、暂时进出口货物,以及过境、转运、通运货物和其他未办结海关手续的货物。

按货物进出境的不同目的划分,海关监管货物可以分成以下五大类。

(一)一般进出口货物

一般进出口货物,指从境外进口,办结海关手续直接进入国内生产或流通领域的进口货物,及按国内商品申报,办结出口手续到境外生产、消费领域流通的出口货物。

一般进出口货物的监管期限为:进口货物,自货物进境时起到海关放行止;出口货物,自向海关申报起到出境止。

(二)保税货物

保税货物,指经海关批准未办理纳税手续而进境,在境内储存、加工、装配后复运出境的货物。此类货物又分为保税加工货物和保税物流货物两类。

保税货物的监管期限为:自货物进入关境起,到出境最终办结海关手续,或转为实际进口最终办结海关手续止。

(三)特定减免税货物

特定减免税货物,指经海关依据有关法律准予免税进口的用于特定地区、特定企业、有特定用途的货物。

特定减免税货物的监管期限为:自货物进入关境起,到监管年限期满海关解除监管或办理纳税手续止。

(四)暂准进出境货物

暂准进出境货物,指经海关批准,凭担保进境或出境,在境内或境外使用后,原状复运出境或进境的货物。

暂准进出境货物的监管期限为:进境货物,自进入关境起到复运出境,或转为实际进口止;出境货物,自出境起到复进入关境,或转为实际出口止。

(五)其他进出境货物

其他进出境货物,指由境外启运,通过中国境内继续运往境外的货物,以及其他尚未办结海关手续的进出境货物。

其他进出境货物的监管期限为:进境货物,自进入关境起到复出境,或最终办结海关手续止;出境货物,自出境起到复进入关境,或最终办结海关手续止。

单元三　掌握海关对监管货物报关程序的管理

报关程序，是指进出口货物收、发货人，运输工具负责人，物品所有人或其代理人按照海关的规定，办理货物、物品、运输工具进出境及相关海关事务的手续和步骤。

因此，从海关对进出境货物进行监管的全过程来看，报关程序按时间先后可以分为 3 个阶段：前期管理阶段、进出境管理阶段、后续管理阶段。

一、前期管理阶段

前期管理阶段，是指根据海关对保税货物、特定减免税货物、暂准进出口货物等的监管要求，进出口货物收、发货人或其代理人在货物进出境以前，向海关办理上述拟进出口货物合同、许可证等的备案手续的过程。前期管理阶段适用于保税加工进出口货物、特定减免税货物、进出境展览品。

在前期管理阶段中，进出口货物收、发货人或其代理人应当按照以下 4 大类，分别完成相应的工作：

其一，保税货物。进出口货物收、发货人或其代理人应当办理加工贸易备案手续，申请建立加工贸易电子化手册或电子账册。

其二，特定减免税货物。进口货物收货人或其代理人应当办理企业的减免税申请、减免税证明的申领手续。

其三，暂准进出口货物。暂准进出口货物进出口之前，进出口货物收货人或其代理人应当办理进出境备案申请手续。

其四，其他进出境货物中的出料加工货物在实际出境之前，出境货物发货人或其代理人应当办理出料加工的备案手续。加工贸易不作价设备进口前，进口货物收发人或其代理人办理加工贸易不作价设备的备案手续。

二、进出境管理阶段

进出境管理阶段，是指根据海关对进出境货物的监管制度，进出口货物收、发货人或其代理人在进口货物进境时、出口货物出境时，向海关办理进出口申报、配合查验、缴纳税费、提取或装运货物手续的过程。进出境管理阶段适用于所有的进出境货物。

接受申报、查验、征税和放行制度是海关监管进出境管理阶段的基本制度。从海关方面看，海关对进出口货物的监管的业务程序是：接受申报、查验货物、征收税费、结关放行。作为进出境货物的收、发货人，其相应的报关手续应为：提出申报、接受查验、缴纳税费、凭单取货或装船出运[如图 7－6(1)、图 7－6(2)、图 7－6(3)所示]。

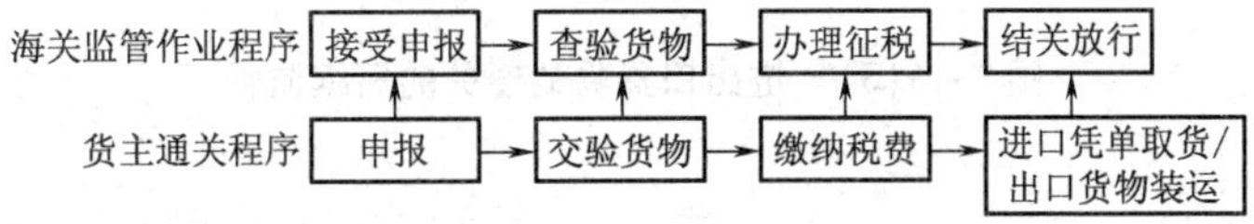

图 7－6(1)　进出口货物通关的基本环节

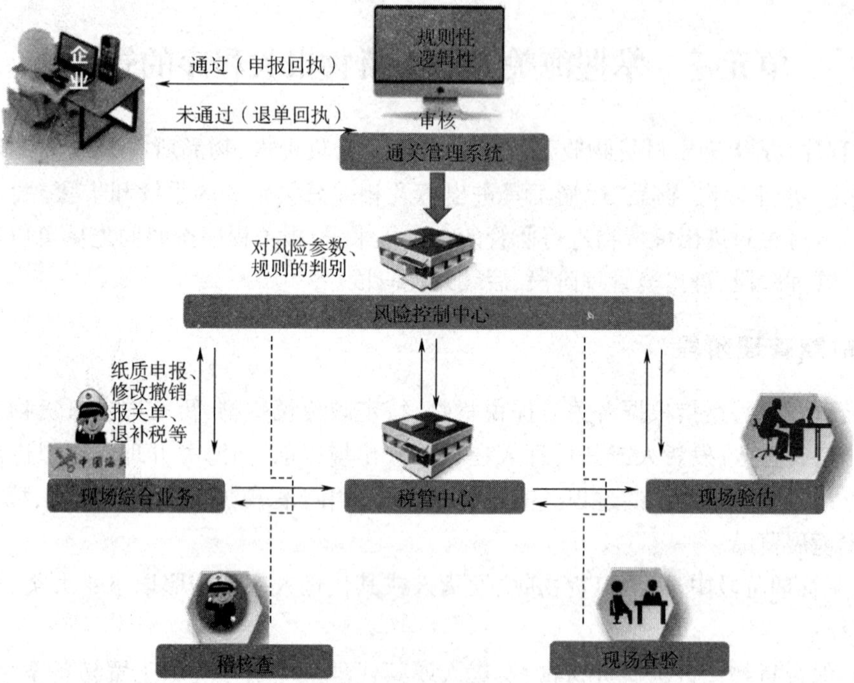

图7－6(2)　进出口货物的一般通关过程

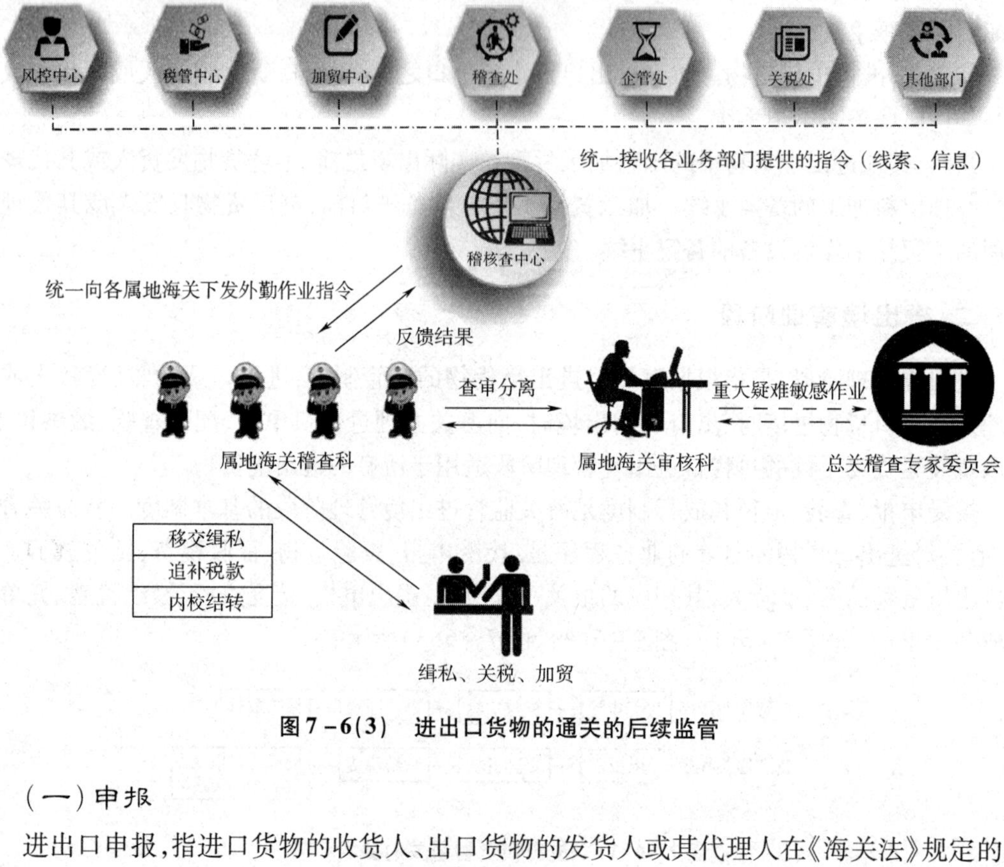

图7－6(3)　进出口货物的通关的后续监管

（一）申报

进出口申报，指进口货物的收货人、出口货物的发货人或其代理人在《海关法》规定的期限内,按照海关规定的形式,向海关报告进出口货物的情况,提请海关按其申报的内容放行进出口货物的工作环节。其具体手续应当由报关员办理。申报与否,包括是否如实申报,是区别走私与非走私的重要界限之一。

采用纸质报关单形式和电子数据报关单形式是法定申报的两种基本方式,具有同等法律效力,但目前一般使用电子数据报关。

采用电子数据报关单形式的申报即为电子报关。电子报关是指进出口货物收、发货人或其代理人通过计算机系统,按照《中华人民共和国海关进出口货物报关单填制规范》的有关要求,向海关传送报关单电子数据,并备齐随附单证的申报方式。

(二)交验货物与海关查验

进出口货物在通过申报环节后,即进入查验环节。申报进出口的货物经海关决定查验时,进口货物的收货人、出口货物的发货人,或者办理进出口申报具体手续的报关员应到达查验现场,配合海关查验货物,并负责按照海关的要求搬移、开拆或重封被查验的货物。

1. 海关查验的工作内容。海关查验(Inspection),也即验关,是指海关依法为确定进出境货物的品名、规格、成分、原产地、货物状态、数量和价格是否与货物申报内容相符,对货物进行实际检查的行政执法行为。即通过对进出口货物进行实际的核查,确定单货、证货是否相符,有无瞒报、伪报和申报不实等走私违规行为,并为今后的征税、统计和后续管理提供可靠的监管依据。进出口货物,除海关批准免验的以外,都应接受海关的查验。查验进出口货物,应当在海关规定的时间和场所进行。如果要求海关在海关监管场所以外的地方查验,应当事先报请海关同意,海关按规定收取规费。海关认为必要时,可以径行开验[1]、复验或提取货样。

查验可归纳为查验指令下达、实施查验、查验结果异常处置 3 个环节。

链接

海关查验的方法

1.彻底检查,即对货物逐件开箱(包)查验,对货物品种、规格、数量、重量、原产地货物状况等逐一与货物申报单详细核对。

2.抽查,即按一定比例对货物有选择地开箱(包)查验。对集装箱抽查,必须卸货。卸货程度和开箱(包)比例以能够确定货物的品名、规格、数量、重量等查验指令的要求为准。

3.外形查验,即对货物的包装、标记、唛头等进行验核。外形查验只适用于大型机器、大宗原材料等不易搬运、移动,但堆放整齐、比较直观的货物。

海关查验部门自查验受理时起,到实施查验结束、反馈查验结果最多不得超过 48 小时,出口货物应于查验完毕后半个工作日内予以放行。查验过程中,发现有涉嫌走私、违规等情况的,不受此时限限制。

[1] 径行开验是指海关在进出口货物收、发货人或者其代理人不在场的情况下,自行开拆货物进行查验。海关行使径行开验的权力时,应当通知货物存放场所的管理人员或者其他的见证人到场,并要求其在海关的查验记录上签字。

2. 海关查验的工作规范。海关查验的工作规范主要包括以下几点：

(1)海关实施核查时，需要对被核查人的有关资料进行复制的，由被核查人或其代表确认复制资料与原件无误后，在复制资料上注明出处、页数、复制时间以及“本件与原件一致，核对无误”并签章。海关对被核查人的电子数据进行复制的，应当注明制作方法、制作时间、制作人、数据内容以及原始载体存放处等，由制作人和被核查人代表签章。

(2)海关进行检查时，应当制作《中华人民共和国海关检查记录》，经双方核对无误后，由核查人员和检查场所负责人签名，被核查人代表签章。

(3)海关询问被核查人的法定代表人、主要负责人和其他有关人员时，应当制作《中华人民共和国海关询问笔录》，并由询问人、记录人和被询问人签名确认。

(4)海关进行抽样、采样时，应当填写《中华人民共和国海关抽/采样凭证》，经双方核对无误后，由核查人员签字及被核查人代表签章。

(5)海关依据相关法律、行政法规、规章规定，要求被核查人进行整改的，应当制发《中华人民共和国海关核查整改通知书》。

(6)核查结束时，海关应当填写《核查工作记录》(样本见表7－5)，经双方核对无误后，由核查人员签字及被核查人或其代表签章。

表7－5 海关核查工作记录

核查工作记录

编号：

<table>
<tr><td rowspan="4">企业情况</td><td>名称</td><td colspan="3"></td></tr>
<tr><td>统一社会信用代码
（或注册/备案号）</td><td colspan="3"></td></tr>
<tr><td>工商注册地址</td><td colspan="3"></td></tr>
<tr><td>联系人</td><td></td><td>联系电话</td><td></td></tr>
<tr><td rowspan="6">核查情况</td><td>核查时间</td><td></td><td>是否通知</td><td>□是 □否</td></tr>
<tr><td>核查地点</td><td colspan="3"></td></tr>
<tr><td colspan="4">核查项目：</td></tr>
<tr><td colspan="4">被核查人提供的资料：</td></tr>
<tr><td colspan="4">核查内容：</td></tr>
<tr><td colspan="2">核查关员签名：

年 月 日</td><td colspan="2">被核查人签章：
本企业保证所提供的资料准确无讹，愿意为之承担法律责任。

（被核查人代表签章）
年 月 日</td></tr>
<tr><td>备注</td><td colspan="4"></td></tr>
</table>

3. 海关查验的工作机制。为促进外贸稳增长，进一步优化海关监管和服务，实施守法便利和违法惩戒，促进贸易便利化，海关总署近年来不断在全国海关范围内优化监管查验工作机制。例如，通过开展分类查验、查验分流、双随机查验等方式，提高海关监管查验作业效能和口岸通关效率，引导企业守法自律。

(1)实施分类查验。海关对经营单位为高级认证企业的进出口货物，除特殊情况外，实施较低比例的随机抽查。对抽查中查获高级认证企业存在涉嫌违法违规行为被海关立案调查的，海关将对该企业的进出口货物实施连续查验。海关主要通过稽查、核查等方式对高级认证企业实施后续监管。

(2)实行查验分流。进出海关特殊监管区域的货物，除法律法规另有规定外，不在口岸实施查验，对需查验的货物，均由海关特殊监管区域主管海关在区内实施查验。

(3)双随机查验。针对进出口报关单，海关在风险分析的基础上按照业务标准和规范的操作程序，由计算机自动选定需查验的报关单，并交由现场实施查验；针对随机选择布控确定的高风险报关单，由计算机根据查验作业人员在岗情况、查验场地和工作量等情况，随机选派查验人员实施查验作业。

其具体做法是：海关利用计算机系统，根据企业信用等级、进出口情况、企业守法状况等原则建立稽查对象备选库，将符合条件的企业纳入备选库，备选库实施动态调整、实时更新。海关在对企业开展常规稽查时，利用计算机系统从稽查对象备选库中随机选取被稽查企业。另一方面，海关根据稽查人员岗位情况、待查企业所在地等情况，通过电脑派单的方式从海关稽查队伍中随机选取实施稽查的工作人员，从而实现常规稽查“查谁”和“谁来查”的“双随机”。如图 7－7 所示。

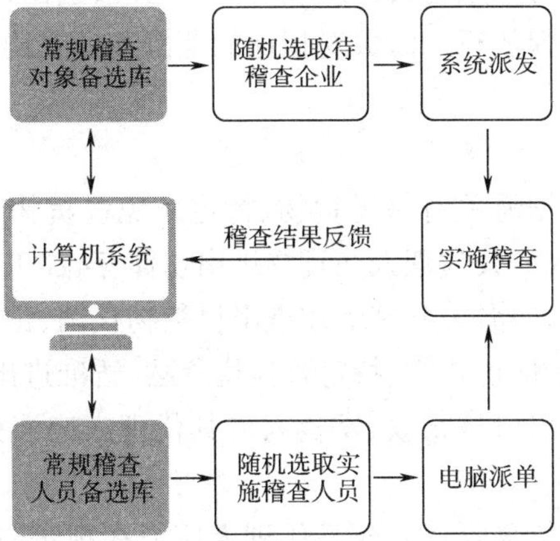

图 7－7　海关双随机查验做法示意图

(三)证税

征税是指海关根据国家的有关政策、法规，对进出口货物征收关税及进口环节的税费(海关代征税)。

按照规定，进口货物的收货人、出口货物的发货人、进出境物品的所有人是关税的纳税义务人；同时，有权经营进出口业务的企业也是法定纳税人。纳税人应当在海关签发税款缴纳证的次日起7日内，向指定银行缴纳税款；逾期不缴纳的，由海关自第8日起至缴清税款日止，按日征收税款总额1‰的滞纳金；对超过3个月仍未缴纳税款的，海关可责令担保人缴纳税款或者将货物变价抵缴，必要时，可以通知银行在担保人或纳税人的存款内扣除。

关于征税，我们将在本书项目任务十二中详细阐述。

(四)海关放行与提取或装运货物

放行，就是海关对货物、运输工具、物品查验后，在有关单据上签印放行，或者开具或发出放行通知单，以示海关监督结束。

提取货物，是指进口货物的收货人或其代理人，在办理了进口申报、配合查验、缴纳税费等手续，海关决定放行后，凭海关加盖"放行章"的进口提货凭证（在无纸通关方式中，凭海关通过计算机发送的放行通知书），提取进口货物。

装运货物，是指出口货物的发货人或其代理人，在办理了出口申报、配合查验、缴纳税费等手续，海关决定放行后，凭海关加盖"放行章"的出口装货凭证（在无纸通关方式中，凭海关通过计算机发送的放行通知书），通知港区、机场、车站及其他有关单位装运出口货物。

放行是口岸海关监管现场作业的最后一个环节。口岸海关在接受进出口货物的申报后，经过审核报关单据、查验实际货物，并依法办理了征收货物税费手续或减免税手续后，在有关单据上签盖放行章，海关的监管行为结束，在这种情况下，放行即为结关。进口货物可由收货人凭以提取、发运，出口货物可以由发货人装船、起运。

对于保税加工贸易进口的货物、经海关批准减免税或缓纳税款的进口货物、暂时进出口货物、转关运输货物以及在其他口岸海关未缴纳税款的进口货物，口岸海关接受申报以后，经审核单证符合规定的，即可以放行转为后续管理。另外，进出口货物因各种原因需海关特殊处理的，可向海关申请担保放行。海关对担保的范围和方式均有明确的规定。

三、后续管理阶段

后续管理阶段，是指根据海关对保税货物、特定减免税货物、暂准进出口货物等的监管要求，进出口货物收、发货人或其代理人在货物进出境储存、加工、装配、使用维修后，在规定的期限内，按照规定的要求，向海关办理上述进出口货物核销、销案、申请解除监管等手续的过程。后续管理阶段适用于保税货物、特定减免税货物、暂准进出境货物。

在后续管理阶段中，进出口货物收、发货人或其代理人应当按照以下四大类，分别完成相应的工作：

其一，保税货物。进口货物收货人或其代理人应当在规定时间内办理申请保税货物核销手续。

其二，特定减免税货物。进口货物收货人或其代理人应当在海关监管期满，或者在海关监管期内经海关批准出售、转让、退运、放弃并办妥有关手续后，向海关申请办理解除海关监管的手续。

其三，暂准进出口货物。进出口货物收、发货人或其代理人应当在暂准进出境期限内，或者在经海关批准延长暂准进出境期限到期前，向海关申请办理复运出境或进境，或正式进出口销案等手续。

其四,出料加工货物、修理货物、部分租赁货物等。进出境货物收、发货人或其代理人应当在规定的期限内办理销案手续。

总结进出口货物的类别和报关程序如表7-6所示。

表7-6 进出口货物的主要类别和报关程序

货物的类别	前期管理阶段	进出境管理阶段	后续管理阶段
一般进出口货物	无	申报、查验、征费、放行	无
保税进出口货物	备案、申领手册	申报、查验、征费、放行	核销、结关
特定减免税货物	备案、申领证明	申报、查验、征费、放行	解除监管、结关
暂准进出口货物	备案、申领证明	申报、查验、征费、放行	解除监管、销案

单元四 了解其他与报关相关的海关管理制度

海关管理的制度包括很多方面。本单元阐述进出口货物的海关担保制度、企业分类管理的通关制度、海关事务的行政裁定等。

一、海关事务担保制度

所谓海关事务担保,是指与海关管理有关的当事人在向海关申请从事特定的经营业务或者办理特定的海关手续时,其本人或海关认可的第三人以向海关提交现金、实物或者保证函等财产、权利,保证在一定期限内履行其承诺的义务的法律行为。建立海关事务担保制度是解决简化手续、加速通关与严密监管、防范风险这一海关管理矛盾的有效方法之一。

目前,我国海关事务担保主要包括以下几项:

(1)进出口货物提前放行的担保。

(2)办理特定海关业务的担保,如:①运输企业承担来往内地与港澳公路货物运输、承担海关监管货物境内公路运输的担保;②货物、物品暂时进出境业务的担保;③货物进境修理和出境加工的担保;④租赁货物进口的担保;⑤货物和运输工具过境的担保;⑥将海关监管货物暂时存放在海关监管区外的担保;⑦将海关监管货物向金融机构抵押的担保;⑧为保税货物办理有关海关业务;⑨减免税货物移作他用担保。

(3)纳税担保。

(4)涉案担保,如:①有关货物、物品、运输工具免予或解除扣留、封存的担保;②违法嫌疑货物、物品、运输工具不便扣留的替代担保;③受海关处罚的当事人或者相关人员在未履行行政处罚决定前出境的担保。

(5)临时反倾销措施、临时反补贴措施相关担保。

(6)知识产权海关保护相关事务担保。

下面仅阐述进出口货物提前放行的担保及其基本做法。

（一）进出口货物提前放行担保

进出口货物提前放行担保，是指进出口收、发货人或其代理人在未履行有关义务的情况下，以向海关缴纳保证金或提交保证函的方式，要求海关先放行进出口货物，保证在一定期限内履行其承诺的义务的法律行为。保证金是指由担保人向海关缴纳现金的一种担保形式；保证函是指由担保人按照海关的要求向海关提交的、订有明确权利义务的一种担保文件。担保人应是对货物的进出口或税款的缴纳承担法律责任的法人；出具保证函的担保人必须是中国法人。

进出口货物因各种原因需海关特殊处理的，可向海关申请担保放行。海关对担保的范围和方式均有明确的规定。

根据《中华人民共和国海关事务担保条例》，有下列情形之一的，当事人可以在办结海关手续前向海关申请提供担保，要求提前放行货物：

1. 进出口货物的商品归类、完税价格、原产地尚未确定的；
2. 有效报关单证尚未提供的；
3. 在纳税期限内税款尚未缴纳的；
4. 滞报金尚未缴纳的；
5. 其他海关手续尚未办结的。

国家对进出境货物、物品有限制性规定，应当提供许可证件而不能提供的，以及法律、行政法规规定不得担保的其他情形，海关不予办理担保放行。而有违法嫌疑的货物、物品、运输工具应当或者已经被海关依法扣留、封存的，当事人可以向海关提供担保，申请免予或者解除扣留、封存。

（二）办理进出口货物提前放行担保的程序

办理担保，当事人应当提交书面申请以及真实、合法、有效的财产、权利凭证和身份或者资格证明等材料。海关应当自收到当事人提交的材料之日起 5 个工作日内对相关财产、权利等进行审核，并决定是否接受担保。符合规定的担保，自海关决定接受之日起生效。对不符合规定的担保，海关应当书面通知当事人不予接受，并说明理由。

办理进出口货物提前放行担保的程序可分为以下 4 步：

第一步，进出口收、发货人或其代理人向现场海关提出申请，并提交规定的文件资料。填写缴纳保证金申请书/保证函，并随附以下提报关单证：代理报关委托书；报关单；发票、装箱单、合同、提单等随附单据；加工贸易须提供的加工贸易手册；对外贸易管理制度规定须向海关提交、凭以实施实际监管的各种许可证件，如进（出）口许可证、重要工业品进口登记证明、机电产品进口证明、机电产品进口登记表、进口废物批准证书、被动出口配额证、濒危物种进出口允许证、精神药物进（出）口准许证、文物出口许可证、音像制品进口管理许可证明等；其他有特殊监管条件的有关单证以及海关要求出示的单证。

第二步，现场海关对申请材料进行审核，并将签署意见的缴纳保证金申请书/保证函传送通关管理处。

第三步，通关管理处对现场海关报送的申请材料进行审批后，对电子报关数据进行相应处理，并将经审批的缴纳保证金申请书/保证函传送有关现场海关。

第四步，现场海关根据通关管理处审批意见，打印有关单证，并按确定的金额收取保证金，开具海关保证金收据。以保函方式担保的现场海关退一份保证函给报关人留存，凭以办理销案手续。

被担保人在规定的期限内未履行有关法律义务的，海关可以依法从担保财产、权利中抵缴。当事人以保函提供担保的，海关可以直接要求承担连带责任的担保人履行担保责任。当事人已经履行有关法律义务的，或者担保财产、权利被海关采取抵缴措施后仍有剩余的，海关通知当事人办理担保财产、权利退还手续。

二、企业分类管理的通关制度

AEO 是 Authorized Economic Operator 的简称，即“经认证的经营者”。AEO 制度旨在通过构建海关与企业间的合作关系，对符合条件的企业提供本国和互认国海关的通关便利措施，分担守法和安全责任，保障供应链安全和贸易便利的制度安排。中国海关自 2008 年起正式实施 AEO 制度。中国 AEO 企业类型分为海关高级认证企业（ACE）和一般认证企业（GCE）。从某种意义而言，AEO 企业可以享受到“海关最便捷、国内最优惠、国际最认可”三个维度的实惠。

按照《中华人民共和国海关企业信用管理办法》（海关总署令 2018 年第 237 号），海关根据企业信用状况将企业认定为认证企业、一般信用企业和失信企业，按照诚信守法便利、失信违法惩戒原则，分别适用相应的管理措施。海关根据社会信用体系建设和国际合作需要，与国家有关部门以及其他国家或者地区海关建立合作机制，推进信息互换、监管互认、执法互助。海关对企业信用状况的认定结果实施动态调整。

链接

海关对企业信用状况的认定结果实施动态调整

海关对高级认证企业应当每 3 年重新认证一次，对一般认证企业不定期重新认证。认证企业未通过重新认证适用一般信用企业管理的，1 年内不得再次申请成为认证企业；认证企业被海关调整为失信企业管理的，2 年内不得成为一般信用企业；高级认证企业被海关调整为一般认证企业管理的，1 年内不得申请成为高级认证企业。高级认证企业未通过重新认证但符合一般认证企业标准的，适用一般认证企业管理。适用失信企业管理满 2 年，且未再发生失信企业条件所列情形的，海关应当将其调整为一般信用企业管理。失信企业被调整为一般信用企业满 1 年的，可以向海关申请成为认证企业。

（一）认证企业

认证企业是经海关认证的经营者（AEO）。中国海关依法开展与其他国家或者地区海关的 AEO 互认，并给予互认的 AEO 企业相应的通关便利措施。例如根据《中华人民共和国海关总署和新西兰海关署关于中华人民共和国海关企业信用管理制度与新西兰海关安全出口计划互认的安排》，中新双方海关在进出口货物通关时，相互给予对方 AEO 企业如下通关便利措施[1]:减少单证审核和查验;对需要查验的货物给予优先查验;指定海关联络员,负责沟通解决 AEO 企业在通关中遇到的问题;在中断的国际贸易恢复时提供快速通关。

认证企业应当符合《海关认证企业标准》。《海关认证企业标准》分为一般认证企业标准和高级认证企业标准,由海关总署制定并对外公布。自 2019 年 1 月 1 日起施行的《海关认证企业标准》(海关总署公告 2018 年第 177 号)规定的每类标准,均包括通用认证标准和根据企业经营类别不同而制定的单项认证标准(含进出口货物收发货人、报关企业、外贸综合服务企业单项标准),具体包括内部控制、财务状况、守法规范、贸易安全四大类标准,如图 7-8 所示。

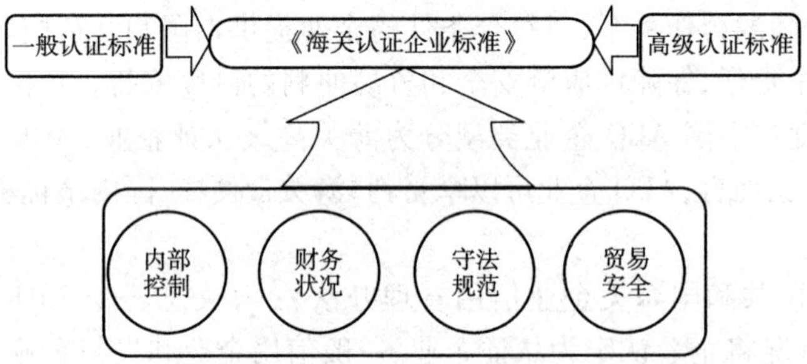

图 7-8　海关认证企业标准的构成

认证企业应当同时符合通用认证标准和与其实际情况相符的相应经营类别的单项认证标准。例如,进出口货物收发货人应当同时符合通用标准和单项标准中的进出口货物收发货人相应标准才能通过相应类别的认证。

认证标准的赋分选项中"达标""基本达标""不达标",对应分值分别为"0"、"-1"和"-2"。

认证标准总分 = 100 + 所有赋分项目得分总和

企业同时符合下列三个条件并经海关认定的,通过认证:

(1)所有赋分标准项均没有不达标(-2 分)情形;

(2)内部控制、贸易安全两类标准中没有单一标准项基本达标(-1 分)超过 3 项的情形;

(3)认证标准总分在 95 分以上。

企业向海关申请成为认证企业的,海关按照《海关认证企业标准》对企业实施认证。海关或者申请企业可以委托具有法定资质的社会中介机构对企业进行认证;中介机构认证结果经海关认可的,可以作为认定企业信用状况的参考依据。

AEO 认证的流程如图 7-9 所示。

[1] 具体做法是:中国企业从新西兰 AEO 企业进口货物申报时,需要在报关单"备注栏"处填入该企业的新西兰 AEO 编码。填写方式为:"AEO"(英文半角大写)+"<"(英文半角)+"新西兰 AEO 编码"+">"(英文半角)。例如,新西兰 AEO 编码为 NZ1234,则填注:"AEO<NZ1234>"。中国海关在确认新西兰 AEO 企业身份后,将会给予相关便利措施。中国 AEO 企业向新西兰出口货物时,应当将 AEO 企业身份信息通报给新西兰进口商,由新西兰进口商按照新西兰海关规定填写申报,新西兰海关在确认中国 AEO 企业身份后,将会给予相关便利措施。

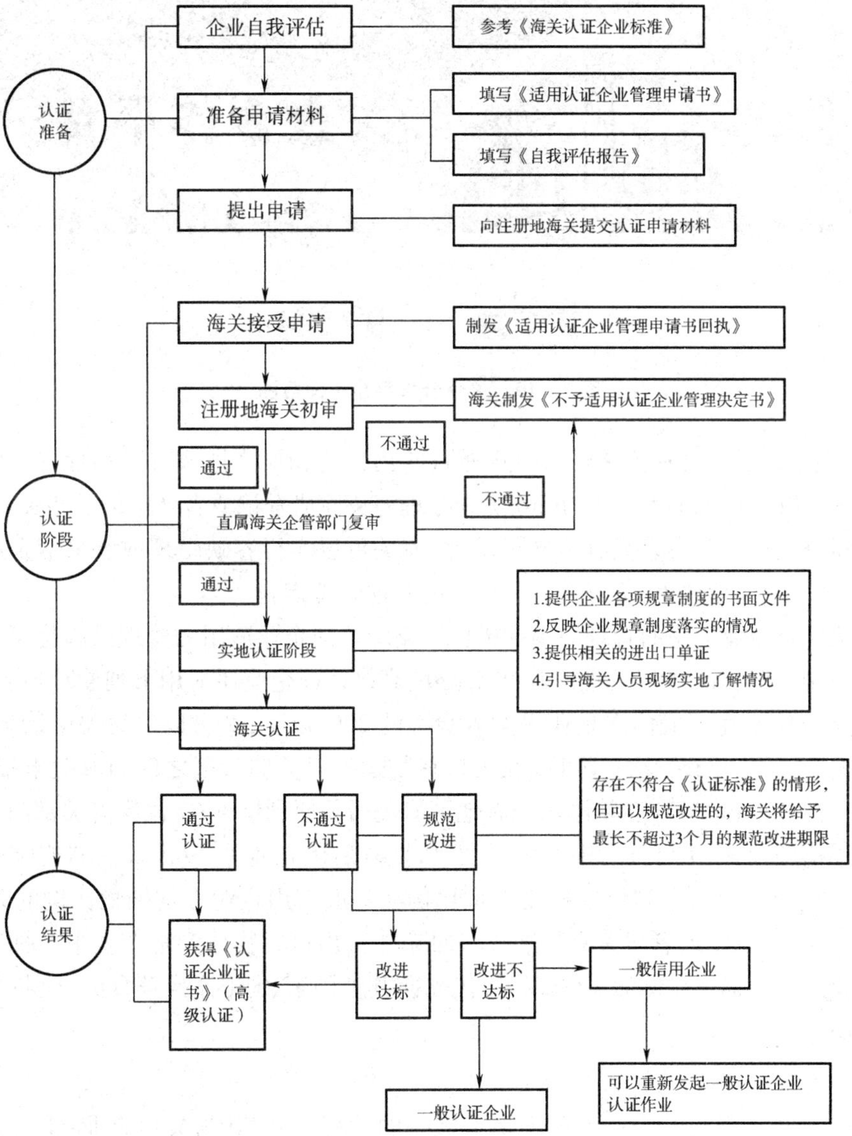

图 7－9　AEO 认证的流程

申请人登录关企合作平台自行录入申请信息(如图 7－10),申请信息提交成功后,海关利用系统对企业申请进行审核,审核通过的,海关按照《海关认证企业标准》对企业实施认证。认证完成后,企业适用认证企业管理的,海关制发《认证企业证书》;不予适用认证企业管理的,海关制发《不予适用认证企业管理决定书》。

1. 一般认证企业适用的管理原则和措施。一般认证企业适用下列管理原则和措施:①进出口货物平均查验率在一般信用企业平均查验率的 50% 以下;②优先办理进出口货物通关手续;③海关收取的担保金额可以低于其可能承担的税款总额或者海关总署规定的金额;④进出口货物平均检验检疫抽批比例在一般信用企业平均抽批比例的 50% 以下(法律、

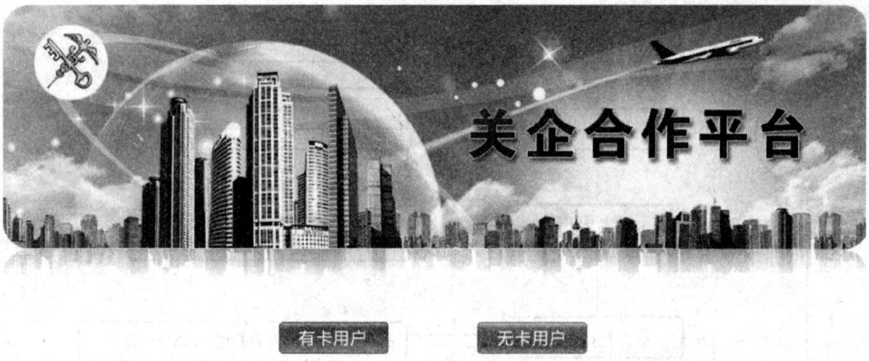

图7-10　关企合作平台页面截图

行政法规、规章或者海关有特殊要求的除外)；⑤出口货物原产地调查平均抽查比例在一般信用企业平均抽查比例的50%以下；⑥优先办理海关注册登记或者备案以及相关业务手续，除首次注册登记或者备案以及有特殊要求外，海关可以实行容缺受理或者采信企业自主声明，免于实地验核或者评审；⑦海关总署规定的其他管理措施。

2. 高级认证企业适用的管理原则和措施。高级认证企业适用的管理措施优于一般认证企业。除适用一般认证企业管理原则和措施外，高级认证企业还适用下列管理措施：①进出口货物平均查验率在一般信用企业平均查验率的20%以下；②可以向海关申请免除担保；③减少对企业稽查、核查频次；④可以在出口货物运抵海关监管区之前向海关申报；⑤海关为企业设立协调员；⑥AEO互认国家或者地区海关通关便利措施；⑦国家有关部门实施的守信联合激励措施；⑧因不可抗力中断国际贸易，恢复后优先通关；⑨海关总署规定的其他管理措施，如：进出口货物平均检验检疫抽批比例在一般信用企业平均抽批比例的20%以下(法律、行政法规、规章或者海关有特殊要求的除外)，出口货物原产地调查平均抽查比例在一般信用企业平均抽查比例的20%以下，优先向其他国家(地区)推荐食品、化妆品等出口企业的注册。

(二)失信企业

1. 失信企业的条件。企业有下列情形之一的，海关认定其为失信企业：①有走私犯罪行为或者走私行为的；②非报关企业1年内违反海关监管规定行为次数超过上年度报关单、进出境备案清单、进出境运输工具舱单等相关单证总票数千分之一且被海关行政处罚金额累计超过100万元的；报关企业1年内违反海关监管规定行为次数超过上年度报关单、进出境备案清单、进出境运输工具舱单等相关单证总票数万分之五且被海关行政处罚金额累计超过30万元的；③拖欠应缴税款或者拖欠应缴罚没款项的；④被海关列入信用信息异常企业名录超过90日的；⑤假借海关或者其他企业名义获取不当利益的；⑥向海关隐瞒真实情况或者提供虚假信息，影响企业信用管理的；⑦抗拒、阻碍海关工作人员依法执行职务，情节严重的；⑧因刑事犯罪被列入国家失信联合惩戒名单的；⑨海关总署规定的其他情形。除以上规定的情形外，企业有违反国境卫生检疫、进出境动植物检疫、进出口食品化妆品安全、进出口商品检验规定被追究刑事责任的，海关直接认定为失信企业。

2. 失信企业适用的管理原则和措施。失信企业适用海关下列管理原则和措施：①进出口货物平均查验率在80%以上；②不予免除查验没有问题企业的吊装、移位、仓储等费用；③不适用汇总征税制度；④除特殊情形外，不适用存样留像放行措施；⑤经营加工贸易业务的，全额提供担保；⑥提高对企业稽查、核查频次；⑦国家有关部门实施的失信联合惩戒措施；⑧海关总署规定的其他管理措施，如：进出口货物平均检验检疫抽批比例在80%以上。

（三）一般信用企业

企业有下列情形之一的，海关认定为一般信用企业：①首次注册登记的企业；②认证企业不再符合规定条件，且未发生失信企业条件所列情形的；③适用失信企业管理满2年，且未再发生失信企业条件所列情形的。

海关通过"互联网+海关"办事平台（http://online.customs.gov.cn），按照《企业信用信息公示表》内容，向社会公示在海关注册登记或者备案企业的信用信息。自然人、法人或者非法人组织可通过"互联网+海关"办事平台的"企业信用状况"栏目或通过"中国海关企业进出口信用信息公示平台"（http://credit.customs.gov.cn）查询相关企业信用状况。

三、全国通关一体化

通关顺畅与否已经成为衡量一个地区对外开放软环境竞争力和国际化的重要标准，也直接影响着现代物流活动的效率。我国海关为突破通关这一国际物流的瓶颈，近年来不断致力于提高监管的质量和效率，不断推出通关便利化措施，推进通关一体化改革。我国自2017年启动全国通关一体化，2018年4月起推进关检融合。

（一）全国通关一体化改革的主要内容

全国通关一体化改革的主要内容可概括为建设"两个中心"和实施"三项制度"。

1. 两个中心。两个中心即海关总署风险防控中心和海关总署税收征管中心。

全国海关设立风险防控中心和税收征管中心，统一风险分析防控，集中统一实施税收征管，实现全国海关风险防控、税收征管等关键业务集中、统一、智能处置。

对企业而言，同一企业在不同海关将面对统一的海关监管政策和要求，享受统一的通关便利待遇，无论在哪里通关，海关都是同一个执法口径和标准，全国是一关。

风险防控中心对进出口货物统一实施安全准入（准出）风险分析、监控和处置。目前海关总署分别设立了上海、青岛、广州黄埔风险防控中心。

税管中心前置税收风险分析，按照商品分工，加工（研发）、设置参数、指令和模型；对少量存在重大税收风险且放行后难以有效稽（核）查或追补税的，实施必要的放行前排查处置；对存在一定税收风险，但通过放行后批量审核、验估或稽（核）查等手段，能够进行风险排查处置及追补税的，实施放行后风险排查处置。目前海关总署分别设立了上海、广州、京津税收征管中心。

【例7-1】我的报关单是在上海申报的，为什么税收征管中心（京津）联系我开展核查？

【解析】全国通关一体化模式下，税收征管中心（京津）负责全国范围内进口的第1~24章、30章、41~67章、88章、93~97章，共58章的商品。如果申报的报关单为上述章节商品，则属于税收征管中心（京津）管理涉税申报要素的范围。

链接

三个税收征管中心按照商品和行业进行分工

税收征管中心(上海)主要负责机电大类(机电、仪器仪表、交通工具类)等商品,包括税则共8章(第84-87章、89-92章)、2 286个税号。

税收征管中心(广州)主要负责化工大类(化工原料、高分子、能源、矿产、金属类等)等商品,包括税则共30章(第25-29、31-40、68-83)、2 800个税号。

税收征管中心(京津)主要负责农林、食品、药品、轻工、杂项、纺织类及航空器等商品,包括税则共58章(第1-24章、30章、41-67章、88章、93-97章)、3 461个税号。

2. 三项制度。三项制度的主要内容是:

一是实施"一次申报、分步处置"通关管理模式,主要是对进出口货物完成合法进出口等要素甄别后,海关先放行货物,其他手续通关后完成。企业在货物通关时一次申报,海关分步处置。货物放行前,在口岸海关处置安全准入风险;货物放行后,在属地海关开展税收后续管理。

企业可一次性办理货物申报纳税手续,海关第一步在口岸确定是否查验,排除安全准入风险后,货物可先予放行,海关第二步开展涉税申报要素批量审核,通过稽查等手段监督税收入库。

"一次申报、分步处置"的货物通关管理模式如图7-11。

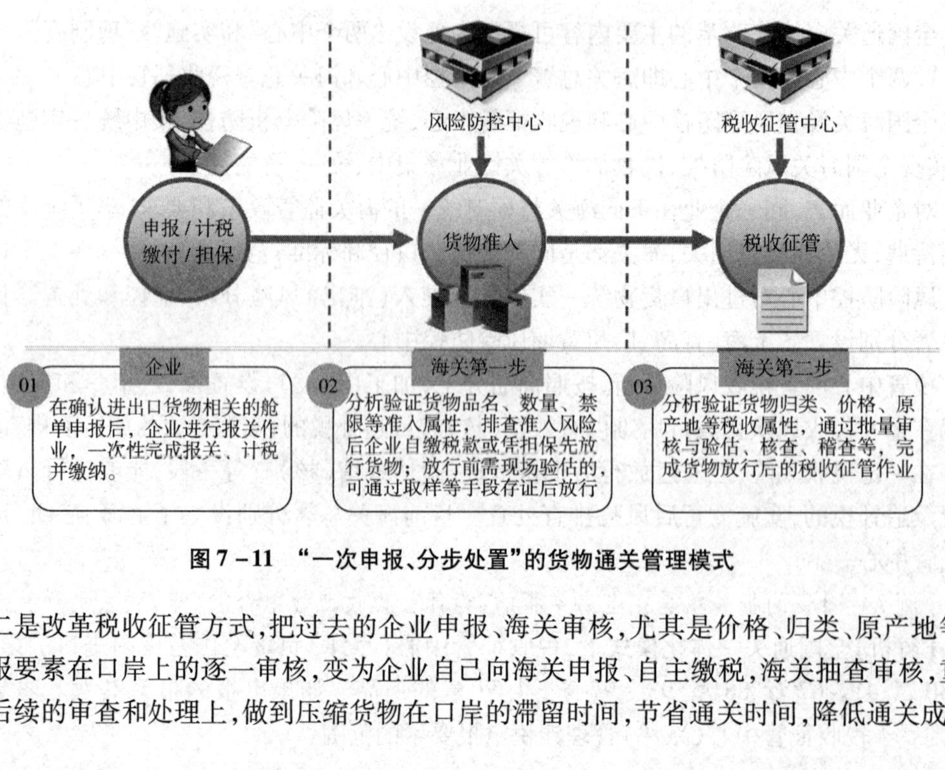

图7-11 "一次申报、分步处置"的货物通关管理模式

二是改革税收征管方式,把过去的企业申报、海关审核,尤其是价格、归类、原产地等税收申报要素在口岸上的逐一审核,变为企业自己向海关申报、自主缴税,海关抽查审核,重点放在后续的审查和处理上,做到压缩货物在口岸的滞留时间,节省通关时间,降低通关成本。

三是建立协同监管机制，通过功能化改造，口岸海关主要实施通关现场监管，属地海关主要实施企业稽查和信用管理，让不同的海关做不同的事，配置不同的力量，实现协同监管。

过去各个海关按关区划块监管，执法难以统一。现在风险防控中心代表总署统一布控，税收征管中心代表总署直接指挥全国各个海关现场的税收征管作业，企业面对的是中国海关这个整体，各个海关都成为整体流程中的一个环节，执法更加统一、规范、高效。全国通关一体化改革，一是企业可以选择在任意地点进行报关，消除了申报的关区限制；二是海关执法更统一，在"两个中心"的处置下，全国通关的政策和规定执行标准更加一致；三是效率大大提高，就是简化了口岸通关环节的手续，压缩了口岸通关的时间。

（二）通关一体化模式下的通关流程

海关传统的通关流程是接受申报、审单、查验、征税、放行的"串联式"作业流程。全国海关通关一体化改革后，采用"一次申报、分步处置"的新型通关管理模式，在企业完成报关和税款自报自缴手续后，安全准入风险主要在口岸通关现场处置，税收征管要素风险主要在货物放行后处置。

海关在"分步处置"模式下，第一步，风险防控中心分析货物是否存在禁限管制、侵权，及品名、规格、数量伪瞒报等安全准入风险，并下达布控指令，由现场查验人员实施查验。对于存在重大税收风险且放行后难以有效稽（核）查或追补税的，由税管中心实施货物放行前的税收征管要素风险排查处置；需要在放行前验核有关单证，留存相关单证、图像等资料的，由现场验估岗进行放行前处置；需要实施实货验估的，由现场查验人员根据实货验估指令要求实施放行前实货验估处置。货物经风险处置后符合放行条件的可予放行。第二步，税收征管中心在货物放行后对报关单税收征管要素实施批量审核，筛选风险目标，统筹实施放行后验估、稽（核）查等作业。

在通关一体化模式下，企业拥有更多的自主选择权，无论选择哪个口岸出口，都可以向属地海关报关，可以按照实际物流需求，自主选择通关地点和方式，任意设计最适合自身的物流方案。这种"多地通关，如同一关"的模式，打破了地域限制和关区的行政界线，在简化手续的同时，有效提高了物流速度。例如，一家生产机械的重庆企业，需要从我国台湾进口一些零配件，以往的流程是海运到上海港，上海代理报关后办理转关，然后再水路运到重庆。但是，全国通关一体化实现后，货物只要到达上海港，重庆企业可以在重庆海关报关缴税，经过审定后放行指令就直接传到上海海关，货物直接放行（如图 7－12 所示），这样通关成本大幅降低，企业进口成本随之减少。

全国通关一体化后，对企业来说，可以在任意一个海关完成申报、缴税等所有相关海关手续的办理（实货查验、企业注册等必须在口岸、属地海关办理的手续除外）。海关所有业务现场像银行网点一样，"一窗通办"所有报关与报检业务。以后，企业的申报更自由（"互联网＋"网上申报、向任一海关申报）、手续更简便（无须在不同海关多次办理繁杂的转关运输手续）、通关更顺畅（货物在口岸的放行速度大幅提高，企业通关费用大幅下降）。

四、预约通关

为进一步落实企业通关便利优惠措施，营造良好营商环境，海关推行"预约通关"互联网模式。

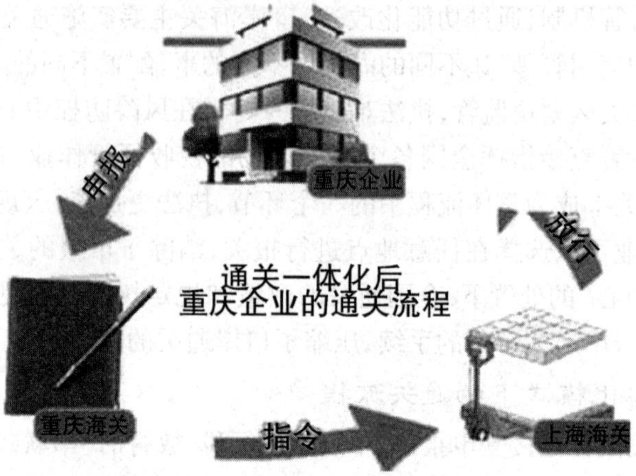

图 7－12　全国通关一体化后的报关流程

(一)适用情形

一般信用及以上级别的进出口收发货人或其代理人(失信企业除外),遇下列情形之一,需在海关正常办公时间以外办理通关手续的,可向海关提出预约通关申请:

1. 国家紧急救灾救援物资、危险货物。

2. 鲜活、冷冻、易变质腐烂的需紧急通关的货物。

3. 其他经海关认可确有需要紧急验放的货物。

海关在正常办公时间内受理预约通关申请,企业需提前 24 小时提出申请,高级认证企业可提前 8 小时提出申请。

(二)操作方式

申请人登录中国国际贸易单一窗口或“互联网＋海关”办事平台(http://online.customs.gov.cn),应用“货物通关”模块的“预约通关”功能,在线填写《预约通关申请单》并提交预约通关申请。海关网上反馈受理结果。预约通关的工作流程如图 7－13。企业预约成功并完成通关后,需在 5 日内通过预约通关信息化系统反馈本次预约通关的完成情况。

特殊情形下,申请人可在现场递交加盖企业印章的纸质《预约通关申请单》(样本见表 7－7),由海关按应急处置方式协调办理。

表 7－7　预约通关申请单

境内收发货人名称		企业编码	
联系人姓名		联系人手机	
预约申报口岸	(填写口岸名称及 4 位口岸代码)	预约进出口岸	(填写口岸名称及 4 位口岸代码)
商品名称及 HS 编码	(商品种类较多不够填写,可加附页)		
运输方式	□水运　□陆运　□空运　□其他	预约通关时间	年　月　日　时
预约通关事由	年　月　日		

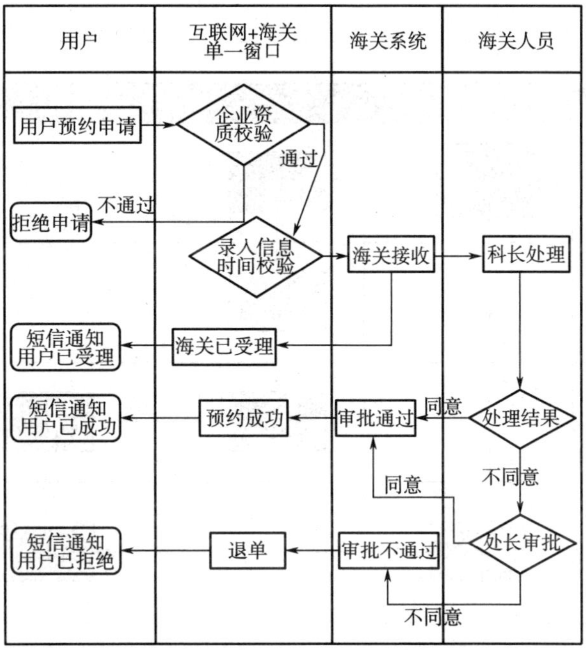

图7－13 预约通关的工作流程

海关同意预约通关申请后，企业因故取消预约的，需及时联系海关，并于事后5日内提交情况说明。

五、出口货物抵港直装和进口货物船边直提

（一）出口货物抵港直装

出口货物抵港直装，即通过提前申报、闸口触发运抵、根据指令分流放行和查验货物，使海关放行货物可直接装船离境。

在抵港直装模式下，企业可根据自身生产计划与码头“预约”抵港时间，灵活安排库区装货出厂，按照“提前申报—货到放行—抵港直装”的流程，大幅提升通关效率，帮助企业实现物流“零库存”。

出口货物抵港直装作业流程如图7－14。

（二）进口货物船边直提

“船边直提”，顾名思义就是直接从船边提离。船边直提的作业改革是以进口集装箱货物向海关提前申报为基础，企业充分利用货物在途运输时间办理报关申报、单证审核、税款缴纳等通关手续，有关进境船舶抵港后，无须海关查验货物即可放行并实现企业车辆从船边直接接卸、提货。企业通过港口预约提箱平台在线办理有关缴费及预约提箱手续，生成预约信息，通过国际贸易单一窗口，在船舶抵港前向海关提前申报进口集装箱货物并办结税费手续。企业安排车辆在预计进港时间段内抵达码头，办理提箱手续，并根据码头调度人员引导实施提箱作业。

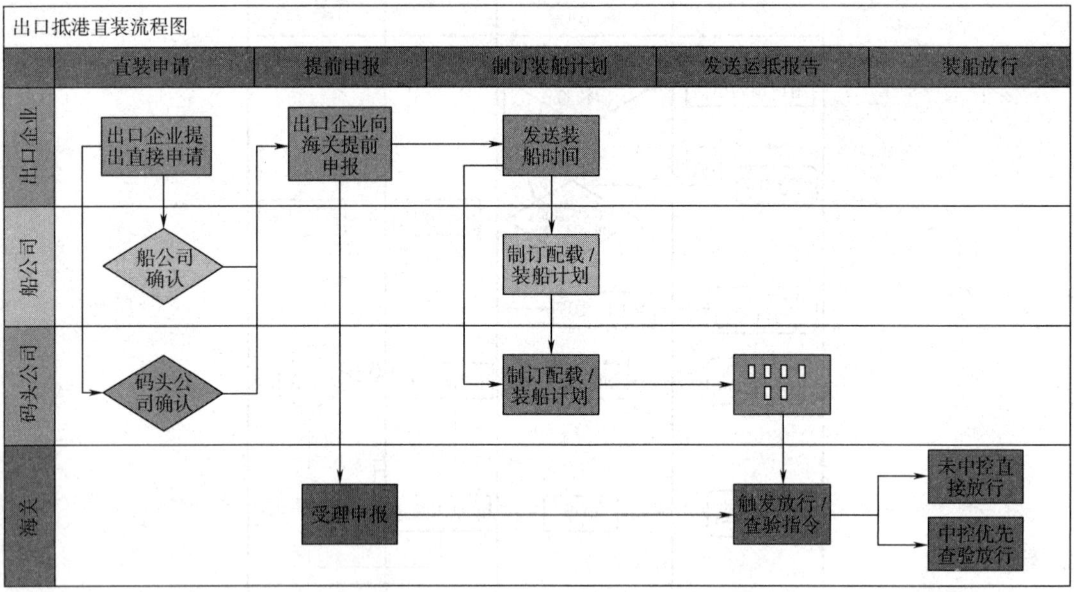

图7-14 出口货物抵港直装作业流程

六、"两段准入"监管

"两段准入"监管作业改革是海关全面深化业务改革、进一步优化口岸营商环境、促进贸易便利化的重要举措。"两段准入"是指以进口货物准予提离进境地口岸海关监管作业场所(含场地)为界,分段实施"是否允许货物入境"和"是否允许货物进入国内市场销售或使用"两类监管作业(分别简称"第一段监管""第二段监管")的海关监管方式。如图7-15。

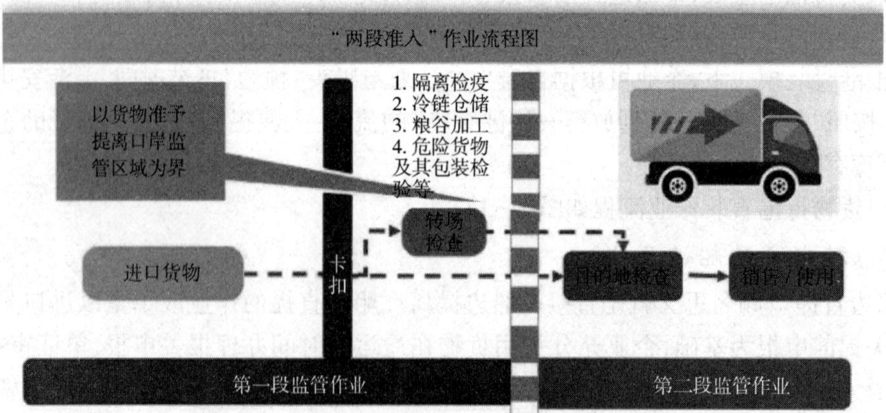

图7-15 "两段准入"作业流程

(一)准予进入中国关境(即第一段监管)

准予进入中国关境是指进口货物完成必要的口岸检查,凭海关通知准予提离进境地口岸海关监管区。符合条件的进口货物包括以下4类:

1. 无海关检查要求的。

2. 仅有海关口岸检查要求且已完成口岸检查的。其中，进境地口岸海关监管区内不具备检查条件的，收货人可向海关申请在监管区外具备检查条件的特定场所或场地实施转场检查。

3. 仅有目的地海关[1]检查要求的。

4. 既有海关口岸检查又有目的地检查要求，已完成口岸检查，或经进口收货人或其代理人申请在进境地口岸合并实施且已完成相关检查的。

（二）准予进入中国市场（即第二段监管）

准予进入中国市场是指进口货物准予从口岸提离后，由企业自行运输和存放，凭海关放行通知准予销售或使用。符合条件的进口货物包括以下3种情形：

1. 有海关目的地检查要求的，海关已完成检查。

2. 属于监管证件管理的，海关已核销相关监管证件。

3. 需进行合格评定的，海关已完成合格评定程序。

（三）"两段准入"的申请

符合"两段准入"的企业可在国际贸易单一窗口货物申报中提交"两段准入"申请。海关在进境地口岸海关、目的地海关分两段对进口货物实施准入监管，完成相应监管作业后，企业凭海关通知准予将货物提离口岸进入中国关境、对货物实施销售或使用等处置。

1. "两段准入"的申请仅适用于涉检"进口报关单/进境备案清单"。点击国际贸易单一窗口页面上【两段准入申请】按钮弹出录入界面（如图7－16），可勾选"两段准入申报"信息。

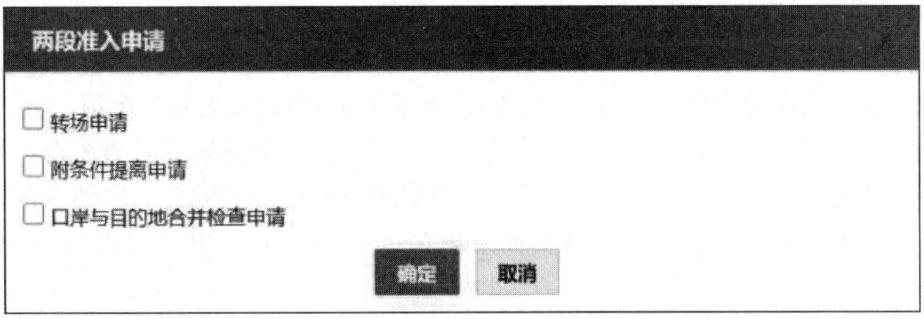

图7－16 两段准入申请页面截图

2. 满足"两段准入"信息化监管条件，申报时弹窗展示"两段准入申报"界面，可勾选"两段准入申报"信息，与进口报关单同时向海关申报。

3. 不满足"两段准入"信息化监管条件，申报时系统不弹出两段准入信息框。

4. 对于满足"两段准入"信息化监管条件的报关单，海关将会返回两段准入放行回执。

5. 对于满足"两段准入"信息化监管条件时，两段准入选项不勾选，也可继续申报。

6. 进行修撤单操作时，"两段准入申请"信息可点击查看，不允许修改。

[1] 这里所说的目的地海关是指企业申报进口货物的境内销售或使用地主管海关。如该批进口货物的境内销售或使用所在地的主管海关为进境地口岸海关，则该海关可作为"目的地海关"申报，实施目的地检查。

需要指出的是：

其一，虽然海关允许企业将完成第一段监管的货物从口岸提离，且由企业自行运输和存放，但此时货物尚未完成全部通关手续，仍需接受海关监管，企业不能随意处置。

其二，已被海关布控要求在口岸海关实施以检验或检疫目的取样送检的货物，在完成口岸检查并检查结果为正常的情况下，符合条件的可以实施附条件的提离。即，对于符合条件的货物，企业向海关承诺在海关实验室结果确定前不销售或使用商品，可在海关取样后将货物提离口岸。

其三，同一批货物既有海关口岸检查又有目的地检查要求的，企业可申请在进境地口岸合并实施检查。

七、海关事务的行政裁定与行政复议

海关行政裁定，是指海关在货物实际进出口前，应对外贸易经营者的申请，依据有关海关法律、行政法规的规定，对与实际进出口活动有关的海关事务作出的具有普遍约束力的决定。

（一）海关行政裁定的申请

根据《中华人民共和国海关行政裁定管理暂行办法》的规定，海关行政裁定适用的海关事务包括：

其一，进出口商品的税则归类；

其二，进出口货物原产地的确定；

其三，禁止进出口措施和许可证件的适用；

其四，海关总署决定适用本办法的其他海关事务。

海关行政裁定的申请人只能是在海关注册登记的进出口货物经营单位。进出口货物经营单位可以自行向海关申请，也可以委托他人（如报关企业）向海关提出申请。

申请人一般应当在货物拟进口或出口的3个月前，向海关总署或者直属海关提交书面申请。特殊情况下不能提前3个月申请的，需说明理由并经海关同意。申请人的每一份申请只能就一项海关事务请求行政裁定，如果申请人有多项海关事务要求裁定，必须逐项申请。

申请人根据行政裁定申请书的格式逐项填写申请人的基本情况、申请行政裁定的事项、申请行政裁定的货物的具体情况、预计进出口日期及进出口口岸以及其他需说明的情况。

申请人在如实填写申请书的同时，还应向海关提供足以说明申请事项的有关资料，如进出口合同或意向书的复印件、图片、说明书、分析报告等。申请书所附上述文件如为外文，应同时提供外文原件及中文译文。申请人对所提供资料如有保密要求，应当书面向海关提出，并具体列明须保密的内容。

申请人委托他人申请时，应向海关提供授权委托书及代理人的身份证明。

（二）海关行政裁定的受理与裁定

1. 海关行政裁定的受理。直属海关收到行政裁定申请书后，应予初审。对符合规定的申请，应在接受申请之日起3个工作日内移送海关总署或其授权机构。申请资料不符合有关规定的，海关应书面通知申请人在10个工作日内补正。申请人逾期不补正的，视为撤回申请。

海关总署或其授权机构应自收到申请书之日起的15个工作日内，作出受理或不受理的决定，并应书面告知申请人，不受理的还应说明理由。

2. 海关的行政裁定。海关对申请人申请的海关事务，根据有关事实和材料，依据有关法律、行政法规、规章进行审查，并应自受理之日起60日内作出行政裁定。海关在审查过程中，可以要求申请人补充提供相关资料或货物样品，也可以征求申请人以及其他利害关系人的意见。

申请人可以在海关作出行政裁定前向海关撤回申请，撤回申请要求用书面形式。

海关作出的行政裁定应当书面通知申请人，并对外公布。行政裁定具有与海关规章同等的效力，在关境内具有普遍约束力。

当海关作出的行政裁定所依据的有关法律、行政法规、规章的相关规定发生变化而影响行政裁定效力时，原行政裁定自动失效。海关总署对错误的行政裁定或因申请人提供的文件不准确、不全面而致使行政裁定有误时，可撤销原行政裁定。海关总署应公布自动失效或被撤销的行政裁定，并应告知申请人。

认为海关的具体行政行为侵犯其合法权益的公民、法人或者其他组织，可以提出行政复议申请。

申请人应当自知道侵犯其合法权益的具体行政行为之日起60日内提出行政复议申请。海关行政复议机构收到行政复议申请后，应当在5个工作日内决定是否受理；对于决定受理的，复议机构收到复议申请之日即为受理之日。

海关行政复议机关应当自受理申请之日起60日内作出行政复议决定；特殊情况下，经复议机关的负责人批准可以适当延长，但是延长期限最多不超过30日。申请人对复议机关作出的复议决定不服，可以自收到《行政复议决定书》之日起15日内向人民法院提起诉讼。复议机关逾期不作出复议决定的，申请人可以在复议期满之日起15日内向人民法院提起诉讼。

个案分析与操作演练

1. 某年4月11日达华公司被批准经营进出口业务，第二天即成交一笔出口业务，为提高办事效率，公司当天就派小张去海关申报出口手续，结果被海关拒绝。这是什么原因？

2. 快顺报关公司是一家专业报关企业，在接受当地一家服装企业委托报关业务时，没有察觉到该企业有瞒报情况，在向海关办理报关手续时被海关发现，海关追究快顺报关公司的经济责任，该公司以不知情为由不服处罚，你认为对吗？

3. 上海金晶物流有限公司代理报关服务部小王现要处理如下事项和货物的报关：①加工贸易合同申请备案；②加工贸易合同申请核销；③暂时进出口货物申请销案；④特定减免税货物申请签发《征免税证明》；⑤无代价抵偿货物；⑥出料加工货物；⑦一次性按货物实际价格缴纳税款的租赁进口货物；⑧进出境修理货物。问题：上述哪些事项属于小王应向海关办理的海关前期管理阶段的报关事务？需要海关后续管理的货物有哪几项？

4. 某报关公司G接受某企业H的委托，负责以G的名义办理H从国外进口一批原料的报关事宜，后该批货物被海关发现为从新加坡装船运进的一批通信产品，确定为走私案件。

报关公司G的报关员小张认为货物为企业H所有，报关公司G无责任核实进口的货物，故不承担任何责任。报关公司G的报关员小陈则认为，报关公司G对进口货物的报关行为仅因为H企业的委托而产生，因此，报关公司G的报关行为失误较小，责任较轻。问题：你认为小张与小陈的观点正确吗？为什么？

5.(1) KK公司符合海关的高级认证企业标准，因公司规模扩张需要，打算新设合并一家企业KT。问题：新设合并后KT企业是否适用KK公司的高级企业认证？(2)W公司向海关提出高级认证申请后，因各种原因准备撤回申请，请问如果撤回的话，是否会影响以后的申请？

6. B企业是进出口货物收发货人，信用等级为一般信用，1年内因各种违规行为被海关查获5次，累计罚款人民币101万元，公司上年度报关单总票数为6 000票。问题：B企业要降为失信企业吗？

“个案分析与操作演练”参考答案

复习思考题

一、名词解释：报关、自理报关、报关企业、报关程序、海关查验、海关担保、海关行政裁定。

二、简答题

1. 简述报关与通关的区别。
2. 自理报关单位如何注册登记？
3. 报关企业如何办理注册登记？
4. 简述报关企业代理报关活动的法律责任。
5. 简述电子代理报关委托书/委托报关协议的基本做法。
6. 海关作为行政执法部门能够行使哪些权力？
7. 简述我国海关管理法律体系。
8. 简述海关监管货物的分类及其监管期限。
9. 简述海关监管进出境管理阶段的基本环节。
10. 海关办理放行手续有哪两种方式？
11. 简述办理进出口货物海关担保的程序。
12. 海关如何对企业实施分类管理？
13. 简述预约通关的基本做法。
14. 简述全面通关一体化改革的主要内容。
15. 简述进出口货物经营单位如何办理海关行政裁定。
16. 简述“两段准入”作业的主要内容。

项目任务八 办理一般进出口货物的报关

项目要求

- 了解一般进出口货物通关的特点
- 掌握一般进出口货物申报的要求,熟悉海关对进出口货物申报的规定
- 掌握一般进出口货物海关审单和放行的方式
- 掌握转关运输的方式与报关要求

项目情景

某电视机厂为生产电视机内销,通过北京龙口工贸公司向A国订购了100吨卷钢、50吨PVC粒子、10吨盐酸,并委托北京龙口货运公司办理报关手续。卷钢进口后,经检验只到货96吨,而且其中有7吨与合同规定的质量不符。与A方商人协商后,其答应退还11吨卷钢的货款,并未要求退运7吨质量不符的卷钢。此时又得知国家临时决定A国产PVC粒子暂不准进口。陈湘作为北京龙口货运公司的报关员,要办理多项海关手续:

任务1:办理卷钢、PVC粒子、盐酸的进口手续。

任务2:处理没要求退运的质量不符的7吨卷钢。

任务3:办理11吨卷钢的退税手续。

任务4:处理暂不准进口的PVC粒子。

结果陈湘努力完成了全部任务。我们将在单元二中详解陈湘是如何完成上述任务的。

知识模块

单元一 了解一般进出口货物通关的特点和基本环节

进出口货物海关监管方式是以国际贸易中进出口货物的交易方式为基础,结合海关对进出口货物的征税、统计及监管条件,综合设定的海关对进出口货物的管理方式。

我国海关的通关监管方式划分的主要依据,并不是货物本身的自然属性类别。而是主要取决于以下三个因素:①法律法规的规定,以及货物流动的目的、用途;②进出口收、发货

人的自身条件(例如不是所有企业都能享受特定减免税进口货物待遇);③进出口收、发货人的意愿。

【例8-1】一台松下60寸液晶智能电视,当它作为普通进口货物永久地被出售给苏宁电器作为待出售商品时,就是一般进口货物;当它作为科技博览会来华展览的展品(最终还要复运回国)时,它可以作为暂准进境货物通关(这样可以免交进口关税)。

海关的监管分为前期管理阶段、进出境管理阶段和后续管理阶段。根据海关监管方式的不同,进出口货物可分为一般进出口货物、保税货物、特定减免税货物、暂时进出口货物,以及过境、转运、通运货物和其他未办结海关手续的货物。一般进出口货物报关的程序不需要经过前期阶段,也不需要经过后续阶段,只需要经过进出境阶段,包括四个环节:进出口申报—配合查验—缴纳税费—提取或装运货物;或者经过海关接受申报—查验货物—征收进口税费—放行等监管环节,海关放行后不再管理。所以,海关对一般进口货物的监管时限是自入境起到海关放行止。一般进出口货物的通关过程和放行后的状态反映了该项通关制度的特点。

一、一般进出口货物通关的特点和适用范围

一般进出口货物,是指在进出境海关监管环节缴纳了应征的进出口税费,并办结了必要的海关手续,海关放行后不再进行监管的进出口货物。

这里所称的"一般进出口"是海关的一项监管制度,也就是说,按照"一般进出口监管制度"办理海关手续的货物就是一般进出口货物。一般进出口货物并不等同于一般贸易货物。一般贸易货物是指按照国际贸易的通常做法成交的货物,即按询盘—发盘—还盘—接受的程序成交的货物。按照这种程序成交的货物,如进料加工进口料件,在海关监管制度中,不适用一般进出口货物监管程序,而适用保税货物监管程序;又如特定减免税进口货物,其成交的程序也是按照一般贸易货物进行的,但在海关监管制度中,适用于特定减免税报关程序。

链接

一般进出口与一般贸易

一般进出口是海关业务中的一种监管制度。一般贸易是国际贸易中的一种交易方式。一般贸易货物在进口后按照一般进出口监管制度办理海关手续,就是一般进出口货物,若符合减免税的条件按照减免税监管制度办理海关手续,它就是特定减免税货物;若经海关批准保税即为保税货物。

(一)一般进出口货物通关的特点

一般进出口货物通关具有如下特点:

1. 必须在进出境环节向海关办理进出口手续时,按照海关规定缴纳进出口税款。

2. 应当取得相关的进出境管理部门签发的许可证件。对于进出口货物涉及的各项进出境国家管制,均应在货物进出口前办妥审批手续,其许可证件电子数据在货物通关时由海关进行系统自动比对核验。

3. 进口货物在提取或出口货物在装运前,办结海关各项手续。适用一般进出口通关制

度的货物在申报、接受查验并缴清进出口税费，经海关复核放行后，报关人方能提取或装运。对于适用一般进出口通关制度的货物而言，海关放行即意味着通关货物的各项海关手续业已办结。

4. 货物办结海关进出口手续海关放行后，可以自由流通。所谓自由流通，是指进出口货物办结各项海关手续，海关放行后，进口货物由报关单位提取，自行处置，海关不再管理；出口货物海关放行后，运输出境进入国际市场流通，海关不再监管。

（二）一般进出口货物通关的适用范围

一般进出口货物通关适用于海关放行后可永久留在境内或境外，不能享受特定减免税优惠的实际进出口货物。判断是不是一般进出口货物，关键看其是否实际进出口或海关放行后是否结关，不再对其进行监管。也就是说，货物不论通过何种进出口方式、进出口渠道，只要是不享受特定减免税优惠的实际进出口，均应按一般进出口货物通关规则，办理进出口海关手续。具体地说，在不具备享受特定减免税优惠的情况下，下列货物适用一般进出口通关：

1. 不享受特定减免税或不准予保税的一般贸易进口货物。
2. 转为实际进口的原保税进口货物。
3. 转为实际进口或出口的原暂准进出境货物。
4. 易货贸易、补偿贸易进出口货物。
5. 不准予保税的寄售代销贸易货物。
6. 承包工程项目实际进出口货物。
7. 边境小额贸易进出口货物。
8. 外国驻华机构进出口陈列用的样品。
9. 外国旅游者小批量订货出口的商品。
10. 随展览品进出境的小卖品。
11. 实际进出口的货样广告品。
12. 免费提供的进口货物。如：外商在经贸活动中赠送的进口货物；外商在经贸活动中免费提供的试车材料；我国在境外的企业、机构向国内单位赠送的进口货物等。

二、一般进出口货物通关的基本环节

一般进出口货物通关的基本程序是：申报→查验→征税→放行。对报关人来说，一般进出口货物通关的基本手续，就是进出境环节向海关申报、陪同海关查验、缴纳进出口税费和提取或装运货物 4 个基本环节。

一般进出口货物的基本通关环节和规则具有普遍适用的意义，既是一般进出口货物的通关规则，同时，由于其他各类货物在其通关过程中均有一段与一般进出口货物类似的进出境经历，因而这些基本规则也同样适用。

单元二 办理一般进出口货物报关与通关

我国采用报关自动化系统进行作业处理。海关利用电子通关系统，可实现无纸审单、放

行。一般进出口货物的通关流程可细分为电子申报、集中审单、现场通关—接单、现场通关—查验、现场通关—税费征收、现场通关—单证放行、口岸通关—实货放行、报关单数据流转和自助打印、取货或装运九大环节（主要环节和细项如图 8－1 所示）。

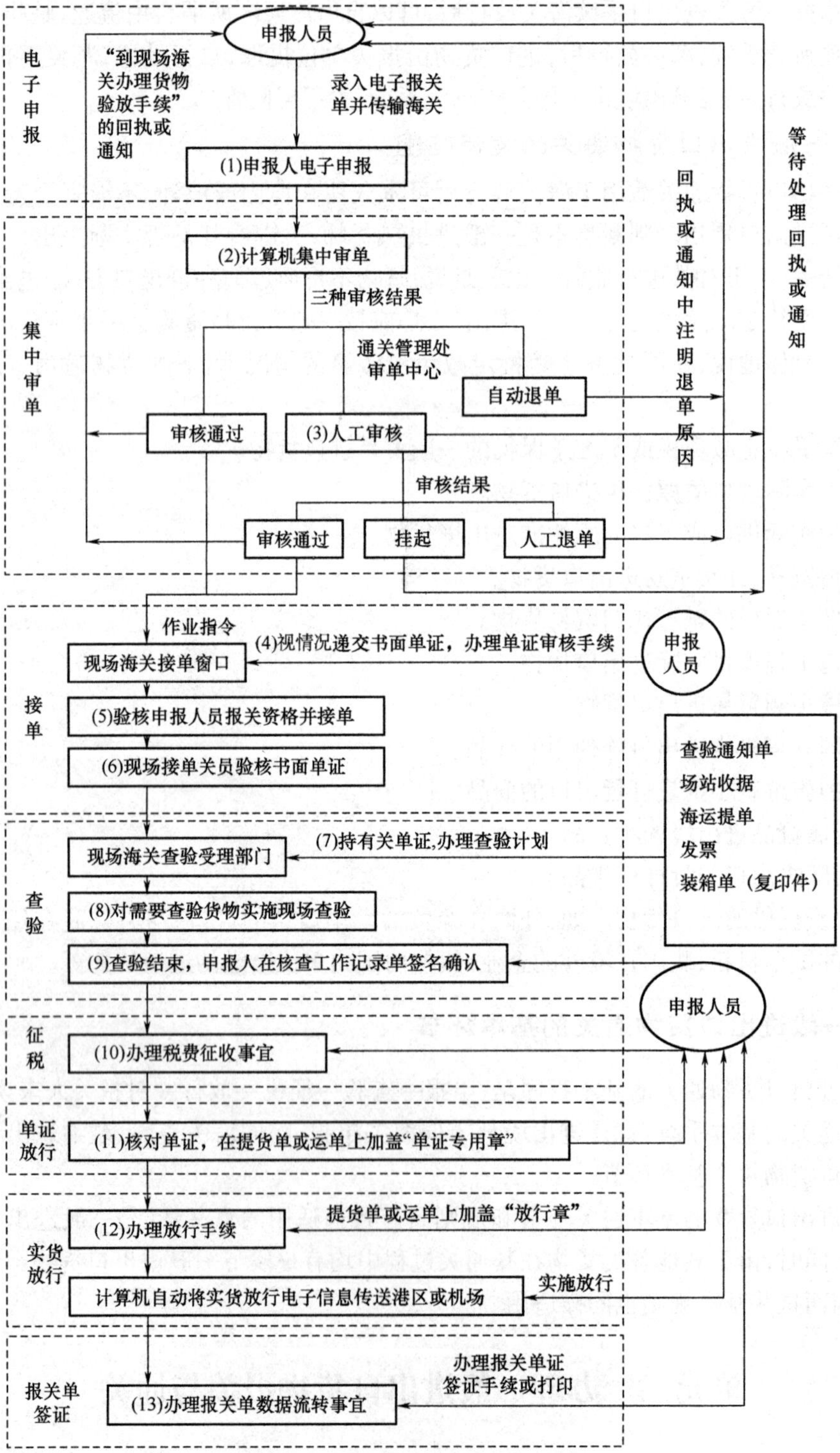

图 8－1　进出口货物的通关流程

下面择其主要内容进行阐述。

一、电子申报

电子申报这一步骤的主要内容是:货物的收、发货人或其代理人根据《中华人民共和国海关进出口货物报关单填制规范》和海关监管、征税、统计等要求,录入电子报关数据,并通过网络传输方式向海关传输电子数据,进行电子申报。

我国《海关法》规定,进口货物的收货人、出口货物的发货人应当向海关如实申报,交验进出口许可证件和有关单证。

申报内容主要包括进出口货物的经营单位、收发货单位、申报单位、运输方式、贸易方式、贸易国别以及货物的实际状况(主要包括名称、规格型号、数/重量、价格等内容)。

(一)申报前的准备工作

申报前的准备工作主要有:

1. 进口须接到进口提货通知,出口须备齐出口货物。
2. 委托报关者须办理报关委托,代理报关者须接受报关委托。
3. 准备报关单证,包括基本单证、特殊单证、预备单证。
4. 在实际进出口行为中,如遇《海关进出口商品税则》无具体列名或无法确定的疑难归类商品,可事先向当地海关的关税部门申请归类咨询或申请《海关进出口商品预归类决定书》。
5. 报关单预录入。报关单预录入,是指报关单位或报关人将报关单上申报的数据、内容录入电子计算机,并将数据、内容传送到海关报关自动化系统的工作。

中国国际贸易单一窗口是报关单整合申报的主要平台,具有进出口货物进出口报关单录入、导入、保存、申报、查询、打印以及关检数据的互相调用、关联生成等功能。申报人可以从“单一窗口”标准版门户网站(https://www.singlewindow.cn)或“互联网 + 海关”门户(http://online.customs.gov.cn/)进入“货物申报”页面(如图 8-2、图 8-3)。国际贸易单一窗口整合申报的功能模块见表 8-1。

表 8-1 国际贸易单一窗口整合申报的主要功能模块

进口整合申报包括的内容	出口整合申报包括的内容
进口报关单整合申报	出口报关单整合申报
入境检验检疫申请	出境检验检疫申请
进境备案清单整合申报	出境备案清单整合申报
进口转关提前报关整合申报	出口转关提前报关整合申报
进境转关提前备案清单整合申报	出境转关提前备案清单整合申报
进口公路舱单跨境快速通关报关整合申报	出口公路舱单跨境快速通关报关整合申报
进境公路舱单跨境快速通关备案清单整合申报	出境公路舱单跨境快速通关备案清单整合申报
进口多式联运报关单整合申报	出口二次转关
进口公用自用物品申报	出口多式联运报关单整合申报
	出口公用自用物品申报

（二）申报前看货取样

进口货物的收货人向海关申报前，因确定货物的品名、规格、型号、归类等原因，可以向海关提出查看货物或者提取货样的书面申请。海关审核同意的，派员到场监管。如果当事人自己放弃行使看货取样的权利，由此产生的法律后果，由收货人自己承担。

《海关法》规定，进口货物的收货人经海关同意，可以在申报前查看货物或者提取货样。需要依法检验的货物，应当在检验合格后提取货样。收货人申报前向海关提出查看货物、提取货物样品的申请应具备一定的条件，如果货物进境已有走私违法嫌疑并被海关发现，海关将不予同意。同时，只有在通过外观无法确定货物的归类等情况下，海关才会同意收货人提取货样。法律对收货人借查看货物或提取货物样品之机进行违法活动也有严厉的规定。

（三）如实申报

《海关法》规定，进口货物的收货人、出口货物的发货人应当向海关如实申报。

所谓“如实申报”，是指进出口货物收、发货人在向海关申请办理货物通关手续时，按规定的格式（报关

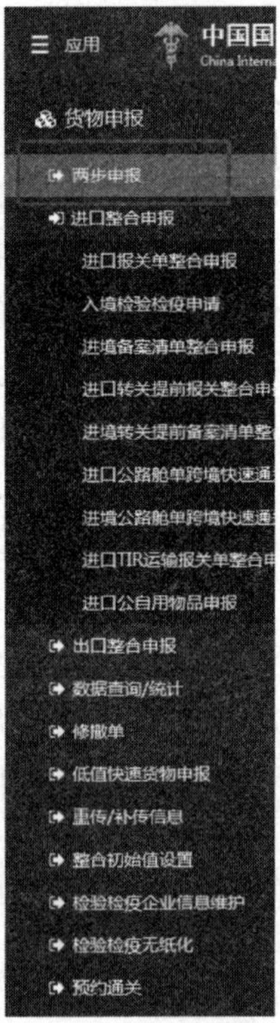

图 8－2　货物申报页面截图(1)

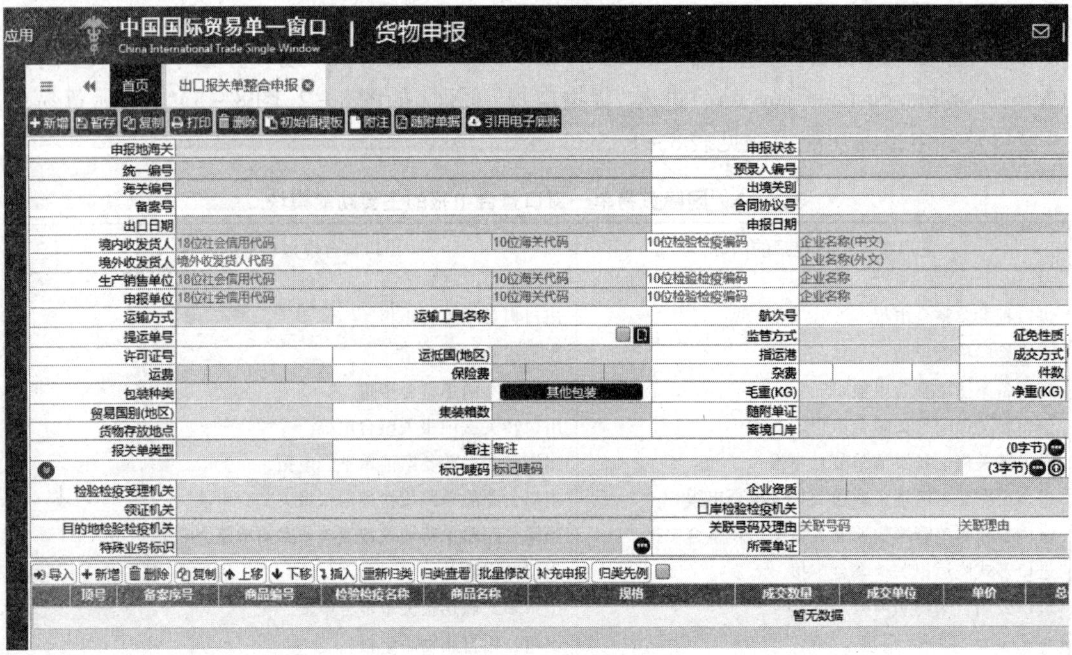

图 8－3　货物申报页面截图(2)

单)，真实、准确地填报与货物有关的各项内容。从法律意义上说，申报对收、发货人意味着向海关报告进出口货物的情况，申请按其填报的内容办理相关的通关手续，并承诺履行该项海关手续对货物及收、发货人所规定的一切义务。收、发货人在申报时必须向海关提供一切辨认货物及货物适用的管理法规所必需的法律要件，并对这些法律要件的真实性、完整性和准确性负全部责任。

"如实申报"与"规范申报"都属于企业的法定义务，前者更注重申报内容的真实性，而后者更侧重申报内容和形式应符合海关要求。《中华人民共和国海关进出口货物申报管理规定》第七条明确要求进出口货物的收发货人、受委托的报关企业应对其申报的规范性承担责任，并在第三十三条规定"进出口货物的收发货人、受委托的报关企业、报关员违反本规定的，依照《海关法》及《中华人民共和国海关行政处罚实施条例》等有关规定处罚。"

案例

三则申报不实案例

1. 当事人浙江A实业有限公司委托上海B国际货物运输代理有限公司，于7月30日向海关申报自日本进口一般贸易项下聚对苯二甲酸乙二酯再生瓶片166 220千克，申报价格C&F136 300.4美元，申报商品编号3907699000，进口关税率为6.5%，增值税率为16%，进口报关单号222520181000247575。海关查验：经鉴定，实际货物为限制进口类可用作原料的固体废物。经计核，违法货物价值人民币1 090 797.67元。海关处罚原因：申报不实。处罚结果：根据《中华人民共和国固体废物污染环境防治法》第七十八条第一款、《中华人民共和国行政处罚法》第二十七条第一款第(一)项之规定，对当事人作出如下行政处罚：罚款人民币98 000元。

2. 3月7日，青岛A供应链股份有限公司委托某市B报关服务有限公司持报关单以一般贸易方式向海关申报出口：电热水壶(商品编码8516799090)7 950个。3月9日经海关查验：实际出口水壶(商品编码7323930000)3 780个，与申报不符，案值为人民币127.2万元。海关处罚原因：申报不实。处罚结果：根据《中华人民共和国海关行政处罚实施条例》第十五条(五)项、第十七条的规定，决定对当事人作出如下行政处罚：(1)对某市B报关服务有限公司罚款人民币12.70万元整。(2)对青岛A供应链股份有限公司罚款人民币19.70万元整。

3. 6月21日，当事人委托某市A报关有限公司持报关单以一般贸易方式向海关申报出口：木柜板货物一批，共1项货物物品。6月30日经海关查验科查验，规格型号与申报不符，实际为：10×50~120×60CM，商品数量与申报不符，实际为：7 000，核对品名与申报相符。另查获未申报货物，如：家具配件，数量为1 000，单位：千克，商品编码：9403900099；塑料制品，数量为828，单位：千克，商品编码：3926909090……与申报不符货物的案值为人民币22.016万元。海关处罚原因：规格型号和商品数量不符，有未申报货物。处罚结果：根据《中华人民共和国海关法》第八十六条(三)项、《中华人民共和国海关行政处罚实施条例》第十五条(五)项的规定，决定对当事人作出如下行政处罚：罚款人民币28 000元整。

链接

海关对申报不实的处罚规定

根据《中华人民共和国海关行政处罚实施条例》(国务院令第420号)第十五条：进出口货物的品名、税则号列、数量、规格、价格、贸易方式、原产地、启运地、运抵地、最终目的地或者其他应当申报的项目未申报或者申报不实的，分别依照下列规定予以处罚，有违法所得的，没收违法所得：

(一)影响海关统计准确性的，予以警告或者处1000元以上1万元以下罚款；

(二)影响海关监管秩序的，予以警告或者处1000元以上3万元以下罚款；

(三)影响国家许可证件管理的，处货物价值5%以上30%以下罚款；

(四)影响国家税款征收的，处漏缴税款30%以上2倍以下罚款；

(五)影响国家外汇、出口退税管理的，处申报价格10%以上50%以下罚款。

(四)申报的期限

出口货物报关期限与进口货物报关期限是不同的。海关规定进口货物的报关期限是为了加快口岸货运，促使进口货物收货人或其代理人及时报关，使进口货物早日投入使用，减少差错，防止舞弊；也是为了在装货前给海关以充足的查验货物的时间，以保证海关工作的正常进行。

出口货物的申报期限为货物运抵海关监管区后、装货的24小时以前。至于装货24小时以前到什么程度，是2天还是5天，或是更长，可由报关人视口岸的仓储能力自定，海关一般不予过问。

进口货物的申报期限为自装载货物的运输工具申报进境之日起14日内。经海关批准准予集中申报的进口货物，自装载货物的运输工具申报进境之日起1个月内办理申报手续。申报期限的最后一天是法定节假日或休息日的，顺延至法定节假日或休息日后的第一个工作日。如果在法定期限内没有向海关办理申报手续，海关将征收滞报金。

进口货物的收货人自运输工具申报进境之日起超过3个月未向海关申报的，其进口货物由海关提取，并依法变卖处理。所得价款在扣除运输、装卸、储存等费用和税款后尚有余款的，自货物依法变卖之日起1年内，经收货人申请，予以发还；其中属于国家对进口有限制性的规定，应当提交许可证件而不能提供的，不予发还。逾期无人申请不予发还的，上缴国库。

确定申报时间是否在合理的申报期限内，申报日期的确定(见表8-2)显得尤为重要。申报日期是指申报数据被海关接受的日期，自该日起，申报数据产生法律效力。

(五)申报的单证

根据货物种类、用途不同，海关依法执行不同的监管制度，向海关申报也要相应地准备完整的单证。准备好报关用的单证是保证进出口货物顺利通关的基础，申报人要根据货物HS编码查询海关的监管条件及申报要素，搜集完整、规范的报关单证。并不是每一样货物都要准备全部单证。电子申报时可上传所要求的单证,海关要求时再提交所需单证。

表8-2 申报日期的确定

<table>
<tr><th>报关形式</th><th>申报日期</th></tr>
<tr><td>先电子数据报关单申报,后提交纸质报关单</td><td rowspan="2">海关计算机系统接受申报数据时记录的日期</td></tr>
<tr><td>仅以电子数据报关单方式申报</td></tr>
<tr><td>电子数据报关单被退回,重新申报</td><td>海关重新接受申报的日期</td></tr>
<tr><td>先纸质报关单申报,后补报电子数据</td><td rowspan="2">海关在纸质报关单上登记的日期</td></tr>
<tr><td>仅提供纸质报关单申报</td></tr>
</table>

申报的“有关单证”系指与所报货物相适应的、凭以支持报关单填报的单据和证件。

申报单证可以分为主要单证和随附单证两大类。其中,主要单证就是报关单,我们将在项目十一中详细阐述报关单及其填报;随附单证包括基本单证、特殊单证和预备单证。基本单证是指与进出口货物直接相关的商业和货运单证,主要包括发票、装箱单、提(装)货凭证(或运单、包裹单)、进出口货物征免税证明。特殊单证是指国家有关法律规定实行特殊管理的证件,主要包括配额许可证管理证件和其他各类特殊管理证件。预备单证是指供海关认为必要时查阅或收取的单证,包括合同、货物原产地证明、委托单位的工商营业执照证书、账册资料及其他有关单证。

准备申报单证的基本原则是:基本单证、特殊单证、预备单证必须齐全、有效、合法;报关单填制必须真实、准确、完整;报关单与随附单证数据必须一致。

1. 进口货物报关需要的单证。进口货物报关是进口商品进入国内市场流通的关键,其核心问题就是报关单据是否齐备、正确无误。进口货物所需报关单据除进口货物报关单外,还包括所需的基本单证、特殊单证、预备单证。

所需的基本单证主要有:货运单据,如海运进口提货单;陆、空运运单;邮运包裹单;商业发票(须报关单位盖章);货物装箱单(须报关单位盖章)。

所需的特殊单证主要有:进口货物许可证;入境检验检疫证书;其他各种特殊管理证件。

所需的预备单证主要有:贸易合同;货物原产地证书;委托单位的工商执照证书。

海关为深入推进通关作业无纸化改革,一些单据在申报时可不向海关提交,海关进行系统自动核验或审核时如需要再提交。

进口的货物的名称、数量等一定要与所提交的单据一致,如有分批运进,发票等各类单据也一定要分门别类地列出。

2. 出口货物报关需要的单证。出口货物报关时需要的单证主要有:由报关员自行填写或由自动化报关预录入人员录入后打印的出口货物报关单;出口许可证和其他证明文件;货物的发票、装箱清单、合同等;原产地证明;其他有关文件。海关为深入推进通关作业无纸化改革,一些单据在申报时可不向海关提交,海关进行系统自动核验或审核时如需要再提交。

各种单据的内容必须齐全,且必须相互符合,做到单单相符、单证相符。

链接

优惠贸易安排下的申报单证要求

除了按照其进口货物所需提交的单证之外，纳税义务人还应当具有受惠国政府指定机构签发的原产地证书。如果货物经过其他非受惠国关境的，除了上述单证之外，纳税义务人还应当具有货物所经过的该过境国家(地区)有关部门出具的未再加工证明文件，以及自受惠国起运后换装运输工具至我国的全程提(运)单等。

（六）申报的修改和撤销

货物自申报后海关接受时起，申报单证即产生法律效力，对当事人具有约束力。

海关在接受申报后，报关单证及其内容不得修改和撤销；确有正当理由[1]的，经海关同意，方可修改或撤销。进出口货物收、发货人或其代理人申请修改或者撤销进出口货物报关单的，应当向海关提交"进出口货物报关单修改/撤销申请表"，并相应提交有关单证。

国际贸易单一窗口的货物申报模块具有向海关发起报关单的修改、撤销申请以及状态查询等功能。申请人进入货物申报页面，点击"修撤单—修改申请"可向海关发起报关单的修改、撤销申请操作，首次发起修改的数据，在"修改申请"页面中查询并提出修改申请。首次发起撤销的数据，在"撤销申请"页面中查询并提出撤销申请。已做过修撤的数据在"数据查询"页面中查找。

（七）集中申报

经海关批准，进出口货物的收发货人、受委托的报关企业可以向指定海关办理集中申报手续。企业适用集中申报的通关方式，需要事先向海关提出备案申请。国际贸易单一窗口集中申报(如图8-4)功能能实现一般贸易货物集报备案、集报清单申报以及清单汇总。

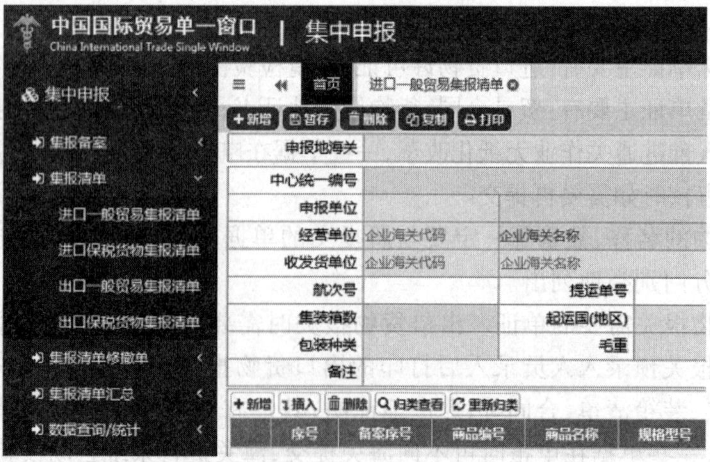

图8-4　国际贸易单一窗口集中申报页面截图

[1] 一般情况下"正当理由"是指：a. 由于计算机技术等方面的原因导致电子数据错误；b. 海关在办理出口货物的放行手续后，由于装运、配载等原因造成原申报货物部分或全部退关，需要修改或撤销申报单证及其内容。

集报备案,包括企业资质息备案和企业商品信息备案两部分内容。一般贸易货物在"企业资质备案"海关审批通过后,需进行"企业商品信息备案"。集中申报企业以集报清单为介质,向海关申请办理货物验放手续,月底再将集报清单汇总生成集报报关单集中办理报关手续。

清单汇总是将多份集报清单按一定规则合并成一份或多份报关单以便向海关申报的过程。集报企业应按照海关规定的时间,定期向海关申报集报报关单。目前,海关规定的期限是一个自然月,即企业每月都需将上一个月的集报清单汇总生成集报报关单并申报。一般贸易清单在次月 10 日之前进行汇总,并且不能跨年度汇总。

(八)提前申报

进出口货物的收发货人、受委托的报关企业提前申报的,应当先取得提(运)单或载货清单(舱单)数据。其中,提前申报进口货物应于装载货物的进境运输工具启运后、运抵海关监管场所前向海关申报;提前申报出口货物应于货物运抵海关监管场所前 3 日内向海关申报。

1. 出口提前申报。发货人信用等级为一般信用及以上信用管理类别、运抵的海关监管作业场所(场地)能够实现运抵报告电子数据联网传输的,均可实施出口货物提前申报通关模式。出口货物发货人、受委托的报关企业在货物备齐并取得预配舱单电子数据后,可在货物运抵海关监管场所前 3 日内向海关办理申报手续;在货物运抵海关监管场所(场地)后,并在海关收到运抵报告电子数据后,海关办理货物查验、放行手续。提前申报并采取边运抵边装船的海运大宗散装货物,经海关船边实际验核,必须在申报后 3 日内装载完毕。超期未装载完毕的,须经海关批准。提前申报的出口转关货物必须在报关单电子数据申报之日起 5 日内运抵启运地海关监管作业场所(场地),办理转关和验放等手续,超过期限的,海关一律直接撤销报关单。

2. 进口提前申报。进口提前申报是指在舱单数据提前传输的前提下,进口货物的收货人、受委托的报关企业提前申报报关单,海关提前办理单证审核及税费征收,待货物实际到港后办理查验及放行手续。进口货物的收货人、受委托的报关企业提前申报的,应当先取得载货清单(舱单)数据。对于采用无纸化方式申报,电子支付税款,且不涉及布控查验的货物,企业可利用货物运输阶段完成申报前准备和申报手续,实现货物到港即提离,大幅提升通关效率。进口"提前申报"的业务流程如图 8 - 5 所示。

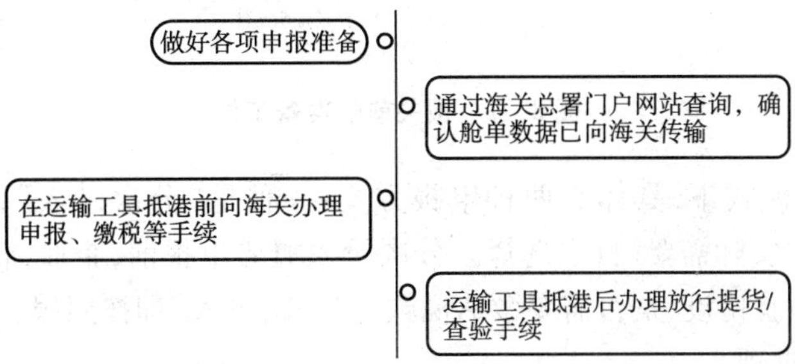

图 8 - 5 进口"提前申报"的业务流程

（九）两步申报

“两步申报”是进口货物“概要申报、完整申报”的简称，是海关为适应国际贸易的特点和安全便利的需要，所采取的一项重要的通关改革措施。海关特殊监管区域境外入区货物也适用“两步申报”。

在“两步申报”通关模式下，企业不需要一次性提交全部申报信息及单证，整个提交过程可以分成两步走。第一步，企业凭提单信息提交口岸安全准入申报需要的相关信息，进行“概要申报”。货物如果不需要进一步查验，就可以马上被放行、提离。涉税的货物，在提供了税款担保以后，也可以被放行、提离。

第二步，货物在口岸放行后的 14 天内，企业补充提交满足税收征管、合格评定、海关统计等整体监管所需要的相关信息和单证。

企业可自主选择“两步申报”或“一次申报”模式。采用两步申报后通关的基本流程如图 8-6 所示。

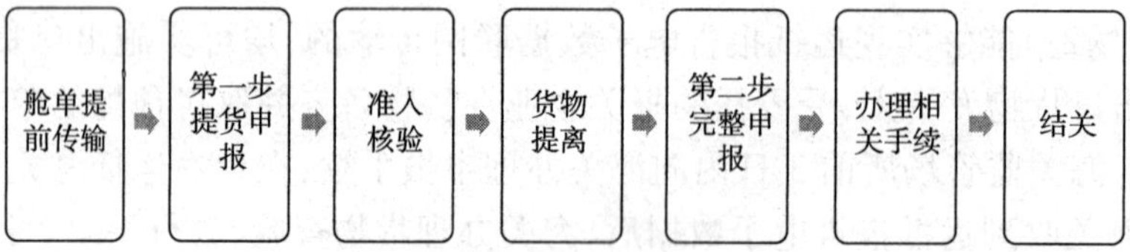

图 8-6 “两步申报”通关的基本流程

做好两步申报，报关企业要做好如下报关前的准备工作，如图 8-7 所示。

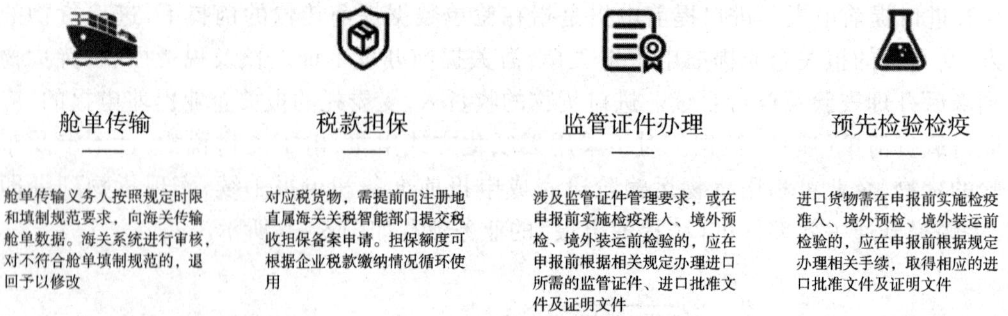

图 8-7 报关前的准备工作

在“两步申报”模式下，具体有两种申报方式：一种是“分次录入”，另一种是“一次录入”。允许企业根据实际需要，自主选择。分次录入概要申报前，企业需要选择是否需要监管证件、是否需要检验检疫、是否需要缴纳税款。“一次录入”即按照报关单填制规范要求一次性完整地录入数据项。

两步申报的申报作业流程如图 8-8 所示。

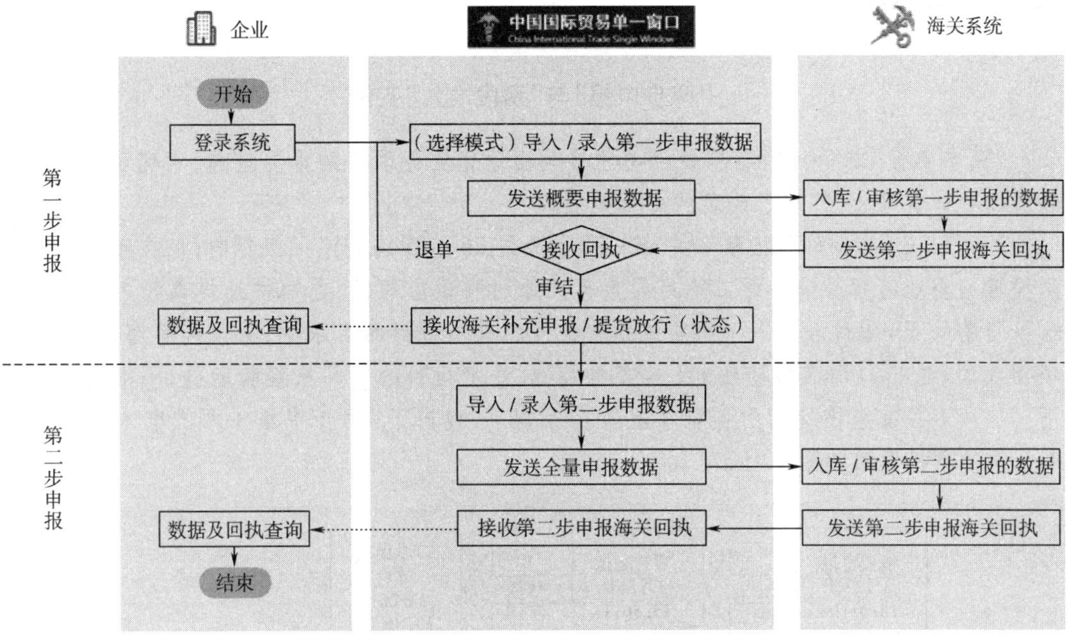

图 8-8 两步申报的作业流程

案例

"两步申报"实例

上海申步公司进口零部件一批，包括灌装机用电气开关、硅胶胶水等，海关监管条件为法定检验、3C 证书免办证明、两用物项和技术进口许可证，并采用运保费到付。

上海申步公司如果选择"一次申报"模式，则需取得全部监管证件和单据，其中运保费需货物到港后才能确定，无法提前申报。如果采取"两步申报"，则货物在运输途中，企业获得提单、进口许可证信息后即可提前报关。其中，第一步只需概要申报，上海申步公司录入提单号、HS 编码、监管方式、监管证件号等概要信息，确认由提单号关联的相关信息，并提供税款担保，货物到港后如无须口岸查验，即可提离。在运输工具进境申报后 14 日内，上海申步公司进行第二步完整申报，即在第一步申报信息基础上补全报关单其他信息，提交运保费证明、3C 免办证明等，并配合海关检验。

两步申报的好处是申报人可以在货物提离以后 14 天之内，按照规定完成相关手续，既保障了企业权益、降低了企业成本，又提高了通关效率。此外，如果选择"一次申报"模式，企业需一次性全部提交相关信息，信息验证以后才能提离货物，而货物申报时难免出现错报、漏报，需要进行修改和调整，货物通关时间较长。如果采取两步申报则可有效降低上述申报过程中的风险。

案例

“两步申报”与“两段准入”实例

“两步申报”与“两段准入”是海关总署全面深化业务改革的重要措施，实现了信息流和物流的一体统筹，发挥出了改革的叠加效应。

3月22日，A公司到旅顺海关请求帮助：3月26日即将到港一批钢材，但在年初的疫情防控期间企业因贸易链条复工不足导致生产原材料供应短缺，急需快速提离投入生产。但这批货物的HS编码被列入了需实施检验检疫的进出境商品目录中，必须接受海关的检验。根据我国《进出口商品检验法》及其实施条例，法定检验的商品未经检验的，不准销售和使用。旅顺海关综合该货物的各种情况及企业需求，提出了“两步申报+两段准入”的办法。A公司的申报做法如图8-9。

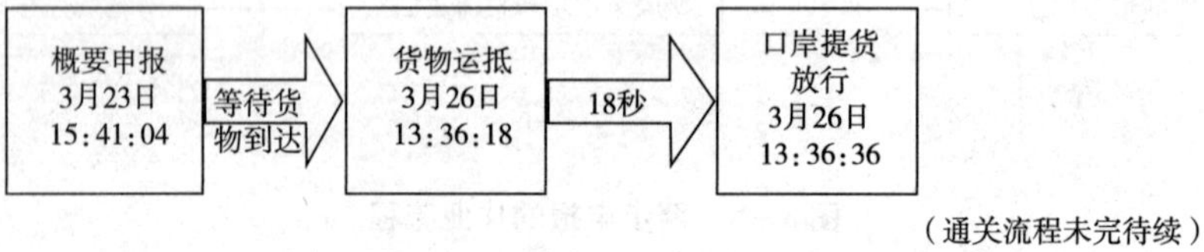

图8-9　A公司的申报做法(1)

这票货物此时正处于第一段监管中，由于该票报关单中有货物涉检，所以在概要申报后触发了检查指令，但货物并不涉及禁限管制或其他高风险商品安全，属于风险可控，所以收到的是目的地检查指令而非口岸检查指令，没有口岸检查指令，货物就可以提离进境地口岸海关的监管区域自行运输和存放了，不需要一直放在堆场中等待检查，极大地节省了堆存费用。

货物在提离口岸监管区域后就进入了第二段监管。这批货物既有目的地检查要求，又需要进行合格评定，所以要将相应的手续办结，在办结后才可以用来销售或使用。A公司的完整申报做法如图8-10。

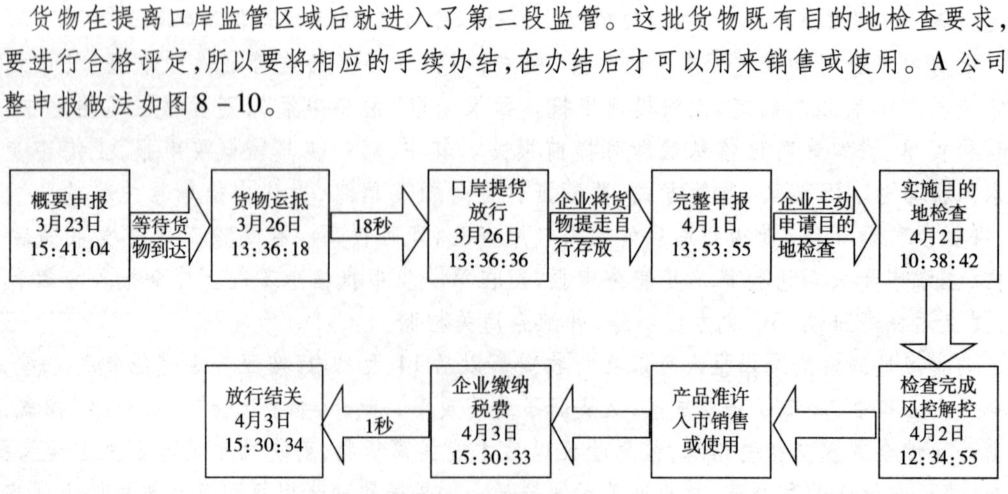

图8-10　A公司的申报做法(2)

二、集中审单

集中审单这一步骤的主要内容是:第一,报关人向海关申报报关单后,海关接受报关、审单。海关计算机系统根据预先设定的各项参数对电子报关数据的规范性、有效性和合法性进行电子审核,审核结果将通过现场大屏幕显示器或计算机网络等通信手段通知申报人。第二,通关管理处审单中心对需人工审单的报关单数据进行人工审核,并将审核结果通知申报人。

我国海关建立了三位一体的审单作业系统。审单作业系统包括计算机电子审单、直属海关审单中心专业化审单和隶属海关现场接单审核,它们是既分工协作又相互制约的报关单证和数据处理系统。通关管理处审单中心自收到电子报关数据之时起,一般 1 个工作日内完成对报关单电子数据的审核工作,并根据审核结果发送审结、退单等信息。

(一)电子审单

电子审单,是指海关收到报关单电子数据,通过计算机系统对报关企业及报关员进行资格认证后,开始进入计算机自动审核程序,所有报关单数据按预先设定的相关审单参数数据进行审核和筛选。审核结果分为:不接受申报;接受申报;转为人工专业审核;转为现场复核验放通道;交由现场海关进行接单审核/征收税费处理。

(二)电子专业化审单

电子专业化审单,是指以贸易管制措施、税费征管、贸易及业务统计等有关法规为依据,对报关单的商品归类、监管条件、完税价格、征免税规定(方式)及其他项目进行审核,确定其是否正确、合法、有效;根据各业务职能部门设定的通关风险预警提示(指导性通关风险布控),结合现场实际情况及自己的分析,借助调阅风险数据库数据辅助决策,采取相应的风险处置措施;根据各业务部门的预定式通关风险布控(指令性通关风险布控)指令,采取相应的风险处置措施。

电子专业化审单的审核结果有以下 3 种情况:

第一种,符合计算机自动审核条件的,计算机自动完成审证环节的全部作业,向现场海关下达作业指令,同时向申报人发出“到现场海关办理货物验放手续”的回执或通知。

第二种,对因申报不规范而不能通过计算机综合审核的报关单数据,计算机自动退单,向申报人发出回执或通知,并在回执或通知中注明退单原因。

第三种,需人工审核的报关单数据,计算机将按设定的派单条件,将报关单数据派入通关管理处审单中心相应的人工审单岗位,同时向申报人员发出“等待处理”的回执或通知。

(三)人工审单

专业审单关员根据相关作业规范、系统提示的重点审核内容等,对报关单进行人工审核,并根据审核情况确定报关单后续处置方式:

1. 审核通过的,审结报关单;

2. 审核认为需转至本审单分中心其他岗位或其他审单分中心的,进行“内转”操作;认为需转至申报地海关接单现场的,进行“外转”操作。

3. 审核认为需企业补充资料或沟通协商的,进行“挂起”操作。

4. 审核认为需查验的，可下达布控指令。

5. 审核不通过的，选择“退单”，并告知企业退单原因。

三、现场通关——接单

审结后的报关单转申报地海关接单现场。接单这一步骤的主要内容是：

第一，如海关需要，申报人到现场海关接单窗口或派单窗口（一些业务量较大的现场）递交书面单证，办理单证审核手续。

第二，海关验核申报人的报关资格，验核通过的，现场接单关员进行接单。有派单窗口的现场派单人员，则核对书面单证是否齐全并分派接单窗口。

第三，现场接单关员验核书面单证。主要审核书面单证的各项内容是否单单（报关单与随附单证）、单机（报关单与电子数据）相符；对申报价格、商品归类等项目进行复核；按作业要求对有关单证进行批注，如发现单证不齐全、不合法，及时查明原因，并按有关规定处理。

四、现场通关——查验

在海关审单环节，审查的是“单单相符”；在查验环节，查验的是“单货相符”。

进出口货物，除海关总署特准免验的以外，都应该接受海关查验。但为方便大量正常货物的进出境，海关一般根据进出境货物的风险状况区别对待，有选择地确定被查货物。

（一）布控查验

申报地海关可在人工审单、现场接单环节下达布控指令，或使用“查验设定”功能下达布控指令，也可以在查验环节下达布控指令。在通关一体化下，报关单被布控查验后，企业可自主选择在口岸地或申报地实施查验。

1. 选择在口岸地查验：①申报地海关告知企业货物需查验。②企业至口岸地海关查验部门办理查验手续。③口岸地海关根据企业申请安排查验计划，按现有规定细化查验指令，并实施查验，查验完毕后录入查验结果。

2. 选择在申报地查验：①申报地海关告知企业货物需查验。②企业向申报地海关提出转运分流申请。③申报地海关审核同意后，通知口岸地海关办理跨关区转运分流。④口岸地海关同意转运分流的，企业至口岸地海关办理转运分流手续，按转关方式将货物转往申报地海关。⑤转关运抵后，申报地海关按现有规定细化查验指令，并实施查验，查验完毕后录入查验结果。

（二）查验的基本做法

第一，申报人持《查验通知单》、报关单、提单场站收据、海运提单、发票、装箱单（复印件），到现场海关查验受理部门办理查验计划（一般当天安排第二天的查验计划），申报人员应做好查验准备。

第二，海关对需要查验的货物实施现场查验。进口货物的收货人、出口货物的发货人或其代理人应派员到场协助查验，协助查验人员应出示有效证件并负责搬移货物、开拆和重封货物的包装，当海关对相关单证或货物有疑问时应负责解答。当海关认为必要时，可以径行开验、复验或者提取货样。

第三，海关查验完毕后，报关员应向海关关员索要“核查工作记录”，特别要注意记录单记录内容是否与实际相符,其中的重点内容是:开箱具体情况;货物残损情况及造成的原因;提取货样情况;查验结论。若上述内容的记录符合实际,应当场签字。

查验进出口货物,一般在设有海关的码头、机场、车站的仓库或场院等海关监管场所进行,对于某些特殊货物,如散装货物、大宗货物、危险品和鲜活易腐商品,为了加速验放,也可以在船边等现场进行查验。如果要求海关在海关监管场所以外的地方进行查验,应当事先报请海关同意,海关按规定收取规费。

(三)海关查验中被损坏货物的赔偿

海关在查验进出口货物时,损坏被查验的货物,应当赔偿实际损失。海关赔偿的范围仅限于在实施查验过程中,由于海关关员的责任造成被查验货物损坏的直接经济损失,间接的经济损失不包括在海关赔偿范围之内。直接经济损失的金额根据损坏货物及其部件的受损程度确定,或根据修理费确定。

此时,由海关关员如实填写《查验货物、物品损坏报告书》并签字,一式两份,查验关员和当事人各留一份。双方共同商定货物的受损程度或修理费用,以海关审定的完税价格为基数,确定赔偿金额。赔款一律用人民币支付。

办理要求海关赔偿查验中被损坏货物的流程是:

第一,要求海关出具"中华人民共和国海关检验货物、物品损坏报告书",以确认货物损坏情况。

第二,持"中华人民共和国海关检验货物、物品损坏报告书"向海关提出赔偿的请求,并确定赔偿的金额。

第三,在规定的期限内向海关领取赔偿金。进出口货物的收、发货人或其代理人在海关查验时对货物是否受损坏未提出异议,事后发现货物有损坏的,海关不负赔偿的责任。

(四)查验后补充申报

补充申报是指进出口货物的收发货人、受委托的代理报关企业依照海关有关行政法规和规章的要求,在进出口货物报关单以外采用补充申报单的形式,向海关进一步申报货物完税价格、商品归类、原产地等所需信息的行为。海关要求企业进行补充申报是为了进一步确定货物完税价格、商品归类、原产地等所需信息。

海关查验货物,要求补充申报的,收发货人、代理报关公司应在5个工作日内,按海关行政法规提交《进出口货物价格补充申报表》《进出口货物商品归类补充申报单》,对申报内容进行有效补充,但不得与报关单申报的内容相抵触。申报人通过系统向海关申报电子数据补充申报单。海关审核后,打印补充申报单,签名盖章后递交现场海关。未按要求补充申报的,海关根据已掌握的信息确定完税价格。

五、现场通关——税费征收

涉税报关单审结后,海关系统向企业发送电子税费缴款通知,企业可采用"电子支付"方式办理税费缴纳手续。

传统的逐票税费征收这一步骤的主要内容是:

第一,进出口货物收(发)货人或其代理人将报关单及随附单证提交给货物进出境地指定海关,海关对报关单进行审核,对需要查验的货物先由海关查验,然后核对计算机计算的税费，开具税款缴款书和收费票据。

第二，进出口货物收(发)货人或其代理人持税款缴款书和收费票据，到海关指定的银行缴纳税费，当然也可以办理网上缴税和付费，进出口货物收(发)货人或其代理人根据海关发出的电子税款缴款书和收费票据，通过网络向指定银行进行税费的电子支付。

第三，海关对缴纳的税费进行核销。进出口货物收(发)货人或其代理人一旦收到银行缴款成功的信息，即可报请海关办理货物放行手续。

符合汇总征税资质的企业选择汇总征税的，在企业提供税收担保的基础上，进口货物在通关时海关不打印税单征税，而是在企业提供的税收担保额度内，通过核扣担保额度的方式先予办理货物放行手续，企业于次月第5个工作日前对前一月已放行应税货物集中缴纳税款，海关集中打印税单。关于汇总征税我们将在项目任务十二中详细阐述。

符合自报自缴的适用范围的，企业可以在申报环节自行选择"自报自缴"模式，利用预录入系统的海关计税(费)服务工具计算应缴纳的相关税费，并对系统显示的税费计算结果进行确认，连同报关单预录入内容一并提交海关。关于自报自缴我们将在项目任务十二中详细阐述。

六、现场通关——单证放行

单证放行这一步骤的主要内容是：接单现场的单证复核关员对电子报关数据、书面单证及批注情况进行复核，对于情况正常、未设定查验的，办理单证放行手续。采用纸质形式的，海关在提货单或运单上加盖"单证专用章"及"工号章"，报关单和提货单退还货主或其代理人；对已设定查验的，直接在提货单或运单上加盖"单证专用章"和"工号章"，报关单和提货单退还货主或其代理人。

七、口岸海关——货物放行

货物放行是指海关接受进出口货物的申报，审核电子数据报关单或纸质报关单及随附单证，查验货物、征收税费或接受担保以后，对进出口货物作出结束海关进出境现场监管的决定，允许进出口货物离开海关监管现场的工作环节。

对于一般进出口货物，放行时进出口货物的收、发货人或其代理人已经办理了所有申报、纳税手续，因此，海关放行即等于结关[1]。

在电子申报方式下，海关作出放行决定时，通过计算机将"海关放行"电子数据发送给进出口货物收、发货人或其代理人、海关监管货物的保管人。进出口货物收、发货人或其代理人从计算机上自行打印海关通知放行的凭证，凭以提取进口货物或将出口货物运到运输工具上离境。

(1)无查验货物的，由申报地海关完成放行作业。口岸地海关根据电子理货信息完成报关单自动放行操作。

(2)有查验货物的，海关根据查验结果确定后续处置方式：

---

[1] 但是对于保税货物、特定减免税货物、暂准进口货物等，海关在一定期限内还需进行后继管理。因为该类货物的收、发货人或其代理人并未办结海关手续，所以此时海关对于该类货物的放行不等于结关。

● 查验正常的，由查验地海关录入查验处理结果，并完成放行作业。如报关单尚未完成相关通关手续的，由申报地海关办结通关手续，并完成放行作业。

● 查验异常的，由申报地海关进行查验后续处理，并通知口岸地海关录入查验处理结果；如需放行的，由申报地海关完成放行作业。

八、报关单数据流转和报关单的打印

报关单可作为指海关在核实货物实际进出境后按报关单格式提供的证明，用作企业向税务、外汇管理部门办结有关手续的证明文件。常见的报关单主要用于进口付汇证明、出口收汇核销证明、出口退税证明、进口货物证明书。

过去，海关签发进出口货物报关单证明联是进出口货物报关的主要步骤，申报人要到业务现场办理报关单证明联的签证手续。但随着海关对通关作业无纸化改革的进一步深入，减少纸质单证流转，将原需现场签发的各种单证，逐步采取电子签发的方式，发送至税务、外汇管理等相关部门[1]，如企业需要纸质单据，可选择自主打印报关单来作为证明单证。

（一）进口付汇证明

报关单可作为海关对实际已经进出境货物签发的证明文件，凭以向银行和国家外汇管理部门办理付汇及核销手续。报关单的付汇证明联已由原来的海关签发改为企业通过中国电子口岸自行以普通 A4 纸打印报关单并加盖企业公章。企业凭进口报关单向银行办理付款手续，如果是货到付款的，银行直接予以核销。

（二）出口收汇核销证明

所谓出口收汇核销，是指国家外汇管理部门在每笔出口业务结束后，对出口是否安全、及时收取外汇以及其他有关业务情况进行监督管理的业务。出口单位在向当地外汇管理部门办理核销时，如报关单金额和收汇金额有差额，须提供有关证明。出口货物结关后，企业可以通过中国电子口岸自行以普通 A4 纸打印出口报关单并加盖企业公章，作为办理出口收汇核销的证明。

（三）出口退税证明

对需要在国家税务机构办理出口退税的出口货物，传统的方式是企业向海关申请签发《出口货物报关单（出口退税证明联）》，海关经审核，对符合条件的，在《出口货物报关单》上签名，加盖“海关验讫章”，作为出口退税证明联签发给报关员。现在通过报关单的数据流转（如图 8－11），在企业出口退税申报环节，主管税务机关在审批免予提供纸质报关单的出口退（免）税申报时，把企业的申报数据与对应的海关出口货物报关单电子数据核对无误后，即可办理出口退税。

（四）进口货物证明书

进口货物证明书是指为满足进出口企业的需要，海关对已实际监管进口的货物事

---

[1] 口岸海关将报关单置为“结关”状态，才会产生报关单电子数据进行后续流转。对出口货物，结关条件是运输工具方或其代理需将运输工具清洁舱单信息回传海关，海关据此与企业申报报关单信息核销无误后，才可置报关单为“结关”状态。

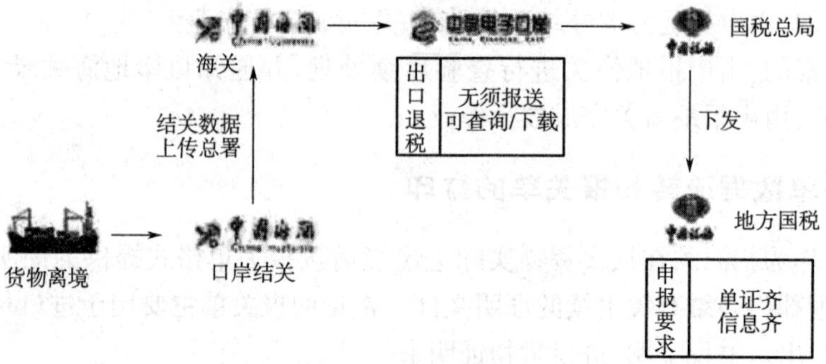

图 8-11　出口报关单的数据流转

后开具的证明文书。货物进口所有人在办理各种对内对外经贸业务过程中，如需要证明货物确属进口或已经进口，可向海关申请出具货物进口证明书。例如，对进口汽车、摩托车等，报关员应当向海关申请签发《进口货物证明书》，进口货物收货人凭以向国家交通管理部门办理汽车、摩托车的牌照申领手续。目前的基本做法是，海关放行汽车、摩托车后，将《进口货物证明书》上的内容通过计算机发送给海关总署，再传输给国家交通管理部门。报关员在结关后，登录中国电子口岸或"互联网＋海关"办事平台，通过车辆进口证明书联网核查系统向海关申请，电子提交相关车辆信息后，到海关相关出证部门领取纸质《进口货物证明书》，进口货物收货人凭以向国家交通管理部门办理汽车、摩托车的牌照申领手续。

九、进口凭单取货与出口货物装运

（一）进口凭单取货

经过进口报关、报检等手续后，如进口货物的品名、品质、数量、重量、包装等符合交易合同的规定，并符合海关检疫的相关监管条例（单单相符、单证相符、单货相符），缴纳相应税款后海关给予放行货物，进口收货人或代理人便可凭单（例如空运单或海运提货单）及《放行通知书》（样本见表 8-3）提货。如订货或用货单位在卸货港所在地，则可就近转交货物；订货或用货单位不在卸货地区的，则可委托货运代理或物流公司将货物转运内地并转交给订货或用货单位。

（二）出口货物的退关

出口货物退关是指已申报出口的货物，在海关查验放行后，因故未能装上出运工具，出口申报人申请办理退运出海关监管区而不再出口的行为。办理出口退关手续时，出口货物的发货人或其代理人应在得知出口货物未装上运输工具，并决定不再出口之日起 3 天内向海关申请退关，经海关核准且撤销出口申请后，方能将货物运出海关监管场所。已缴纳出口税的退关货物，可以在缴纳税款之日起一年内，提出书面申请，向海关申请退税。出口申报人退关需要向海关单证部门删除报关单，之后还应向海关舱单管理部门删除运抵舱单，完成退库手续。对仅入库未申报的货物，可直接删除运抵舱单办理退库手续。

表 8-3 通关无纸化进口放行通知书

预录人编号: 海关编号:

进口关别	备案号	进口日期	申报日期		
收发货人	运输方式	运输工具名称	提运单号		
消费使用单位	监管方式	征免性质	征税比例		
许可证号	启运国(地区)	经停港	境内目的地		
批准文号	成交方式	运费	保费	杂费	
合同协议号	件数	包装种类	毛重(千克)	净重(千克)	
集装箱号	随附单证	生产厂家			
序号	商品名称、规格型号	数量及单位	原产国(地区)	单价	币值

(三)出口货物装运

装运一般是指将货物装上运输工具,它与交货是两个不同的概念。但是,在国际贸易中,由于采用 FOB,CIF,CFR 三种价格术语时,卖方只要根据合同的有关规定将货物装上运输工具,取得提单或运单,就算交货,提单或运单签发日期亦即为交货日。因此,装运一词常被用来代替交货的概念。这种凭单交货被称为象征性交货。凭单交货时,装运期和交货期是一致的[1]。对出口货物的报关,海关经过审核报关单据,查验实际货物,依法办理征收税费手续或减免税手续后,口岸海关凭电子放行信息放行,货物的所有人或发货人或其代理人可以装运货物。货物出运后,海关系统对符合条件的报关单进行自动结关。

项目情景实例

陈湘是这样完成该批货物海关手续的四项任务的:

1. 进口手续。

(1)明确不同货物所适用的海关监管条件:卷钢属于自动进口许可证目录商品,要办自动进口许可证;A 国的 PVC 暂时停止进口;盐酸为易制毒化学品,要报商务部主管部门,凭批件到许可证局和省级商务主管部门申领两用物项和技术进口许可证。

(2)如果 3 种货物在一张提货单上,则要到运输工具代理公司办理分提货单手续,将不能进口的 A 国 PVC 另列。

(3)取得自动进口许可证和两用物项和技术进口许可证,办理卷钢和盐酸的进口报关手续,申报报关单,监管方式为"一般贸易",征免性质为"一般征税";预录入,电子通关,向现

[1] 实际交货是指货物运抵目的地,因而,装运时间与交货时间并不是一致的。

场海关交单，陪同查验，缴纳进口关税或提供担保手续。

2. 质量不符的7吨卷钢的处理（未要求退运）。

（1）如果该电视机厂留用，办理进口纳税手续。由海关按照卷钢的实际情况估价征税，使用原自动进口许可证号。

（2）如果该电视机厂放弃，则交由海关处理。该厂需书面申请，海关提取后出具收据。

3. 办理11吨卷钢的退税手续。

（1）向征税海关提出退税申请，需具有下列单证：原进口报关单；已缴纳税款的税款缴纳证正本；有关索赔的协议或来往函电；商检证明；7吨质量不符又没有退运的卷钢已妥善处理的凭证；海关认为需要的其他单证。

（2）按规定支付退税手续费。

（3）在原征税金额内按原征税汇率、税率申请退还11吨卷钢的进口税。

4. PVC的处理：

暂不准进口是政府禁令，在对外贸易合同的条款中属于“不可抗力”条款，买卖双方都不承担违约的责任。货物可以先堆放在口岸仓库，待海关作出进一步决定。如责令退运，则按直接退运程序办理直接退运手续；如征反倾销税，则按征反倾销税的货物办理。

单元三　办理货物的转关运输

为加快进出境口岸进出口货物的疏运，方便收、发货人办理海关手续，进出口货物可以办理转关运输。

一、转关运输的基本形式与方式

转关货物是指：①由进境地入境，向海关申请转关，运往另一设关地点办理进口海关手续的货物；②在启运地已办理出口海关手续运往出境地，由出境地海关监管放行的货物；③从境内一个设关地点运往境内另一个设关地点，需经海关监管的货物。

转关运输是进出口货物在海关监管下，从一个海关运至另一个海关办理某项海关手续的行为。

申请转关运输应符合如下条件[1]：①指运地和启运地设有海关机构的；②指运地和启运地应当设有经海关批准的监管场所；③转关承运人应当在海关注册登记，承运车辆符合海关监管要求，并承诺按海关对转关路线范围和途中运输时间所作的限定，将货物运往指定的场所。

（一）转关运输的基本形式

进出口货物的转关运输有下面3种基本形式。

1. 进口转关运输。这是指由进境地入境后，向海关申请转关运输、运往另一设关地点办理进口海关手续。其中，进境地是指货物进入关境的口岸；指运地是指进口转关货物运抵报

[1] 不得申请转关运输的货物主要包括：各种废料、废物；易制毒化学品、监控化学品、消耗臭氧层物质、氰化钠；汽车类，包括成套散件和二类底盘。

关的地点。

【例8－2】兰州某公司从天津新港进口一批货物，在天津新港海关办理进口转关手续，货物由转关运输货物承运人按照海关要求运至兰州，并在兰州海关报关进口。在转关通关制度中天津新港被称为进境地。

2.出口转关运输。这是指在启运地出口报关后在海关监管下运往出境地，由出境地海关监管出境。其中，出境地是指货物离开关境的口岸；启运地是指出口转关货物报关发运的地点。

【例8－3】郑州市某企业使用进口料件加工的成品，在郑州海关办妥出口手续，经天津海关复核放行后装船运往美国。此项加工成品复出口业务，除按规定需办理的出口手续外，同时要办理出口转关运输手续。

3.境内转关运输。这是指海关监管货物从境内一设关地点运往境内另一设关地点。

（二）转关运输的方式

转关运输有提前报关转关、直转转关和中转转关三种方式。

1.提前报关转关。提前报关转关是指进口货物在指运地先申报，再到进境地办理进口转关手续；出口货物在货物未运抵启运地监管场所前先申报，货物运抵监管场所后再办理出口转关手续。

2.直转转关。进口直转转关是指在进境地海关办理转关手续，货物运抵指运地再在指运地海关办理报关手续；出口直转转关是指在运抵启运地海关监管场所报关后，在启运地海关办理出口转关手续。

【例8－4】武汉DK公司在投资总额内委托武汉RP进出口公司于6月与香港CY公司签约进口一套自用设备，该设备属于鼓励类进口项目。设备于6月1日从上海吴淞海关进境，RP进出口公司委托上海ST货代公司于6月2日向上海海关办理转关申请手续，后由“长江号”轮船于6月5日运抵武汉，并于6月20日向武汉江岸办理进口报关手续，货物经海关查验后放行。本实例中的转关手续就属于直转转关。

3.联运中转转关。中转转关是指在收、发货人或其代理人向指运地或启运地海关办理进出口报关手续后，由境内承运人或其代理人统一向进境地或启运地海关办理进口或出口转关手续。具有全程提运单、必须换装境内运输工具的进出口中转货物，适用联运中转转关方式。

除上述主要转关运输方式外，还有邮件转关、快件转关、跨境电商转关、退运转关等。

二、海关对转关货物的监管

海关对进出口转关货物施加海关封志。海关对转关货物监管的要点如下：

第一，转关货物应由已在海关注册登记的承运人承运。海关对转关限定路线范围，限定途中运输时间，承运人应当按海关要求将货物运抵指定的场所。海关根据工作需要，可以派员押运转关货物，货物收、发货人或其代理人、承运人应当按规定向海关缴纳规费，并提供方便。

第二，转关货物的指运地或启运地应当设有经海关批准的监管场所。转关货物的存放、装卸、查验应在海关监管场所内进行。特殊情况需要在海关监管场所以外存放、装卸、查验货物的,应向海关事先提出申请,海关按规定监管。

第三,海关对转关货物的查验,由指运地或启运地海关实施。进、出境地海关认为必要时,也可查验或者复验。

第四,转关货物未经海关许可,不得开拆、提取、交付、发运、调换、改装、抵押、质押、留置、转让、更换标记、移作他用或者进行其他处置。

第五,转关货物运输途中因交通意外等原因需更换运输工具或驾驶员的,承运人或驾驶员应通知附近海关;附近海关核实同意后,监管换装并书面通知进境地、指运地海关或出境地、启运地海关。

第六,转关货物在国内储运中发生损坏、短少、灭失情况时,除不可抗力外,承运人、货物所有人、存放场所负责人应承担税负责任。

三、转关作业

海关总署自2019年1月1日起全面推行转关作业的无纸化。转关作业无纸化是指海关运用信息化技术,对企业向海关申报的转关申报单或者汽车载货清单电子数据进行审核、放行、核销,无须收取纸质单证、签发纸质关封、签注相关监管簿,实现全流程无纸化管理的转关作业方式。企业无须以纸质提交转关申报单或者汽车载货清单,交验《汽车载货登记簿》《中国籍国际航行船舶进出境(港)海关监管簿》《司机签证簿》。海关需要验核相关纸质单证资料的,企业再按照要求提供纸质单证。

转关货物的收发货人或其代理人、承运人或其代理人,以及监管作业场所经营人,凭海关转关货物电子放行信息,办理转关货物的提货和发运手续。国际贸易单一窗口为转关作业无纸化提供了平台支撑。进入国际贸易单一窗口的【货物申报】,可点击【转关无纸化】,进行转关无纸化操作。适合转关货物两步申报的货物,其两步申报的主要流程可归纳为:转关单放行→概要申报→转关运抵→提货放行→完整申报→结关。

其一,转关单放行。企业在入境地海关办理转关单申报,经海关审核同意放行后,允许进行概要申报。

其二,概要申报。转关单放行后,企业可以在单一窗口进行概要申报,概要申报这一环节可在转关货物运抵指运地之前,也可以在运抵指运地之后进行。

其三,转关运抵。转关货物运抵指运地后,指运地场站在单一窗口录入转关运抵报告,系统自动完成对应转关单核销,如未自动核销的,需现场人工核销。完成以上两步后,货物运抵。

录入运抵报告的方法为:

点击单一窗口"货物申报"的转关无纸化系统,选择货物申报—运抵报告—进口转关运抵报告模块(如图8-12)。填入转关单预录入号等信息,提交申请(如图8-13)。

其四,提货放行。货物运抵,且指运地场站发送转关运抵报告后,如无查验指令,系统发出提货放行指令,货物可提货放行。如有查验,则在指运地进行查验,查验正常,货物可提货放行;查验异常的,按相关规定处理。

其五,完整申报。采用分次录入模式,在转关单核销后、概要申报放行后,企业可以进行完整申报。采用一次录入模式、概要申报放行后,系统会自动提交完整申报。

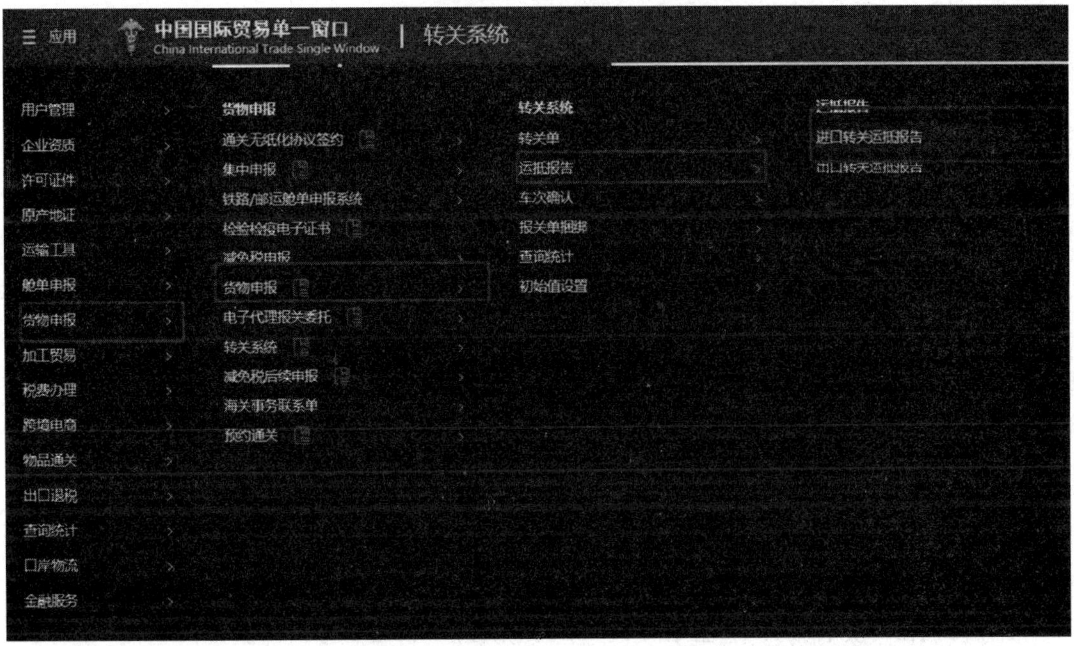

图 8－12　单一窗口转关系统截图

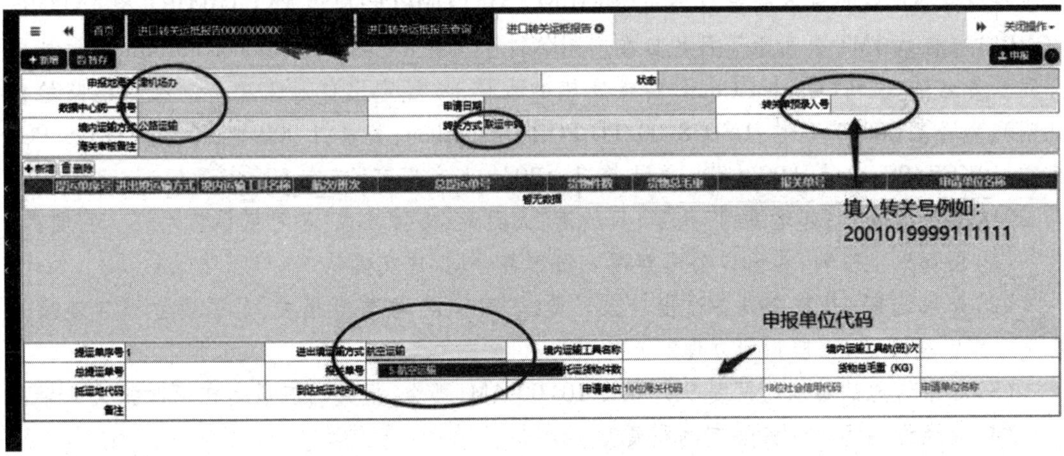

图 8－13　单一窗口进口转关运抵报告模块

其六，结关。企业提交完整申报，办结税费等海关手续后，报关单结关。

个案分析与操作演练

1. 江苏某港口机械制造股份有限公司（中外合资企业）向香港飞翼船务有限公司出口 40'集装箱半挂车 5 辆，总价 HKD608 000。经海关批准，该批货物运抵起运地海关监管现场前，先向该海关录入出口货物报关单电子数据。货物运至海关监管现场后，转关至上海吴淞口岸装运出境。上述货物出口后，其中1辆因质量不良被香港飞翼船务有限公司拒收而退运进口，整批货物因此未能收汇。回答下列问题：

(1)该批货物出口申报应符合下列海关规定：(　)

A. 应同时以电子数据报关单和纸质报关单向海关申报，然后由海关进行电子审单。

B. 应先向海关提交纸质报关单，由海关预审，再以电子数据报关单向海关正式申报。

C. 应以电子数据报关单向海关申报，海关审结后，根据需要再向海关提交纸质报关单并随附其他单证。

D. 由发货人或其代理人选择使用电子数据报关单或纸质报关单向海关申报。

(2)该批货物从起运地运至上海吴淞口岸，在上海吴淞海关监管下装运出境，其转关运输采用的是：(　)

A. 提前报关方式　　B. 直转方式

C. 中转方式　　D. 直通方式

(3)该批货物申报时，除出口货物报关单以外，还需要下列随附单证：(　)

A. 商业发票　　B. 出口货物许可证

C. 出口装货单据　　D. 出口收汇核销证明

(4)该批出口货物报关单"监管方式"与"征免性质"两栏目分别填报为：(　)

A. 一般贸易，一般征税　　B. 一般贸易，中外合资

C. 合资合作设备，一般征税　　D. 合资合作设备，中外合资

2. 北京AB成套设备进出口公司(BEIJING AB COMPLETE PLANT IMPORT & EXPORT CORP.)与日本TMT公司于7月8日在广州签订了出售户外家具(Outdoor Furniture)的外贸合同。货名：花园椅(Garden Chair，铸铁底座的木椅，按规定出口时需要有动植物检验检疫证明)；型号：TG0803；价格：USD78.00/PC FOB Guangzhou；数量：1 000把；毛重：21KGS/PC；净重：19KGS/PC；包装：1PC/CTN；集装箱：1×20'；生产厂家：广东NK家具厂；最迟装船日期：2018年9月8日；起运港：广州港；目的港：大阪港；支付方式：不可撤销信用证。问题：

(1)根据以上资料，为出口公司整理一份销售合同/成交确认书。

(2)如果北京AB成套设备进出口公司委托广州GD报关行报关，是否要办理异地报关备案手续？需要的话，应如何办理？

(3)如果订舱的装船时间是9月8日10:00 AM，那么，报关员应最迟在何时报关完毕？

(4)应该缴纳哪些海关规定的税费？

3. 中国石油化工进出口公司从委内瑞拉进口原油20万吨，由一艘船舶装运进口。问题：在进口报关申报时应向海关申报哪些报关单证？

4. 北京华龙代理有限公司代理报关部现有如下货物和物品需要代理报关：①外商承包我国境内高速公路工程项目进口的施工机械；②履行加工贸易合同中，国内企业进口的由外商提供的货样；③进口的由我国飞机制造公司进行维修的国外飞机发动机；④进口的俄国歌唱家在北京举行演唱会时出售的纪念品。问题：上述进口货物中，适用一般进出口货物通关程序的有哪几种？

5. 重庆JN公司从国外进口一批摩托车，该公司在企业报关地点连接互联网，通过中国电子口岸自行录入报关单电子数据，海关审结电子数据报关单后，公司再备齐相关的随附单

证办理海关手续,然后海关进行查验,但是在查验过程中,由于该公司搬移不慎而损坏了一辆摩托车。请回答下列问题:

(1)该货物的申报期限为( )。

A. 自装载货物的运输工具申报进境之日起14日内

B. 货物运抵海关监管区后的24小时前

C. 自装载货物的运输工具申报进境之日起7日内

D. 货物运抵海关监管区后的48小时前

(2)本题中所采用的申报方式属于( )。

A. 终端申报方式　　B. 委托EDI方式

C. 自行EDI方式　　D. 网上申报方式

(3)题中所指的随附单证包括( )。

A. 报关单　　B. 基本单证

C. 特殊单证　　D. 预备单证

(4)本题中的货物损失应由谁承担赔偿责任?( )

A. 海关　　B. 负责查验的海关关员

C. 该公司　　D. 报关员

(5)该公司进口摩托车,收货人需要凭下列哪种证件办理牌照申领手续?( )

A. 进口付汇证明　　B. 进口许可证

C. 进口货物报关单　　D. 进口货物证明书

6. 广东MM出口企业在品名为塑料玩偶的申报中,申报数量为970个,而海关查验后发现实际数量为971个,申报价格为1 455美元,而海关发现实际价格为1 456.5美元。问题:你认为海关应该处罚广东MM出口企业吗?如处罚应该如何处罚?

"个案分析与操作演练"参考答案

复习思考题

一、名词解释:如实申报、电子审单、补充申报、结关、转关运输、提前报关转关、直转转关、中转转关。

二、简答题

1. 简述一般进出口货物与一般贸易货物的区别。

2. 简述一般进出口货物的海关监管特点。

3. 简述一般进出口货物通关的适用范围。

4. 简述一般进出口货物通关的基本程序。

5. 申报前如何看货取样?
6. 简述一般进出口货物申报期限的规定。
7. 简述一般进出口货物报关需要的单证。
8. 海关审单作业系统由哪几部分组成?
9. 简述一般进出口货物查验环节的主要内容。
10. 如何办理海关查验中被损坏货物的赔偿?
11. 简述两步申报的基本做法。
12. 简述转关运输基本形式和主要方式。

项目任务九 办理保税货物的报关

项目要求

- 了解保税货物的特点及其海关监管要求
- 理解加工贸易业务、保税加工货物及其监管要点
- 掌握海关特殊监管区域业务及其货物监管要点
- 能够操作金关二期保税加工和保税物流管理系统
- 能够填报税核注清单

项目情景

北京龙口工贸公司的进口机电产品维修中心以寄售贸易方式进口维修零配件一批，以经营租赁方式进口维修设备2套（列入《自动进口许可管理目录》和《法检目录》）。维修零配件进口后存入保税仓库，并分别用于相关进口机电产品保修期内、外的维修业务；用于维修业务的维修设备则按协议规定使用，租赁期满退运境外。此外，维修零配件存仓期间，部分维修零配件被维修中心调至另一直属海关关区的保税仓库储存备用。陈湘要负责上述情景中的维修零配件、维修设备的海关手续与管理。他面临着如下任务：

任务1：办理维修设备的进出境手续。

任务2：办理维修零配件的出仓报关手续。

任务3：确定维修零配件储存期限及管理。

任务4：办理维修零配件在跨关区保税仓库之间调拨的海关手续。

知识模块

单元一 了解保税货物的特点及其海关监管要求

“保税”从字面上理解，即海关对货物“保留征税权”。保税制度[1]，是指经海关批准的境内企业所进口的货物，在海关监管下在境内指定的场所储存、加工、装配，并暂缓缴纳各种进

[1] 保税制度最早产生于中世纪诸侯分立的欧洲，在16世纪中期，意大利的里窝那港口成为世界上第一个实行保税制度的城市，并产生了最初的保税形式——保税储存制度。

口税费的一种海关监管业务制度。保税制度能够使出口企业简化出口手续,减少因纳税而造成的资金占用和利息成本,有利于国内出口加工企业的开办和经营,也有利于实行保税制度的口岸城市的繁荣。

一、保税货物的分类与基本特点

保税货物(Bonded Goods),是指经海关批准未办理纳税手续进境,在境内贮存、加工、装配后复运出境的货物。海关对保税货物进境时暂缓征税,待货物进境储存或加工后的去向确定,再决定征税或免予征税。如果储存或加工的成品在海关规定的期限内复运出境,则免税;如转为在境内销售,海关则补征税款。

(一)保税的形式

海关保税制度的形式主要分两种:一是海关保税储存制度;二是保税加工制度。在这一制度下,货物暂准进口的目的虽各不相同,但原则上都要复运出口,既可加工为新产品出口,也可原状复出口。保税的形式主要可分为保税储存和保税加工。

1. 保税储存。保税储存是指进口货物在海关监管下储存于指定场所,并暂缓缴纳进口税的一种保税形式。保税储存的目的在于使进口货物在暂缓缴纳进口税的状态下暂时存放于保税仓库,等待最终进入贸易或生产环节。因此,保税储存是一种以仓库为依托、以储存为基础的保税形式。根据我国海关规定,货物可以以寄售、维修、免税销售、转口、结转加工等为目的临时进口,存放于经海关注册登记的保税仓库,再根据经营需要将货物提离仓库,实际用于上述目的。如果在储存期内无法实现上述经营目的,货物将复运出境或经办理进口手续后转为内销。

2. 保税加工。保税加工是指拟用于制造、加工的货物在海关监管下暂缓缴纳进口税,作为原料、材料、辅料、零部件、元器件、配套件和包装物料及半成品临时进口,经加工后复运出口的一种保税形式。

(二)保税货物的分类

根据我国海关保税制度的以上两种形式,保税货物按货物流通的目的以及是否改变基本物质形态来划分,可以划分为保税物流货物和保税加工货物。具体见图 9-1。

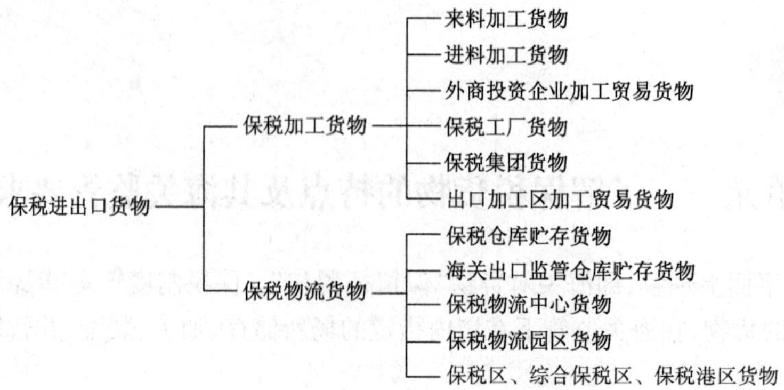

图 9-1 保税货物的分类

保税物流货物，是指经海关批准未办理纳税手续进境在境内储存后复运出境的货物，也称作保税仓储货物，这类货物保税存储期间不得进行实质性的加工。

保税加工货物，基本上是专为开展实质性的加工贸易而进口的料件、包装物、半成品，以及加工后的产成品，但其通关手续以及会计处理要比保税物流货物复杂。

（三）保税货物的基本特点

保税货物应当具有三大基本特点：经海关批准，是监管货物，应复运出境。

1. 保税货物必须经海关批准。海关对符合保税加工货物条件的，予以账（手）册备案；批准设立保税仓库、出口监管仓库、保税物流中心、保税工厂、保税集团；核准保税仓库、出口监管仓库、保税物流中心、保税区、出口加工区、保税物流园区的保税业务等。

2. 保税货物是海关监管货物。保税货物是未办理纳税手续进境的货物，因而保税货物是海关监管货物。保税货物自进境之日起就必须在海关的监管之下，其在境内的运输、储存、加工、装配都必须接受海关监管，直到复运出境或改变性质办理正式进口手续为止。当保税货物失去保税条件时，海关有权依法对该保税货物进行处理。

3. 保税货物应复运出境。保税货物是以在境内保税储存和加工成品复运出境为前提条件的，不在境内最终使用和消费。这点与减免税货物有根本性质的不同。减免税货物进口时，海关按照规定免征或减征进口税，货物进口后在境内使用和消费，不再复运出境。经海关批准的保税货物，如果决定不复运出境，就应当按照留在境内的实际性质办理相应的进口手续。

二、保税货物的监管特征和报关的基本程序

保税货物的通关与一般进出口货物不同，其报关程序除了和一般进出口报关程序同样有进出境报关阶段以外，还有海关前期监管阶段即备案申请保税阶段和海关后续监管阶段即申请报核结案阶段。

（一）保税货物的监管特征和要求

保税货物的海关监管特征可以概括为：批准保税、暂缓纳税、监管延伸、核销结关。其监管要求可归纳为图 9－2。

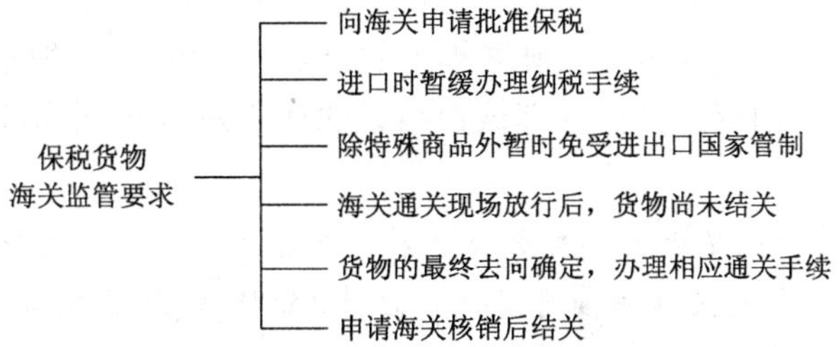

图 9－2　保税货物的监管要求

保税加工货物、保税物流货物的保税期限及核销期限见表 9－1。

表 9－1　保税加工货物、保税物流货物的保税期限及核销期限

<table>
<tr><th colspan="2">保税货物种类</th><th>保税期限</th><th>核销期限</th></tr>
<tr><td rowspan="2">保税加工</td><td>加工贸易保税货物</td><td>一般保税期限为一年，经批准可以延长一年</td><td>按照保税期限到期后 30 天内或合同期满或最后一批成品出口后 30 天内</td></tr>
<tr><td>出口加工区保税货物</td><td>从进境进区起至出境出区办结海关手续止</td><td>每半年一次，分别为每年 6 月底和 12 月底以前</td></tr>
<tr><td rowspan="5">保税物流</td><td>保税仓储货物</td><td>从进境入库至出库办结海关手续为一年，经批准可以延长一年</td><td>为每个月 5 日前，每月 1 次</td></tr>
<tr><td>出口监管仓库货物</td><td>入库贮存期限为 6 个月，可以延长 6 个月</td><td>海关凭入出库清单实行动态核销</td></tr>
<tr><td>保税物流中心</td><td>A 型中心保税期限 1 年；
B 型中心保税期限 2 年</td><td>联网监管，动态适时核销</td></tr>
<tr><td>保税区保税货物</td><td>从进境进区起至出区出境或出区办结海关手续止</td><td>每半年一次分别为每年 6 月底和 12 月底前</td></tr>
<tr><td>保税物流园区</td><td>不设储存期限</td><td>每年报核一次</td></tr>
</table>

（二）保税货物的基本报关程序

保税货物的报关程序可以概述为三大步骤：备案申请保税→进出境报关→报核申请结案。

1. 备案申请保税。备案是保税货物向海关办理的第一个手续，须在保税货物进口前办妥。它是保税业务的开始，也是经营者与海关建立承担法律责任和履行监管职责的法律关系的起点。

2. 进出境报关。保税货物从境外进入境内时在海关进出境现场监管阶段，享受的是暂缓征税的待遇，海关放行后在加工贮存期间，仍是海关监管货物，当最后的流向是运往境外，海关免于征税；当最后的流向是进入境内销售，应按照用途向海关办理相应的报关手续。因此，保税货物的进出境报关分两种情况：第一种情况是，保税货物与境外间的进出境报关；第二种情况是，保税货物与境内间视同进出口报关。

3. 报核申请结案。保税货物应在海关规定的时限内向海关办理核销结案手续，这是海关后续管理阶段的监管内容。具体办理核销结案的环节是：企业申请报核—海关受理—实施核销—结关销案。

【例 9－1】山东某纺织品进出口有限公司某年 5 月从韩国进口混纺面料 3 000 米，加工成男式风衣销往瑞士。7 月又从韩国进口尼龙面料 2 000 米，加工成滑雪衣销往国内。请想一想这两次报关手续一样吗？

【分析】这两次报关手续不一样。从韩国进口混纺面料加工成成衣销往瑞士是保税加工贸易，应按加工贸易的程序进行报关，即要进行前期备案、申报、查验、征税、放行、核销这几个步骤；而销往国内这笔业务是一般贸易，应按一般贸易的报关程序：申报、查验、征税、放行这几个步骤来报关。

单元二 保税加工货物及其监管

保税加工货物亦称加工贸易货物，是指经海关批准后未办理纳税手续（暂缓交税）进境，在境内加工、装配后复运出境的货物。如：加工贸易项下的进口料件、加工成品以及加工过程中产生的边角料、残次品、副产品等。

一、加工贸易的主要方式

加工贸易是外国的企业（通常是工业发达国家或新兴工业化国家和地区的企业）以投资的方式把某些生产能力转移到东道国，或者利用东道国已有的生产能力为自己加工装配产品，然后运到东道国境外销售。这种跨越国界的生产加工和销售，是加工贸易的显著特征。加工贸易同国际投资及国际贸易紧密相关，体现了商品和资本交换的国际化。

加工贸易俗称“两头在外”的贸易，即料件从境外进口，在境内加工装配后，成品运往境外的贸易。《中华人民共和国海关加工贸易货物监管办法》规定，加工贸易是指经营企业进口全部或者部分原辅材料、零部件、元器件、包装物料（以下统称料件），经过加工或者装配后，将制成品复出口的经营活动。

开展加工贸易，需向海关办理加工贸易手（账）册及其他手续。其流程如图 9－3 所示。

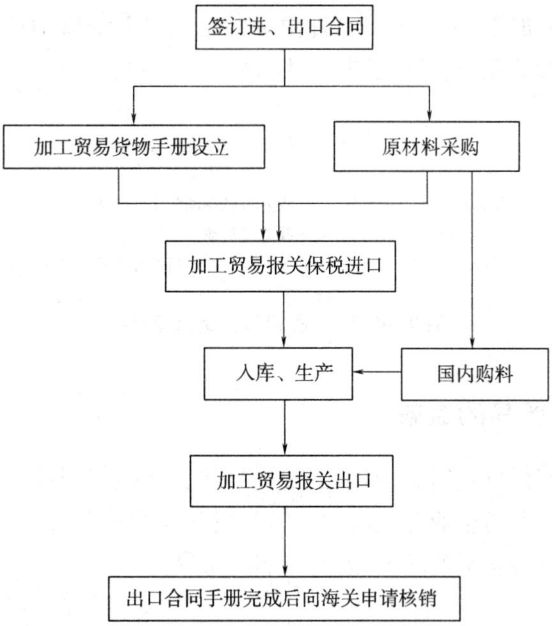

图 9－3 开展加工贸易的基本流程

（一）加工贸易的经营单位

加工贸易企业，包括经海关注册登记的经营企业和加工企业，可以是对外贸易经营企业,也可以是外商投资企业。加工贸易企业可以根据需要申请设立保税工厂、保税集团❶。

加工贸易经营企业,是指负责对外签订加工贸易进出口合同的各类进出口企业和外商投资企业,以及经批准获得来料加工经营许可的对外加工装配服务公司。

加工贸易加工企业,是指接受经营企业委托,负责对进口料件进行加工或者装配,并且具有法人资格的生产企业,以及由经营企业设立的虽不具有法人资格,但是实行相对独立核算并已经办理工商营业证(执照)的工厂。

(二)加工贸易的主要方式

从海关监管的区别来划分,加工贸易的组织形式主要可分为:来料加工和进料加工。

1. 来料加工。来料加工,是指进口料件由境外企业提供,经营企业不需要付汇进口,按照境外企业的要求进行加工或者装配,只收取加工费,制成品由境外企业销售的经营活动。在这种加工贸易方式下,我方的市场经营风险小,但获利也较少。

来料加工的业务特征见图 9-4(1)。

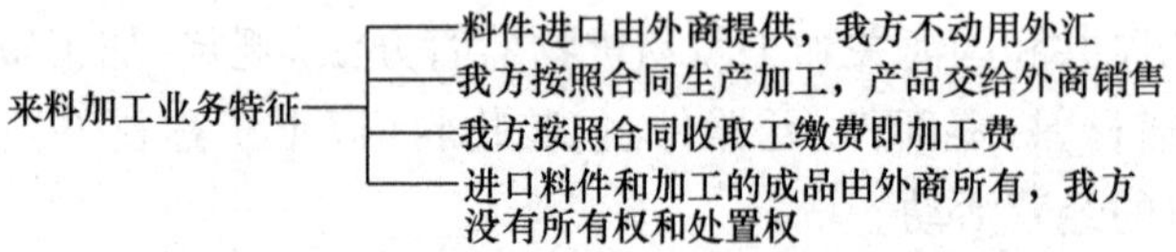

图 9-4(1)　来料加工的业务特征

2. 进料加工。进料加工,是指进口料件由经营企业付汇进口,制成品由经营企业外销出口的经营活动。进料加工业务特征见图 9-4(2)。

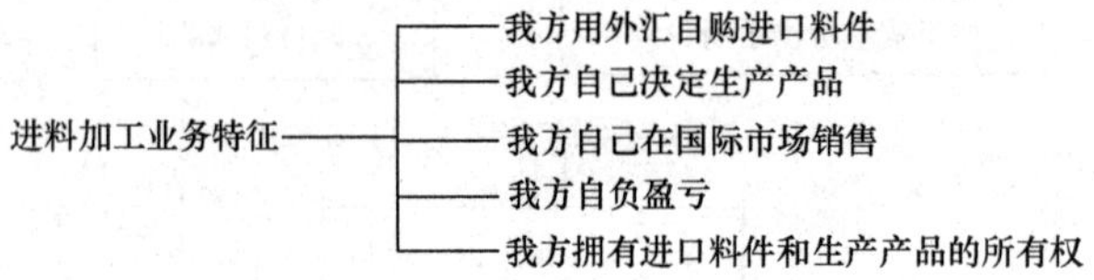

图 9-4(2)　进料加工的业务特征

二、海关对加工贸易的监管

海关对加工贸易实行分类监管,对加工贸易货物实行担保制度。未经海关批准,加工贸易货物不得抵押。加工贸易企业应当将加工贸易货物与非加工贸易货物分开管理。加工贸易货物应当存放在经海关备案的场所,实行专料专放❷。

---

❶ 保税工厂是指由海关批准的专门从事保税加工的工厂或企业。保税集团的实质是企业联合体,是指经海关批准,在同一关区内,同行业若干个加工企业由一个具有进出口经营权的企业牵头,联合对进口料件进行多层次、多工序连续加工,直至最终产品出口的企业联合体。

❷ 除外发加工等业务需要外,加工贸易货物不得跨直属海关辖区进行存放。加工贸易企业改变或者增加存放场所,应经主管海关批准。主管海关应要求加工贸易企业提交注明存放地址、期限等有关内容的书面申请和存放场所的所有权证明复印件,如属租赁场所还需提交租赁合同。除外发加工等业务需要外,加工贸易货物不得跨直属海关辖区进行存放。

(一)海关对加工贸易的监管模式

1. 物理围网监管和非物理围网监管。物理围网监管也称封闭式监管,是海关对海关特殊监管区域内和海关保税监管场所的企业从事加工贸易的监管。非物理围网监管是海关对海关特殊监管区域和保税监管场所以外的企业从事加工贸易的监管。

海关特殊监管区域是经国务院批准,设立在中华人民共和国关境内,赋予承接国际产业转移、连接国内国际两个市场的特殊功能和政策,由海关为主实施封闭监管的特定经济功能区域。海关特殊监管区域主要有:保税区、出口加工区、保税物流园区、跨境工业园区(包括珠海跨境工业园区,霍尔果斯边境合作区)、保税港区、综合保税区。保税监管场所主要有进口保税仓库、出口监管仓库、保税物流中心(分为 A 型和 B 型)。

2. 以合同为单元的手册监管和以企业为单元的计算机联网监管。海关对加工贸易的监管已逐步从传统的以合同为单元的手册监管变为以企业为单元的计算机联网监管。

以合同为单元的手册监管是以合同为单元办理备案手续,海关核发纸质手册或电子手册。加工贸易企业在进行加工贸易前需向海关申领加工贸易手册,凭海关所发手册进出境货物,并详细记录每次进口料件和出口成品的实际情况,最终办理手册核销手续。

海关总署从 2018 年 6 月起推广以企业为单元加工贸易监管的改革。其主要内容是改变以合同为单元的传统监管模式,建立符合企业生产特点的加工贸易监管模式,推行以企业为单元,以账册为主线,以企业物料编码(料号)或 HS 编码(项号)为基础,周转量控制,定期核销的加工贸易监管模式❶。

加工贸易计算机联网监管是指海关对加工贸易企业实施联网监管,加工贸易企业通过数据交换平台或者其他计算机网络方式向海关报送能满足海关监管要求的物流、生产经营等数据,海关对数据进行核对、核算,并结合实物进行核查。

海关通过计算机网络,从实行全过程计算机管理的加工贸易企业提取监管所必需的财务、物流、生产经营等数据,与海关计算机管理系统相连接,从而实施对加工贸易货物的监管。

对联网企业,海关以商务主管部门批准的加工贸易经营范围、年生产能力等为依据,建立加工贸易电子账册,实行电子账册管理。

电子账册是海关以企业为单元为企业建立的电子底账,联网企业只设立一个电子账册。海关根据联网企业的生产情况和海关的监管需要,确定核销周期,按照核销周期对实行电子账册管理的联网企业进行核销管理。

联网企业应当如实向海关报送加工贸易货物物流、库存、生产管理以及满足海关监管需要的其他动态数据。

(二)海关对加工贸易货物的管理

经营企业进口加工贸易货物,可以从境外或者海关特殊监管区域、保税监管场所进口,

❶ 《海关总署关于以企业为单元加工贸易监管模式改革扩大试点的公告》(2018 年第 19 号)规定的适用这一监管模式的企业,必须是以自己名义开展加工贸易业务的生产型企业,且符合以下条件之一:海关信用等级为一般认证及以上的;海关信用等级为一般信用企业,且企业内部加工贸易货物流和数据流透明清晰,逻辑链完整,耗料可追溯,满足海关监管要求的。

也可以通过深加工结转方式转入。经营企业出口加工贸易货物，可以向境外或者海关特殊监管区域、保税监管场所出口，也可以通过深加工结转方式转出。

我国对加工贸易货物的管理可归纳为商务审批、备案保税、纳税暂缓、担保制度、监管延伸、核销结关等几个方面。

1. 商务审批。商务审批是海关对保税加工贸易货物监管的前提。我国已取消商务主管部门对加工贸易合同审批和对加工贸易保税进口料件或制成品转内销审批，并从2019年起不再为加工贸易企业出具《加工贸易企业经营状况和生产能力证明》，但要求企业开展加工贸易业务，须具备相应生产经营能力。加工企业应具有与业务范围相适应的工厂、加工设备和工人，经营企业应具有进出口经营权。企业应自觉履行安全生产、节能低碳、环境保护等社会责任。涉及禁止或限制开展加工贸易商品的，企业应在取得商务部批准文件后到海关办理有关业务。

2. 进口料件备案保税。加工贸易料件需向海关备案核准后才能保税进口，其备案原则是：

（1）合法经营：属于限制类的，需获得商务主管部门或其他政府部门的批准，备案时需要合法进出口许可凭证；

（2）复运出境：所有进口料件都必须生产为成品或附着在成品上后复运出境；

（3）可以监管：保税料件在进出口、加工、装配等环节，均可置于海关的监管之下。

3. 进口暂缓纳税。根据《中华人民共和国海关加工贸易货物监管办法》，除国家另有规定外，加工贸易进口料件属于国家对进口有限制性规定的，经营企业免于向海关提交进口许可证件。加工贸易出口制成品属于国家对出口有限制性规定的，经营企业应当向海关提交出口许可证件。加工贸易项下进口料件实行保税监管的，加工成品出口后，海关根据核定的实际加工复出口的数量予以核销。加工贸易项下进口料件按照规定在进口时先行征收税款的，加工成品出口后，海关根据核定的实际加工复出口的数量退还已征收的税款。加工贸易项下的出口产品属于应当征收出口关税的，海关按照有关规定征收出口关税。

链接

进口暂缓纳税

料件进境时未办理纳税手续，要按实际加工复出口成品所耗用料件的数量确定征免税的范围。即用于出口的不予征税，不出口的征税，这样就引出两个问题：

1.保税加工货物经批准不运出境，在征收进口关税和进口环节代征税时还要征收缓税利息(边角料和特殊监管区域的保税加工货物除外)。其计算公式为：

应征缓税利息 = 应征税额 × 计息期限(天数) × 缓税利息率 ÷ 360

2.料件进境时未办理纳税手续，适用海关事务担保。

4. 实行担保制度。海关对加工贸易货物实行担保制度。未经海关批准，加工贸易货物不得抵押。经审核符合条件的，经营企业在缴纳相应保证金或者银行、非银行金融机构保函（简称“保证金或者保函”）后，主管海关准予其向境内银行办理加工贸易货物抵押，并将抵押合同、贷款合同复印件留存主管海关备案。保证金或者保函按抵押加工贸易保税货物对应成品所使用全部保税料件应缴税款金额收取。

需要办理担保手续的，经营企业按照规定提供担保后，海关办理手册设立手续。有下列情形之一的，海关应当在经营企业提供相当于应缴税款金额的保证金或者银行、非银行金融机构保函后办理手册设立手续：①涉嫌走私，已经被海关立案侦查，案件尚未审结的；②由于管理混乱被海关要求整改，在整改期内的。有下列情形之一的，海关可以要求经营企业在办理手册设立手续时提供相当于应缴税款金额的保证金或者银行、非银行金融机构保函：①租赁厂房或者设备的；②首次开展加工贸易业务的；③加工贸易手册延期两次（含两次）以上的；④办理异地加工贸易手续的；⑤涉嫌违规，已经被海关立案调查，案件尚未审结的。

5. 海关监管延伸。对保税进口料件，海关一直要监管到加工、装配后复运出境或者办结正式实际进口手续为止。使用电子账册的企业，监管期限从企业的电子账册记录第一批料件进口之日起到该电子账册被撤销为止。出口加工区、保税区、综合保税区、保税港区内的加工贸易企业，监管期限从加工贸易料件进区到加工贸易成品出区办结海关手续为止。

6. 账册（合同）核销结关。加工贸易账册到期后海关将确认账册本期进出口数量是否平衡，成品是否全部由进口料件生产，是否全部复运出口，有无在国内销售以及生产过程中产生的边角料、余料、副品或残次品等信息，企业需要事先向海关办结相关手续后再申请账册的核销，有交保证金的还需要办理退保。海关允许企业根据生产周期自行确定账册核销周期，以减少延期交保造成企业资金占用，但有效期超过一年的需进行年度申报。对核销周期超过 1 年的企业，每年至少向海关申报 1 次保税料件耗用量等账册数据。年度申报数据的累加作为本核销周期保税料件耗用总量。

（三）海关对加工贸易业务的管理

海关对加工贸易业务的管理内容主要涉及单耗管理、外发加工、跨关区深结转加工、加工货物料件串换、加工货物余料结转、加工货物销毁处置等。下面主要阐述前三项业务内容。

1. 单耗管理。加工贸易企业进口的是料件和/或半成品，加工后出口的是成品（或结转半成品），前者（进口的料件和/或半成品）是海关批准保税进口的对象。海关管理单耗的主要目的，是为了遏制企业通过高报单耗，擅自内销大量保税货物行为的发生。

（1）单耗的相关概念。所谓单耗，即单位耗料量，是指加工贸易企业在正常生产条件下加工单位成品所耗用的料件量。单耗包括净耗和工艺损耗。

净耗是指加工后料件通过物理变化或化学反应存在或转化到单位成品中去的量。

工艺损耗是指因加工工艺原因，料件在正常加工过程中除净耗外所必须耗费的但没有存在和转化到成品中去的量。

工艺损耗率是指工艺损耗量占单耗用量的百分比。其计算公式为：

$$工艺损耗率 = 工艺损耗/单耗 = (单耗 - 净耗)/单耗$$

$$单耗 = 净耗/(1 - 工艺损耗)$$

$$耗用料件的数量 = 单耗 \times 成品数量$$

单耗标准是指供通用或重复使用的加工贸易单位成品耗料量的准则。加工贸易企业应当在单耗标准内向海关备案和申报保税料件的单耗。特殊监管区域、保税监管场所不适用单耗标准。

(2)单耗申报的时间。加工贸易企业在手(账)册设立、变更、成品出口前或报核时,通过计算机系统向海关申报单耗备案(变更)电子数据,并上传有关文件资料,经海关审核符合条件的,海关予以备案。单耗变更也需要向加工贸易企业所在地主管海关发送单耗变更电子数据,并按要求上传文件材料,海关接受后进行审核,符合变更条件的,海关予以变更。以企业为单元的计算机联网监管企业可自主选择单耗申报时间;自主核定保税进口料件的耗用量并向海关如实申报;自主选择采用单耗、耗料清单和工单等保税进口料件耗用的核算方式向海关直接申报当期核算结果,并办理核销手续。

(3)单耗申报的内容。加工贸易企业申报单耗应包括以下内容:①加工贸易项下料件和成品的商品名称、商品编号、计量单位、规格型号和品质等。②加工贸易项下成品的单耗。③加工贸易同一料件有保税和非保税料件的,应当申报非保税料件的比例、商品名称、计量单位、规格型号和品质。④其他必要的单证资料。

单耗申报的管理流程如图9-5所示。

海关对企业申报单耗进行审核时,包括在电子手(账)册核销环节对单耗的核查,可以要求企业提交以下资料:①原材料、成品样品或其影像图片、图样及其品质、成分、规格、型号等相关数据和资料;②工艺流程图、排料图、工料单、配料表、质量检测标准等能反映成品加工的质量技术要求、加工工艺过程及相应耗料的有关资料;③加工合同、生产报表、成本核算等有关账册;④财政、税务、审计部门对企业稽查审计的结果和报告资料等;⑤其他能反映单耗、净耗和工艺损耗情况的资料。

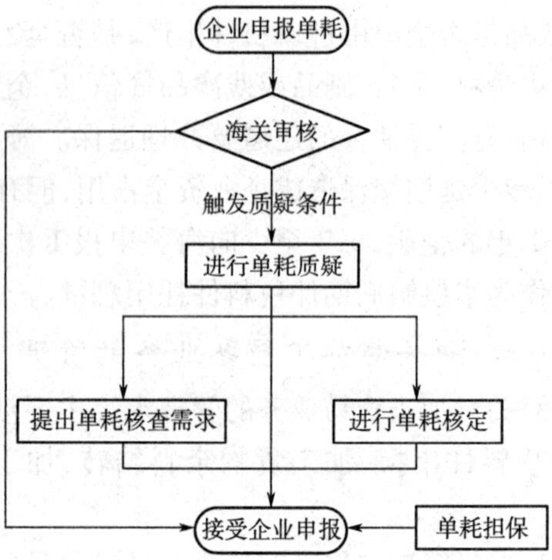

图9-5 单耗申报的管理流程

2. 加工贸易外发加工。外发加工,是指加工贸易企业经海关批准,委托其他企业对加工贸易货物的某道工序进行加工,在规定的期限内加工后的产品运回本企业并最终复出口的行为。例如,上海某企业所进行的是服装的加工贸易,将裁剪这道工序交给了上海的另外一家加工企业来加工,或者是委托给苏州的某一家企业进行加工。那么,这种情况就属于加工贸易外发加工。

企业应当在货物首次外发[1]之日起3个工作日内向海关备案外发加工基本情况。外发加工的审批流程如图9-6所示。

海关总署近年来不断简化外发加工业务申报手续,企业通过金关二期加工贸易管理系统办理加工贸易外发加工业务时,应在规定的时间内向海关申报《外发加工申报表》,实现企

[1] 以合同为单元管理的,首次外发是指在本手册项下对同一承揽者第一次办理外发加工业务;以企业为单元管理的,首次外发是指本核销周期内对同一承揽者第一次办理外发加工业务。

业外发加工一次申报、收发货记录自行留存备查。

经营企业开展外发加工业务的，在货物首次外发加工之日起3个工作日内，通过单一窗口向海关发送外发加工备案数据。企业申报为全部工序外发的（全工序外发标志为“是”），海关按规定收取相当于外发加工货物应缴税款金额的担保，担保的方式包括保证金或者银行、非银行金融机构保函。

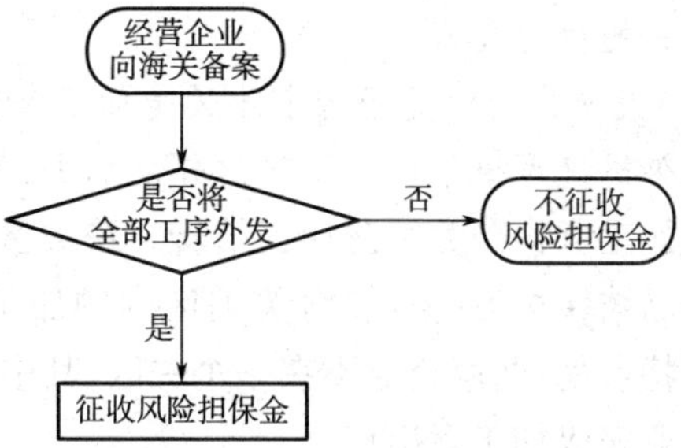

图9－6　外发加工审批流程图

全工序外发加工业务流程如下：

（1）经营企业通过单一窗口向海关发送外发加工备案数据，“全工序外发标志”选择“是”（非全工序外发选“否”）。

（2）海关通过金关二期系统开出保证金征收单。

（3）企业通过系统或现场等方式确认担保信息，包括：担保类型（总担保、单笔担保）、担保方式（保证金、保函）等。以保证金形式缴款的，系统自动将《交付款通知书》电子数据发送至海关财务部门，企业端显示“转人工”状态（转财务），企业将相应款项转至海关账户，财务部门确认企业缴款到账后，属地海关加工贸易部门直接打印并向企业开具《海关保证金专用收据》；以保函形式缴款的，企业向属地海关提交保函正本后，属地海关直接通过金关二期系统对保证金征收单进行登记操作。

外发加工的成品、剩余料件以及生产过程中产生的边角料、残次品、副产品等加工贸易货物，经营企业向所在地主管海关办理相关手续后，可以不运回本企业。外发加工企业加工完毕后运回本企业的，填写加工贸易外发货物运回清单，海关进行销案。

案例

广州大洋塑料制品有限公司与香港纬元贸易有限公司签订印花塑料餐具加工合同，由纬元公司向大洋公司免费提供ABS树脂一批，并支付加工费，成品由纬元公司在境外销售。大洋公司为此向海关申领了加工贸易手册。在加工过程中，由于没有印花设备，大洋公司报经主管海关同意后，将半成品交深圳威龙胶印有限公司印花后运回。在合同执行过程中产生的1 000公斤边角料作内销处理。合同执行完毕，大洋公司向主管海关报核。问题：（1）大洋公司与纬元公司之间、大洋公司与威龙公司之间属于什么行为关系？（2）关于该加工贸易合同，应由谁到何海关备案？

【分析】

（1）在本案例中，广州大洋、香港纬元和深圳威龙三家公司直接或者间接参与了该项加工贸易经营活动，它们之间分别存在着不同的关系：由香港纬元公司提供进口料件、支付加工费和在境外销售成品，广州大洋公司负责加工成品，并赚取加工费，故两者之间存在着与来料加工业务有关的行为关系；广州大洋公司经海关批准，将半成品交深圳威龙公司印花，虽已跨关区，但仅属某道工序的加工，且加工完毕即运回本企业，故两者之间存在着与外发加工有关的行为关系。

(2)大洋公司既是经营企业又是加工企业，应由大洋公司到本企业所在地海关备案。深圳威龙公司仅承揽了印花工序的外发加工，外发加工没有登记备案的要求。

3. 加工货物跨关区深加工结转。跨关区深加工结转，是指加工贸易企业将保税料件加工的产品结转至另一直属海关关区内的加工贸易企业进行进一步加工后复出口的经营活动。其特点是：两家企业不在一个关区，其中一家加工贸易企业完成加工后转给下一家加工贸易企业完成加工后出口。

【例9－2】某企业购进生产原料一批，其中80%的加工产品直接返销境外，20%的加工产品结转给另一关区其他加工贸易企业继续加工后返销境外，那么，该企业将20%的加工产品结转给另一关区其他加工贸易企业继续加工后返销的做法，在海关管理中，称为跨关区深加工结转。

开展跨关区深加工结转业务的企业可通过国际贸易单一窗口发送深加工结转申报表备案或变更申请。转出、转入经营企业应当在实际收发货的次月底前办结该批深加工结转货物的报关手续，且不得超过手册有效期或账册核销截止日期。

海关总署近年来不断简化深加工结转业务申报手续，例如实现企业深加工结转一次申报，企业收发货记录自行留存备查。企业通过金关二期加工贸易管理系统办理加工贸易深加工结转业务时，应在每月15日前对上月深加工结转情况直接向海关进行保税核注清单及报关单集中申报，办理结转手续。

加工货物跨关区深加工结转电子作业流程如图9－7所示。

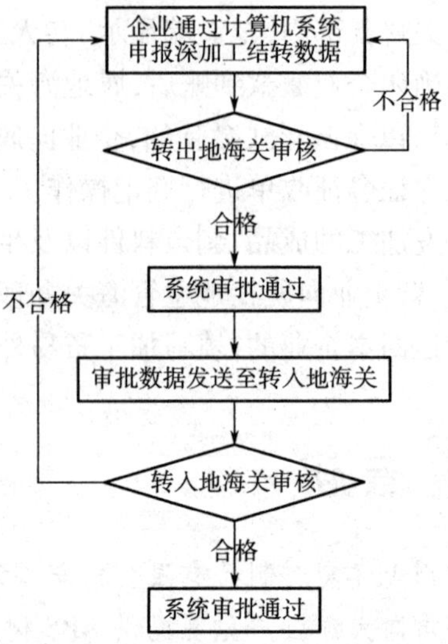

图9－7 加工货物跨关区深加工结转电子作业流程

三、加工贸易货物的申报与报关

加工贸易货物的报关程序就海关工作环节而言可归结为：审单→查验→保税→放行（未结关）。企业在“保税”环节必须先办理加工贸易手（账）册设立手续（即前期阶段），保税加工货物放行后并没有办结海关手续，海关还将继续对其进行延伸监管，核查其暂缓交税（即保税）所进境的料件在我国境内的使用情况，所生产的成品是否复运出境。后续阶段必须办理加工贸易账册的核销结案手续。对企业而言，其工作环节相应可归纳为企业资质申请→手（账）册备案申报→配合查验→手（账）册报核。

关于加工贸易货物的申报与报关的管理系统的应用，我们将在单元四中详细阐述。

单元三 海关特殊监管区域及其货物监管

保税物流的海关监管场所主要是海关特殊监管区域和保税监管场所。经海关批准存放在海关保税监管场所或海关特殊监管区域的货物,具有保税物流货物的性质。保税物流货物在境内储存后的流向,除出境外,还可以留在境内按照其他海关监管制度办理相应的海关手续,如保税加工、正式进口等。

一、我国保税物流的主要功能

保税物流是保税业务经营者经海关批准,将货物在税收保全状态下从供应地到需求地的有效流动,包括采购、运输、存储、简单加工、增值服务、检测、分销、配送、流转、调拨等环节,以及为实现这一流动而进行的计划、管理、控制过程。保税物流货物指经海关批准未办理纳税手续进境在境内分拨、配送或储存后复运出境的货物,也称作保税仓储货物。

(一)我国保税物流的发展过程

我国基本形成了保税仓库和出口监管仓库、出口加工区、跨境工业区、保税区、保税物流中心(A 型、B 型)、保税物流园区、保税港区、综合保税区等多种海关特殊监管区域[1]或保税监管物流场所,并初步形成了"以区港联动为龙头、以保税物流中心为枢纽,以优化的公共型、自用型保税仓库和出口监管仓库为网点"的多元化保税仓储物流体系。

图 9-8 揭示了我国保税物流的发展过程。

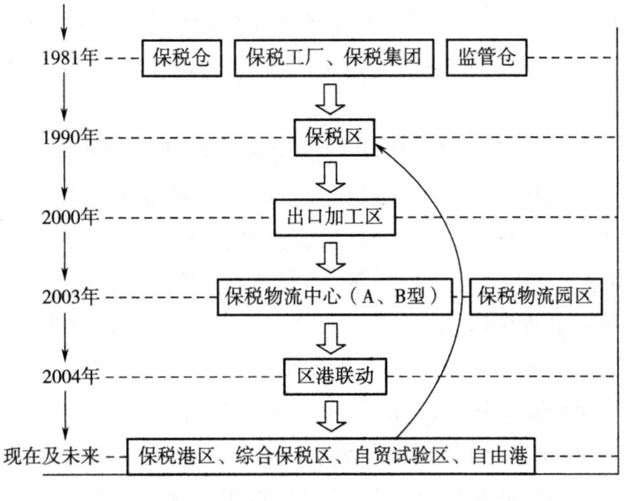

图 9-8 我国保税物流的发展过程

[1] 我国建设的自由贸易试验区也可以说是海关特殊监管区域。我国 2013 年设立中国(上海)自由贸易试验区,以后陆续在广东、天津、福建、辽宁、浙江、河南、湖北、重庆、四川、陕西、海南设立自贸试验区,对接"一带一路"特别是丝绸之路经济带。一些海关特殊监管区域或保税监管场所也设在自贸试验区内。

（二）保税物流的主要功能

保税物流主要是保税加工货物、保税仓储货物和出口监管货物的物流活动，是在以保税加工和仓储为目的在海关监管区域或场所进行的物流活动，其主要业务功能包括：保税运输；保税仓储；保税加工；流通性简单加工（增值服务）；国际贸易、转口贸易和国际中转；出口拼箱；进口分拨；国际采购、分销和配送；商品展示服务；检测、维修服务等加工和物流活动。

1. 保税运输。保税运输又称监管运输，是指经海关批准的保税货物可以在保税监管区域或场所之间（仅限于这些场所间）原封不动地运输，即在海关监管下保税货物的运送活动。保税运输的主要功能是为了提高保税仓库的利用率并保证保税货物的移动。

2. 保税仓储。保税仓储是指进出口货物在保税状态下，运至保税监管区域或场所进行保管、储存或流通性加工的经营活动。在保税储存期间，不征收进口关税，免交进出口批文，不受配额及许可证限制，可以节约大量税金，增加资金流动性。例如，俄罗斯某大型石油化工公司为拓展在我国华东地区的市场，在上海某保税区设立子公司，并将化工塑胶粒大批量进入保税区，再根据客户需求从保税区仓库提货，大大提高了买卖成交的速度及效率，节省了大量物流成本，提高了客户的可信度。

3. 保税加工。保税加工是指经营企业进口全部或者部分原辅材料、零部件、元器件和包装物料（简称料件），经加工或者装配后，将制成品复出口的经营活动，包括来料加工和进料加工。

4. 简单加工。简单加工（增值服务）是指对货物进行分级分类、分拆分拣、分装、计量、组合包装、打膜、加刷唛码、刷贴标志、改换包装和拼装等辅助性简单作业的总称。货物可以在保税仓库进行包装、分拣、贴标签、换标签、拼装等流通性加工。例如，某香港公司选择国内保税区仓库代替香港的工厂作为简单加工的场所，将罗马石材入境进仓，内陆工人在这里挑选、分级、重新装箱，再运至香港。廉价的内陆人工费仅是香港的1/3，从而该公司大大降低了成本，增强了产品的市场竞争力。

5. 转口贸易。转口贸易是指进口货物在保税区存储或经简单加工后，即转手出口到其他目的国和地区；充分利用保税区内免领进出口许可证、免征关税和进口环节增值税等优惠政策，利用国内外市场间的地区差、时间差、价格差和汇率差等，在保税仓内实现货物国际转运流通、加工刷唛、贴标签、再包装和打膜等，最终再运输到目的国。

6. 国际中转。国际中转是指由境外启运，经中转港换装国际航线运输工具后，继续运往第三国或地区指运口岸。

7. 国际采购。国际采购又称全球采购，是指在全球范围内寻找供应商，寻找质量最好、价格最合理的产品，是利用全球资源的贸易活动。

8. 出口拼箱。将大陆各地和国外供应商采购的原材料、半成品、成品等，汇集至保税仓存储，再按销售合同组合成不同的货柜后出口。

9. 进口分拨。进口分拨是指从世界各地进口的货物（包括国内转至保税仓的货物）可以暂存在保税区，进行分拣、简单加工和拆拼箱后，根据国内采购商的需求进行批量送货，以减轻收货人的进口税压力及仓储负担。

10. 展示服务。商品展示服务是指国外大宗商品如设备及原材料等，可存放在保税区域或保税仓库，进行保税存放，并可常年展示。展示结束后可以直接运回原地，可以避免高昂的关税和烦琐的报关手续。

11. 检测维修服务。检测维修服务是指发往国外的货物因品质或包装问题退运,须返回工厂检测或维修的。检测维修服务可利用保税区域或保税仓库的保税功能,简化报关程序,不需缴纳进口税,待维修完毕后,直接复出口。

二、保税监管场所

保税监管场所主要有保税仓库、出口监管仓库、保税物流中心(分为 A 型和 B 型)。

(一)保税仓库

保税仓库是指经海关批准设立的专门存放保税货物及其他未办结海关手续货物的仓库。保税仓库只能存放进境货物,因此也被称为进口保税仓库。保税仓库应当按照海关批准的存放货物范围和商品种类开展保税仓储业务。企业应将仓内货物的进、出、转、存、退情况定期报告主管海关。保税仓储货物存储期限为 1 年。确有正当理由的,经海关同意可予以延期;除特殊情况外,延期不得超过 1 年。

我国大体上有三种保税仓库:公用型保税仓库、自用型保税仓库、专用型保税仓库。公用型保税仓库由主营仓储业务的中国境内独立企业法人经营,专门向社会提供保税仓储服务。自用型保税仓库由特定的中国境内独立企业法人经营,仅存储本企业自用的保税货物。专用型保税仓库专门用来存储具有特定用途或特殊种类商品的保税仓库。存入保税仓库的保税货物,进库时以及在库存期间,海关不征税;出库时如转运出口或转加工贸易也不征税,如转为内销,则在出库环节办理缴税手续。

图 9－9 简单揭示了保税仓库货物的流向。

1. 货物进仓的管理。保税仓储货物入库时,收发货人或其代理人持有关单证向海关办理货物报关入库手续,海关根据核定的保税仓库存放货物范围和商品种类对报关入库货物的品种、数量、金额进行审核,并对入库货物进行核注登记。入库货物的进境口岸不在保税仓库主管海关的,经海关批准,按照海关转关的规定或者在口岸海关办理相关手续。

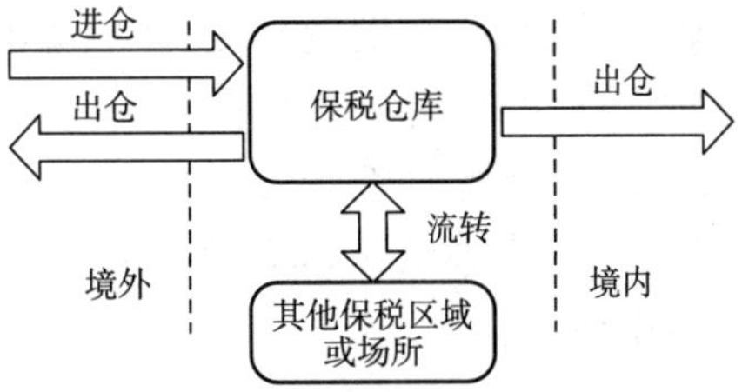

图 9－9　保税仓库货物的流向

2. 出仓货物的管理。

(1)出库运往境内。保税仓储货物出库运往境内其他地方的,收发货人或其代理人应当进口报关,并随附出库单据等相关单证向海关申报,保税仓库向海关办理出库手续并凭海关放行的报关单发运货物。从异地提取保税仓储货物出库的,可以在保税仓库主管海关报关,也可以按照海关规定办理转关手续。

对于出库货物批量少、批次频繁的,经海关批准可以办理集中报关手续。这种业务俗称"分批送货、集中报关"业务,简称分送集报,是指允许企业货物分批次进出,在规定期限内集中报关。企业管理类别为一般信用及以上,并建立符合海关监管要求的计算机管理系统,才能进行分送集报。

(2)出库复运境外。保税仓储货物出库复运往境外的,发货人或其代理人应当出口报关,并随附出库单据等相关单证向海关申报,保税仓库向海关办理出库手续并凭海关放行的报关单发运货物。出境货物出境口岸不在保税仓库主管海关的,经海关批准,可以在口岸海关办理相关手续,也可以按照海关规定办理转关手续。

3. 货物流转管理。企业在特殊监管区域管理系统、保税物流管理系统设立保税底账后,通过特殊区域管理系统和保税物流管理系统办理海关特殊监管区域间、海关特殊监管区域与保税监管场所间、保税监管场所间的保税货物流转(设备结转)业务。海关启用保税核注清单用于保税仓库与海关特殊监管区域或其他海关保税监管场所的货物流转。先由转入企业报送进口保税核注清单,再由转出企业报送出口保税核注清单。转入、转出保税核注清单均已审核通过的,企业进行实际收发货,并按相关要求办理卡口核放手续。

(二)出口监管仓库

出口监管仓库是指经海关批准设立,对已办结海关出口手续的货物进行仓储、保税物流配送、提供流通性增值服务的海关专用仓库。出口监管仓库是海关监管场所。存入出口监管仓库的货物,视为正式出口货物。出口货物存入出口监管仓库后,货物所有权属外商。出口监管仓库所存货物存储期限为6个月。存入出口监管仓库的货物不得进行实质性加工。经主管海关批准,企业可在出口监管仓库内对货物进行品质检验、分级分类、分拣分装、加刷唛码、刷贴标志、打膜、改换包装等流通性增值服务。

图9-10简单揭示了出口监管仓库货物的流向。

1. 货物进仓的管理。出口货物存入出口监管仓库时,发货人或者其代理人应当向主管海关申报。海关对报关入仓货物的品种、数量、金额等进行审核、核注和登记。经主管海关批准,对批量少、批次频繁的入仓货物,可以办理集中报关手续。

2. 出仓货物的管理。出仓货物出口时,仓库经营企业或者其代理人应当向主管海关申报。

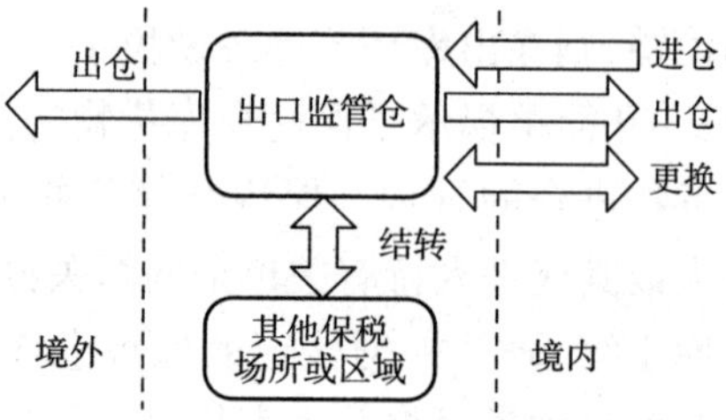

图9-10　出口监管仓库货物的流向

3. 货物更换的管理。对已存入出口监管仓库因质量等原因要求更换的货物,经仓库所在地主管海关批准,可以更换货物。被更换货物出仓前,更换货物应当先行入仓报关,并应当与原货物的商品编码、品名、规格型号、数量和价值相同。不良品再出仓报关。

4. 货物的流转管理。与上文所述的保税仓库与海关特殊监管区域或其他海关保税监管场所的货物流转的做法相同。先由转入企业报送进口保税核注清单,再由转出企业报送出口保税核注清单。转入、转出保税核注清单均已审核通过的,企业进行实际收发货,并按相关要求办理卡口核放手续。

(三)保税物流中心

保税物流中心分A型和B型两种。A型保税物流中心,是指经海关批准,由中国境内企业法人经营、专门从事保税仓储物流业务的海关监管场所;B型保税物流中心,是指经海关批准,由中国境内一家企业法人经营,多家企业进入并从事保税仓储物流业务的海关集中监管场所。货物进入物流中心后可享受"出口退税"政策,即实现"境内关外,入中心退税"。

因此,加工贸易企业可以先将加工原材料运往保税物流中心完成"一日游",实现"退税",然后以加工贸易方式进行加工,成品再出口或内销。

经营保税物流中心的企业应当设立管理机构负责物流中心的日常工作,经营企业不得在中心内直接从事保税仓储物流的经营活动。保税物流中心货物存储期限为 2 年,期满可申请延期 1 年。保税物流中心货物可以月度集中申报。

图 9－11 简单揭示了保税物流中心货物的流向。

报关中所谓的一线二线,是指从境外与监管区之间的进出设定为"一线"管理,比如企业申报将货物从日本运入监管区为"一线"进境;监管区与境内监管区外其他地区之间的进出设定为"二线"管理,比如企业申报将货物从监管区运入监管区外的某仓库为"二线"出区。

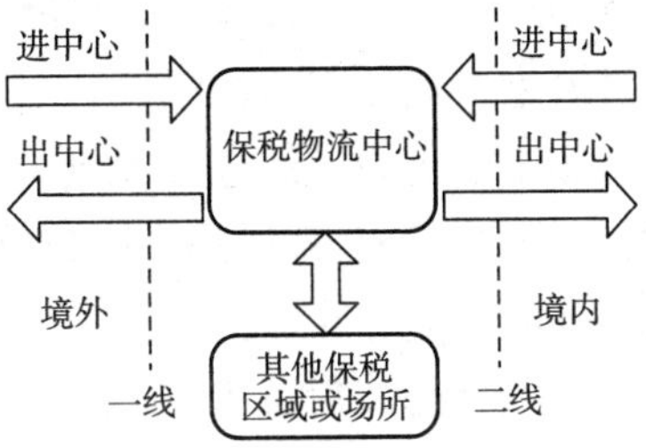

图 9－11 保税物流中心货物的流向

1. 一线进出报关:

(1)企业应向保税物流中心主管海关办理相关手续。

(2)保税物流中心与境外之间进出的货物,不实行进出口配额、许可证件管理。

(3)从境外进入保税物流中心内的货物,凡属于规定存放货物范围内的货物予以保税。

(4)企业自用的,按照进口货物的有关规定和税收政策办理。

(5)货物出保税物流中心运往境外,企业需出口报关,办理出口报关手续。

2. 二线进出报关:

(1)出保税物流中心。货物出保税物流中心进入关境内其他地区视同进口。企业按照货物进入境内的实际流向和实际状态进口报关,办理进口报关手续。

(2)进保税物流中心。货物进保税物流中心视同出口,企业需办理出口报关手续。

3. 货物流转:

(1)保税物流中心内货物可以在中心内企业之间进行转让、转移并办理相关海关手续。未经海关批准,中心内企业不得擅自将所存货物抵押、质押、留置、移作他用或者进行其他处置。

(2)保税物流中心与海关特殊监管区域、其他保税监管场所之间可以进行货物流转并按照规定办理相关海关手续,基本做法同上文所述的保税仓库货物流转。

保税物流中心尤其是 B 型,各种货物流向的监管与报关的要点与海关特殊监管区域的货物监管基本相同,我们将在下文阐述。

三、海关特殊监管区域

前文已述,海关特殊监管区域是经批准,设立在我国境内,以保税为基本功能并赋予连接国际、国内两个市场的特殊政策,由海关实施封闭监管的特定功能区域。

当前我国海关特殊监管区域主要有:保税区、出口加工区、保税物流园区、跨境工业园区(包括珠海跨境工业园区、霍尔果斯边境合作区)、保税港区、综合保税区。

（一）保税区

保税区级别低于综合保税区，是经国务院批准设立的、海关实施特殊监管的经济区域。具有进出口加工、国际贸易、保税仓储商品展示等功能，享有"免证、免税、保税"政策，实行"境内关外"运作方式。

（二）出口加工区

出口加工区是设立在现有经济技术开发区内的海关监管的特定区域。出口加工区一般选在经济相对发达、交通运输和对外贸易方便、劳动力资源充足、城市发展基础较好的地区，多设于沿海港口或国家边境附近。

出口加工区是为了促进贸易转型升级而设立的，区内一般设置三类企业：出口加工企业、专为出口加工企业生产提供服务的仓储企业以及经海关核准专门从事加工区内货物进、出运输业务的企业。除加工贸易外，在加工区还可以开展我国出口机电产品的售后维修业务，但不得开展拆解、翻新业务。区内不得经营商业零售、一般贸易、转口贸易及其他与加工区无关的业务。

1. 加工区与境外之间进出货物的税收管理。从境外进入加工区的部分货物可以免征进口关税和进口环节税，包括区内生产性的基础设施建设项目所需的机器、设备，建设生产厂房、仓储设备所需的基建物资，区内生产企业所需的机器、设备、模具及其维修用零配件，以及区内企业和行政管理机构自用的合理数量的办公用品。另外，区内企业为加工出口产品由境外采购入区的原材料、零部件、元器件、包装物料及消耗性材料，予以保税。但是，区内企业和行政管理机构由境外购买的自用交通运输工具和生活费用品，必须照章纳税。

加工区内货物销往境外或销售给区内其他企业，一律免征出口关税、增值税和消费税，且不予办理出口退税。

2. 加工区与区外之间进出货物的税收管理。从加工区运往区外的货物，海关按照一般进口货物照章征税，其适用税率依据货物报关、报检的时间及状态来确定，即制成品依据制成品的数量和税率征收进口关税及进口环节税，而不以其所用原料的数量和税率征税；边角余料依据残存价值征税。

从区外进入加工区的货物视同出口，其中，供区内企业使用的国产机器、设备、原材料、零部件、元器件、包装物料以及建造基础设施、加工企业和行政管理部门生产、办公用房所需合理数量的基建物资等，予以办理出口退税手续；而供区内企业和行政管理机构使用的生活消费用品、交通运输工具，以及原进口机器、设备、原材料、零部件、元器件、包装物料、基建物资等，不予退税。

加工区内企业可以委托区外企业进行产品非主要工序的加工，但是加工成品返回加工区，一律不予退税。

（三）保税物流园区

保税物流园区是指经国务院批准，在保税区规划区域内或者毗邻保税区的特定港区内设立的、专门发展现代国际物流业的海关特殊监管区域，是在保税区和港区之间开辟直接通道，在保税区的政策优势和港口的区位优势互补的基础上，拓展港区功能而建立起来的。

保税物流园区的功能定位于发展现代国际物流业。园区内可以开展七大类业务，包括仓储,流通性简单加工,进出口贸易和转口贸易,国际采购、分销和配送,国际中转,检测、维修,商品展示等。园区内不得开展商业零售、加工制造、翻新、拆解及其他与园区无关的业务。

1. 园区与境外之间进出货物的税收管理:

(1)从境外进入物流园区的货物,一部分可以免税,包括:园区的基础设施建设项目所需的设备、物资等,园区企业为开展业务所需的机器、装卸设备、仓储设施、管理设备及其维修用消耗品、零配件及工具,园区行政管理机构及其经营主体和园区企业自用合理数量的办公用品;一部分予以保税,包括:园区企业为开展业务所需的货物及其包装物料,加工贸易进口货物,转口贸易货物,外商暂存货物,供应国际航行船舶和航空器的物料、维修用零配件,进口寄售货物,进境检测、维修货物及其零配件,供看样订货的展货品、样品,未办结海关手续的一般贸易货物,经海关批准的其他进境货物。但从境外进口的工园区内机构自用的交通运输工具、生活消费品,须按一般贸易货物征收进口关税、进口环节税。

(2)从园区运往境外的货物,免征出口关税。

2. 园区与区外之间进出货物的税收管理:

(1)园区与区外之间进出的货物,按照证实进出口货物的税收管理规定,征收进出口关税和进口环节税,以及办理出口退税手续。其中,从区外进入园区的国产货物、包装物料、基建物资、机器、装卸设备、管理设备、更换零配件等,给予出口退税;工园区机构使用的生活消费用品、办公用品、交通运输工具,及原进口货物、包装物料、设备、基建物资等,不予出口退税。另外,进入园区的国内出口货物尚未办理退税手续的,因品质或者规格原因需要退还出口企业时,无须缴纳进口关税,海关已征收出口关税的,应当予以退还。

(2)园区与其他海关特殊监管区域、保税监管场所之间的货物交易、流转,不征收进出口环节和国内流通环节的有关税收。

(四)跨境工业园区

跨境工业园区主要有珠海跨境工业园区、霍尔果斯边境合作区。跨境工业园区实行保税区政策,与我国关境内的其他地区(区外)之间进出货物在税收方面实行出口加工区政策。

(五)保税港区和综合保税区

保税港区是指经国务院批准,设立在国家对外开放的口岸港区和与之相连的特定区域内,具有口岸、物流、加工、贸易等功能的海关特殊监管区域。“保税区”与“保税港区”,虽一字之差,但内涵相去甚远。从发展形态上讲,保税港区是我国保税经济区域的高级形态;从功能上讲,保税港区叠加了保税区、出口加工区、保税物流园区各项功能政策;从运作模式上讲,保税港区实现了保税区域与港口的实质联动。

综合保税区是设立在内陆地区的具有保税港区功能的海关特殊监管区域,执行保税港区的税收和外汇政策,集保税区、出口加工区、保税物流区、港口的功能于一身,可以发展国际中转、配送、采购、转口贸易和出口加工等业务。

1. 海关对保税港区(综合保税区)与境外之间进出货物的监管(如图9-12)要点。

(1)对保税港区(综合保税区)与境外之间进出的货物实行备案管理,对从境外进入保税港区(综合保税区)的货物予以保税或免征进口关税和进口环节海关代征税;对从保税港区(综合保税区)运往境外的货物免征出口关税。

(2)办理保税港区(综合保税区)与境外之间进出的货物的海关手续。

(3)对从境外进入保税港区(综合保税区),供区内企业和行政管理机构自用的交通运输工具、生活消费用品,征收进口关税和进口环节海关代征税。

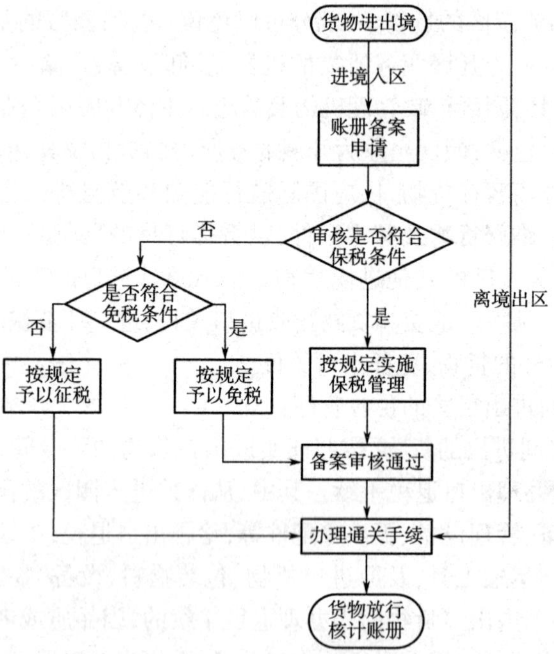

图9-12 海关对保税港区(综合保税区)与境外之间进出货物的监管

2. 海关对保税港区(综合保税区)与区外之间进出货物的监管(如图9-13)要点。

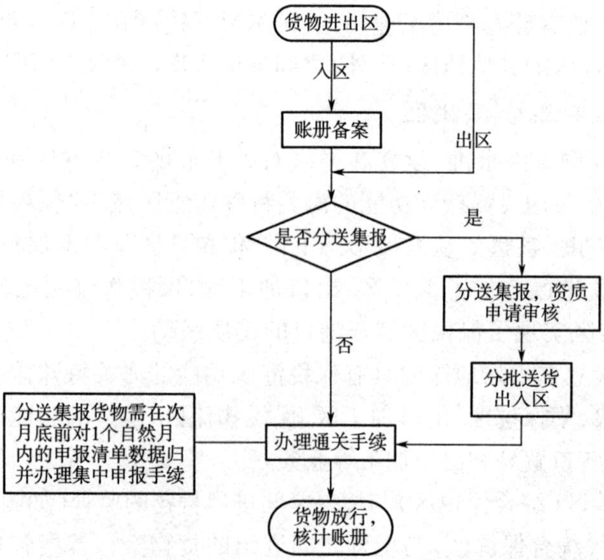

图9-13 海关对保税港区(综合保税区)与区外之间进出货物的监管

（1）办理区内企业或者区外收发货人进出保税港区（综合保税区）货物的相关手续，核准区内企业是否适用进出货物集中申报；对监管货物从保税港区（综合保税区）与区外之间进出的，可以要求提供相应的担保。

（2）对区内企业在保税港区（综合保税区）综合办公区专用的展示场所举办商品展示的货物进行监管；对区内企业在区外其他地方举办商品展示活动的，比照海关对暂时进境货物的管理规定办理有关手续。

3. 海关对保税港区（综合保税区）区内货物的监管（如图 9－14）要点。

（1）办理区内企业转让、转移货物，开展维修业务、危险化工品和易燃易爆物品生产、经营和运输业务，通过管道进出保税港区（综合保税区）的货物，确认区内企业因不可抗力造成保税港区货物损毁、灭失的相关手续。

（2）对保税港区（综合保税区）货物存储期限超过 2 年的进行备案；对在保税港区（综合保税区）继续存储会影响公共安全、环境卫生或者人体健康的，责令企业及时办结相关海关手续，将货物运出保税港区（综合保税区）。

（3）对保税港区（综合保税区）与其他海关特殊监管区域或者保税监管场所之间往来的货物，实行保税监管。

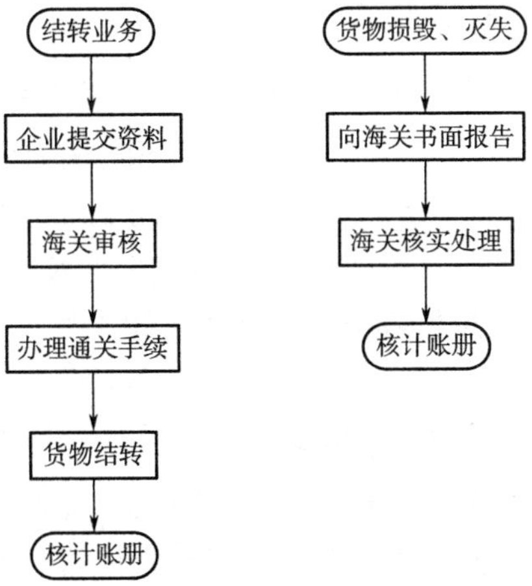

图 9－14　海关对保税港区（综合保税区）区内货物的监管

4. 综合保税区的“四自一简”。

《国务院关于促进综合保税区高水平开放高质量发展的若干意见》提出，将综合保税区建设成为新时代全面深化改革开放的新高地，推动综合保税区发展成为具有全球影响力和竞争力的加工制造中心、研发设计中心、物流分拨中心、检测维修中心、销售服务中心；指出在综合保税区推广增值税一般纳税人资格试点，简化海关业务核准手续，支持综合保税区内企业自主备案、合理自定核销周期、自主核报、自主补缴税款。即在综保区实施“四自一简”的监管。

《关于实施综合保税区“四自一简”监管创新措施有关事项的公告》（海关总署公告 2019 年第 26 号）规定，企业信用状况为一般信用及以上的企业可适用“四自一简”模式：

①企业设立电子账册时,可自主备案商品信息。除系统判别转由人工审核的,系统自动备案。②企业可根据实际经营情况,自主确定核销周期。核销周期原则上不超过一年,企业核销盘点前应当告知海关。③企业可自主核定保税货物耗用情况,并向海关如实申报,自主办理核销手续。企业对自主核报数据负责并承担相应法律责任。④企业可按照"自主申报、自行缴税(自报自缴)"方式对需要缴税的保税货物自主补缴税款。⑤简化业务核准手续,企业可一次性办理分送集报、设备检测、设备维修、模具外发等备案手续。

《关于简化综合保税区进出区管理的公告》(海关总署公告2019年第50号)简化综合保税区货物、物品进出区管理,推进贸易便利化。允许对境内入区的不涉出口关税、不涉贸易管制证件、不要求退税且不纳入海关统计的货物、物品,实施便捷进出区管理模式❶。这些货物、物品可不采用报关单、备案清单方式办理进区手续;如需出区,实行与进区相同的便捷管理模式。区内企业做好便捷进出区的日常记录,相关情况可追溯。

根据《关于境外进入综合保税区动植物产品检验项目实行"先入区、后检测"有关事项的公告》(海关总署公告2019年第36号),动植物产品在进境口岸完成动植物检疫程序后,对需要实施检验的项目,可先行进入综合保税区内的监管仓库,海关再进行有关检验项目的抽样检测和综合评定,并根据检测结果进行后续处置。

四、海关特殊监管区域的货物监管体系

《海关法》第34条规定:"经国务院批准在中华人民共和国境内设立的保税区等海关特殊监管区域,由海关按照国家有关规定实施监管。"保税监管是海关依据法律、行政法规和部门规章,对享受保税政策的进出口货物或物品在保税状态下研发、加工、装配、制造、检测和维修等生产链全过程,以及采购、运输、储存、包装、刷唛、改装、组拼、集拼、分销、分拨、中转、转运、配送和调拨等简单加工及增值服务等供应链的全过程,实施备案、审核、核准、查验、核查和核销等监管的行政执法行为。

(一)海关特殊监管区域的监管法规

我国海关对特殊监管区域的主要法律、法规和规章有《海关法》《海关对保税货物和保税仓库监管暂行办法》《海关对出口监管仓库及所存货物的管理办法》《保税区海关监管办法》《海关对出口加工区监管的暂行办法》《海关对保税物流中心的暂行管理办法》《海关对保税物流园区监管的暂行办法》《海关保税港区暂行管理办法》《中国(上海)自由贸易试验区管理办法》等。

(二)海关特殊监管区域的监管体制

我国对特殊监管区域的管理沿用的是中央和所在城市政府两级管理体制。特殊监管区域的运营机构——管理委员会作为地方政府的派出机构负责特殊监管区域的行政管理、投资开发和财政活动,协助海关、边防和外汇等行政管理机构的监管、服务活动,依法行政,确

❶ 适用便捷进区管理模式的货物、物品具体范围如下:(1)区内的基础设施,生产厂房,仓储设施建设过程中所需的机器、设备、基建物资;(2)区内企业和行政管理机构自用的办公用品;(3)区内企业所需的劳保用品;(4)区内企业用于生产加工及设备维护的少量、急用物料;(5)区内企业使用的包装物料;(6)区内企业使用的样品;(7)区内企业生产经营使用的仪器、工具、机器、设备;(8)区内人员所需的生活消费品。

保区内的商业秩序。管理委员会一般组建承担土地开发、特殊监管区域原有公共设施运营的经济实体,实行商业化运作。

（三）海关特殊监管区域的监管手段

基于特殊监管区域的特殊政策,我国海关为其量身订制了一套行之有效的海关监管模式:依托信息化管理平台,对区内企业实施联网监管,建立以企业为单元,以账册为主线,符合企业生产管理实际的“进、出、转、存、销”的管理体系,同时,采用卡口管理、物联网技术、视频监控和事中事后管理等手段实现监管。

1. 建设封闭式的物流监管运行模式。区内与境内其他地区之间应当设置符合海关监管要求的卡口、围网隔离设施、视频监控系统及其他海关监管所需的设施。按照统一、规范的原则建设和完善卡口的集装箱号识别系统、车牌识别系统、电子地磅系统和U卡识别系统等通道式智能系统,实现自动信息数据采集、传输、运行和管理。建设和配套闭路电视监控系统和全球定位系统,对监管区域、场所实施24小时监控,并对运输海关监管货物的车辆实施全球定位系统的全过程监控,促进货物在不同监管区域、场所间有序地流动。

2. 以企业为监管单元,实施风险管理。根据现代物流的特点,在特定的时间内对企业物流、资金流、信息流、经营状况和纳税记录等情况运用现代信息技术进行分析和开展稽查,对企业实行全过程的监督,注重前期审核和后期核销的状况,在对风险信息分析运用的基础上,进行有重点的监控。

3. 建立区域间联动机制。推进区域一体化建设,在确保有效监管的前提下,整合作业流程,简化手续,疏通保税物流在监管区域、场所间的合理流转渠道,构建保税物流全方位、多层次的立体监管体系及通关一体化机制,实现监管区域、场所间的整体联动,通过优势互补,提高区域竞争力,适应保税物流的发展。

4. 以信息化建设为基础,对保税货物物流进行动态监管。我国不断完善保税物流信息监控系统(见图9-15),实现监管区域、场所的物流企业和加工贸易企业与海关联网,及时了解保税货物进、出、转、存等物流信息,对保税货物物流进行全过程、动态的监管。

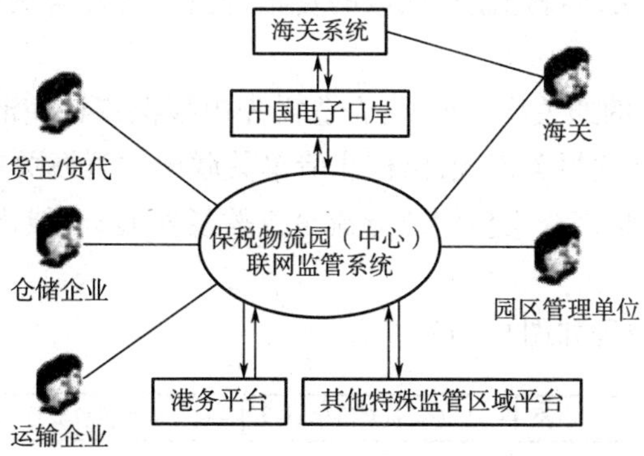

图9-15 我国保税物流信息监控系统

（四）海关特殊监管区域的监管模式

近年来我国坚持新发展理念,坚持高质量发展,解放思想,创新发展,赋予海关特殊监管区域改革开放新使命，打造具有国际竞争力和创新力的海关特殊监管区域，出台了许多新的监管措施。

1. 海关特殊监管区域的货物监管都具有一线二线的通关特征。

前文已述，报关中所谓的一线二线，是指从境外与监管区之间的进出设定为“一线”管理；从监管区与境内监管区外其他地区之间的进出设定为“二线”管理。海关特殊监管区域的货物流向可归纳为图9－16。各项业务涉及的核心单证如表9－2所示。

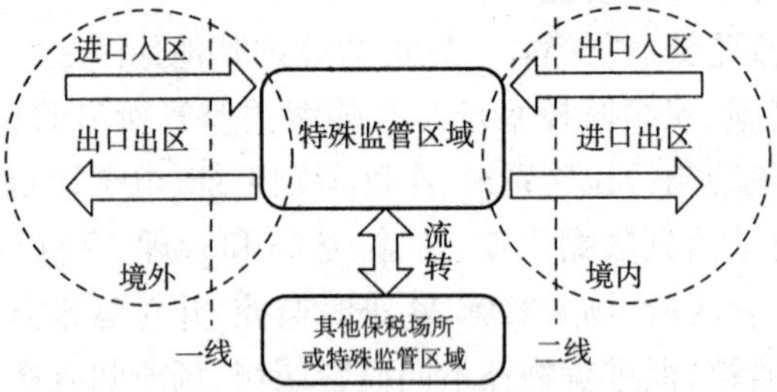

图9－16 海关特殊监管区域的货物流向

表9－2 各项业务涉及的核心单证

	核注清单（进口）	核注清单（出口）	进出口报关单	进出境备案清单	核放单
二线出口入区	√		√		√
二线进口出区		√	√		√
一线进口入区	√			√	√
一线出口出区		√		√	√

在当前的实践中，海关对特殊监管区域的货物进出区管理采用的通关作业模式可归纳为以下三点：

（1）一线货物进出区的通关作业模式：企业需先申报保税核注清单，再申报进出境备案清单。备案清单采用一体化报关模式，由核注清单关联向主管海关申报（同底账）。一线入区涉及属地查验的，海关验核查验标识或分流至查验场实施；一线出区的，海关不判断是否报关或查验。

一线进口入区操作流程如图9－17所示。

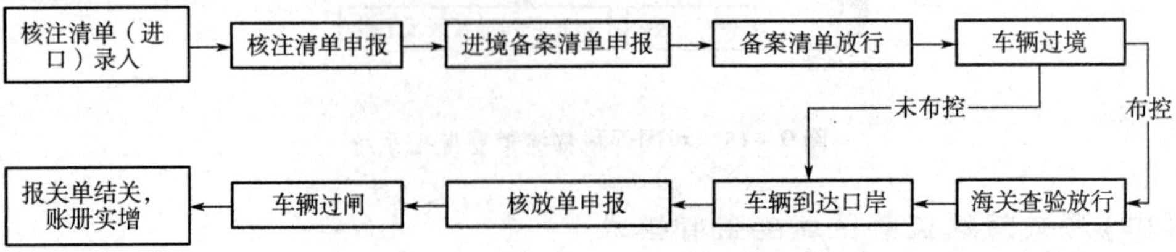

图9－17 一线进口入区操作流程

一线出口出区操作流程如图 9－18 所示。

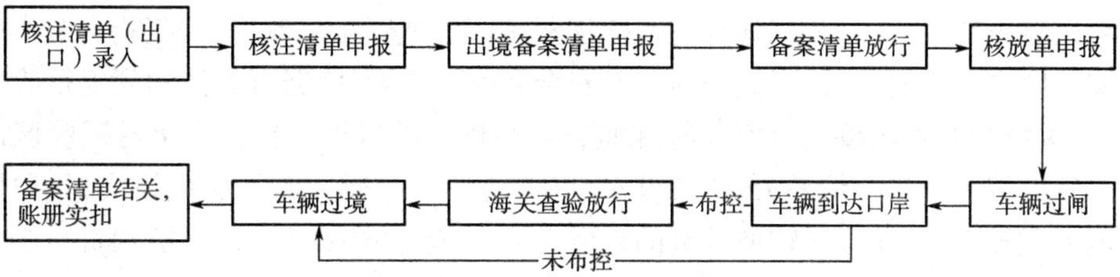

图 9－18　一线出口出区操作流程

（2）二线进出区的通关作业模式：企业需先申报保税核注清单，采用一体化报关模式，由核注清单关联向主管海关申报报关单。系统无须运抵报告且无论是否查验，均可做单证放行；单证放行状态正常反馈给企业端，告知货物可出入区；车辆过卡口（闸门）时提示放行或需查验；货物完全过卡口后，报关单自动结关。

二线出口入区操作流程如图 9－19 所示。

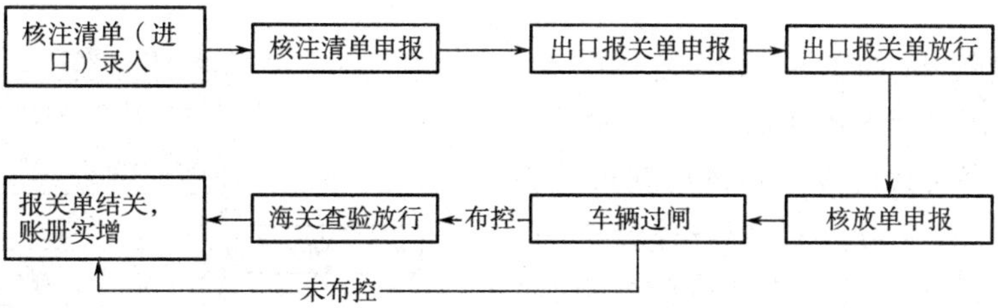

图 9－19　二线出口入区操作流程

二线进口出区的操作流程如图 9－20。

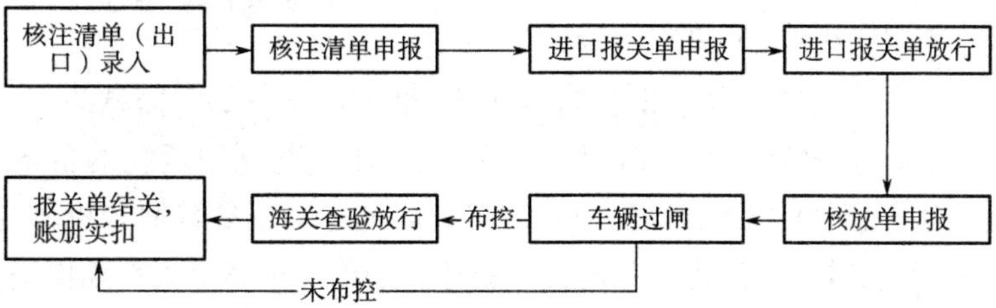

图 9－20　二线进口出区操作流程

（3）货物流（结）转。海关启用保税核注清单用于海关特殊监管区域和保税物流中心的货物流转。海关特殊监管区域、保税监管场所、加工贸易企业间加工贸易及保税货物流（结）转，应先由转入企业报送进口保税核注清单，再由转出企业报送出口保税核注清单。转入、转出保税核注清单均已审核通过的，企业进行实际收发货，并按相关要求办理卡口核放手续。

2.“一线放开”“二线安全高效管住”。在自由贸易试验区内的海关特殊监管区域,实施“一线放开”“二线安全高效管住”的通关监管服务模式。“一线放开”是指自贸实验区与境外之间可以自由地、不受海关监管地进行货物贸易;“二线安全高效管住”是指自贸实验区与非自贸实验区之间货物贸易,海关必须本着安全高效的原则,依据海关法的规定征收相应的关税;非海关特殊监管区域是指海关特殊监管区域以外的区域。在自由贸易试验区内的海关特殊监管区域,实施“一线放开”“二线安全高效管住”的通关监管服务模式,是加快贸易领域发展方式转变,推动贸易转型升级的重要举措,是建立国际高水平投资和贸易服务体系的需要,有利于促进试验区内货物、服务等各类要素自由流动,推动服务业扩大开放和货物贸易深入发展。

3. 先出区、后报关。《关于“先出区、后报关”有关事项的公告》(海关总署公告 2018 年第 198 号)规定,在海关特殊监管区域及保税物流中心(B 型)(以下简称“中心”)实施“先出区、后报关”监管改革。特殊区域及中心内企业对出境货物,可通过信息化系统[1]凭核放单先行办理出特殊区域及中心手续,再向海关报关。

单元四　金关二期保税加工和保税物流管理系统的应用

金关二期项目(如图 9 - 21)是经国务院批准立项的国家重大电子政务工程项目。其建设目标是通过顶层设计和科技创新,采用物联网、云计算等新技术,重点建设全国海关监控指挥系统、进出口企业诚信管理系统、加工和保税监管系统、海关物流监控系统等应用系统;实现进出口货物全过程可视化监控,对监控信息实时分析、风险研判、快速反应和应急处置,全面发挥海关在国家建设发展中的关境保护作用;形成进出口企业进出口信用评价体系及口岸通关差别化管理机制,推动口岸各部门信息共享,准确核查企业进出口申报的真实性,有效改善进出口贸易秩序;进一步优化保税货物的备案、通关、核销流程,实现先进的与国际接轨的无纸化通关模式,有效促进加工贸易转型升级,大幅提升口岸通关效率,降低贸易成本,进一步优化海关监管与服务。本单元阐述金关二期保税加工和保税物流管理系统的应用。

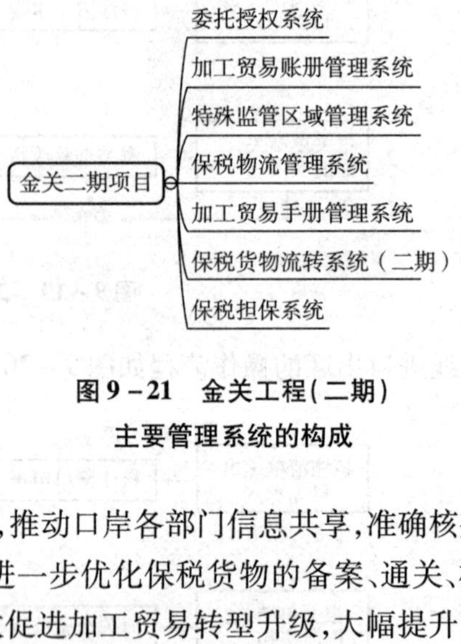

图 9 - 21　金关工程(二期)主要管理系统的构成

一、加工贸易管理系统

金关工程(二期)加工贸易管理系统是金关工程(二期)的重要组成部分,通过综合运用大数据、云计算等新一代信息技术,优化“备案、通关、核销”三段式管理模式,具有

[1] 金关二期一线出境的普通核注清单就可以实现先出区后报关功能,即先申报核注清单和核放单,货物到码头后再申报报关单并关联核注清单,报关单结关后核注清单即可扣账。

底账类型整合、料号级管理、核注清单管理和智能化审核作业等多种特点，支持以企业生产管理实际料号级数据为基础的管理，实现料号级保税监管，实现由结果管理向过程实时管理转变，达到严密监管、高效便利、风险可控的工作目标。

企业可以通过国际贸易单一窗口（如图9－22）或“互联网＋海关”办事平台切入海关金关工程（二期）加工贸易管理系统并申报电子数据。

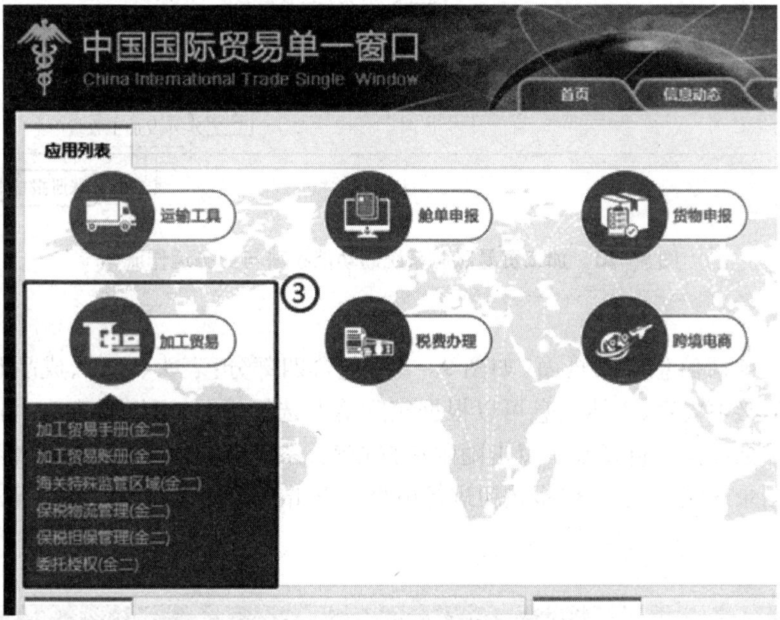

图9－22 国际贸易单一窗口——加工贸易页面

（一）加工贸易账册系统的应用

加工贸易账册系统适用于海关特殊监管区域和保税监管场所外的从事加工贸易账册管理的企业（以企业为单元设立账册的加工贸易企业），通过优化“备案、通关、核销”三段式管理模式，支持对以企业生产管理实际料号级数据为基础的管理，实现料号级保税监管；推广全流程信息化管理，实施保税无纸化、智能化作业。

加工贸易账册系统分为备案、通关和核销功能模块，其业务运作流程如图9－23所示。备案环节实现企业资质申请的备案、变更功能和电子账册的备案、变更功能。核销环节在电子账册备案审批通过的基础上，实现电子账册报核的正常申报、补充申报和核销结果确认的录入申报功能。

1. 企业资质申请。企业资质申请功能模块实现企业资质申请的备案新增、修改、删除、查询、暂存、申报、打印、变更等功能，主要内容包括联网监管企业基本信息、商务部门业务批准证相关信息等。企业可自行录入或者委托代理人[1]完成企业资质申请数据录入，录入完成申报后向海关发送申报信息。海关收到企业资质申请信息后，由关员进行审核，企业可查询

[1] 需要通过委托授权系统进行企业间的授权。

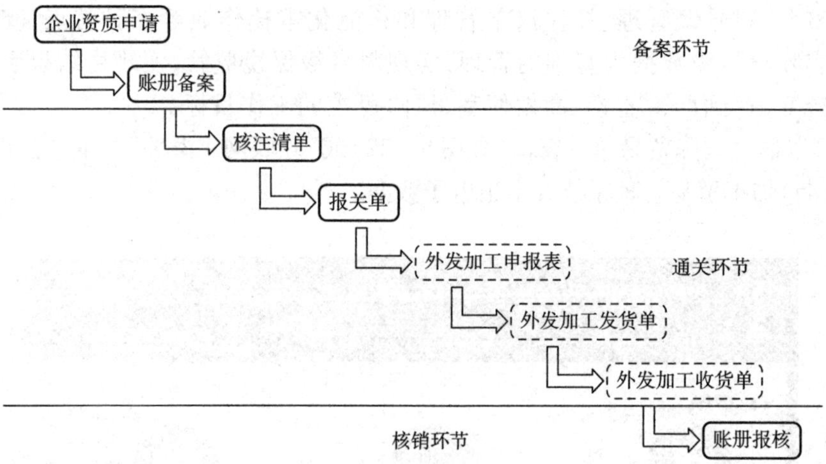

图 9－23　加工贸易账册系统的功能模块与业务运作流程

审核结果。

企业资质申请信息录入页面(如图 9－24)包含四部分:表头、料件、成品和随附单据。表头信息表为必填内容,表体信息可以根据实际情况选择填写,可以对表头、料件、成品、单损耗和随附单据数据进行修改。点击随附单据按钮,系统会弹出随附单据上传页面。加工贸易账册数据录入完毕,点击申报按钮进行申报。点击打印按钮,可对企业资质申请的内容进行打印。

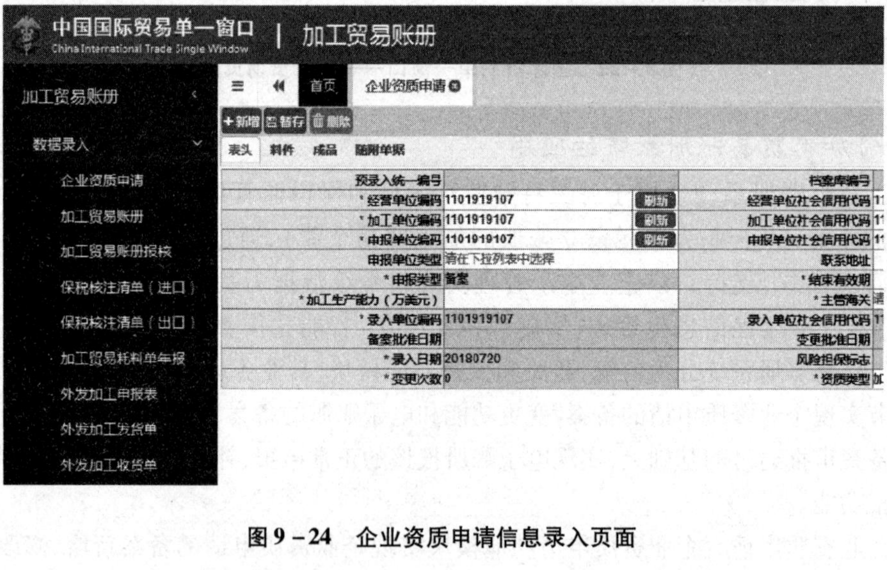

图 9－24　企业资质申请信息录入页面

企业可以进行企业资质申请变更录入,录入完成申报后向海关发送申报信息。海关收到企业资质申请变更信息后,由关员进行审核,审核后将审核结果发送到单一窗口,企业可通过单一窗口查询审核结果。

2. 账册备案。加工贸易账册功能模块实现账册的备案新增、修改、删除、查询、变更等功能,主要内容包括加工贸易账册企业基本信息,进出口料件、成品,和单损耗、随附单据等数据。加工贸易账册信息录入页面(如图9-25)包含五部分:表头、料件、成品、单损耗和随附单据。表头信息表为必填内容,表体信息可以根据实际情况选择填写,可以对表头、料件、成品、单损耗和随附单据数据进行修改。点击打印按钮,可对账册信息的内容进行打印。

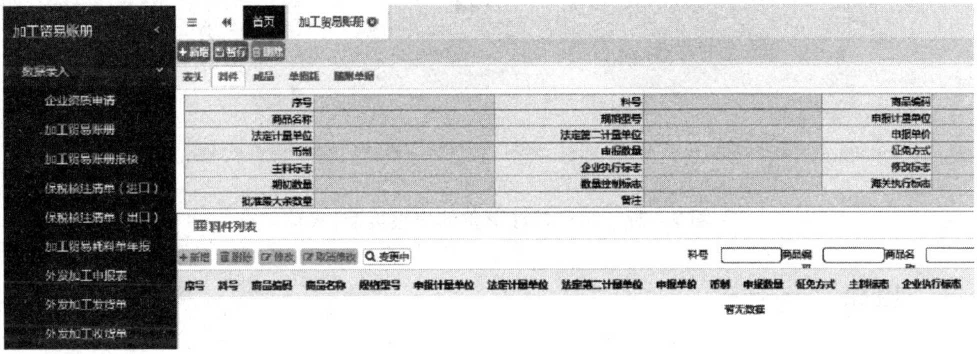

图9-25 加工贸易账册信息录入页面

加工贸易账册系统还具有单损耗质疑磋商功能。海关收到企业发送的加工贸易账册信息后,审核时若发现成品对应的单损耗数据有问题,会向企业发送单损耗质疑通知书或磋商通知书。企业收到质疑通知书后,可以针对本次质疑补充证明材料,以随附单据的形式申报给海关,海关审核确认无误后,会向企业发送质疑入库成功回执,然后再发送该账册数据的审批通过回执。企业收到磋商通知书后,双方进行沟通,达成一致意见后,海关会向企业发送磋商记录回执,然后再发送该账册数据的审批通过回执。

3. 保税核注清单的申报。保税核注清单属于办理加工贸易及保税监管业务的相关单证,是金关二期保税底账核注的专用单证,是所有金关二期保税底账的进、出、转、存的唯一凭证。加工贸易账册系统提供保税核注清单的新增、修改、删除、查询、暂存、申报、复制、打印等功能。保税核注清单的申报页面如图9-26、图9-27所示。申报人要按海关总署发布的《保税核注清单填制规范》填制相关信息,在系统弹出的附件上传窗口,点击“新增”按钮录入随附单证。

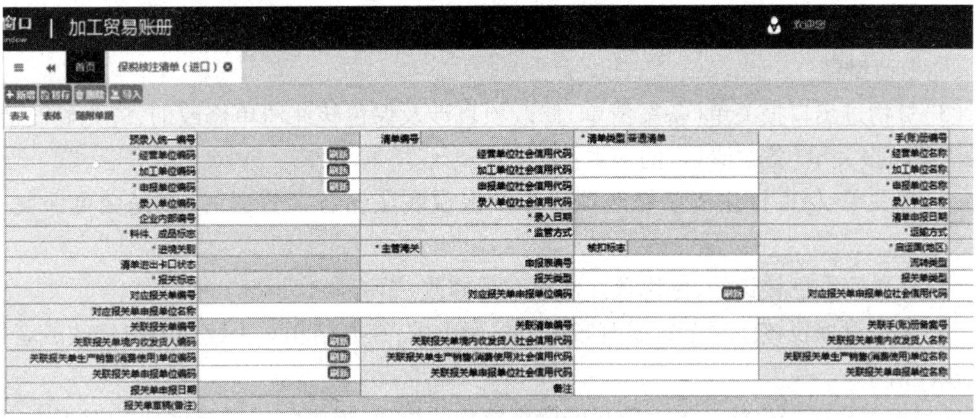

图9-26 保税核注清单的申报页面(表头)

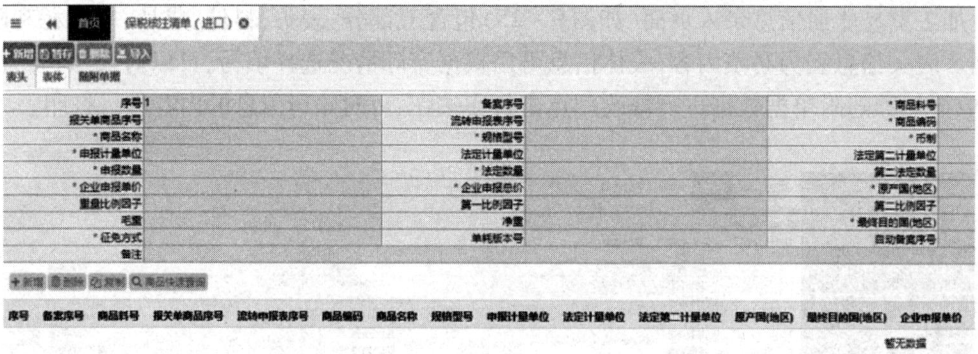

图 9－27　保税核注清单的申报页面(表体)

链接

哪些保税核注清单商品项可以归并为报关单(备案清单)同一商品项?

符合下列条件的保税核注清单商品项可归并为报关单(备案清单)同一商品项:

1. 料号级料件同时满足10位商品编码相同、申报计量单位相同、中文商品名称相同、币制相同、原产国相同的,可予以归并。其中,根据相关规定可予保税的消耗性物料与其他保税料件不得归并;因管理需要,海关或企业认为需要单列的商品不得归并。

2. 出口成品同时满足10位商品编码相同、申报计量单位相同、中文商品名称相同、币制相同、最终目的国相同的,可予以归并。其中,出口应税商品不得归并;涉及单耗标准与不涉及单耗标准的料号级成品不得归并;因管理需要,海关或企业认为需要单列的商品不得归并。

海关接受企业报送保税核注清单后,保税核注清单需要修改或者撤销的,按以下方式处理:

(1)货物进出口报关单(备案清单)需撤销的,其对应的保税核注清单应一并撤销。

(2)保税核注清单无须办理报关单(备案清单)申报或对应报关单(备案清单)尚未申报的,只能申请撤销。

(3)货物进出口报关单(备案清单)修改项目涉及保税核注清单修改的,应先修改清单,确保清单与报关单(备案清单)的一致性。

(4)报关单、保税核注清单修改项目涉及保税底账已备案数据的,应先变更保税底账数据。

(5)保税底账已核销的,保税核注清单不得修改、撤销。

(6)海关对保税核注清单数据有布控复核要求的,在办结相关手续前不得修改或者撤销保税核注清单。

4. 加工贸易账册报核。加工贸易账册报核功能模块,提供加工贸易账册按照报核周期,对本核销周期内核注清单、库存情况进行申报,提供账册的滚动核销。加工贸易账册报核功能包括录入新增、暂存、申报、修改、删除、打印等功能。图 9 – 28 是加工贸易账册报核页面截图。

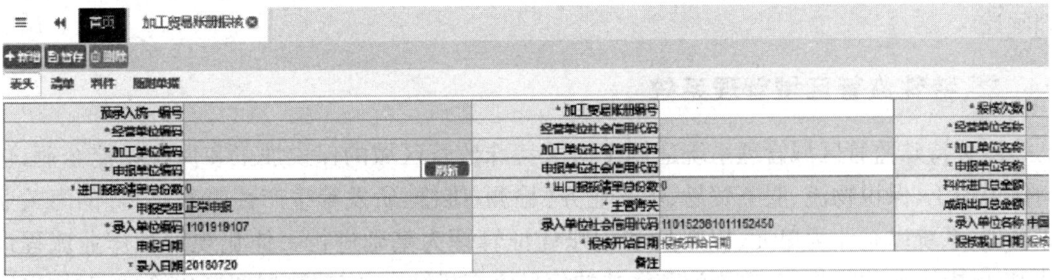

图 9 – 28　加工贸易账册报核页面

（二）加工贸易手册系统的应用

加工贸易手册系统建设完整的加工贸易手册体系，实行“料号级管理”的监管模式，实现“精准化”核销核算，构建相对规范又局部个性化的管理模式。

加工贸易手册系统适用于海关特殊监管区域和保税监管场所外的从事加工贸易手册管理的企业（以合同为单元设立手册的加工贸易企业），其系统模块与业务运作流程如图 9 – 29 所示。

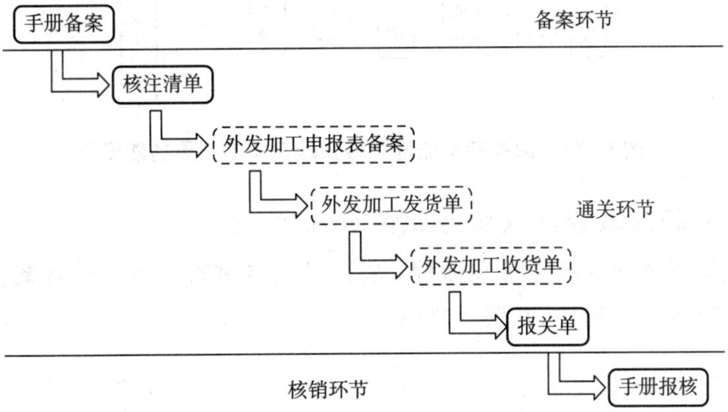

图 9 – 29　加工贸易手册系统模块与业务运作流程

加工贸易手册系统支持全自动导入、录入两种数据申报方式，并实现将企业申报数据、海关审批回执等信息数据下发功能，分为备案、通关、外发加工、不作价设备、核销功能等模块。

备案环节实现加工贸易手册、加工贸易耗料单年报的备案、变更及查询功能。

外发加工环节实现外发加工备案、变更及查询功能，外发加工收发货单的申报、撤销及查询功能。

通关环节实现核注清单备案、修改、复制、导出及查询功能等。

核销环节在加工贸易手册备案审批通过基础上，实现手册报核的正常申报、补充申报和核销结果确认的申报、修改及查询功能。

加工贸易手册系统各业务环节的申报基本与加工贸易账册系统相同，这里略去不做详细阐述。

二、特殊监管区域管理系统

海关特殊监管区域管理系统适用于海关特殊监管区域的保税加工和保税物流企业，包括保税加工、保税物流、服务贸易、新兴业务（检测、维修、研发等生产性服务业）等的海关业务管理，系统以企业为单元、以账册和记账凭证管理为基础进行一体化规划和作业流程设计，将区内企业的货物流、单证流和海关的信息流有机结合，实现数据智能化管理，对进出区域的货物的进、出、转、存等环节实施全方位监管。企业可以通过国际贸易单一窗口或"互联网+海关"办事平台，切入特殊监管区域管理系统并申报电子数据。

（一）特殊监管区域管理系统的功能模块

特殊监管区域管理系统的主要功能模块见图9－30。

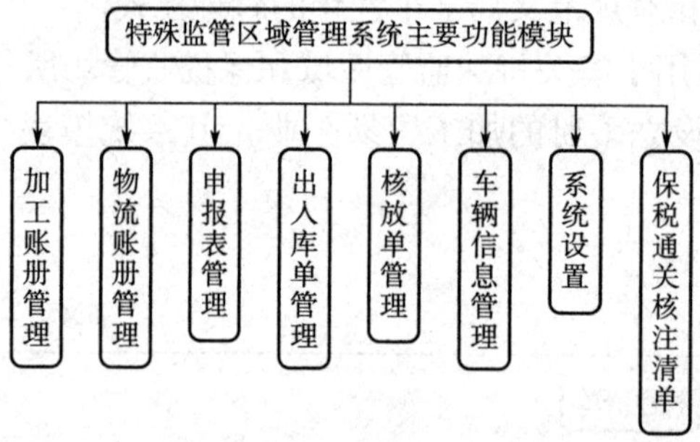

图9－30　海关特殊监管区域管理系统的主要功能模块

（二）特殊监管区域管理系统的业务总流程

1. 特殊监管区域管理系统业务总流程。特殊监管区域管理系统的备案、通关、核销业务总流程可归纳如图9－31所示，其要点总结如下：

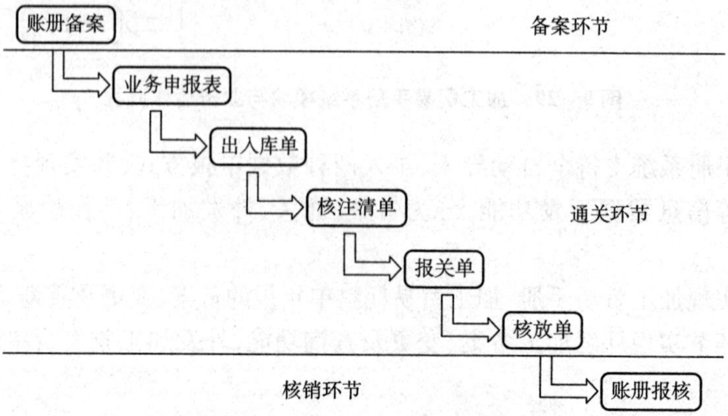

图9－31　海关特殊监管区域系统业务总流程

(1)企业申报区内物流账册,向海关申报,海关审核通过后,账册建立。

(2)企业录入核注清单,向海关申报。海关启用保税核注清单后,海关特殊监管区域、保税监管场所间或与区(场所)外企业间进出货物的,区(场所)内企业不用办理备案清单申报手续。企业报送保税核注清单后需要办理报关单(备案清单)申报手续的,报关单(备案清单)申报数据由保税核注清单数据归并生成。海关审核通过后,核注清单关联生成报关单。

(3)海关审核报关单,报关单放行。

(4)核放单录入后,向海关申报,海关审核通过后,车辆可以过卡口。海关会对核放单或者报关单进行布控查验,被布控的车辆需要到查验场接受查验,没有布控的车辆,过卡出入区。

(5)报关单对应的核放单都过卡之后,对应的核注清单核扣账册底账。

各业务阶段区内企业、电子口岸区域系统、海关区域系统以及海关通关物流卡口系统的运作可归纳为图 9-32。

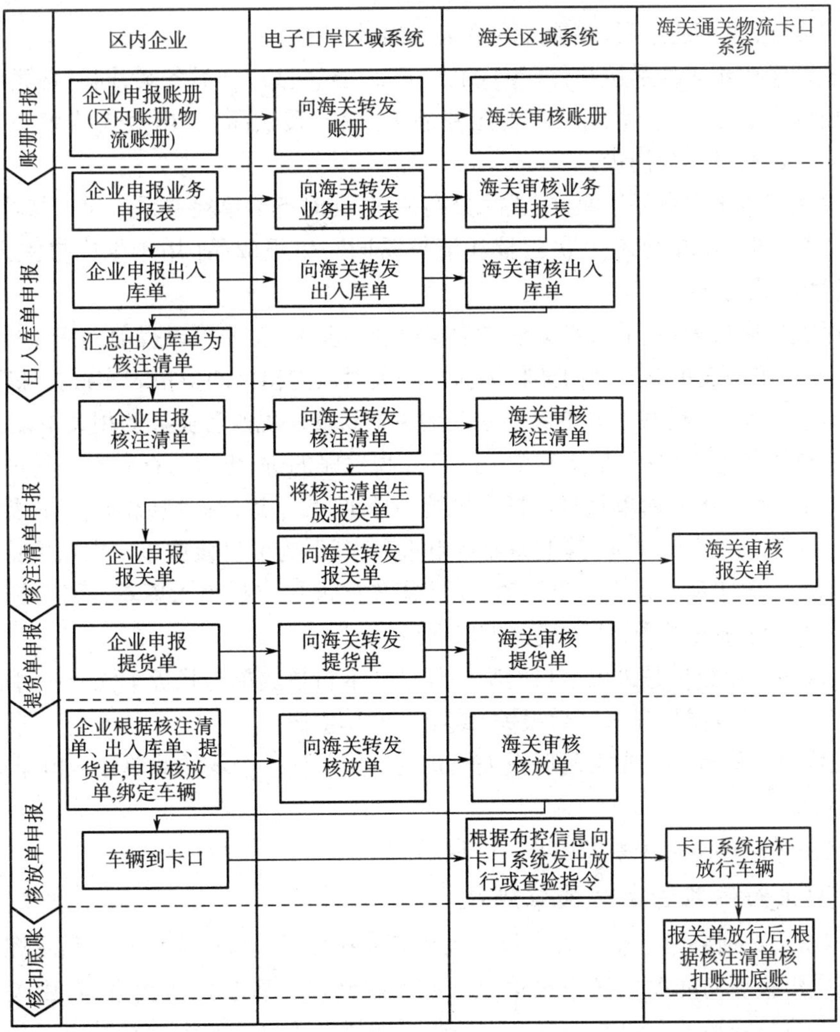

图 9-32 海关特殊监管区域业务运作总流程

2. 特殊监管区域管理系统所涉及的业务单证。特殊监管区域管理系统所涉及的业务单证主要有底账(账册)、业务申报表、核注清单、出入库单、核放单、提货单。

(1)底账(账册)。底账(账册)是指用于海关特殊监管区域或保税监管场所(以下简称区域和场所)的企业账册。区域账册包括物流账册、加工账册(单耗)、加工账册(耗料)和加工账册(工单)。场所账册为物流账册。所有底账的进、出、转、存的唯一凭证是核注清单。物流账册是一种记账式的账册,主要用于场所、区域中的物流业务,其中区域设备账册被看作是一种特殊的物流账册。物流账册无单耗,备案时不允许备案表体,但可变更表体(商品编码、存储期限)。物流账册支持记账和累计。物流账册通过核注清单进出口及核注。

(2)业务申报表。业务申报表是日常进出区统一业务审批单证,具体类别包含分送集报、外发加工、保税展示交易、出区检测、出区维修、模具外发、简单加工及其他日常进出区等。申报表需要备案、变更及结案,可在货物实际进出区过程中做担保额度动态控制。

海关特殊监管区域管理系统运用业务申报表对分送集报、外发加工、保税展示交易、设备检测、设备维修、模具外发、简单加工及其他日常进出区业务实行统一管理。企业需先备案业务申报表,经审核通过后,才能办理货物进出区手续。

①外发加工申报表商品按料件(半成品)、成品(残次品)分类备案,同时备案单耗关系。外发加工出区商品为料件(半成品)、返区商品为成品(残次品)。申报表结案平衡条件是:出区数量 = 入区数量 + 耗用量。

②简单加工申报表商品按料件、成品分类备案,同时备案单耗关系。出口核注清单需要与申报表关联(进口清单可不关联),核注清单需同时申报成品(用于生成报关单)与料件(用于核注物流账册)商品。

③担保管理申报表:对于需要交纳风险担保金的业务,企业可以提前向海关办理担保手续;海关也可在申报表审核过程中征收担保。海关对风险担保的申报表实行担保额度控制。

(3)核注清单。保税核注清单属于办理加工贸易及保税监管业务的相关单证,是金关二期保税底账核注的专用单证,是所有金关二期保税底账的进、出、转、存的唯一凭证。

(4)出入库单。出入库单是日常进出区统一单证,表示进出区域或场所的一批次货物的出入库。出入库单为中间单证,其上为业务申报表,其下为卡口核放单。申报表的担保额度调整通过出入库单实现。货物进出区时,企业需先向海关申报出入库单,经审核通过后,企业再由出入库单生成核放单,凭核放单进出卡口。

(5)核放单。核放单是进出卡口的唯一凭证。卡口核放单与载货车辆一一对应,核放单只能由核注清单、提货单(先入区后报关)或出入库单生成。

(6)提货单。提货单是先入区后报关模式的专用单证。企业凭此单证从口岸提货,并生成核放单入区。

以上主要单据的对应关系如图 9 - 33 所示。

(三)海关特殊监管区域系统操作

1. 加工贸易账册备案。企业可自行录入或者委托预录入机构完成加工贸易账册数据录入,录入完成申报后向海关发送申报信息。海关收到加工贸易账册信息后,由关员进行审核,审核后将审核结果发送到电子口岸。企业可通过电子口岸查询审核结果。加工贸易账册功能模块包括加工贸易账册录入新增、修改、删除、申报、查询、打印功能。该系统的操作

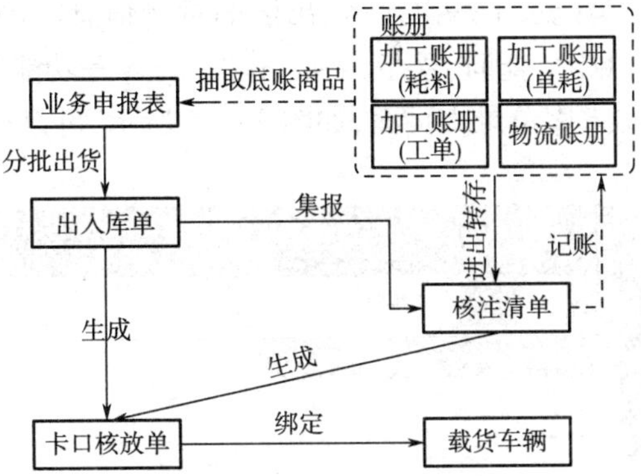

图9－33 海关特殊监管区域系统各单据关系

同前述的加工贸易账册系统。

2. 物流账册。物流账册功能模块实现物流账册的备案新增、修改、删除、查询、变更等功能，主要内容包括物流账册企业基本信息、表体信息和随附单据等数据。如图9－34所示。企业可自行录入或者委托预录入机构完成物流账册数据录入，录入完成申报后向海关发送申报信息。海关收到物流账册信息后，由关员进行审核，审核后将审核结果发送到电子口岸。企业可通过电子口岸查询审核结果。

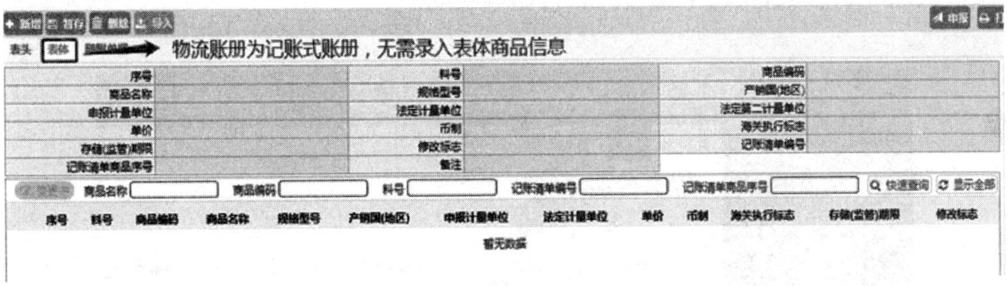

图9－34 海关特殊监管区域系统物流账册页面

3. 业务申报表。企业在开展业务前需要在海关特殊监管区域系统中业务申请表模块进行业务申请，业务申请表只需在业务开展前申请一次（备案进出的货物品名），今后的批次进出无须每次申请。

业务申报表功能模块主要提供业务申报表备案的录入申报功能。企业可自行录入或者委托预录入机构完成业务申报表数据录入，录入完成申报后向海关发送申报信息。海关收到业务申报表信息后，由关员进行审核，审核后将审核结果发送到电子口岸。企业可通过电子口岸查询审核结果。业务申报表功能模块包括业务申报表录入新增、修改、删除、申报、查询、打印功能。

业务申报表结案功能模块主要提供业务申报表的结案功能。企业可自行或者委托预录入机构完成业务申报表数据结案申请，申报后向海关发送申报信息。海关收到业务申报表结案信息后，由关员进行审核，审核后将审核结果发送到电子口岸。企业可通过电子口岸查询审核结果。

4. 出入库单。出入库单记录了每次入区、出区的货物信息。出入库单功能模块主要提供出入库单的新增、修改、删除、查询、暂存、申报、作废、打印等功能。点击选择菜单【数据录入】—【出入库单】，进入出入库单录入页面，如图9－35所示，可以进行出入库单备案、作废。

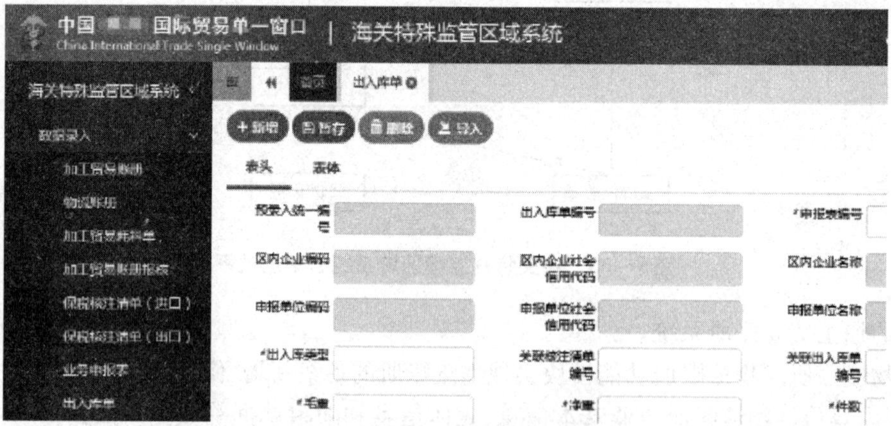

图9－35　出入库单表头页面截图

5. 保税核注清单申报。保税核注清单申报模块（如图9－36）主要提供保税核注清单的新增、修改、删除、查询、暂存、申报、复制、打印等功能。

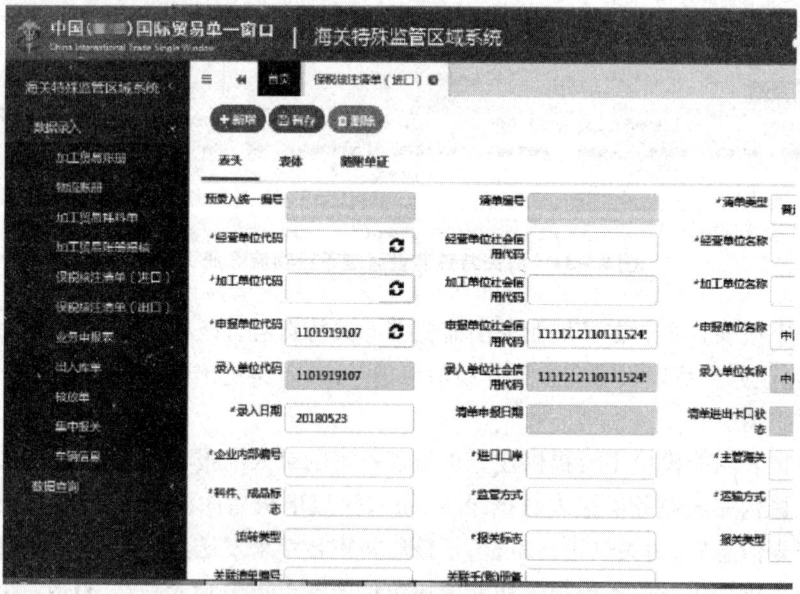

图9－36　海关特殊监管区域系统保税核注清单申报页面

6. 核放单。核放单是对出入库单进行核注的单据，在车辆实际进出区后，核放单会对出入库单进行核注。核放单功能模块主要提供核放单的新增、修改、删除、查询、暂存、申报、作废、打印等功能。点击选择菜单【数据录入】—【核放单】，进入核放单录入页面，可以进行核放单录入、作废。

三、保税物流管理系统

保税物流管理系统适用于海关保税监管场所企业的保税加工和保税物流的监管，包括保税物流、服务贸易、新兴业务（检测、维修、研发等生产性服务业）等的海关业务管理，以账册和记账凭证管理作为基础，以区域为整体进行一体化规划和作业流程设计。将区内企业的货物流、单证流和海关的信息流有机结合，实现数据智能化管理，对进出区域的货物的进、出、转、存等环节实施全方位监管。

保税物流管理系统支持全自动导入、录入两种数据申报方式，并实现将企业申报数据、海关审批回执等信息数据下发功能，分为备案和通关功能模块。

物流账册的备案、变更功能，核注清单备案功能，业务申报表备案、变更、结案功能，出入库单的备案、作废功能，核放单的备案、作废功能，集中报关，车辆信息备案、变更功能等，与海关特殊监管区域系统基本相同，相关操作可参见海关特殊监管区域系统的阐述。

四、保税货物流转系统

保税货物流转管理系统应用范围涵盖全部加工贸易企业，包括区外加工企业、监管场所、特殊监管区域，满足海关对加工贸易货物监管、监控的需要。其功能模块如图 9－37 所示。

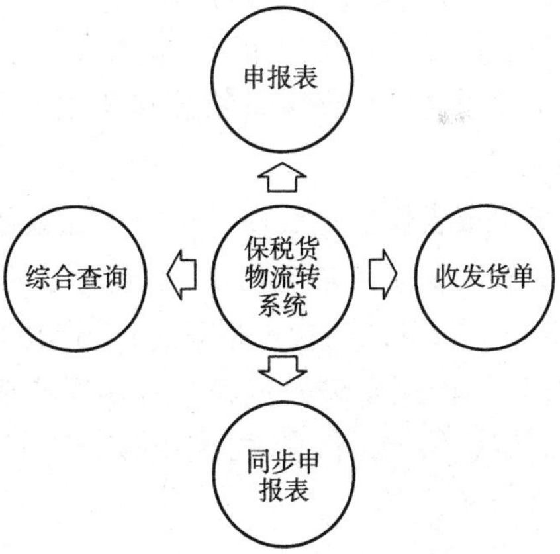

图 9－37 保税货物流转系统功能模块

申报表模块（如图 9－38）实现申报表的备案新增、修改、删除、查询、变更等功能，主要内容包括货物流转双方基本信息、流转货物信息等。点击保税货物流转系统申报主页面中“申报表”，右侧区域展示录入界面，分为申报表表头、表体、随附单据。其中，转出申报表备案模块主要提供转出申报表备案的录入申报功能。企业可自行录入或者委托预录入机构完成转出申报表数据录入，录入完成申报后向海关发送申报信息。海关收到转出申报表信息后，由关员进行审核，审核后将审核结果发送到电子口岸。企业可通过电子口岸查询审核结果。转出申报表功能模块包括录入新增、修改、删除、申报、查询、打印功能。转入申报表备案模块主要提供保税货物流转申报表转入方的录入、暂存、申报、修改、删除、打印、变更功能。转出申报表备案成功后，进入转入申报表备案环节。

收发货单模块包括发货登记备案和收货登记备案。发货登记备案模块实现保税货物流转货物实际发货的管理，包括录入、修改、删除、查询、发货单撤销等功能。在发货登记表头页面中录入“申报表编号”，按回车键，系统根据“申报表编号”自动返填转出方信息。发货登记、收货登记表体，流转双方申报表序号必须一一对应。发货登记表头及表体填写完毕，

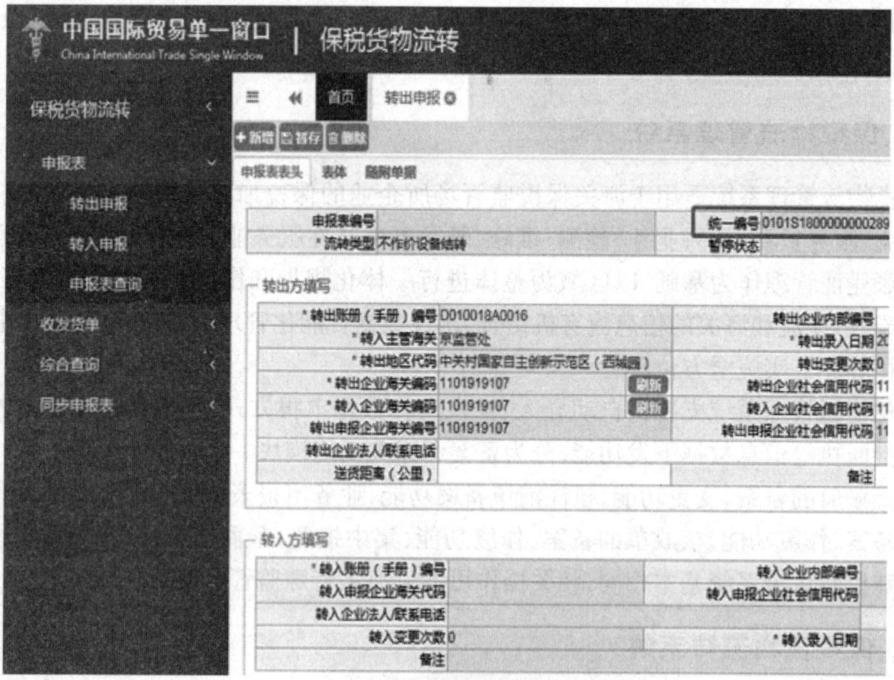

图 9－38　保税货物流转系统页面截图

可以点击"暂存"按钮，对当前录入的内容进行保存，也可直接点击"申报"按钮，向海关申报。发货登记海关审批通过，状态显示为海关备案成功。此时，收货企业进行收货登记。收货登记备案模块实现保税货物流转货物实际收货的管理，包括录入、修改、删除、查询、发货单撤销等功能。

同步申报表模块主要提供将海关备案成功的结转申报表数据从海关备案系统同步到单一窗口保税货物流转系统的功能，包括实时的收发货数量、已报关数量等。点击选择菜单"同步申报表"，进入同步申报表页面，选择企业类型、企业海关编号，录入需要同步的申请表编号，点击申报表同步按钮，系统弹出操作成功提示，点击"刷新"按钮，可以看到同步数据。申报表同步后的详细信息，可到申报表查询页面查询。

项目情景实例

陈湘是这样完成任务的：

1. 办理维修设备的进出境手续。租赁贸易是指经营租赁业务的企业与外商签订国际租赁合同项下境内企业租赁进口或出租出口的货物。租赁期在一年及以上的进出口货物，简称"租赁贸易"。租赁期在一年及以上的进出口货物分期办理征税手续时，简称"租赁征税"。租赁期不满一年的进出口货物，简称"租赁不满一年"。办理手续前，需要将租赁合同进行备案，提供包括租赁合同号、租赁期间租金的支付计划及相关单据。根据海关的规定，租赁厂房或者设备的，在办理手册备案手续时提供相当于应缴税款金额的保证金或者银行、非银行金融机构保函，保证金金额以货值为基础计算。租金申报时按照提供租金交付计划，根据计划周期进行报关，租赁期满后出口退运，凭借出口报关单和租赁报关单退还保证金。

2. 办理维修零配件的出仓报关手续。根据海关规定，保税仓库货物出仓运往境内其他地方转为正式进口的，包括保税期外维修的，按一般进口货物的程序办理进口报关手续，进口报关单按实际进口监管方式填报。保税仓库企业也可以集中报关方式出仓，海关应审批企业集中报关的书面申请，申请中应写明集中报关的商品名称、发货流向、发货频率、合理理由等。维修零配件出仓用于保修期内维修免税出仓的，在报关单"贸易方式"栏填写"无代价抵偿货物"，办理进口报关手续。

3. 确定维修零配件储存期限及管理。根据海关规定，保税仓库货物存储期限为1年。确有正当理由的，经海关同意可予以延期；除特殊情况外，延期不得超过1年。维修零配件未经批准超期储存，应办理退运或进口或放弃等手续。维修零配件未经海关批准并按规定办理有关手续，不得出售、转让、抵押、质押、留置、移作他用或进行其他处置。

4. 办理维修零配件在跨关区保税仓库之间调拨的海关手续。保税仓库与海关特殊监管区域或其他海关保税监管场所往来流转的货物，属于保税间流转。企业可使用金关二期保税货物流转系统进行申报，填制申报表。具体申报为：接收方保税监管仓库首先使用保税货物流转系统，填制申报表，制作进口核注清单（选择非报关），经海关审批通过后，发货人使用保税货物流转系统制作出口核注清单（选择非报关，内容关联接收方核注清单）。

单元五 保税核注清单及其填报

《海关总署关于启用保税核注清单的公告》（海关总署2018年第23号公告）已赋予核注清单的法律地位，并对其填制规范进行了明确。

一、保税核注清单的主要内容与作用

保税核注清单属于办理加工贸易及保税监管业务的相关单证，是金关二期保税底账核注的专用单证，是所有金关二期保税底账的进、出、转、存的唯一凭证。

保税核注清单分保税核注清单（进口）和保税核注清单（出口）两种。其主要内容分别见表9－3和表9－4[1]。

表9－3 保税核注清单（进口）

打印日期：

预录入统一编号		清单编号		清单类型		手(账)册编号	
经营单位代码		经营单位社会信用代码		经营单位名称		加工单位编码	
加工单位社会信用代码		加工单位名称		申报单位编码		申报单位社会信用代码	

[1] 此表是我们根据金关二期管理系统中保税核注清单的页面（参见图9－26、图9－27）编辑而成，主要用于阐述其所含的主要内容，实际编排结构并非如表中格式。

续表

申报单位名称		录入单位编码		录入单位社会信用代码		录入单位名称	
录入日期		清单申报日期		清单进出卡口状态		核扣标志	
企业内部编号		进口口岸		主管海关		启运国(地区)	
料件、成品标志		监管方式		运输方式		申报表编号	
流转类型		报关标志		报关类型		报关单类型	
对应报关单编号		对应报关单申报单位编码		对应报关单申报单位社会信用代码		对应报关单申报单位名称	
关联清单编号		关联手(账)册备案号		关联报关单编号		关联报关单申报日期	
关联报关单收发货人代码			关联报关单社会信用代码		关联报关单收发货人名称		
关联报关单生产销售(消费使用)单位代码			关联报关单社会信用代码		关联报关单单位名称		
关联报关单申报单位代码			关联报关单社会信用代码		关联报关单申报单位名称		
备注							
表体							

商品序号	报关单商品序号	备案序号	商品料号	商品编码	商品名称	规格型号	原产国（地区）	最终目的	币制	申报单价	申报数量	申报计量单位	申报总价	法定数量	法定计量单位	法定第二数量	法定第二计量单位	征免方式	单耗版本

表 9-4　保税核注清单(出口)

打印日期:

预录入统一编号		清单编号		清单类型		手(账)册编号	
经营单位代码		经营单位社会信用代码		经营单位名称		加工单位编码	
加工单位社会信用代码		加工单位名称		申报单位编码		申报单位社会信用代码	
申报单位名称		录入单位编码		录入单位社会信用代码		录入单位名称	
录入日期		清单申报日期		清单进出卡口状态		核扣标志	
企业内部编号		出口口岸		主管海关		运抵国(地区)	
料件、成品标志		监管方式		运输方式		申报表编号	
流转类型		报关标志		报关类型		报关单类型	
对应报关单编号		对应报关单申报单位编码		对应报关单申报单位社会信用代码		对应报关单申报单位名称	

续表

关联清单编号		关联手(账)册备案号		关联报关单编号		关联报关单申报日期	
关联报关单收发货人代码			关联报关单社会信用代码		关联报关单收发货人名称		
关联报关单生产销售(消费使用)单位代码			关联报关单社会信用代码		关联报关单单位名称		
关联报关单申报单位代码			关联报关单社会信用代码		关联报关单申报单位名称		
备注							
表体							

商品序号	报关单商品序号	备案序号	商品料号	商品编码	商品名称	规格型号	原产国(地区)	最终目的	币制	申报单价	申报数量	申报计量单位	申报总价	法定数量	法定计量单位	法定第二数量	法定第二计量单位	征免方式	单耗版本

加工贸易及保税监管企业已设立金关二期保税底账的，在办理货物进出境、进出海关特殊监管区域和保税监管场所，以及开展海关特殊监管区域、保税监管场所、加工贸易企业间保税货物流(结)转业务的，相关企业应按照金关二期保税核注清单系统设定的格式和填制要求向海关报送保税核注清单数据信息，再根据实际业务需要办理报关手续。海关启用保税核注清单后进出口报关单❶不再直接承担保税底账核注功能。

保税核注清单分为报关、不报关两种类型，需报关的核注清单为报关单的随附单证，其与报关单的关系分为关联报关或对应报关。保税核注清单申报后可以对电子底账进行核注，同时归并生成报关单用于实际通关。其在通关中的作用可以归纳为以下几点：

第一，简化报关手续，部分业务无须申报报关单。例如不涉证、不涉税、不涉及贸易统计的余料结转、销毁处置(未获得收入)及不作价设备结转等业务，无须进行报关申报。海关特殊监管区域、保税监管场所间或与区(场所)外企业间进出货物的，区(场所)内企业可不再办理备案清单申报手续。除此之外，实际进出境、深加工结转、内销征税等业务的核注清单可用于按要求报关，企业报送保税核注清单后需要办理报关单(备案清单)申报手续的，报关单(备案清单)申报数据由保税核注清单数据归并生成。

第二，料号级核注清单自动归并，生成项号级报关单数据底稿，不会因为实行料号级管理后增加企业报关压力。

第三，在实际进出口通关过程中，核注清单作为报关单的随附单证，为海关通关、查验等工作提供更加详细、精准的依据和抓手。

二、保税核注清单的填报规范

(1)预录入编号。本栏目填报核注清单预录入编号，预录入编号由系统根据接受申报的

❶ 保税核注清单与进出口报关单主要区别在商品上：前者是反映企业生产实际的料号级商品；后者是用于通关、料号级数据经过归并汇总的项号级商品，两级数据需要保持一致。

海关确定的规则自动生成。

(2)清单编号。本栏目填报海关接受保税核注清单报送时给予保税核注清单的编号,一份保税核注清单对应一个清单编号。保税核注清单海关编号为18位,其中第1~2位为QD,表示核注清单,第3~6位为接受申报海关的编号(海关规定的《关区代码表》中相应海关代码),第7~8位为海关接受申报的公历年份,第9位为进出口标志("I"为进口,"E"为出口),后9位为顺序编号。

(3)清单类型。本栏目按照相关保税监管业务类型填报,包括普通清单、分送集报清单、先入区后报关清单、简单加工清单、保税展示交易清单、区内流转清单、异常补录清单等。

(4)手(账)册编号。本栏目填报经海关核发的金关工程二期加工贸易及保税监管各类手(账)册的编号。

(5)经营企业。本栏目填报手(账)册中经营企业海关编码、经营企业的社会信用代码、经营企业名称。

(6)加工企业。本栏目填报手(账)册中加工企业海关编码、加工企业社会信用代码、加工企业名称、保税监管场所名称。保税物流中心(B型)填报中心内企业名称。

(7)申报单位编码。本栏目填报保税核注清单申报单位海关编码、申报单位社会信用代码、申报单位名称。

(8)企业内部编号。本栏目填写保税核注清单的企业内部编号或由系统生成流水号。

(9)录入日期。本栏目填写保税核注清单的录入日期,由系统自动生成。

(10)清单申报日期。该申报日期指海关接受保税核注清单申报数据的日期。

(11)料件、成品标志。本栏目根据保税核注清单中的进出口商品为手(账)册中的料件或成品填写。料件、边角料、物流商品、设备商品填写"I",成品填写"E"。

(12)监管方式。本栏目按照报关单填制规范要求填写。特殊情形下填制要求如下:调整库存核注清单,填写AAAA;设备解除监管核注清单,填写BBBB。

(13)运输方式。本栏目按照报关单填制规范要求填写。

(14)进(出)口口岸。本栏目按照报关单填制规范要求填写。

(15)主管海关。主管海关指手(账)册主管海关。

(16)起运运抵国别。本栏目按照报关单填制规范要求填写。

(17)核扣标志。本栏目填写清单核扣状态。海关接受清单报送后,由系统填写。

(18)清单进出卡口状态。清单进出卡口状态是指特殊监管区域、保税物流中心等的货物,进出卡口的状态。海关接受清单报送后,根据关联的核放单过卡情况由系统填写。

(19)申报表编号。本栏目填写经海关备案的深加工结转、不作价设备结转、余料结转、区间流转、分送集报、保税展示交易、简单加工申报表编号。

(20)流转类型。本栏目填写保税货物流(结)转的实际类型。包括:加工贸易深加工结转、加工贸易余料结转、不作价设备结转、区间深加工结转、区间料件结转。

(21)录入单位。本栏目填写保税核注清单录入单位海关编码、录入单位社会信用代码、录入单位名称。

(22)报关标志。本栏目由企业根据加工贸易及保税货物是否需要办理报关单(进出境备案清单)申报手续填写。①金关二期手(账)册间余料结转、加工贸易不作价设备结转,加工贸易销毁货物(销毁后无收入),特殊监管区域、保税监管场所间或与区(场所)外企业间流(结)转货物(减免税设备结转除外),填写"非报关"。②设备解除监管、库存调整类核注清单必须填写"非报关"。③其余货物必须填写"报关"。

(23)报关类型。本栏目为加工贸易及保税货物需要办理报关单(备案清单)申报手续时填写,包括关联报关、对应报关。①"关联报关"适用于特殊监管区域、保税监管场所申报与区(场所)外进出货物,区(场所)外企业使用H2010手(账)册或无手(账)册。②特殊区域内企业申报的进出区货物需要由本企业办理报关手续的,填写"对应报关"。③"报关标志"栏可填写"非报关"的货物,如填写"报关"时,本栏目必须填写"对应报关"。④其余货物填写"对应报关"。

(24)报关单类型。本栏目按照报关单的实际类型填写。

(25)对应报关单(备案清单)编号。本栏目填写保税核注清单(报关类型为对应报关)对应报关单(备案清单)的海关编号。海关接受报关单申报后,由系统填写。

(26)对应报关单(备案清单)申报单位。本栏目填写保税核注清单对应的报关单(备案清单)申报单位海关编码、单位名称、社会信用代码。

(27)关联报关单编号。本栏目填写保税核注清单(报关类型为关联报关)关联报关单的海关编号。海关接受报关单申报后,由系统填写。

(28)关联清单编号。本栏目填写要求如下:①加工贸易及保税货物流(结)转、不作价设备结转进口保税核注清单编号。②设备解除监管时填写原进口保税核注清单编号。③进口保税核注清单无须填写。

(29)关联备案编号。加工贸易及保税货物流(结)转保税核注清单本栏目填写对方手(账)册备案号。

(30)关联报关单收发货人。本栏目填写关联报关单收发货人名称、海关编码、社会信用代码。按报关单填制规范要求填写。

(31)关联报关单消费使用单位/生产销售单位。本栏目填写关联报关单消费使用单位/生产销售单位名称、海关编码、社会信用代码。按报关单填制规范要求填写。

(32)关联报关单申报单位。本栏目填写关联报关单申报单位名称、海关编码、社会信用代码。

(33)报关单申报日期。本栏目填写与保税核注清单一一对应的报关单的申报日期。海关接受报关单申报后由系统填写。

(34)备注(非必填项)。本栏目填报要求如下:①涉及加工贸易货物销毁处置的,填写海关加工贸易货物销毁处置申报表编号。②加工贸易副产品内销,在本栏内填报"加工贸易副产品内销"。③申报时其他必须说明的事项填报在本栏目。

(35)序号。本栏目填写保税核注清单中商品顺序编号,由系统自动生成。

(36)备案序号。本栏目填写进出口商品在保税底账中的顺序编号。

(37)商品料号。本栏目填写进出口商品在保税底账中的商品料号级编号,由系统根据保税底账自动填写。

(38)报关单商品序号。本栏目填写保税核注清单商品项在报关单中的商品顺序编号。

(39)申报表序号。本栏目填写进出口商品在保税业务申报表商品中的顺序编号。设备解除监管核注清单,填写原进口核注清单对应的商品序号。

(40)商品编码。本栏目填报的商品编号由10位数字组成。前8位为《中华人民共和国进出口税则》确定的进出口货物的税则号列,同时也是《中华人民共和国海关统计商品目录》确定的商品编码,后2位为符合海关监管要求的附加编号。加工贸易等已备案的货物,填报的内容必须与备案登记中同项号下货物的商品编码一致,由系统根据备案序号自动填写。

(41)商品名称、规格型号。本栏目按企业管理实际如实填写。

(42)币制。本栏目按报关单填制规范要求填写。

(43)数量及单位。本栏目按照报关单填制规范要求填写。其中第一比例因子、第二比例因子、重量比例因子分别填写申报单位与法定计量单位、第二法定计量单位、重量(千克)的换算关系。

(44)单价、总价。本栏目按照报关单填制规范要求填写。

(45)产销国(地区)。本栏目按照报关单填制规范中有关原产国(地区)、最终目的国(地区)要求填写。

(46)毛重(千克)。本栏目填报进出口货物及其包装材料的重量之和,计量单位为千克,不足一千克的填报为"1"。

(47)净重(千克)。本栏目填报进出口货物的毛重减去外包装材料后的重量,即货物本身的实际重量,计量单位为千克,不足一千克的填报为"1"。

(48)征免规定。本栏目应按照手(账)册中备案的征免规定填报;手(账)册中的征免规定为"保金"或"保函"的,应填报"全免"。

(49)单耗版本号。本栏目适用加工贸易货物出口保税核注清单。本栏目应与手(账)册中备案的成品单耗版本一致。

(50)简单加工保税核注清单成品。本栏目由简单加工申报表调取,具体字段含义与填制要求与上述字段一致。

个案分析与操作演练

1. 山东某纺织品进出口公司从韩国进口尼龙面料,制成滑雪裤出口到美国。问题:该公司的行为属于何种贸易方式,在进口尼龙面料时国家对其有何种政策?

2. A公司出口的一批服装在办结海关手续后因收货方与A公司产生了纠纷,所以服装暂时存放在出口监管仓库,请问A公司最长可以把货物放在仓库多久?是否可以延期?

3. B公司生产一种特殊的化纤产品,在办理海关加工贸易备案时,没有找到海关关于该产品的单耗标准,请问B公司该如何向海关申报单耗?

4. 北京加工贸易企业A进口料件生产半成品后转给南京加工贸易企业B继续深加工,最终产品由B企业出口。问题:(1)哪个企业需要向海关提交加工贸易保税深加工结转申请表?(2)先由哪个企业办理计划备案?(3)如何办理结转报关手续?

5. 大连海燕毛纺织进出口公司(中外合营企业)为生产需要,在其投资额内,于某年1月21自行从境外购进羊毛整理机8台,由大连联合报关有限公司代为申报进口。在海关查验时，由于开箱工人不慎，将其中一台机器的导毛轨损坏。后该公司又于1月27从同一供货商处购进羊毛条20吨，向海关申报。进口后该企业对此批货物将进行以下处理：其中12吨用于加工内销毛纱，5吨用于加工毛纱后直接返销日本，其余3吨用于加工毛纱后，结转给上海纺织进出口公司继续加工成混纺面料，全部返销日本（上述两项加工已在海关办理了进料加工合同登记备案手续）。由于企业生产结构调整，该企业在完成上述全部加工后，将羊毛整理机8台卖给了浙江某内资企业。

请回答以下单项或多项选择题。

(1)羊毛整理机进口申报时应（ ）。

A. 提前办理减免税手续，凭《进出口货物征免税证明》及其他有关单证向海关申报，监管方式填报为"合资合作设备"，免税进口

B. 监管方式填报为"加工贸易设备"，征税进口

C. 提前办理加工贸易合同备案手续，凭《加工贸易手册》及其他有关单证向海关申报，监管方式填报为"进料加工"，保税进口

D. 监管方式填报为"不作价设备"，免税进口

(2)羊毛条进口申报时应（ ）。

A. 监管方式填报为"进料加工"，同时免税进口

B. 分别申报。其中12吨羊毛条，监管方式填报为"一般贸易"；另外8吨羊毛条，监管方式填报为"进料加工"

C. 分别申报。其中12吨羊毛条，监管方式填报为"一般贸易"；5吨羊毛条，监管方式填报为"进料加工"；另外3吨羊毛条，监管方式填报为"进料非对口"

D. 分别申报。其中5吨羊毛条，监管方式填报为"一般贸易"；另外5吨羊毛条，监管方式填报为"进料加工"

(3)将3吨羊毛条加工成毛纱后，结转给上海纺织进出口公司继续加工成混纺面料，之后全部返销日本的做法，在海关监管中被称为（ ）。

A. 跨关区异地加工　　B. 跨关区深加工结转

C. 跨关区委托加工　　D. 跨关区进料加工结转

(4)该企业在完成上述全部加工后，将梳毛机8台卖给辽宁某内资企业时，应当（ ）。

A. 事先向原审批进口的商务主管部门申请

B. 向海关折旧补税

C. 补交许可证件

D. 向海关申请获得解除监管证明书

(5)损坏导毛轨的混毛机，应按以下（ ）处理。

A. 由海关赔偿直接经济损失

B. 海关与收货人平均分担责任

C. 海关监管仓库经理人与收货人协商解决赔偿办法

D. 属于不可抗力原因所致，不予赔偿

6. 专营进料加工集成块出口的外商投资企业A公司，是适用海关一般信用管理的企业。该企业于3月份对外签订了主料硅片等原材料的进口合同，按企业合同（章程）部分加工成

品内销,另一部分加工成品外销,原料交货期为4月底。A公司于5月初又对外签订了生产集成块所必需的价值20 000美元的三氯氧磷进口合同,6月初与境外某商人订立了集成块出口合同,交货期为10月底。9月底,产品全部出运,仅有些边角余料残次品没有处理。作为A公司的报关员,完成这个进料加工业务需要做些什么工作?请分组讨论,并将讨论结果分组汇报。

7. 上海KB机械设备有限公司,是上海外高桥保税区内一家从事数控机床制造的有限公司。某年5月,KB机械设备有限公司从日本进口一批数控芯片用于生产加工。当年10月,因少数国外客户临时取消订单,公司决定将区内生产的其中18台机械设备成品转售至国内山西MT公司。作为负责KB机械设备有限公司报关业务的报关员,应当办理哪些报关手续?应如何办理?山西某客户应如何办理报关手续?请分组讨论,并将讨论结果分组汇报。

"个案分析与操作演练"参考答案

复习思考题

一、名词解释:保税货物、保税储存、保税加工、保税加工货物、加工贸易、来料加工、进料加工、物理围网监管、联网监管、单耗、外发加工、加工贸易跨关区深加工结转、保税仓库、出口监管仓库、保税物流中心、保税物流园区。

二、简答题

1. 简述保税货物的范围。
2. 简述保税货物的基本特征。
3. 简述海关对保税货物的监管规则。
4. 简述保税货物的通关程序。
5. 简述海关对加工贸易货物的管理的主要内容。
6. 海关对加工贸易货物如何实行担保?
7. 简述加工贸易单耗申报的管理流程。
8. 简述保税物流的主要功能。
9. 图示保税仓库货物的流向。
10. 图示出口监管仓库货物的流向。
11. 图示保税物流中心货物的流向。
12. 海关特殊监管区域主要有哪些?
13. 简述保税物流园区的税收管理。
14. 简述综合保税区的"四自一简"的主要内容。
15. 简述海关特殊监管区域的监管手段。

16. 图示海关特殊监管区域的货物流向。
17. 简述金关工程(二期)主要管理系统的构成。
18. 如何使用加工贸易管理系统进行加工贸易账册备案?
19. 简述特殊监管区域管理系统的主要功能模块。
20. 简述保税核注清单的作用。

项目任务十　办理其他进出口货物的报关

项目要求

- 了解特定减免税的含义、特定减免税货物通关的特征、特定减免税的范围
- 掌握海关对特定减免税货物的规定及报关程序
- 了解暂准进出口货物的范围和通关特点
- 掌握ATA单证册制度和报关程序、非ATA单证册项下暂时进口货物通关制度和报关程序等
- 掌握过境、通运、转运货物，进出境快件运输货物的监管与报关要点

项目情景

陈湘目前有两项业务工作需要办理：

一是北京工业大学拟委托北京龙口工贸公司从国外购进如下商品：①从日本购进用于新建大礼堂的音像设备；②从美国购进教学用的幻灯片；③从英国购进用于电教中心的200台计算机；④从德国进口6辆用于校车队的大客车。

二是北京市商务局举办机电产品博览会。德国A公司委托北京龙口工贸货运公司办理有关展览事宜的一切手续。德国A公司在北京展出期间，把整流器和变压器无偿赠送给北京龙口工贸公司，其余货品在展览结束后退回德国。

陈湘面临着以下任务：

任务1：分析北京工业大学拟从国外购进的商品哪些能够享受特定减免税优惠待遇。

任务2：办理德国A公司在北京的展出手续。

任务3：办理德国A公司的赠送手续。

任务4：办理展览品的复运出境手续。

知识模块

单元一 办理特定减免税货物的报关

特定减免税货物进口的通关，即从特定减免税的申请到海关核销后解除海关监管，其通关的时限长于传统的通关时间范围。

一、特定减免税进口货物的适用范围

特定减免税货物是海关根据国家政策准予减免税进口的适用于特定地区、特定企业、特定用途的货物。这些货物进口享受减免税的优惠待遇，在海关规定的监管期限内只能在规定范围内使用，在海关规定的期间内经海关批准，出售、转让或移作他用应按照规定折旧补缴进口关税和进口环节国内税。

特定减免税货物与保税货物一样，在进口时均不缴纳税款，但海关对这两类货物有不同的办理程序和管理方法。特定减免税货物与保税货物的异同见表 10－1。

表 10－1 特定减免税货物与保税货物的异同

项　目	异同点	特定减免税	保　税
特定的条件	异	单边进口的“三特”货物	进境后将复运出境的货物
	同	改变货物用途的，必须按一般进口货物报关纳税，不再保税和免税	
进口前手续	异	进口前办理减免税证明	合同备案登记，申领登记手册或账册
管理	异	时效管理，期限届满解除监管	海关对保税货物实行核销管理，根据去向不同分别办理相应的手续
	同	均为海关监管货物	

特定减免税进口货物的适用范围主要包括以下三类。

（一）特定地区的进出口货物

特定地区是指我国关境内由行政法规规定的某一特别限定区域，享受减免税优惠的货物只能在这一专门规定的区域内使用。例如，对保税区、出口加工区进口区内生产性的基础设施建设项目所需的机器、设备和其他基建物资等自用物资予以免税等。

根据世界贸易组织的国民待遇原则，我国从 20 世纪 90 年代中期开始逐步取消对特定地区进口货物的减免税，目前只对保税区和出口加工区的某些进口货物予以免税，其他地区一般不再有减免关税的规定了。

具体来说，特定地区的进出口货物的范围主要有：

1. 保税区进口用于基础设施建设的物资；

2. 出口加工区进口用于其他设施建设的物资，出口加工区行政管理机构进口自用合理数量的管理设备和办公用品，以及出口加工区内企业，进口的生产设备和其他企业自用物资；

3. 边民互市贸易中规定的金额或数量范围内进口的商品。

（二）特定企业的进出口货物

特定企业是指由海关法特别规定的企业。特定企业的进出口货物主要包括以下三类：

1. 依法批准的外商投资企业在投资总额内进口的符合《外商投资产业指导目录》鼓励类项目的设备（《外商投资企业不予免税的进口商品目录》所列商品除外）。

2. 内资企业进口的符合《当前国家鼓励发展项目指导目录》的设备（《国内企业不予免税的商品目录》所列商品除外）。

3. 利用外国政府和国际金融组织及亚洲开发银行贷款进口的设备。

（三）特定用途的进出口货物

特定用途的进出口货物主要包括：国家重点项目和利用外资项目的货物；科学研究机构和学校按照国家减免税政策进口直接用于科研或教学的货物；加工贸易中外商免费提供的机器设备；根据国家减免税政策进口的残疾人专用品和专用设备，民政部和残疾人组织所属企业进口的专用仪器、机器设备，以及残疾人企业生产的出口产品。

项目情景实例

情景案例中北京工业大学拟委托北京龙口工贸公司从国外购进的(2)(3)项货物，即从美国购进教学用的幻灯片、从英国购进用于电教中心的200台计算机能够享受特定减免税优惠待遇。其他项货物并不直接用于科研或教学这一特定用途，因此，不能享受特定减免税优惠待遇。

二、特定减免税进口货物通关的管理特点

特定减免税进口货物通关的管理特点主要有以下五个方面。

（一）在特定条件或规定范围内使用可减免进口关税和增值税

特定减免税是我国海关关税优惠政策的重要组成部分，是国家无偿向符合条件的进口货物使用企业提供的关税优惠，其目的是优先发展特定地区的经济，鼓励外商在我国直接投资，促进国有大中型企业和科学、教育、文化、卫生事业的发展。因此，这种优惠具有鲜明的特定性，只能在国家行政法规规定的特定条件下使用。

（二）不豁免进口许可证

特定减免税货物是实际进口货物，按照国家有关进出境管理的法律、法规，凡属于进口需要交验许可证件的货物，除另有规定外，进口收货人或其代理人都应在进口申报时间内具有进口许可证件。但是对外资企业和中国香港、澳门及中国台湾地区及华侨的投资企业进口本企业自用的机器设备可以豁免进口许可证；外商投资企业在投资总额内进口涉及机电产品自动进口许可证的也可以豁免进口许可证。

（三）有特定的海关监管期限

海关放行特定减免税进口货物，该货物进入关境后应有条件地在境内使用。进口货物享有特定减免税的条件之一就是在规定的期限内，只能在规定的地区、企业内和规定的用途范围内使用，并接受海关的监管。特定减免税进口设备可以在两个享受特定减免税优惠的企业之间结转。

各类特定减免税货物的海关监管期限见表 10－2。

表 10－2　特定减免税货物海关监管的期限

特定减免税货物种类	海关监管期限
船舶、飞机	8 年
机动车辆	6 年
其他货物	3 年

上述监管期限到期时，特定减免税进口货物的进口收货人或其代理人应向海关申请解除对特定减免税货物的监管。

（四）超过特定适用范围应补税

特定减免税进口货物在海关监管期限内，将货物移至特定范围以外的，进口货物的收货人应事先向海关申请，经海关批准，按货物使用年限折旧后补缴原减征或免征的税款。

（五）擅自出售牟利属于走私行为

特定减免税货物进口后，在海关监管期限内，未经海关许可，未补缴原减征或免征的税款，擅自在境内出售牟利的，属于走私行为。

三、特定减免税货物报关程序

海关对特定减免税货物实行申请、审核确认、税款担保及后续管理等相关手续。货物进出口前，由减免税申请人[1]或其代理人办理。特定减免税货物报关程序如图 10－1 所示。

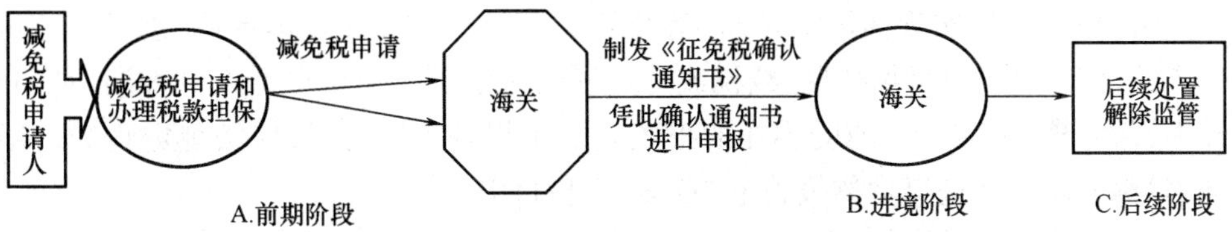

图 10－1　特定减免税货物报关程序

（一）前期阶段

减免税申请人按照有关进出口税收优惠政策的规定申请减免税进出口相关货物，应当

[1] 减免税申请人是指按照国家相关规定，可以享受进口减免税税收优惠，并向海关申请办理减免税手续的，具有境内独立法人资格的企事业单位、社会团体、国家机关；符合规定的非法人分支机构；经海关总署审查确认的其他组织。

在货物申报进出口前,取得相关政策规定的享受进出口税收优惠政策资格的证明材料,并凭《进出口货物征免税申请表》等材料向主管海关申请办理减免税审核确认手续。主管海关应当自受理减免税审核确认申请之日起10个工作日内,对减免税申请人主体资格、投资项目和进出口货物相关情况是否符合有关进出口税收优惠政策规定等情况进行审核,并出具进出口货物征税、减税或者免税的确认意见,制发《中华人民共和国海关进出口货物征免税确认通知书》(以下简称《征免税确认通知书》)。《征免税确认通知书》有效期限不超过6个月,减免税申请人应当在有效期内向申报地海关办理有关进出口货物申报手续;不能在有效期内办理,需要延期的,应当在有效期内向主管海关申请办理延期手续。《征免税确认通知书》可以延期一次,延长期限不得超过6个月。

有下列情形之一的,减免税申请人可以向海关申请办理有关货物凭税款担保先予放行手续:①有关进出口税收优惠政策或者其实施措施明确规定的;②主管海关已经受理减免税审核确认申请,尚未办理完毕的;③有关进出口税收优惠政策已经国务院批准,具体实施措施尚未明确,主管海关能够确认减免税申请人属于享受该政策范围的;④其他经海关总署核准的情形。减免税申请人应当在货物申报进出口前向主管海关提出申请,符合规定的,主管海关制发《中华人民共和国海关准予办理减免税货物税款担保通知书》(简称《准予办理担保通知书》),并通知申报地海关;不符合有关规定情形的,制发《中华人民共和国海关不准予办理减免税货物税款担保通知书》。申报地海关凭主管海关制发的《准予办理担保通知书》,以及减免税申请人提供的海关依法认可的财产、权利,按照规定办理减免税货物的税款担保手续。《准予办理担保通知书》确定的减免税货物税款担保期限不超过6个月,主管海关可以延期1次,延长期限不得超过6个月。特殊情况仍需要延期的,应当经直属海关审核同意。

国际贸易单一窗口减免税申报系统,实现了企业或其代理机构通过单一窗口一点接入、一次性递交满足监管部门要求的格式化单证和电子信息。减免税申报用户或其代理用户在单一窗口标准版减免税申报系统中,可录入、保存、申报减免税的相关数据,通过单一窗口提交满足监管部门要求的申报数据,监管部门处理状态(结果)通过单一平台反馈给申报人。操作员录入减免税申请各项,该菜单下实现减免税免表和减免税项目的一次录入一次申报,录完后点击"申报",即实现向海关申报,等待海关审核。海关受理申请后,进行审核确认。符合规定的,作出进出口货物征税、减税或者免税的决定。减免税申请人可查询《征免税确认通知书》编号❶。收发货人或受委托的报关企业申报进口货物时,应按规定将《征免税确认通知书》编号填写在进口货物报关单"备案号"栏目中。

申报需上传下列材料:①《进出口货物征免税申请表》;②企业营业执照或事业单位法人证书、国家机关设立文件、社团登记证书、民办非企业单位登记证书、基金会登记证书等证明材料;③ 进出口合同、发票以及相关货物的产品情况资料。

(二)进口报关阶段

特定减免税货物运抵口岸后,收货人或其代理人向入境地海关办理进口手续,申报进口

---

❶ 如果减免税申请人需要留存纸质《征免税确认通知书》的,可在该《征免税确认通知书》有效期内向主管海关申请领取。

货物报关单，上传相关单证，包括《征免税确认通知书》。海关按一般通关程序经有选择的查验无误后，免税放行，由货物收货人或其代理人提货。

特定减免税货物报关由申报、查验、缴纳税费和提取货物 4 个作业环节构成，这可参见一般进出口货物报关程序。

（三）后续阶段

海关将企业对减免税货物的后续管理情况纳入信用管理记录。特定减免税货物进境自海关放行之日起，减免税申请人应在海关监管年限内，每年 6 月 30 日前向主管海关申报《减免税货物使用状况报告书》，报告减免税货物的使用状况。

减免税申请人可以登录国际贸易单一窗口标准版，选择【货物申报】—【减免税后续申报】，选择【年报管理申请】（如图 10－2），如实填写企业自查内容与自查情况。自查内容主要有：①减免税货物安装地点、使用情况；②减免税进口货物的调换、抵押、留置、转让、出售、移作他用、退运境外或进行其他处置的情况；③减免税进口货物超立项条目范围或未能完全按立项条目要求使用的情况；④实际进口的减免税货物的规格、型号和技术参数是否与申报时相同；⑤企业改制、转型、股权转让或合并、分立及其他资产重组情况；⑥减免税设备是否已入本单位固定资产账；⑦其他需向海关说明的情况。申报成功后，可以点击【减免税后续查询】，查询具体状态。根据查询的状态回执，看是否需要现场递交资料。

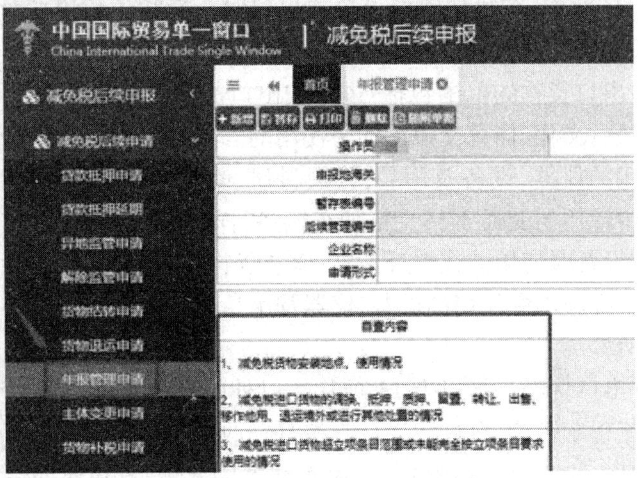

图 10－2　减免税后续申报页面截图

在海关监管年限及其后 3 年内，海关可以对减免税申请人进口和使用减免税货物的情况实施稽查。

特定减免税货物报关的后续阶段主要包括使用期间接受监督和核查以及期限届满后解除监管。

减免税货物海关监管年限届满的，自动解除监管。对海关监管年限内的减免税货物，减免税申请人要求提前解除监管的，应当向主管海关提出申请，并办理补缴税款手续。进口时免予提交许可证件的减免税货物，按照国家有关规定需要补办许可证件的，减免税申请人在办理补缴税款手续时还应当补交有关许可证件。有关减免税货物自办结上述手续之日起，解除海关监管。

减免税申请人可以自减免税货物解除监管之日起1年内,向主管海关申领《中华人民共和国海关进口减免税货物解除监管证明》。

单元二　办理暂准进出口货物的报关

按照海关法的一般原则,货物进口,不论其原产地是外国还是本国,都应征收关税和其他税费。但货物暂准进出口制度是这种一般原则的例外,它通过有条件地准予免纳关税和其他税收来体现海关法所给予的便利和优惠,从而形成了一项单独的海关业务制度。暂准进出口货物[1]是指为了特定的目的暂时进口或暂时出口,有条件免纳进出口税并豁免进出口许可证,在特定的期限内除因使用中正常的损耗外,按原状复运出口或进口的货物。

一、暂准进出口货物通关制度的适用范围

根据我国现行的暂准进出口货物通关制度的规定,允许适用该制度办理通关手续的货物包括下列两类:一是可以有条件地全部免纳进出口各税的货物(非商业目的);二是可以有条件地部分免征进口税的货物(商业目的)。所谓有条件地全部免纳进出口各税,是指对非商业目的的暂准进出口货物,向海关提供担保,进口后按照规定的用途使用,在规定期限原状复运出口(或进口)的货物,在暂准(时)进口或出口时全额暂予免税。对申请延长期限的暂准进口货物在延长期限内,仍可免税。

第一类暂准进出口货物的范围包括:进口或出口的展览会、交易会、会议及类似活动中展示或者使用的货物;文化、体育交流活动中使用的表演、比赛用品;进行新闻报道或者摄制电影、电视节目使用的仪器、设备及用品;开展科研、教学、医疗活动使用的仪器、设备及用品;上述所列活动中使用的交通工具及特种车辆;货样;慈善活动使用的仪器、设备及用品;供安装、调试、检测设备时使用的仪器及工具;盛装货物的容器(集装箱除外);旅游用自家交通工具及其用品;工程施工中使用的设备、仪器及用品;测试用产品、设备、车辆;海关批准的其他暂时进出境货物。

第二类暂准进出口货物是指以上13项货物以外的其他暂准进出口货物。如用于商业目的的施工机械、工程车辆等,自进境之日起按月征收税款,每月征收全部关税的1/60。对超过担保期限(包括经批准延长期限)的上述暂准进口货物,自担保期满的次日起至复运出口之日止按月征收全部关税的1/60。对于此类货物实际上是对在境内消耗的部分征税,当然,如果该项货物由境内企业留购,不复运出境,则应征全部进口税。

本单元主要阐述第一类暂准进出口货物的报关。

二、暂准进出口货物通关管理的特点

货物按照暂准进出口通关制度办理进出口手续,其海关监管的过程和货物在经海关放

[1] 暂准进出口货物与暂时进出口货物仅为分类方便而写,本质上并无区别。只是暂时进出口货物不包括有关展览品、集装箱、旅游者个人用品等暂时进口货物,此类货物海关另有规定,要求向海关提供担保,金额为应缴纳的进口税费,不收监管手续费。

行后投入使用的受制约状态,反映了该项通关制度的以下管理特征:

第一,在提供担保的条件下暂时免纳进(出)口税。提供担保是货物暂准进(出)口并免纳各税所必须遵守的条件之一,这也是海关确保货物将来能按规定复出口或复进口的保全措施。我国现行的担保形式主要是信誉(保函)或经济(保证金)担保,其中展览品的暂准进出口已适用 ATA 单证册制度,实行国际联保。

对非商业目的的暂准进(出)口货物,在海关规定的时限内复运出(进)境的,原则上可暂予免除全部进出口各税,但对租赁、租借方式暂时进出口用于生产、建筑或运输等用途的,给予的是部分暂予免税。

对非商业目的以外的暂准进口货物,如施工机械、工程车辆等,则按照海关规定,自进境之日起按月征收进口关税和海关在进口环节代征的国内税。

第二,原则上免予交验进出口许可证件。暂准进出口货物使用后还须在规定的时限内复出口或复进口,因而并不属于实际进出口货物。因此,国家的贸易管制,特别是许可证管理,原则上不适用该项通关制度下的货物(租赁方式进口,列明的化学品除外)。但是,涉及国家其他进出境管制的货物,涉及公共道德、公共卫生、公共安全的暂准进出口货物(主要是卫生检疫、动植物检疫、食品卫生检疫、无线电管理、印刷品管理等),不论其是否实际进出口,仍需在进出口前,先向有关主管部门申请批准,海关凭主管部门签发的通关单验放。

第三,为特定的使用目的进口或出口,在规定的期限内(包括经批准延长期限),按照原状复出口或复进口。这是货物暂准(时)进出口并免纳进出口各税或按月征税的前提条件,每一种暂准(时)进出口货物都有其特定的使用目的,不得移作他用。同时,又必须在规定的时间内保持原有状态(不能加工、不能拆解、不能调换),按照原状复出口或复进口。超出规定期限未能复出口或复进口,则须按规定办理报关纳税手续。如擅自改变了原有形态或出售、转让、移作他用,则将由海关视情节按规定处理。

案例

G 公司向法国公司出口一批机器做调试用,原定计划是以 ATA 单证出境,6 个月内调试好就运进境,现在法国公司希望 G 公司的机器再放法国那边调试一年。问题:如果申请延期,G 公司最多可以向海关申请几次?最长多长时间?

【分析】

根据《中华人民共和国海关暂时进出境货物管理办法》第十条,暂时进出境货物应当在进出境之日起 6 个月内复运出境或者复运进境。因特殊情况需要延长期限的,持证人、收发货人应当向主管地海关办理延期手续,延期最多不超过 3 次,每次延长期限不超过 6 个月。延长期届满应当复运出境、复运进境或者办理进出口手续。国家重点工程、国家科研项目使用的暂时进出境货物以及参加展期在 24 个月以上展览会的展览品,在前款所规定的延长期届满后仍需要延期的,由主管地直属海关批准。

第四,海关进出口通关现场放行后,货物并未结关。暂准进出口货物经向海关提供担保—向海关进行电子申报—海关审核—视情况向海关交验单证—海关查验放行等手续后,当事人可提取(或装运)货物,但货物在使用期间仍继续受海关监管,直至货物按实际去向办理海关手续并予以核销(结关)。

第五,按货物使用后的实际去向办理海关手续。暂准进出口货物原则上必须原状复运出口或复运进口,但实际上因经济或其他方面的因素,货物还可能转为在境内(或境外)销售或出现消耗掉的情况。无论其去向如何,均应按规定办理相应的海关手续,并以此作为解除暂准进口或出口时提供担保的基础。

第六,核销后结案。暂准进出口货物一旦有了实际去向,并按照规定办理相应的海关手续,最后应完成核销手续,以证明已履行了其担保应履行的义务。通过办理核销手续,证明其履行义务的凭证交回担保地海关,经海关核实即可撤销担保或退回担保时交付的保证金。至此通关手续全部完结。

三、暂准进出口货物的基本报关程序

暂准进出口货物的报关程序可归纳为五个环节:进(出)口前的备案—进(出)口时凭担保报关—使用期内接受海关监管和核查—复出(进)口时报关—核销结案。

(一)进(出)口前的备案

进(出)口前备案是主要针对进出口展览品的特殊监管措施。对其他暂准进出口货物,可根据具体情况,经海关批准,在进出口前办理担保申请(即向海关提交担保函或保证金,并保证在海关规定的时限内原状复运出、进境),进、出口时海关验凭有关单据通关。

(二)进出口时凭担保报关

在货物进出口时,收、发货人或其代理人申报担保和其他有关单证向海关报关,海关查验复核后放行货物。

(三)使用期内接受海关监管、核查

暂准进出口货物应该用于事先确定的特定目的,货物放行后,货物的使用者应随时接受海关对货物的使用状况进行监管核查。同时,对在货物的使用期间因故需对货物作出其他方式处理的,应经海关批准并办理相应的海关手续。

(四)复出(进)口时报关

暂准进出口货物在境内外使用,均有规定的期限。除期满另有安排外,均应复出口或复进口。收、发货人或其代理人应向海关办理复出口或复进口手续。对境内外留购的,则应按实际进出口(按一般进出口货物或减免税进出口货物)办理海关手续。

(五)核销结案

暂准进出口货物经使用,并按照实际去向办理了相应手续后,货物的收、发货人或其代理人应凭有关凭证到备案地或原进出境地海关办理核销手续,经海关审查无误后,撤销担保。

从境外暂时进境的货物(ATA 单证册项下暂时进境货物除外)转入海关特殊监管区域和保税监管场所的,主管地海关凭《中华人民共和国海关出口货物报关单》对暂时进境货物予以核销结案。

四、不同监管方式下的暂准进出口货物的报关程序

暂准进出口货物按海关监管方式的不同,可以归纳为以下四种:使用 ATA 单证册报关

的暂准进出境货物；不使用ATA单证册报关的展览品；集装箱箱体；暂时进出境货物。

（一）使用ATA单证册报关的暂准进出境货物

ATA是由法文Admission Temporaire和英文Temporary Admission两词的首字母复合而成的，译为“暂时允许进入”。ATA单证册是世界海关组织《货物暂准进口公约》和《关于货物暂准进口的ATA单证册海关公约》中规定的专用于代替各缔约国海关暂准进出口货物报关单和税费担保的国际通关文件。它通过提供国际担保的形式，简化海关手续，便利暂准进出口货物的通关，被各缔约国广泛采用。ATA单证册由各国的国际商会组织作为国家担保机构共同组成国际联保，所以，ATA单证册既是一份各国通用的暂准进口报关单，又是一份具有国际效力的担保书。

链接

用ATA单证册有何好处？

1.简化通关手续。持证人使用ATA单证册后，无须填写各国国内报关文件，并免交货物进口各税的担保。

2.ATA单证册由持证人在本国申请，无须在外国海关办理其他手续或交纳费用。

3.持证人无须为向外国海关交纳进口各税的担保而携带高额外汇出国，从而降低了持证人风险。

4.ATA单证册还可重复使用。ATA单证册的有效期项下的货物可以在有效期内凭同一单证册在本国多次进出口，去多个国家办理暂准进口货物的进出口报关，并在多个国家过境通关。

持ATA单证册报关的基本流程如图10-3所示。

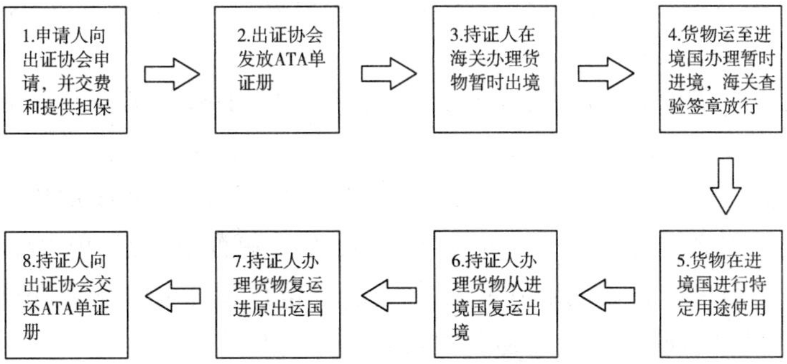

图10-3 ATA单证册报关的基本流程

在我国，使用ATA单证册的范围仅限用于专业设备和商业样品、展览会、交易会、会议及类似活动、运动会体育用品项下的货物。对超出该范围的ATA单证册，我国海关不予接受。单证册有效期为1年，超期需直属海关批准；如超过2年的，需经海关总署批准。中国国际贸易促进委员会、中国国际商会是我国ATA单证册的担保协会和出证协会。

我国对ATA单证册管理的主要内容见表10-3。

表 10－3 我国对 ATA 单证册的管理

管理类别	管理方式
出证担保机构	中国国际贸易促进委员会、中国国际商会是我国 ATA 单证册的出证担保机构，负责签发 ATA 单证册，向海关报送签发电子文本、协助海关辨别真伪、承担持证人违反规定而产生的相关税费、罚款
管理机构	ATA 核销中心负责对 ATA 单证册的进出境凭证进行核销、统计和追索，并根据成员方担保人的要求出具相关证明，对全国 ATA 单证册的核销业务进行协调和管理
延期审批	ATA 单证册有效期限为 1 年，延期需审批
追索	ATA 单证册项下暂时进境货物未能按照规定复运出境或者过境的 ATA，核销中心向中国国际商会提出追索。自提出追索之日起 9 个月内，中国国际商会向海关提供货物已在规定期限内出境或已办理进口手续证明的，核销中心可撤销追索，否则中国国际商会应向海关缴纳税款和罚款

通过货运渠道凭 ATA 单证册进出口的货物应由经海关批准的具有报关资格的单位向海关办理有关报关手续；在 ATA 单证册项下随身携带的进出境的货物由 ATA 单证册的持证人向海关办理有关报关手续。我国海关只接受中文或英文填写的 ATA 单证册的申报。

1. 使用 ATA 单证册的暂准进出境货物的申报。ATA 单证册项下进出口的暂时进出口货物，持证人应在货物申报前向主管海关提交有效的 ATA 单证册、货物清单、发票、装箱单、合同协议等，由主管海关审查签注备案，在货物报关时向进出境地海关提交经主管海关签注的 ATA 单证册、展览品清单及其他报关单证（发票、装箱单、合同协议等），向进出境地海关办理报关手续。进出口的暂时进出口货物，如有除许可证外的其他进口限制，如检验、检疫等，报关单位应当按照规定办理检验检疫或批准手续。

（1）进境申报。进境货物收货人或其代理人持 ATA 单证册向海关申报进境展览品时，先在海关核准的出证协会即中国国际商会以及其他商会，将 ATA 单证册上的内容预录入海关与商会联网的 ATA 单证册电子核销系统，然后向展览会主管海关提交纸质 ATA 单证册、提货单等单证。

海关在白色进口单证上签注，并留存白色进口单证（正联），退还其存根联和 ATA 单证册其他各联给货物收货人或其代理人。

（2）出境申报。出境货物发货人或其代理人持 ATA 单证册向海关申报出境展览品时，向出境地海关提交国家主管部门的批准文件、纸质 ATA 单证册、装货单等单证。

海关在绿色封面单证和黄色出口单证上签注，并留存黄色出口单证（正联），退还其存根联和 ATA 单证册其他各联给出境货物发货人或其代理人。

（3）过境申报。过境货物承运人或其代理人持 ATA 单证册向海关申报将货物通过我国转运至第三国参加展览会的，不必填制过境货物报关单。海关在两份蓝色过境单证上分别签注后，留存蓝色过境单证正联，退还其存根联和 ATA 单证册其他各联给运输工具承运人或其代理人。

（4）担保和许可证件。持 ATA 单证册向海关申报进出境展览品，不需向海关提交进出口许可证件，也不需另外再提供担保。但如果进出境展览品及相关货物受公共道德、公共安全、公共卫生、动植物检疫、濒危野生动植物保护、知识产权保护等限制的，展览品收、发货人或其代理人应当向海关提交进出口许可证件。

(5)异地复运出境、进境申报。使用 ATA 单证册进出境的货物异地复运出境、进境申报,ATA 单证册持证人应当持主管地海关签章的海关单证向复运出境、进境地海关办理手续。货物复运出境、进境后,主管地海关凭复运出境、进境地海关签章的海关单证办理核销结案手续。

2. 使用 ATA 单证册报关的暂准进出境货物的结关。持证人在规定期限内将进境展览品、出境展览品复运出境、复运进境,海关在白色复出口单证和黄色复进口单证上分别签注,留存单证(正联),退还其存根联和 ATA 单证册其他各联给持证人,正式核销结关。

持证人不能按规定期限将展览品复运进出境的,北京海关 ATA 核销中心向担保协会即中国国际商会提出追索。

(二)不使用 ATA 单证册的展览品报关

进出境展览品包括进境展览品和出境展览品。

进境展览品包括在展览会中展示或示范用的货物、物品,为示范展出的机器或器具所需用的物品,设置临时展台的建筑材料及装饰材料,供展览品做示范宣传用的电影片、幻灯片、录像带、录音带、说明书、广告等。

出境展览品包括国内单位赴境外举办展览会或参加境外博览会、展览会而运出的展览品,以及与展览活动有关的宣传品、布置品、招待品及其他公用物品。与展览活动有关的小卖品、展卖品,可以按"展览品"报关出境,不按规定期限复运进境的办理一般出口手续,交验出口许可证件,缴纳出口关税。

进、出境展览品的报关流程分别如图 10－4、图 10－5 所示。

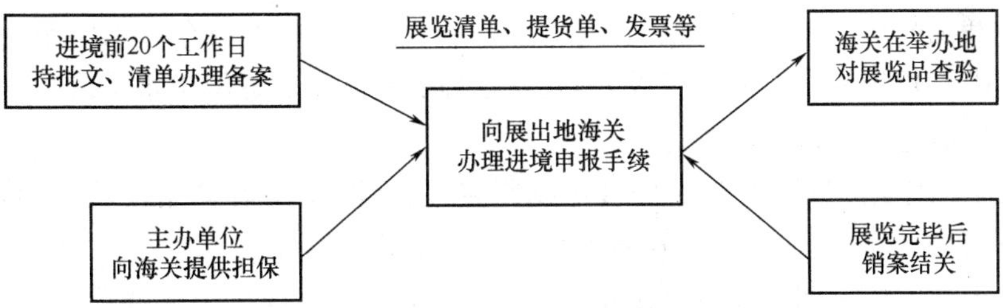

图 10－4 进境展览品的报关流程

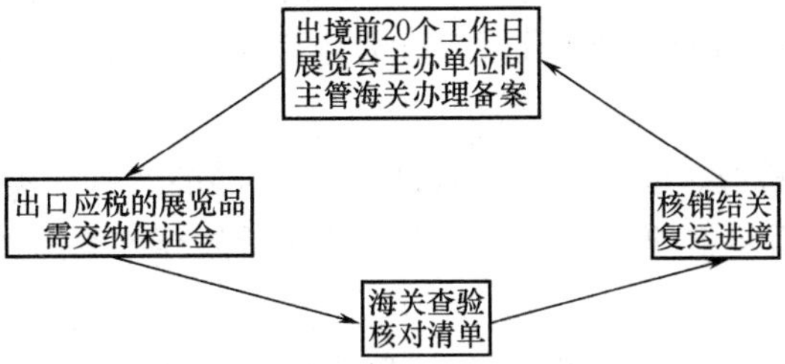

图 10－5 出境展览品的报关流程

1. 展览品的暂准进出境期限。展览品暂准进出境期限为6个月,经向主管海关申请批准后可延期,延期最多不超过3次,每次不超过6个月;展览期在24个月以上的展览品,18个月延长期满后还需延期的,由直属海关报海关总署审批。

2. 展览品的进出境申报。对非ATA单证册项下的暂时进出境货物,报关单位在进出口前应向主管海关申报《货物暂时进/出境申请书》、货物清单、发票、合同或者协议及其他相关单据并提交担保,向主管海关申请批准备案。在货物进出境向进出境地海关办理报关手续时,应向海关申报:进出口货物报关单;暂时进出境货物清单;担保证明;《中华人民共和国海关货物暂时进/出境申请批准决定书》;发票、装箱单;合同;其他相关单证。

(1)进境申报。展览品进境20个工作日前,展览会主办单位应当将举办展览会的批准文件连同展览品清单一起送展出地海关,办理登记备案手续。

展览品进境申报手续可以在展出地海关办理。从非展出地海关进口的,可以申请在进境地海关办理转关运输手续,将展览品在海关监管下从进境口岸转运至展览会举办地主管海关办理申报手续。

展览会主办单位或其代理人应当向海关申报报关单、展览品清单、提货单、发票、装箱单等。展览品中涉及检验检疫等管制的,还应当具有有关许可证件。展览会主办单位或其代理人应当向海关申报担保。海关一般在展览会举办地对展览品开箱查验。

(2)出境申报。展览品出境申报手续应当在出境地海关办理。在境外举办展览会或参加国外展览会的企业应当向海关申报国家主管部门的批准文件、报关单、展览品清单等单证。

展览品属于应当缴纳出口关税的,向海关缴纳相当于税款的保证金;属于核用品、核两用品及相关技术的出口管制商品的,应当具有出口许可证。

海关对展览品开箱查验,核对展览品清单。查验完毕,海关留存一份清单,另一份封入关封交还给出口货物发货人或其代理人,凭以办理展览品复运进境申报手续。

3. 进出境展览品的核销结关。

(1)复运进出境。进境展览品按规定期限复运出境,出境展览品按规定期限复运进境后,展览品所有人或其代理人向主管海关办理核销结关手续。

展览品未能按规定期限复运进出境的,展览会主办单位或出国举办展览会的单位应当向主管海关申请延期,在延长期内办理复运进出境手续。

(2)转为正式进出口。进境展览品在展览期间被人购买的,由展览会主办单位或其代理人向海关办理进口申报、纳税手续,其中属于许可证件管理的,还应当具有进口许可证件。

出口展览品在境外参加展览会后被销售的,由海关核对展览品清单后要求企业补办有关正式出口手续。

(3)展览品放弃或赠送。展览会结束后,进口展览品的所有人决定将展览品放弃交由海关处理的,由海关变卖后将款项上缴国库。有单位接受放弃展览品的,应当向海关办理进口申报、纳税手续。

展览品的所有人决定将展览品赠送的,受赠人应当向海关办理进口手续,海关根据进口礼品或经贸往来赠送品的规定办理。

(4)展览品毁坏、丢失、被窃。展览品因毁坏、丢失、被窃等原因,而不能复运出境的,展览会主办单位或其代理人应当向海关报告。对于毁坏的展览品，海关根据毁坏程度估价征税；对于丢失或被窃的展览品，海关按照进口同类货物征收进口税。

展览品因不可抗力遭受损毁或灭失的，海关根据受损情况，减征或免征进口税。

4. 展览品申报系统。国际贸易单一窗口展览品申报系统（如图 10－6）作为海关物品通关管理系统的企业申报端，可以通过客户端预录入等方式，为企业提供举办或参加展览会过程中的展览会备案、申报清单、外借展品清单、核销清单、巡展转入清单、检疫审批等单证的录入和申报功能；接收海关审批回执和监管指令，为企业提供回执查询和转发功能。

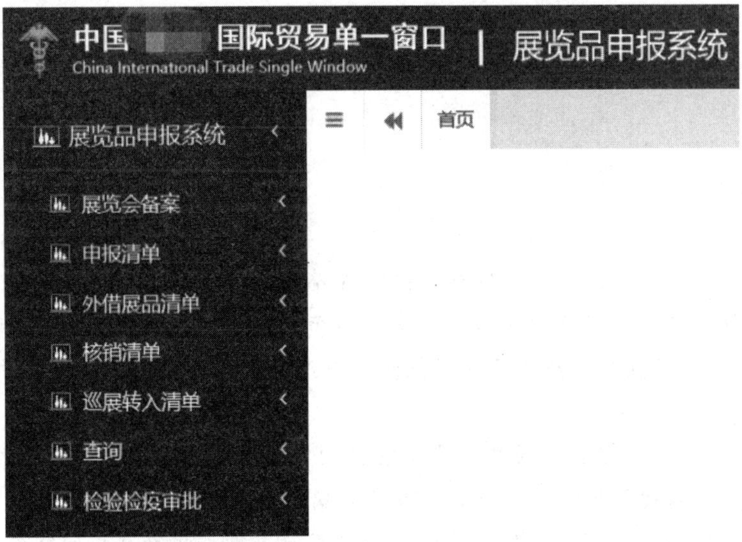

图 10－6　展览品申报系统的页面截图

其中，检验检疫审批模块为申报用户提供办理“出入境特殊物品卫生检疫审批”和“进境（过境）动物及其产品检疫审批”网址，用户点击链接可进入相关页面，凭系统的密钥或者用户名/密码登录系统办理相应审批手续。

展览品备案功能模块实现进境展览会备案的新增、暂存、删除、打印、申报等功能，主要内容包括展览会的基本信息如：展览会名称、展览场馆、开闭幕日期项等；展商信息如：展商名称、展商国别等；境内报关代理信息如：境内报关代理编号、报关代理名称等；商品信息如：商品编码、商品名称等。企业可自行录入或者委托代理企业完成进境展览会备案的数据录入，录入完成申报后发送申报信息，海关接收到展览品系统申报的数据后，由关员进行审核，审核后将审核结果发送到展览品申报系统。企业可通过展览品申报系统查询审核结果。

申报清单包括进境申报清单和进境转关运输提前申报清单两种。主管海关与进出口岸相同的情况下，参展企业只要办理进境申报清单即可；进境展览会进出口岸非展览会主管海关的情况下，需要办理进境转关运输提前申报清单。

申报清单系进境展览会暂时进境展品或出境展览会暂时出境展览品向海关办理报关单申报所必须随附的单证，由申报单位按照规定格式以运单为单位随报关单一同录入并向海关报送。

进境展览品申报清单以提运单(运单与清单以一对一形式)为单位,以展览会编号为索引,通过展览品系统向海关报送。该清单 HS 编码要求与行政许可展品清单相对应,申报清单入海关库后反馈清单正式编号,系统生成报关单后,将清单正式编号填入报关单的“关联报关单”里,由企业将报关单数据补录齐全后,向海关申报报关单。

进境申报清单数据录入完毕,可进行申报,进行进境申报清单申报的同时生成报关单部分数据,可进行关联报关单的录入操作,通过“查询——进境申报清单查询”进入进境申报清单查询页面,查询出已申报的进境申报清单状态,当状态变为“申报/转入清单海关入库成功”后,选中该票进境申报清单,点击关联报关单按钮,进入报关单页面可申报报关单。

在系统自动生成的关联报关单页面中,系统会将清单已有的相关信息填入报关单中,省去用户重复录入的工作。用户只需将报关单相关信息补充完整,即可进行报关单的申报。

项目情景实例

北京市商务局举办机电产品博览会。德国 A 公司委托北京龙口工贸货运公司办理有关展览事宜的一切手续。德国 A 公司在北京展出期间,把整流器和变压器无偿赠送给北京龙口工贸公司,其余货品在展览结束后退回德国。陈湘是这样办理展览品报关手续的:

1. 展出手续:

(1)进境展览由境内展出单位的上级主管部门审批,举办展览单位是北京市商务局,应由商务部或北京市政府审批。所有参展的展品均属于暂准进口货物。

(2)具有商务部或北京市政府的批件、展品清单及其他展出资料后向北京海关备案。

(3)物品到后,申报进口货物报关单,电子通关。

(4)向海关上传进口货物报关单、发票、提货单等有关单证。

(5)缴纳与该批货物应交税款等额的保证金或提供担保函。

(6)取得海关放行的提货单,凭此提货。

2. 赠送手续:

(1)属于经贸往来的无偿赠送的物品,要由商务部或北京市政府审批,办理有关机电产品进口的批件,应照章纳税。

(2)具有上述批件后办理海关手续,申报进口货物报关单,按一般贸易方式以进口 CIF 作为完税价格缴纳进口关税及增值税。

3. 展览品复运出境手续:

(1)凭原进口货物报关单向北京海关办理展品离境的出口报关手续。

(2)凭已办结海关手续的有关单证及担保收据向北京海关办理撤销担保手续,如数退还已缴的保证金。

(三)暂时进出口货物的报关

可以暂不缴纳税款的 13 项暂准进出境货物除使用 ATA 单证册报关的货物、不使用 ATA 单证册报关的展览品、集装箱箱体按各自的监管方式由海关进行监管外,其余的货物均按《中华人民共和国海关暂时进出境货物管理办法》进行监管,因此均属于暂时进出口货物的范围。

暂时进出口货物应当自进境或出境之日起6个月内复运出境或者复运进境。如果因特殊情况不能在规定期限内复运出境或者复运进境的，应当向海关申请延期，经批准可以适当延期，延期最多不超过3次，每次不超过6个月。

暂时进出口货物进出境要经过海关的核准。暂时进出口货物进出境核准属于海关行政许可范围，应当按照海关行政许可的程序办理。暂时进出境货物的主管地海关为境内举办展览会、交易会、会议及类似活动所在地海关或者货物进出境地海关。通过转关运输方式进出境的暂时进出境货物，主管地海关为转关指运地或启运地海关。收、发货人或其代理人提出货物暂时进出境申请时，应具有以下材料：①《货物暂时进/出境申请书》；②《暂时进出境货物清单》；③发票、合同或者协议以及其他相关单据；④相关批准文件或者证明文件的正本及复印件；⑤海关认为必要的其他材料。举办展览会的，主管地海关还要求办展人、参展人在展览品进境或者出境20日前办理展览会备案手续，并提供展览会邀请函、展位确认书等相关材料。海关受理货物暂时进出境申请后20日内作出是否核准的决定。海关决定批准或者不予批准货物暂时进出境申请。

1. 暂时进口货物进境申报。暂时进口货物进境时，收货人或其代理人应当向海关申报主管部门允许货物为特定目的而暂时进境的批准文件、进口货物报关单、商业及货运单据等，向海关办理暂时进境申报手续。

暂时进口货物不必提交进口货物许可证件，但对国家规定需要实施检验检疫的，或者为公共安全、公共卫生实施管制措施的，仍应当具有有关的许可证件。

暂时进口货物在进境时，进口货物的收货人或其代理人免予缴纳进口税，但必须向海关提供担保。

2. 暂时出口货物出境申报。暂时出口货物出境，发货人或其代理人应当向海关申报主管部门允许货物为特定目的而暂时出境的批准文件、出口货物报关单、货运和商业单据等，向海关办理暂时出境申报手续。

3. 暂时进出口货物核销结关。暂时进口货物复运出境，暂时出口货物复运进境，进出口货物收、发货人或其代理人必须留存复运进出境的报关单，准备报核。

暂时进口货物因特殊情况，改变特定的暂时进口目的转为正式进口，进口货物收货人或其代理人应当向海关提出申请，随附有关许可证件，办理货物正式进口的报关纳税手续。

暂时进口货物在境内完成暂时进口的特定目的后，如货物所有人不准备将货物复运出境的，可以向海关声明将货物放弃，海关按放弃货物的有关规定处理。

暂时进口货物复运出境，或者转为正式进口，或者放弃后，以及暂时出口货物复运进境，或者转为正式出口后，收、发货人向海关申请报核。海关经审核，情况正常的，退还保证金或办理其他担保销案手续，予以结关。

单元三　办理其他进出口货物的报关

除已阐述的一些进出口货物通关外，海关还有其他各类进出口货物的通关制度，如过境、通运、转运货物的通关制度，进出境快件运输货物、租赁进口货物、无代价抵偿进口货物以及进出境修理货物、出料加工货物、溢卸、误卸、放弃和超期未报货物、退运和退关货物的通关制度。这些货物的报关内容是作为报关员都应当掌握的,在学习时,应注意各种进出口货物的概念,只有熟悉了这些概念才能掌握其报关程序及报关要点。本单元主要选择过境、通运、转运货物,进出境快件运输货物,退运和退关货物,阐述其监管与报关要点。

一、过境、转运、通运货物的报关

过境、转运和通运货物的共同性质都是从境外启运,通过我国境内继续运往境外的货物。这类货物,仅通过我国境内运输或短暂停留,不在境内销售、加工、使用以及贸易性贮存。按照《中华人民共和国海关法》第三十六条的规定:"过境、转运和通运货物,运输工具负责人应当向进境地海关如实申报,并应当在规定期限内运输出境。"从这个意义上说,这类货物也具有暂时进境的性质,但我国海关规定这三类货物不属于暂时进出口通关制度的适用范围。

(一)过境、转运、通运货物的含义

过境货物,是指从境外启运,在我国境内不论是否换装运输工具,通过我国境内陆路运输,继续运往境外的货物。例如,从连云港海关进境,通过铁路运输至新疆阿拉山口海关,运输出境,运往哈萨克斯坦的货物。

转运货物,是指从境外启运,通过境内设立海关的地点换装运输工具,而不通过境内陆路运输,继续运往境外的货物。例如,某国际航行船舶运载的货物在上海卸下,然后装入另一艘船舶运输出境,即为转运货物。

通运货物(即通过货物),是指从境外启运,由船舶、航空器载运进境,并由原运输工具载运出境的货物。例如,某国际航行船舶从日本载运货物运往德国汉堡,该船舶经过上海港,该货物并不卸下,继续运往汉堡。

过境、转运、通运货物的异同见表10-4。

表10-4 过境、转运、通运货物的异同

	运输形式	是否在我国境内环状运输工具	启运地	目的地
过境货物	通过我国境内陆路运输	不论是否换装运输工具		
转运货物	不通过我国境内陆路运输	换装运输工具	我国境外	我国境外
通运货物	随原航空器、船舶进出境	不换装运输工具		

(二)过境货物的报关

海关对过境货物的监管目的是为了防止过境货物在我国境内运输过程中滞留在国内,或将我国货物混入过境货物随运出境,防止我国禁止的过境货物从我国过境。

过境货物经营人应当申请办理海关注册登记手续。装载过境货物的运输工具,应当具有海关认可的加封条件或装置。海关认为有必要时,可以对过境货物及其装载装置进行加封;任何人不得擅自开启或损毁海关封志。过境货物自进境起到出境止,属海关监管货物,应当接受海关监管。未经海关许可,任何单位和个人不得开拆、提取、交付、发运、调换、改

装、抵押、转让或者更换标记。

过境货物进境时，经营人应当向进境地海关如实申报，申报过境货物入境报关单及过境货物运输单据（如货物装载清单、国际铁路联运货物运单等），办理进境手续。进境地海关核实后在运单上加盖"海关监管货物"戳记一份留存，并将另一份过境货物报关单和过境货物清单制作关封后，加盖"海关监管货物"专用章，连同上述运单一并交给经营人。经营人或承运人应当负责将进境地海关签发的关封，完整及时地提交出境地海关。

过境货物出境时，经营人应当向出境地海关申报，并申报进境地海关签发的关封和海关需要的其他单证（过境货物出境报关单、过境货物运输单据等）。经出境地海关审核有关单证、关封和货物无误后由海关在运单上加盖放行章，在海关监管下出境。

图 10－7 描述了过境货物的通关流程。

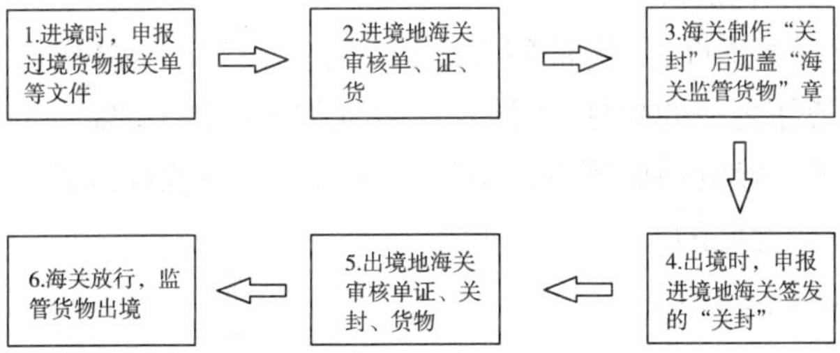

图 10－7　过境货物的通关流程

（三）转运货物的报关

海关对转运货物实施监管的目的，是为了防止货物在口岸换装过程中混装进口或混装出口或留在境内。为此，转运货物承运人的责任就是确保其继续运往境外。

外国转运货物在中国口岸存放期间，不得开拆、换包装或进行加工；转运货物必须在 3 个月之内办理海关有关手续并转运出境，超出规定期限 3 个月仍未转运出境或办理其他海关手续的，海关将提取依法变卖处理；海关对转运货物有权进行查验。

载有转运货物的运输工具进境后，承运人应当在进口载货清单上列明转运货物的名称、数量、起运地和到达地，并向主管海关申报进境；申报经海关同意后，在海关指定的地点换装运输工具；在规定时间内运送出境。

（四）通运货物的报关

通运货物通常是由于运输工具的原因而进行中途停靠或降落的。海关对通运货物的监管主要是防止通运货物与其他货物混卸或误卸，保证通运货物继续运往境外。

通运货物的运输工具进境时，运输工具的负责人应凭注明通运货物名称和数量的船舶进口报告书或国际民航机使用的"进口载货舱单"，向进境地海关申报。进境地海关在接受申报后，在运输工具抵、离境时对申报的货物予以核查，并监管货物实际离境。运输工具因装卸货物需搬运或倒装货物时，应向海关申请并在海关的监管下进行。

二、进出境快件的报关

进出境快件是指进出境快件运营人以向客户承诺的快速商业运作方式承揽、承运的进出境货物、物品。

进出境快件运营人(以下简称运营人)是指在中华人民共和国境内依法注册,在海关登记备案的从事进出境快件运营业务的国际货物运输代理企业。运营人申请办理进出境快件代理报关业务的,应当按照海关对国际货物运输代理企业的注册管理规定,在所在地海关办理登记手续。

(一)快件的分类

进出境快件分为A类快件、B类快件、C类快件。

A类快件也称文件类快件,是指无商业价值的文件、单证、票据和资料(依照法律、行政法规以及国家有关规定应当予以征税的除外)。

B类快件也称个人物品类快件,是指境内收寄件人(自然人)收取或者交寄的个人自用物品(旅客分离运输行李物品除外)。

C类快件也称货物类快件,是指价值在5 000元人民币(不包括运、保、杂费等)及以下的货物,但符合以下条件之一的除外:①涉及许可证件管制的;②需要办理出口退税、出口收汇或者进口付汇的;③一般贸易监管方式下依法应当进行检验检疫的;④货样广告品监管方式下依法应当进行口岸检疫的。

(二)进出境快件的监管

进出境快件通关应当在经海关批准的专门监管场所内进行,如因特殊情况需要在专门监管场所以外进行的,需事先征得所在地海关同意。运营人应当在海关对进出境快件的专门监管场所内设有符合海关监管要求的专用场地、仓库和设备。

进出境快件通关应当在海关正常办公时间内进行,如需在海关正常办公时间以外进行的,需事先征得所在地海关同意。运营人应当按照海关的要求采用纸质文件方式或电子数据交换方式向海关办理进出境快件的报关手续。

进境快件自运输工具申报进境之日起14日内,出境快件在运输工具离境3小时之前,应当向海关申报。

(三)快件的报关

文件类快件报关时,运营人应当向海关申报《中华人民共和国海关进出境快件KJ1报关单》、总运单(副本)和海关需要的其他单证。

个人物品类进出境快件报关时,运营人应当向海关申报《中华人民共和国海关进出境快件个人物品申报单》、每一进出境快件的分运单、进境快件收件人或出境快件发件人身份证件影印件和海关需要的其他单证。

货物类进境快件报关时,运营人应当按下列情形分别向海关申报报关单证:①对关税税额在《中华人民共和国进出口关税条例》规定的关税起征数额以下(人民币50元)的货物和海关规定准予免税的货样、广告品,应申报《中华人民共和国海关进出境快件KJ2报关单》(见表10-5)、每一进境快件的分运单、发票和海关需要的其他单证。②对应予征税的货样、广告品(法律、法规规定实行许可证件管理的、需进口付汇的除外),应申报《中华人民共和国海关进出境快件KJ3报关单》(见表10-6)、每一进境快件的分运单、发票和海关需要的其他单证。③其他进出境的货物类快件一律按进口货物的报关程序报关。

表 10－5 中华人民共和国海关进出境快件 KJ2 报关单

报关单编号：

<table>
<tr><td colspan="8">运营人名称：　　进/出口岸：　　运输工具航次：　　进/出境日期：　　总运单号码：</td></tr>
<tr><td>序号</td><td>分运单号码</td><td>货物名称</td><td>价值
(RMB)</td><td>重量
(KG)</td><td>件数</td><td>收/发件人名称</td><td>验放代码</td></tr>
<tr><td></td><td></td><td></td><td></td><td></td><td></td><td></td><td></td></tr>
<tr><td colspan="8">本运营人保证：　年　月　日向　　海关申报的上述货物为《中华人民共和国海关对进出境快件监管办法》中的关税税额在关税起征数额以下的进境货物和海关规定准予免税的进境货样、广告品或出境货样、广告品，并就申报的真实性和合法性向你关负法律责任。

(运营人报关专用章)　　报关员：　　申报日期：</td></tr>
<tr><td colspan="8">以 下 由 海 关 填 写</td></tr>
<tr><td colspan="8">海关签章：　　经办关员：　　日期：　　查验关员：　　日期：</td></tr>
</table>

表 10－6 中华人民共和国海关进出境快件 KJ3 报关单

报关单编号：

<table>
<tr><td colspan="15">运营人名称：　　进/出口岸：　　运输工具航次：　　进/出境日期：　　总运单号码：</td></tr>
<tr><td>序号</td><td>分运
单号码</td><td>货物
名称</td><td>价值
(RMB)</td><td>重量
(KG)</td><td>件数</td><td>商品
编号
HS</td><td>关税
税率</td><td>关税
税额</td><td>增值税
税率</td><td>增值税
税额</td><td>消费税
税率</td><td>消费税
税额</td><td>收/发件
人名称</td><td>验放
代码</td></tr>
<tr><td></td><td></td><td></td><td></td><td></td><td></td><td></td><td></td><td></td><td></td><td></td><td></td><td></td><td></td><td></td></tr>
<tr><td colspan="15">本运营人保证：　年　月　日向　　海关申报的上述货物为《中华人民共和国海关对进出境快件监管办法》中的应予征税的进境货样、广告品，并就申报的真实性和合法性向海关负法律责任。

(运营人报关专用章)　　报关员：　　申报日期：</td></tr>
<tr><td colspan="15">以 下 由 海 关 填 写</td></tr>
<tr><td colspan="15">海关签章：　　经办关员：　　日期：　　查验关员：　　日期：</td></tr>
</table>

货物类出境快件报关时，运营人应按下列情形分别向海关申报报关单证：①对货样、广告品(法律、法规规定实行许可证件管理的、应征出口关税的、需出口收汇的、需出口退税的除外)，应申报《中华人民共和国海关进出境快件 KJ2 报关单》、每一出境快件的分运单、发票和海关需要的其他单证。②对上述以外的其他货物，按照海关对出口货物通关的规定办理。该类货物包括：进口需付汇的、需进口许可证件管理的进境快件和出口应征出口税的、实行出口许可证件管理的、需出口收汇的、需出口退税的出境快件。

国际贸易单一窗口快件通关系统主要提供报关委托备案以及查询打印，快件舱单、快件报关单的录入申报、查询打印,汇总纳税清单的查询打印,同时提供相关回执信息的查询功能。快件经营人完成报关委托备案后,可以应用国际贸易单一窗口快件通关系统进行快件舱单、快件报关单的录入申报、查询以及回执数据查询,并可以进行报关单和汇总纳税清单的查询与打印。快件经营人登录国际贸易单一窗口后,依次从“标准版应用—应用列表—物品通关—快件通关”进入快件申报系统。如图10-8所示。

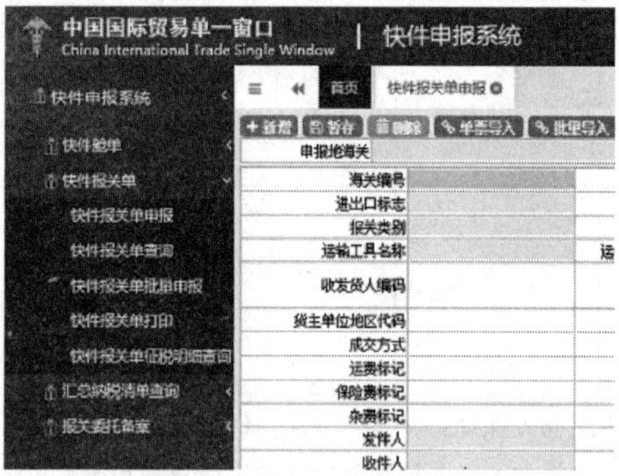

图10-8 国际贸易单一窗口快件申报系统页面截图

其中,快件舱单功能模块实现进境快件舱单的新增、暂存、申报、删除、查询、修改、追加功能,主要包括申报企业信息,分运单信息,商品名称、件数、总量等信息。

快件经营人使用操作员卡登录中国电子口岸海关快件通关系统,录入快件舱单内容后申报,等待海关审核。海关审核后,将审核结果发送回快件通关系统。企业也可查询快件舱单申报后的结果。

快件报关单功能模块实现快件报关单进出境的新增、暂存、申报、删除、修改、追加、查询等功能,主要包括申报企业信息、商品信息(如:重量、件数、价值项等)。快件经营人使用操作员卡登录快件申报系统,录入快件报关单内容(如图10-9)后申报,海关审核后,将审核结果发送回快件通关系统。企业也可查询快件报关单申报后的结果。快件经营人可以进行快件报关单批量申报。

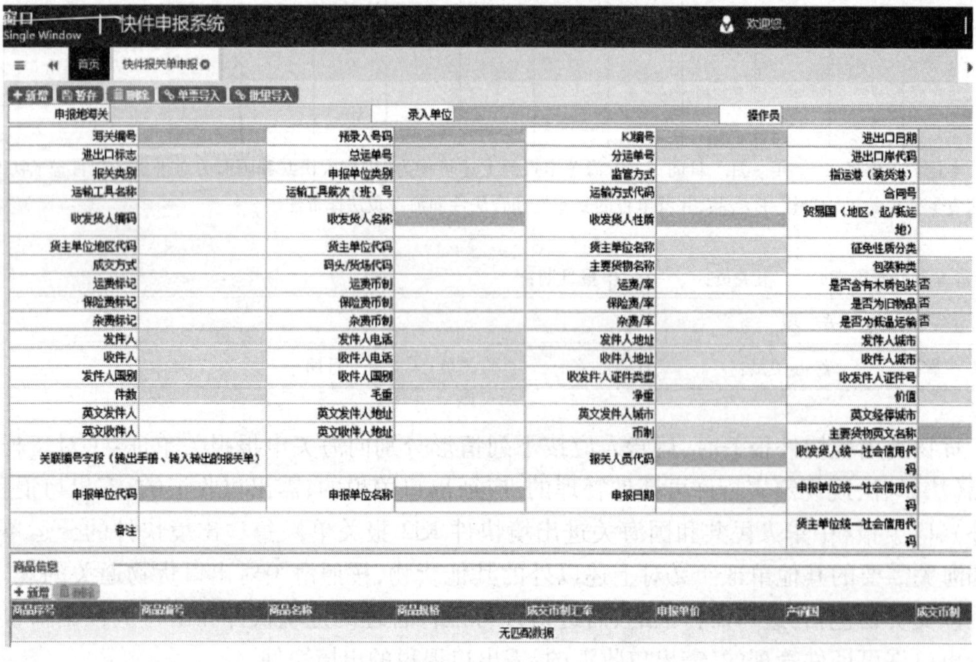

图10-9 快件报关单申报页面截图

个案分析与操作演练

1. 上海A公司属于中外合资经营企业(属于国家鼓励发展产业类),为生产内销产品,在其投资总额内,某年3月从境外购进生产设备若干台。4月,该企业又从同一供货商处购进生产原料一批,其中40%加工产品内销,60%加工产品直接返销境外。料件进口前,该企业已向海关办妥加工贸易合同登记备案手续,料件同批进口。内外销生产任务完成后,该企业为调整产品结构,将进口的加工设备出售给某内资企业。问题:

(1)料件进口时应以哪种方式办理进口申报手续?

(2)如该加工设备未列入《外商投资项目不予免税的进口商品目录》,进口时怎么办?

(3)进口的加工设备若出售给境内其他不享受同等税收优惠待遇的企业,应符合哪些规定?

2. 北京举办国际汽车展览会,德国大众公司参展产品有最新款汽车、概念车模型等,另准备了供展览宣传用的光盘、广告和免费分送给观众的纪念品钥匙链等,展览品及其他相关用品从天津新港海关进境后转关运至北京。请回答如下问题:

(1)参展产品及相关用品进境前,须办理的相关手续是(　)。

A. 如系ATA单证册下,则应向北京海关提出暂时进境申请,取得海关在ATA单证册的签注

B. 如非ATA单证册下,则应向北京海关提出暂时进境申请,取得《中华人民共和国海关货物暂时进/出境申请批准决定书》

C. 如系ATA单证册下,则应向天津海关提出暂时进境申请,取得海关在ATA单证册的签注

D. 如非ATA单证册下,则应向天津海关提出暂时进境申请,取得《中华人民共和国海关货物暂时进/出境申请批准决定书》

(2)关于ATA单证册下参展产品进境手续的表述,正确的是(　)。

A. 进境货物收货人或其代理人在向海关申报前,应先将ATA单证册下的内容预录入海关与商会联网的ATA单证册电子核销系统

B. 向主管海关提供担保

C. 向主管海关提交纸质ATA单证册、提货单等单证

D. 具有自动进口许可证

(3)展览时免费分送给观众的纪念品,下列说法正确的是(　)。

A. 属展览用品范畴,由海关核定,在合理范围内,进口时免征进口关税和进口环节税;属许可证件管理范畴的商品,应当具有许可证件

B. 属展览品范畴,进口时免征进口关税和进口环节关税,免于交验许可证件

C. 属于一般进口货物,进口时应当缴纳进口关税和进口环节税,但免于交验许可证件

D. 属于一般进口货物,进口时应当缴纳进口关税和进口环节税,属许可证件管理的商品,应当具有许可证件

(4)参展产品及相关用品暂时准进境期限为(　)。

A. 6个月,不准展期

B. 6 个月，经申请可以延期 3 个月

C. 3 个月，经申请可以延期 3 个月

D. 6 个月，超过 6 个月，可以向海关申请延期，延期最多不超过 3 次，每次延长期限不超过 6 个月

(5) 展览品在展出结束后，下列说法正确的是（ ）。

A. 可复运出境后核销结关

B. 可转为正式进口，由展览会主办单位或其代理人向海关办理进口申报、纳税手续，属许可证管理的，具有进口许可证件

C. 可放弃交由海关处理，由海关依法变卖后将款项上缴国库

D. 可赠送给境内企业或个人，受赠人应当向海关办理进口手续

3. 上海公安局邀请境外一无线电设备生产厂商到上海展览馆展出其价值 100 万美元的无线电设备，并委托上海 C 展览报关公司办理一切手续。该批无线电设备得到了上海市无线电管理委员会的审批。上海展出后又决定把其中价值 40 万美元的设备运到杭州展出。设备从杭州返回后，上海公安局决定购买其中的 20 万美元设备。境外厂商为了感谢上海公安局，赠送了 5 万美元的设备给上海公安部门，其余设备退出境外。问题：

(1) 作为 C 公司的报关员应当如何办理上海展出手续？描述其整个流程。

(2) 作为 C 公司的报关员应当如何办理杭州展出手续？

(3) 展品闭馆出境前如何办理仓储手续？

(4) 作为 C 公司的报关员应当如何办理上海公安局购买的 20 万美元设备的手续？

(5) 5 万美元的赠送展品是否需要纳税？

4. 某大学邀请境外一学术代表团来华进行学术交流。通过货运渠道从北京国际机场口岸运进一批教学必需的设备，其中有一个先进的智能机器人是国内所没有的。货物进口时，该大学作为收货人委托北京某报关企业在机场海关办理该批设备的进口手续。交流结束后，该大学同外国代表团协商决定留购该机器人以备研究，并以科教用品的名义办妥减免税手续。其余测试设备在规定期限内经北京国际机场复运出口。请回答下列问题：

(1) 该批设备进口时应填报（ ）。

A. 一般进口货物　　B. 保税进口货物

C. 特定减免税进口货物　　D. 暂准进口货物

(2) 该批设备进口时，其税费手续可按（ ）处理。

A. 暂予免缴进口税，但须提供担保

B. 免税，但须在进口前办妥减免税申请手续

C. 保税，但须在进口前办妥登记备案手续

D. 按实际支付的租金额征税，其余货值保税

(3) 该机器人留购申报时，应按（ ）向海关申报。

A. 一般进口货物　　B. 保税进口货物

C. 暂准进口货物　　D. 减免税进口货物

(4) 该批设备在境内使用期间，应遵守的海关监管规则是（ ）。

A. 按特定目的使用，并在规定期限内按原状复运出境

B. 若货物留购,须报经海关批准,并按一般进口货物(在办妥减免税申请手续的情形下,可按减免税进口)办理海关手续

C. 货物应在规定的5年时限内,接受海关监管

D. 超出特定使用目的,应按实际使用年限,折旧补税

(5)对留购的智能机器人,应按下列规定办理(　)。

A. 应按特定减免税货物重新办理进口手续

B. 直接留购,不需办手续

C. 若涉及贸易管制,应办妥审批手续,并视情况向海关交验管制证件

D. 应按已使用年限,折旧补税后,再按特定减免税货物重新办理进口手续

"个案分析与操作演练"参考答案

复习思考题

一、名词解释:特定减免税货物、暂准进出口货物、ATA单证册、过境货物、转运货物、通运货物、进出境快件。

二、简答题

1. 特定减免税进口货物的适用范围主要包括哪几类?
2. 简述特定减免税货物与保税货物的异同点。
3. 简述特定减免税进口货物通关管理的特点。
4. 如何办理特定减免税货物进口前减免税申请?
5. 简述特定减免税货物报关与一般进出口货物报关的不同之处。
6. 适用暂准进出口货物通关制度的货物可以分为哪几大类?
7. 简述暂准进出口货物通关管理的特点。
8. 简述暂准进出口货物的基本报关程序。
9. 简述使用ATA单证册的暂准进出境货物的申报。
10. 使用ATA单证册报关的暂准进出境货物如何结关?
11. 展览品的暂准进出境期限是如何规定的?
12. 简述不使用ATA单证册的展览品的进出境申报。
13. 简述暂时进出口货物的申报。
14. 简述暂时进出口货物的核销结关。
15. 简述过境、转运、通运货物的海关管理规则。
16. 简述进出境快件的通关规则。

项目任务十一　填报报关单

项目要求

- 了解报关单的内容和填报报关单的责任
- 掌握报关单的填报要求
- 能够规范填报报关单
- 熟记一些主要的报关单填报代码

项目情景

北京达华模具有限公司(BEIJING DA HUA MOLD CO. LTD.)(91220223569×××××××)委托北京龙口工贸公司(91110113678×××××××)从日本万能达工业公司(WAN NENG DA ENTERPRISE CORP.)进口原产于我国台湾的放电加工机设备一批,从北京开发区入境,用于企业自用。于2020年8月14日进口,存放于本厂仓库。次日由北京龙口货运公司(91110113670×××××××)向北京口岸海关代理报关。陈湘办理的减免税证明号为:Z51841A00422。日本万能达工业公司开出的发票和装箱单如下:

WAN NENG DA ENTERPRISE CORP.

INVOICE

No. DF-0212　　　　Date:Aug. 12,2020

L/C No:　　　　Contract No:BW11-38

For account and risk of Messrs: BEIJING DA HUA MOLD CO. LTD.

北京达华模具有限公司 PINGSHAN VILLAGE,NEW CITY, BEIJING CHINA.

Ship by WAN NENG DA LIMITED per ____________

Sailing on or about ________ From TOKYO JAPAN Via HONGKONG to TIANJIN,CHINA

B/L No:HH010182

Marks & No.	Description of Goods	Quantity	Unit Price	Amount
		SET	USD	USD CFR:BEIJING
C. C. F. HONG KONG P/NO. 1-5 MADE IN TAIBEI	放电加工机 DM-350 放电加工机 DM-488 放电加工机 CNC-520 HS CODE:84563090 法定计量单位:台 INSURANCE:0.3%	2 2 1	1 107.12 10 156.25 13 281.25	2 214.24 20 312.50 13 281.25

续表

	TOTAL	5 SETS		USD 35 807.99
	SAY TOTAL US. THIRTY - FIVE THOUSAND EIGHT HUNDRED SEVEN AND CENTS NINE - NINE ONLY.			

WAN NENG DA ENTERPRISE CORP. JAPAN

WAN NENG DA ENTERPRISE CORP.

PACKING LIST

No. BW - 0308 Date: Aug. 12, 2020

For account and risk of Messrs: BEIJING DA HUA MOLD CO. LTD.

PINGSHAN VILLAGE, NEW CITY, BEIJING CHINA.

Ship by WAN NENG DA LIMITED per ______________

Sailing on or about ____________ From TOKYO JAPAN Via HONGKONG to TIANJIN, CHINA Vessel DAHEA Voyage No. 048

B/L No: HH010182

Marks &Nos	Description of Goods	Quantity	Net weight	Weight
C. C. F. HONG KONG P/NO. 1 - 5 MADE IN TAIBEI 2 CONTAINER(40') CONTAINER NO: YMLU 8899222 YMLU 8899223	放电加工机 DM - 350 放电加工机 DM - 488 放电加工机 CNC - 520	SET 2 2 1	KGS 6 600 3 610 4 210	KGS 7 000 4 050 4 530
	TOTAL	5 SET	14 420KGS	15 580KGS

WAN NENG DA ENTERPRISE CORP. JAPAN

陈湘需要为这批货物填报进口货物报关单。

知识模块

单元一 掌握报关单的内容

进出境货物的收、发货人或其代理人向海关申报时，必须填写并向海关递交进口或出口货物报关单。进出口货物报关单是指进出口货物的收、发货人或其代理人按照海关规定的格式，对进出口货物实际情况作出书面申明，以此要求海关对其货物按适用的海关制度办理通关手续的法律文书。报关单的定义说明报关单是办理通关手续的法律文书，明确了报关单的用途和法律地位，表明了报关单要按照海关规定的格式填写。申报人在填报报关单时，必须做到真实、准确、齐全、清楚。

一、电子报关单的主要内容

海关总署实行进出口货物整合申报，报关报检面向企业端整合形成“四个一”，即“一张报关单、一套随附单证、一组参数代码、一个申报系统”。按进出口状态分，报关单可分为中华人民共和国海关进口货物报关单和中华人民共和国海关出口货物报关单。按表现形式分，报关单可分为纸质报关单和电子报关单。在实际操作中，一般通过计算机系统先申报电子数据报关单，再根据需要[1]打印纸质报关单提交给海关。

电子报关单计有 100 余个录入项目，包括基本申报项目、表头折叠项目和表体折叠项目（如图 11－1）。其中，基本申报项目包括表头项目（如图 11－2）、表体项目（如图 11－3）、集装箱表体项目（如图 11－4）、随附单据项目（如图 11－5）；表头折叠项目和表体折叠项目为检务申报项目。

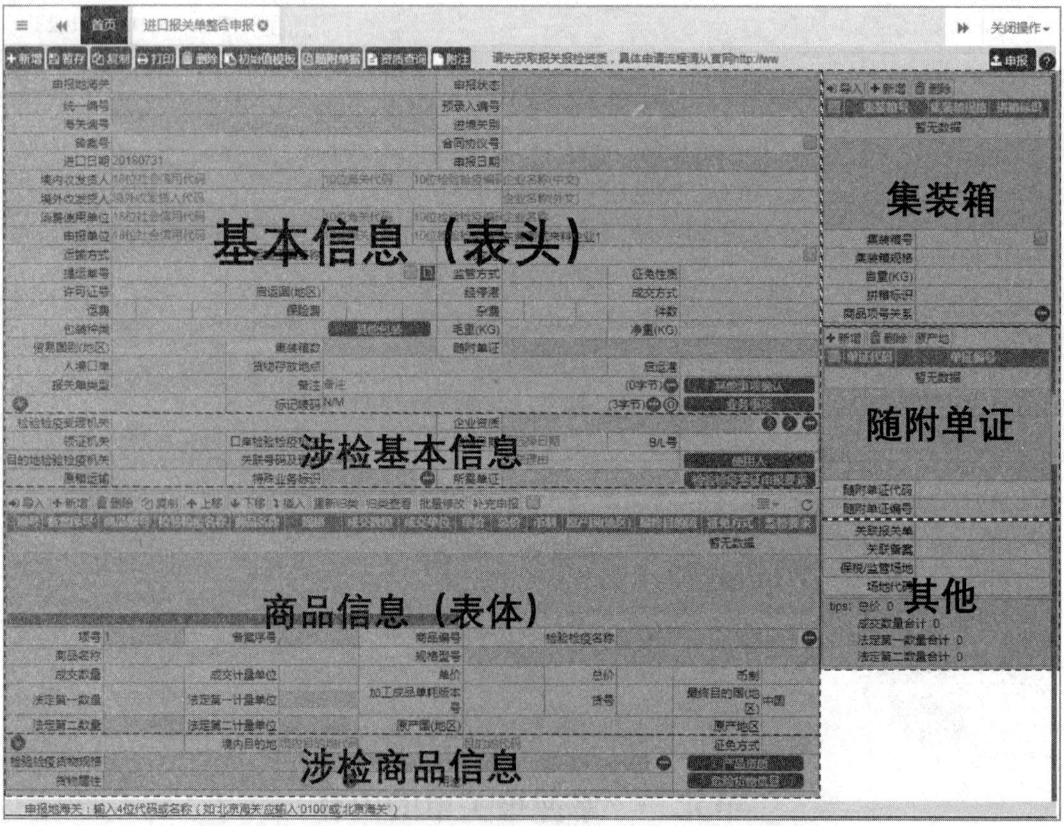

图 11－1　国际贸易单一窗口货物申报进口报关单申报页面结构

[1] 比如：有纸申报、需要现场查验、需要无纸申报转有纸申报，或者是出现异常情况，需要现场来处理，就需要打印纸质报关单，向海关提交纸质单据。

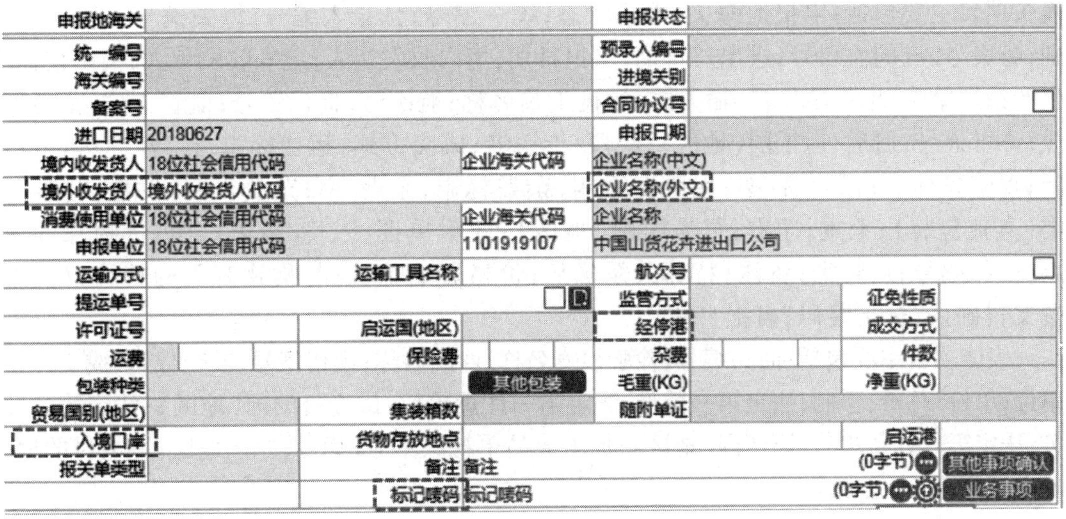

图 11－2　国际贸易单一窗口货物申报进口报关单表头项目

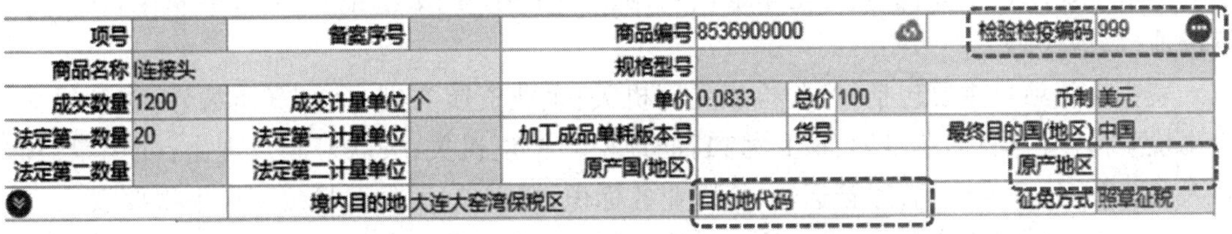

图 11－3　国际贸易单一窗口货物申报进口报关单表体项目

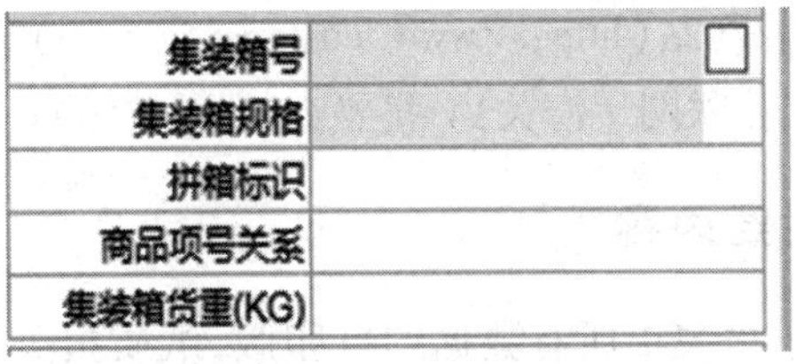

图 11－4　国际贸易单一窗口货物申报进口报关单集装箱表体项目

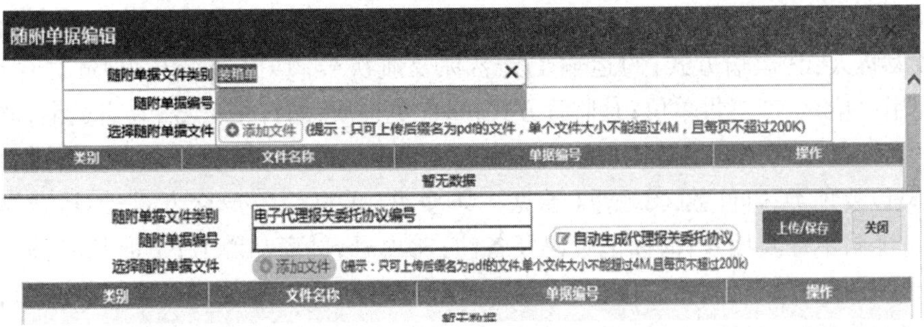

图 11－5　国际贸易单一窗口货物申报进口报关单随附单据项目

表头项目主要包括:申报地海关;申报状态;统一编号;预录入编号;海关编号;进出境关别;备案号;合同协议号;进出口日期;申报日期;境内收发货人;境外收发货人;消费使用/生产销售单位;申报单位;运输方式;运输工具名称;航次号;提运单号;监管方式;征免性质;许可证号;启运/运抵国(地区);经停/指运港;成交方式;运费标志;运费/率;运费币制;保险费标志;保险费/率;保险费币制;杂费标志;杂费/率;杂费币制;件数;包装种类(其他包装);毛重;净重;贸易国别(地区);随附单证;入境/离境口岸;货物存放地点;商品编号;启运港;备注;特殊关系确认;价格影响确认;与货物有关的特许权使用费支付确认;标记唛码;自报自缴。

表体项目主要包括:商品编号;检验检疫名称;商品名称;规格型号;成交数量;成交计量单位;单价;总价;币制;法定第一数量;法定第一计量单位;最终目的国(地区);法定第二数量;法定第二计量单位;原产国(地区);加工成品单耗版本号;货号;原产地区;境内目的地/境内货源地;征免方式。

集装箱项目主要包括:集装箱号;集装箱规格;自重(KG);拼箱标识;集装箱商品项号关系。

随附单证项目主要包括:随附单证代码;随附单证编号;关联报关单;关联备案;保税/监管场地;场地代码。

表头折叠项目主要包括:检验检疫受理机关;企业资质类别;企业资质编号;领证机关;口岸检验检疫机关;启运日期;B/L 号;目的地检验检疫机关;关联号码及理由;使用单位联系人;使用单位联系电话;原箱运输;特殊业务标识;所需单证;检验检疫签证申报要素。

表体折叠项目主要包括:检验检疫货物规格;产品资质(产品许可/审批/备案);货物属性;用途;危险货物信息。

以上各栏目数据的填报可按照海关总署发布的《进出口货物申报项目录入指南》填报。通关参数可以登录海关总署网站(http://www.customs.gov.cn)查询。目前的查询路径为:海关总署门户网站首页 \\ 互联网+海关\\ 我要查\\ 通关参数。

二、纸质报关单的主要内容

纸质报关单并不是电子报关单所有数据的打印版,纸质报关单的主要内容见表 11-1、表 11-2。

纸质报关单的内容主要是根据海关监管、征税及统计等工作需要而设置的,由①预录入编号;②海关编号;③境内收发货人;④进出境关别;⑤进出口日期;⑥申报日期;⑦备案号;⑧境外收发货人;⑨运输方式;⑩运输工具名称及航次号;⑪提运单号;⑫货物存放地点;⑬消费使用单位/生产销售单位;⑭监管方式;⑮征免性质;⑯许可证号;⑰启运港;⑱合同协议号;⑲贸易国(地区);⑳启运国(地区)/运抵国(地区);㉑经停港/指运港;㉒入境口岸/离境口岸;㉓包装种类;㉔件数;㉕毛重(千克);㉖净重(千克);㉗成交方式;㉘运费;㉙保费;㉚杂费;㉛随附单证及编号;㉜标记唛码及备注;㉝项号;㉞商品编号;㉟商品名称及规格型号;㊱数量及单位;㊲单价;㊳总价;㊴币制;㊵原产国(地区);㊶最终目的国(地区);㊷境内目的地/境内货源地;㊸征免;㊹特殊关系确认;㊺价格影响确认;㊻支付特许权使用费确认;㊼自报自缴;㊽申报单位;㊾海关批注及签章等栏目数据组成。

表 11－1 出口货物报关单

中华人民共和国海关出口货物报关单

预录人编号： 海关编号： 页码/页数：

境内发货人	出境关别	出口日期	申报日期	备案号
境外收货人	运输方式	运输工具名称及航次号	提运单号	
生产销售单位	监管方式	征免性质	许可证号	
合同协议号	贸易国（地区）	运抵国（地区）	指运港	离境口岸

包装种类	件数	毛重（千克）	净重（千克）	成交方式	运费	保费	杂费

随附单证及编号 随附单证 1： 随附单证 2：
标记唛码及备注

项号	商品编号	商品名称及规格型号	数量及单位	单价/总价/币制	原产国（地区）	最终目的国（地区）	境内货源地	征免
1								
2								
3								
4								
5								
6								
7								

特殊关系确认： 价格影响确认： 支付特许权使用费确认： 自报自缴：

报关人员 报关人员证号 电话 兹申明以上内容承担如实申报、依法纳税之法律责任 申报单位（签章）	海关批注及签章

表 11－2　进口货物报关单

中华人民共和国海关进口货物报关单

预录入编号：　　　　海关编号：　　　　页码/页数：

境内收货人	进境关别	进口日期	申报日期	备案号
境外发货人	运输方式	运输工具名称及航次号	提运单号	货物存放地点
消费使用单位	监管方式	征免性质	许可证号	启运港

合同协议号	贸易国(地区)	启运国(地区)	经停港	入境口岸

包装种类	件数	毛重（千克）	净重（千克）	成交方式	运费	保费	杂费

随附单证及编号 随附单证 1：　　　　随附单证 2：
标记唛码及备注

项号	商品编号	商品名称及规格型号	数量及单位	单价/总价/币制	原产国（地区）	最终目的国(地区)	境内目的地	征免
1								
2								
3								

特殊关系确认：　价格影响确认：　支付特许权使用费确认：　自报自缴：

报关人员 报关人员证号 电话	兹申明以上内容承担如实申报、依法纳税之法律责任	海关批注及签章
申报单位	申报单位(签章)	

单元二 填制报关单各项目

报关单填报不正确,一是影响通关速度;二是影响企业的配额和税率的计征;三是影响企业的出口退税和收结汇核销。因此,保证按照海关规定和要求正确填报报关单是海关对报关企业和报关员的基本要求,也是报关员必须履行的义务。

一、填报报关单的基本要求

填报报关单要遵循填报的基本要求,即真实、准确、齐全、清楚。进出境货物的收、发货人或其代理人向海关申报时,必须填写进出口货物报关单。申报人在填制报关单时,应当依法如实、规范向海关申报,对申报内容的真实性、准确性、完整性和规范性承担相应的法律责任。

第一,报关员必须按照《海关法》《海关进出口商品规范申报目录》和报关单填制规范的有关规定和要求,向海关如实、规范申报。报关单商品规范申报对海关来说,一是确保税收征管质量的基础;二是对进出口货物实施查验监管的基础;三是开展事后监控、复核、核查、稽查的基础;四是内部执法监督和廉政检查的基础。报关单商品规范申报对企业来说,是汇总征税业务资信评估的基础,也是企业认证的基础。申报人不符合商品规范申报要求会被海关记录为报关差错。

第二,报关单填报必须真实,做到"两个相符":①单、证相符,即所填报关单各栏目的内容必须与合同、发票、装箱单、提单以及批文等随附单据相符;②单、货相符,即所填报关单各栏目的内容必须与实际进出口货物情况相符。

第三,报关单的填报要准确、齐全、完整、清楚。

第四,不同的批文或合同的货物、同一批货物中不同贸易方式的货物、不同备案号的货物、不同提运单的货物、不同的运输方式或相同的运输方式但不同航次的货物,均应该分单填报。还有以下情况也需要注意:一份原产地证书只能对应一份报关单;同一份报关单上的商品不能够同时享受协定税率和减免税;在一批货物中,对于实行原产地证书联网管理的,如涉及多份原产地证书或含有非原产地证书商品,亦应分单填报。

第五,在反映进出口商品情况的项目中,商品编号不同(也即商品编码不同)的,商品名称不同的,原产国(地区)/最终目的国(地区)不同的,也需分项填报。

第六,已向海关申报的进出口货物报关单,如原填报内容与实际进出口货物不一致而又有正当理由的,申报人应向海关申请更正,经海关核准后,对原填报的内容进行更改或撤销。

二、报关单各项目的填报

下面根据《中华人民共和国海关进出口货物报关单填制规范》(海关总署公告 2019 年第 18 号)阐述进出口货物报关单主要项目的填制要求。海关特殊监管区域企业向海关申报货物进出境、进出区,应填制中华人民共和国海关进(出)境货物备案清单。海关进(出)境货物备案清单比照《中华人民共和国海关进出口货物报关单填制规范》的要求填制。

（一）预录入编号

本栏目填报预录入报关单的编号，由系统自动生成18位编号。预录入编号规则由接受申报的海关决定。

（二）海关编号

本栏目填报海关接受申报时给予报关单的编号，一份报关单对应一个海关编号。由系统自动生成18位编号。

其中第1~4位为接受申报海关的编号（海关规定的《关区代码表》中相应的海关代码），第5~8位为海关接受申报的公历年份，第9位为进出口标志（“1”为进口，“0”为出口；集中申报清单“I”为进口，“E”为出口），后9位为顺序编号。

（三）境内收发货人

本栏目填报在海关备案的对外签订并执行进出口贸易合同的中国境内法人、其他组织或个人的名称及编码。编码可填18位法人和其他组织统一社会信用代码。

特殊情况下填制要求如下：

1. 进出口货物合同的签订者和执行者非同一企业的，填报执行合同的企业。

2. 外商投资企业委托进出口企业进口投资设备、物品的，填报外商投资企业，并在标记唛码及备注栏注明“委托某进出口企业进口”，同时注明被委托企业的18位法人和其他组织统一社会信用代码。

3. 有代理报关资格的报关企业代理其他进出口企业办理进出口报关手续时，填报委托的进出口企业。

4. 海关特殊监管区域收发货人填报该货物的实际经营单位或海关特殊监管区域内经营企业。

5. 免税品经营单位经营出口退税国产商品的，填报免税品经营单位名称❶。

（四）进出境关别

本栏目应根据货物实际进出境的口岸海关，填报海关规定的《关区代码表》中相应口岸海关的名称及代码。特殊情况填报要求如下：

1. 进口转关运输货物应填报货物进境地海关名称及代码，出口转关运输货物应填报货物出境地海关名称及代码。按转关运输方式监管的跨关区深加工结转货物，出口报关单填报转出地海关名称及代码，进口报关单填报转入地海关名称及代码。

2. 在不同海关特殊监管区域或保税监管场所之间调拨、转让的货物，填报对方特殊监管区域或保税监管场所所在的海关名称及代码。

3. 其他无实际进出境的货物，填报接受申报的海关名称及代码。

【例11-1】北京平谷某服装进出口公司经海关批准，将原从日本海运至天津新港的加工贸易服装面料转为内销。其在北京平谷海关（关区代码0110）办理补税时的进口货

❶ 免税品是指经营单位按照海关总署核准的经营品种，免税运进专供免税商店向规定的对象销售的进口商品，包括试用品及进口赠品。目前，我国境内经国家批准的免税品经营单位主要有五家，分别是珠海免税企业（集团）有限公司、深圳市国有免税商品（集团）有限公司、中国免税品（集团）有限责任公司、日上免税行（外资）海南省免税品有限公司，以及一些在飞机、轮船、列车上经营免税品的企业，但规模很小。

物报关单上的"进境关别"应填报为:平谷海关及关区代码0110。这是因为,除跨关区深加工结转及不同出口加工区之间转让的以外,其他无实际进出境的货物,"进境关别"应填报接受申报的海关名称及代码,而本题所及货物,是在北京平谷海关办理内销补税手续的。因此,进境关别应填报为:平谷海关及关区代码0110。

链接

申报口岸与海关统计

进出境关别和进出境口岸的区别及其意义,主要与海关统计有关。目前,我国进出口贸易海关统计存在地区数据、关区数据和口岸数据三种不同口径的数据形式。地区、关区和口岸数据非常容易混淆。这三种不同统计口径的起因,在于外贸货物的企业所在地、进出口口岸和受理申报的海关关区可能并不一致。例如,A省企业可以在其设有办事处的B省的海关申报进出口报关单,而货物实际进出口口岸则可能位于C省。那么,这张报关单的贸易数据按地区统计就是A省企业,按关区统计就是B省海关,按口岸统计就是C省口岸了。

地区数据即按照进出口货物的企业所在地统计的全国各地区的外贸数据,按照报关单上10位经营单位代码的前两位(如上海市企业为"31")统计各地区的贸易数据。关区数据即各直属海关关区受理申报的进出口货物的贸易统计数据。如上海海关使用的关区数据是全国各地企业在上海海关申报进出口的货物,即上海海关报关单的统计数据。口岸数据即按照外贸货物进出境国家一类口岸所在地统计全国口岸的外贸数据。如上海口岸数据应为所有在上海口岸进出关境的货物的总量。

在填写口岸海关的名称时要注意:

第一,填写的是口岸海关的名称而不是口岸的名称,一定要加"海关"两字。例如,一批"电视机"6月16日抵达九州港,报关员向海关填报该批"电视机"的进境关别应该是"九州海关",而不是"九州港"。

第二,关区代码由四位数字组成,前两位采用海关统计的直属海关关别代码,后两位为隶属海关代码。直属海关和隶属海关的代码特征是:直属海关关别代码后两位为"00",隶属海关代码的后两位不是"00"。例如,"广州海关"为直属海关(5100),"广州新风海关"为隶属海关(5101)。

第三,代码表中只有直属海关关别和代码的,填报直属海关名称和代码,如在西宁海关办理货物进出口报关手续,填报"西宁海关(9700)";在有隶属海关关别和代码时,必须填报隶属海关名称和代码,如在珠海九州海关办理货物进出口报关手续,不得填报"拱北海关(5700)",必须填报"九州海关(5750)"。

第四,进口货物应填货物进境的第一个口岸海关名称,出口货物应填货物出境的最后一个口岸海关名称。

第五,无法确定进出口口岸以及无实际进出口的报关单,如保税结转和后续补税报关单,填报接受申报的海关名称或代码。

【例11-2】广州某进口公司从香港地区用汽车运载一批货物到深圳皇岗海关，后再转关运往广州内港海关，并在内港海关办理报关手续，报关员小张在报关单的进境关别栏目填报"广州内港海关"，小张填得正确吗？

【分析】

小张填得不正确。进出境关别是指货物实际进/出我国关境口岸海关的名称。根据填报规范，进口转关运输货物应填报货物进境地海关名称及代码，出口转关运输货物应填报货物出境地海关名称及代码。由于本案例中货物的进境地海关为深圳皇岗海关，因此，应填"深圳皇岗海关"，而非申报地"广州内港海关"。

(五)进口日期/出口日期

进口日期填报运载进口货物的运输工具申报进境的日期。

出口日期指运载出口货物的运输工具办结出境手续的日期，在申报时免予填报。

无实际进出境的报关单填报海关接受申报的日期。

本栏目为8位数字，顺序为年(4位)、月(2位)、日(2位)。

(六)申报日期

申报日期指海关接受进出口货物收发货人、受委托的报关企业申报数据的日期。以电子数据报关单方式申报的，申报日期为海关计算机系统接受申报数据时记录的日期。以纸质报关单方式申报的，申报日期为海关接受纸质报关单并对报关单进行登记处理的日期。

申报日期为8位数字，顺序为年(4位)、月(2位)、日(2位)。本栏目在申报时免予填报。

(七)境外收发货人

境外收货人通常指签订并执行出口贸易合同中的买方或合同指定的收货人。境外发货人通常指签订并执行进口贸易合同中的卖方。

本栏目填报境外收发货人的名称及编码。名称一般填报英文名称，检验检疫要求填报其他外文名称的，在英文名称后填报，以半角括号分隔；对于AEO互认国家(地区)企业的，编码填报AEO编码，填报样式为"国别(地区)+海关企业编码"，如新加坡AEO企业填报样式为：SG123456789012，韩国AEO企业填报样式为KR1234567；非互认国家(地区)AEO企业等其他情形，编码免于填报。特殊情况下无境外收发货人的，名称及编码填报"NO"。

(八)消费使用单位/生产销售单位

1. 消费使用单位填报已知的进口货物在境内的最终消费、使用单位的名称，包括：①自行进口货物的单位；②委托进出口企业进口货物的单位。

2. 生产销售单位填报出口货物在境内的生产或销售单位的名称，包括：①自行出口货物的单位；②委托进出口企业出口货物的单位。

本栏目可选填18位法人和其他组织统一社会信用代码。没有代码的应填报"NO"。

使用《加工贸易手册》管理的货物，消费使用单位/生产销售单位应与《加工贸易手册》的"加工企业"一致；减免税货物报关单的消费使用单位/生产销售单位应与《中华人民共和国海关进出口货物征免税证明》(以下简称《征免税证明》)的"减免税申请人"一致；保税监管场所与境外之间的进出境货物，本栏目填报保税监管场所的名称，其中保税物流中心B型填报企业名称。海关特殊监管区域的消费使用单位/生产销售单位填报区域内经营企业（“加工单位”或“仓库”）。进口货物在境内的最终消费或使用以及出口货物在境内的生产或销售的对象为自然人的，填报身份证号、护照号、台胞证号等有效证件号码及姓名。免税品经营单位经营出口退税国产商品的，生产销售单位生产销售单位填报该免税品经营单位统一管理的免税店。

（九）运输方式

运输方式包括实际运输方式和海关规定的特殊运输方式，前者指货物实际进出境的运输方式，按进出境所使用的运输工具分类；后者指货物无实际进出境的运输方式，按货物在境内的流向分类。海关规定的实际运输方式专指用于载运货物实际进出关境的运输方式。主要的运输工具有船舶、火车、飞机、汽车、驮畜等。与运输工具相对应，海关为其定义规定了如下的运输方式并对应相应的代码：水路运输（2）、铁路运输（3）、公路运输（4）、航空运输（5）、邮件运输（6）、其他运输（9）。

本栏目应根据货物实际进出境的运输方式或货物在境内流向的类别，按照海关规定的《运输方式代码表》选择填报相应的运输方式。

【例 11－3】广东省某水产进出口公司进口一批鱼苗，该鱼苗由美国公司用飞机运至广州机场，在机场海关申报时其运输方式栏目填为“航空运输”，后通过汽车转关运输至三水海关。该公司在向三水海关申报办理海关手续时，其报关单运输方式栏仍填报为“航空运输”。这样填报正确吗？

【分析】进出口货物报关单所列的运输方式专指载运货物进出关境所使用的运输工具的分类，包括实际运输方式和海关规定的特殊运输方式。其中，实际运输方式用于载运实际进出关境的货物，主要有船舶、火车、飞机、汽车、驮畜等。进境货物的运输方式按货物运抵我国关境第一口岸时的运输方式填报；出境货物的运输方式按货物运离我国关境最后一个口岸时的运输方式填报。本例货物由于进入关境时所使用的运输工具是飞机，因此，报关单运输方式栏仍应填“航空运输”。

1. 特殊情况填报要求如下：

（1）非邮件方式进出境的快递货物，按实际运输方式填报。

（2）进口转关运输货物，按载运货物抵达进境地的运输工具填报；出口转关运输货物，按载运货物驶离出境地的运输工具填报。

（3）不复运出（入）境而留在境内（外）销售的进出境展览品、留赠转卖物品等，填报“其他运输”（代码 9）。

（4）进出境旅客随身携带的货物，填报“旅客携带”（代码 L）。

（5）以固定设施（包括输油、输水管道和输电网等）运输货物的，填报“固定设施运输”（代码 G）。

2. 无实际进出境货物在境内流转时填报要求如下：

（1）境内非保税区运入保税区货物和保税区退区货物，填报“非保税区”（代码 0）。

（2）保税区运往境内非保税区货物，填报“保税区”（代码 7）。

【例 11－4】某企业经海关批准，把一批货物用汽车从保税区运往非保税区，向海关申报时，其报关单运输方式栏目不应填“汽车运输”，而应填“保税区”。因为该货物属于从保税区运往非保税区货物,属于虚拟运输方式,因此,按海关规定应填"保税区"。

(3)境内存入出口监管仓库和出口监管仓库退仓货物,填报"监管仓库"(代码1)。

(4)保税仓库转内销货物,填报"保税仓库"(代码8)。

(5)从境内保税物流中心外运入中心或从中心内运往境内中心外的货物,填报"物流中心"(代码W)。

(6)从境内保税物流园区外运入园区或从园区内运往境内园区外的货物,填报"物流园区"(代码X)。

(7)保税港区、综合保税区、出口加工区、珠澳跨境工业区(珠海园区)、中哈霍尔果斯边境合作区(中方配套区)等特殊区域与境内(区外)(非特殊区域、保税监管场所)之间进出的货物,区内、区外企业应根据实际运输方式分别填报"保税港区/综合保税区"(代码Y)或"出口加工区"(代码Z)。

(8)境内运入深港西部通道港方口岸区的货物,以及境内进出中哈霍尔果斯边境合作中心中方区域的货物,填报"边境特殊海关作业区"(代码H)。

(9)经横琴新区和平潭综合实验区(以下简称综合试验区)二线指定申报通道运往境内区外或从境内经二线指定申报通道进入综合试验区的货物,以及综合试验区内按选择性征收关税申报的货物,填报"综合试验区"(代码T)。

(10)其他境内流转货物,填报"其他运输"(代码9),包括特殊监管区域内货物之间的流转、调拨货物,特殊监管区域、保税监管场所之间相互流转货物,特殊监管区域外的加工贸易余料结转、深加工结转、内销等货物。

(十)运输工具名称

本栏目填报载运货物进出境的运输工具名称或编号。填报内容应与运输部门向海关申报的舱单(载货清单)所列相应内容一致。具体填报要求如下:

1. 直接在进出境地或采用全国通关一体化通关模式办理报关手续的报关单填报要求如下:

(1)水路运输:填报船舶编号(来往港澳小型船舶为监管簿编号)或者船舶英文名称。

(2)公路运输:启用公路舱单前,填报该跨境运输车辆的国内行驶车牌号,深圳提前报关模式的报关单填报国内行驶车牌号+"/"+"提前报关"。启用公路舱单后,免予填报。

(3)铁路运输:填报车厢编号或交接单号。

(4)航空运输:填报航班号。

(5)邮件运输:填报邮政包裹单号。

(6)其他运输:填报具体运输方式名称,例如:管道、驮畜等。

2. 转关运输货物的报关单填报要求如下:

(1)进口:

水路运输:直转、提前报关填报"@"+16位转关申报单预录入号(或13位载货清单号);中转填报进境英文船名。

铁路运输:直转、提前报关填报"@"+16位转关申报单预录入号;中转填报车厢编号。

航空运输:直转、提前报关填报"@"+16位转关申报单预录入号(或13位载货清单号);中转填报"@"。

公路及其他运输：填报“@”+16位转关申报单预录入号（或13位载货清单号）。

以上各种运输方式使用广东地区载货清单转关的提前报关货物填报“@”+13位载货清单号。

（2）出口：

水路运输：非中转填报“@”+16位转关申报单预录入号（或13位载货清单号）。如多张报关单需要通过一张转关单转关的，运输工具名称字段填报“@”。

中转货物，境内水路运输填报驳船船名；境内铁路运输填报车名（主管海关4位关区代码+“TRAIN”）；境内公路运输填报车名（主管海关4位关区代码+“TRUCK”）。

铁路运输：填报“@”+16位转关申报单预录入号（或13位载货清单号），如多张报关单需要通过一张转关单转关的，填报“@”。

航空运输：填报“@”+16位转关申报单预录入号（或13位载货清单号），如多张报关单需要通过一张转关单转关的，填报“@”。

其他运输方式：填报“@”+16位转关申报单预录入号（或13位载货清单号）。

3. 采用“集中申报”通关方式办理报关手续的，报关单本栏目填报“集中申报”。

4. 无实际进出境的报关单，本栏目免予填报。

（十一）航次号

本栏目填报载运货物进出境的运输工具的航次编号。具体填报要求如下：

1. 直接在进出境地或采用通关一体化通关模式办理报关手续的报关单：

水路运输：填报船舶的航次号。

公路运输：启用公路舱单前，填报运输车辆的8位进出境日期〔顺序为年（4位）、月（2位）、日（2位），下同〕。启用公路舱单后，填报货物运输批次号。

铁路运输：填报列车的进出境日期。

航空运输：免予填报。

邮件运输：填报运输工具的进出境日期。

其他运输方式：免予填报。

2. 转关运输货物的报关单：

（1）进口。

水路运输：中转转关方式填报“@”+进境干线船舶航次。直转、提前报关免予填报。

公路运输：免予填报。

铁路运输：“@”+8位进境日期。

航空运输：免予填报。

其他运输方式：免予填报。

（2）出口。

水路运输：非中转货物免予填报。中转货物：境内水路运输填报驳船航次号；境内铁路、公路运输填报6位启运日期〔顺序为年（2位）、月（2位）、日（2位）〕。

铁路拼车拼箱捆绑出口：免予填报。

航空运输：免予填报。

其他运输方式：免予填报。

3. 无实际进出境的报关单，本栏目免予填报。

（十二）提运单号

本栏目填报进出口货物提单或运单的编号。

一份报关单只允许填报一个提单或运单号，一票货物对应多个提单或运单时，应分单填报。

具体填报要求如下：

1. 直接在进出境地或采用通关一体化通关模式办理报关手续的：

水路运输：填报进出口提单号。如有分提单的，填报进出口提单号 +“ * ”+ 分提单号。

公路运输：启用公路舱单前，免予填报；启用公路舱单后，填报进出口总运单号。

铁路运输：填报运单号。

航空运输：填报总运单号 +“_”+ 分运单号，无分运单的填报总运单号。

邮件运输：填报邮运包裹单号。

【例 11-5】进口一票货物，提单号 B/L NO. DLK2014，分单号为 KKL09。“提运单号”栏应填报为“ DLK2014 * KKL09 ”。空运进口一票货物，总单号：MAWB NO. 99921653249，分单号：HAWB NO. 56344985。“提运单号”栏应填报为“99921653249_56344985 ”。

2. 转关运输货物的报关单：

(1)进口。

水路运输：直转、中转填报提单号。提前报关免予填报。

铁路运输：直转、中转填报铁路运单号。提前报关免予填报。

航空运输：直转、中转货物填报总运单号 +“_”+ 分运单号。提前报关免予填报。

其他运输方式：免予填报。

以上运输方式进境货物，在广东省内用公路运输转关的，填报车牌号。

(2)出口。

水路运输：中转货物填报提单号；非中转货物免予填报；广东省内汽车运输提前报关的转关货物，填报承运车辆的车牌号。

其他运输方式：免予填报。广东省内汽车运输提前报关的转关货物，填报承运车辆的车牌号。

3. 采用“集中申报”通关方式办理报关手续的，报关单填报归并的集中申报清单的进出口起止日期〔按年(4 位)月(2 位)日(2 位)年(4 位)月(2 位)日(2 位)〕。

【例 11-6】广西北海某采取集中报关的企业，2019 年 3 月 3 日至 2019 年 5 月 2 日的集中申报，“提运单号”栏应填报为“ 2019030320190502 ”，共计 16 位数。

4. 无实际进出境的，本栏目免予填报。

（十三）货物存放地点

本栏目填报货物进境后存放的场所或地点，包括海关监管作业场所、分拨仓库、定点加工厂、隔离检疫场、企业自有仓库等。

（十四）申报单位

自理报关的，本栏目填报进出口企业的名称及编码；委托代理报关的，本栏目填报报关企业名称及编码。

本栏目可选填18位法人和其他组织统一社会信用代码。

本栏目还包括报关单左下方用于填报申报单位有关情况的相关栏目,包括报关人员、申报单位签章。

(十五)监管方式

监管方式是以国际贸易中进出口货物的交易方式为基础,结合海关对进出口货物的征税、统计及监管条件综合设定的海关对进出口货物的管理方式。其代码由4位数字构成,前两位是按照海关监管要求和计算机管理需要划分的分类代码,后两位是参照国际标准编制的贸易方式代码。

本栏目应根据实际对外贸易情况按海关规定的《监管方式代码表》选择填报相应的监管方式简称及代码。一份报关单只允许填报一种监管方式。如果一票货物中一部分货物适用一种贸易方式,另一部分适用另外的贸易方式,则应该分别填制报关单申报。

【例11-7】某合资公司进口布料10 000米,其中6 000米用于加工服装出口(持有手册C×××××××××××),另外4 000米用于加工服装在国内销售。显然6 000米符合进料加工范围,贸易方式应该填"进料对口 0615",而另外4 000米是属于一般贸易的货物,应该另外填写报关单,贸易方式栏应填"一般贸易(0110)"。

特殊情况下加工贸易货物监管方式填报要求如下:

1. 进口少量低值辅料(即5 000美元以下,78种以内的低值辅料)按规定不使用《加工贸易手册》的,填报"低值辅料"。使用《加工贸易手册》的,按《加工贸易手册》上的监管方式填报。

2. 加工贸易料件转内销货物以及按料件办理进口手续的转内销制成品、残次品、未完成品,填制进口报关单,填报"来料料件内销"或"进料料件内销";加工贸易成品凭《征免税证明》转为减免税进口货物的,分别填制进、出口报关单,出口报关单填报"来料成品减免"或"进料成品减免",进口报关单按照实际监管方式填报。

3. 加工贸易出口成品因故退运进口及复运出口的,填报"来料成品退换"或"进料成品退换";加工贸易进口料件因换料退运出口及复运进口的,填报"来料料件退换"或"进料料件退换";加工贸易过程中产生的剩余料件、边角料退运出口,以及进口料件因品质、规格等原因退运出口且不再更换同类货物进口的,分别填报"来料料件复出""来料边角料复出""进料料件复出""进料边角料复出"。

4. 加工贸易边角料内销和副产品内销,填制进口报关单,填报"来料边角料内销"或"进料边角料内销"。

5. 企业销毁处置加工贸易货物未获得收入,销毁处置货物为料件、残次品的,填报"料件销毁";销毁处置货物为边角料、副产品的,填报"边角料销毁"。企业销毁处置加工贸易货物获得收入的,填报为"进料边角料内销"或"来料边角料内销"。

免税品经营单位经营出口退税国产商品的,监管方式填报"其他"。

(十六)征免性质

本栏目应根据实际情况按海关规定的《征免性质代码表》选择填报相应的征免性质简称及代码,持有海关核发的《征免税证明》的,应按照《征免税证明》中批注的征免性质填报。

一份报关单只允许填报一种征免性质。

加工贸易货物报关单应按照海关核发的《加工贸易手册》中批注的征免性质简称及代码填报。特殊情况填报要求如下：

1. 加工贸易转内销货物，按实际情况填报（如一般征税、科教用品、其他法定等）。

2. 料件退运出口、成品退运进口货物填报“其他法定”（代码 299）。

3. 加工贸易结转货物，免予填报。

（十七）启运港

本栏目填报进口货物在运抵我国关境前的第一个境外装运港。根据实际情况，按海关规定的《港口代码表》填报相应的港口名称及代码，例如波士顿（美国），填写 USA066；如果实际启运港在《港口代码表》中未列明的，可以录入国别，例如美国，USA000；从海关特殊监管区域或保税监管场所运送至境内区域的，填报《港口代码表》中的对应名称和代码，例如上海外高桥保税物流园区，993106；海关特殊监管区域或保税监管场所在《港口代码表》中未列明的，填报未列出的特殊监管区，ZZZ900；无实际进出境的，填报中国境内，CHN000。

（十八）备案号

本栏目填报进出口货物收发货人、消费使用单位、生产销售单位在海关办理加工贸易合同备案或征、减、免税备案审批等手续时，海关核发的《加工贸易手册》、保税账册、《征免税证明》或其他备案审批文件的编号。

一份报关单只允许填报一个备案号。具体填报要求如下：

1. 加工贸易项下货物，除少量低值辅料按规定不使用《加工贸易手册》及以后续补税监管方式办理内销征税的外，填报《加工贸易手册》编号。

使用异地直接报关分册和异地深加工结转出口分册在异地口岸报关的，本栏目应填报分册号；本地直接报关分册和本地深加工结转分册限制在本地报关，本栏目应填报总册号。

加工贸易成品凭《征免税证明》转为减免税进口货物的，进口报关单填报《征免税证明》编号，出口报关单填报《加工贸易手册》编号。

对加工贸易设备之间的结转，转入和转出企业分别填制进、出口报关单，在报关单“备案号”栏目填报《加工贸易手册》编号。

2. 涉及征、减、免税备案审批的报关单，填报《征免税证明》编号。

3. 减免税货物退运出口，填报《中华人民共和国海关进口减免税货物准予退运证明》的编号；减免税货物补税进口，填报《减免税货物补税通知书》的编号；减免税货物进口或结转进口（转入），填报《征免税证明》的编号；相应的结转出口（转出），填报《中华人民共和国海关进口减免税货物结转联系函》的编号。

4. 免税品经营单位经营出口退税国产商品的，免予填报。

（十九）贸易国（地区）

本栏目填报对外贸易中与境内企业签订贸易合同的外方所属的国家（地区）。进口填报购自国，出口填报售予国。未发生商业性交易的填报货物所有权拥有者所属的国家（地区）。

本栏目应按海关规定的《国别（地区）代码表》选择填报相应的贸易国（地区）或贸易国（地区）中文名称及代码。

无实际进出境的，填报“中国”（代码 CHN）。

（二十）启运国（地区）/运抵国（地区）

启运国（地区）填报进口货物起始发出直接运抵我国或者在运输中转国（地）未发生任何商业性交易的情况下运抵我国的国家（地区）。启运国（地区）代码由 3 位英文字母构成。例如：申报进口货物的启运国为美国时，根据下拉菜单选择填报“USA 美国”，也可在本栏录入中文“美国”。

运抵国（地区）填报出口货物离开我国关境直接运抵或者在运输中转国（地区）未发生任何商业性交易的情况下最后运抵的国家（地区）。例如：申报出口货物的运抵国为马来西亚时，根据下拉菜单选择填报代码为“MYS 马来西亚”，也可在本栏录入中文“马来西亚”。

不经过第三国（地区）转运的直接运输进出口货物，以进口货物的装货港所在国（地区）为启运国（地区），以出口货物的指运港所在国（地区）为运抵国（地区）。

经过第三国（地区）转运的进出口货物，如在中转国（地区）发生商业性交易，则以中转国（地区）作为启运/运抵国（地区）。

本栏目应按海关规定的《国别（地区）代码表》选择填报相应的启运国（地区）或运抵国（地区）中文名称及代码。无实际进出境的，填报“中国”。

对发生运输中转的货物，如在中转地未发生任何商业性交易，则起、抵地不变；如在中转地发生商业性交易，则以中转地作为起运/运抵国（地区）填报。

【例 11-8】上海某纺织品进出口公司从英国进口针织机，若该产品直接运往中国，则起运地为英国；若该产品经中国香港地区转运至中国内地，但在中国香港地区未发生买卖行为，起运地仍为英国，如果在中国香港地区发生了买卖行为，则起运地为中国香港地区。

若不能确定货物的最终目的国，则应以尽可能预知的最后运往国作为最终目的国填报。填报时可参照以下原则确定：

第一，运往国与售予国一致，而且转运的可能性很小的，一般即以运往国为最终目的国。

第二，经甲国运往乙国的，以乙国为最终目的国。如果运往国为中途转运国，以最后运往国为最终目的国。成交条款定为选择港的，以第一选择港所在地为最终目的国。

第三，援助物资应以受援国为最终目的国。

案例

上海某进出口公司进口经香港地区中转、从韩国釜山起运的美国产 IBM 电脑，在填制报关单时，该报关单的“起运国”栏目、“原产国”栏目应如何填报？

【分析】

起运国是指进口货物直接运抵或者在运输中转国（地）未发生任何商业性交易的情况下运抵我国的起始发出的国家。对发生运输中转的货物，如在中转地未发生任何商业性交易，则起、抵地不变；如在中转地发生商业性交易，则以中转地作为起运/运抵国填报。由于本案例中进口货物只是中转，未发生商业性交易，因此，起运国应填报“韩国”，而非“香港地区”。原产国是指进口货物的生产、开采或加工制造国家。对经过几个国家加工制造的进口货物，以最后一个对货物进行经济上可以视为实质性加工的国家作为该货物的原产国。本例中该批货物虽经过几个国家,但由于未对其进行实质性加工,因此,原产国应填报"美国"。

(二十一)经停港/指运港

经停港,填报进口货物在运抵我国关境前的最后一个境外装运港。

指运港,填报出口货物运往境外的最终目的港;最终目的港不可预知的,按尽可能预知的目的港填报。

本栏目应根据实际情况按海关规定的《港口代码表》选择填报相应的港口中文名称及代码。装货港/指运港在《港口代码表》中无港口中文名称及代码的,可选择填报相应的国家中文名称或代码。例如:若来自或去往的柬埔寨港口在《港口代码表》无港口名称和对应代码,则填报"柬埔寨"或代码"KHM000"。

无实际进出境的,本栏目填报"中国境内"(代码 CHN000)。

本栏目项目数据类型为6 位字符型。一般港口代码由 3 位英文字母和 3 位数字组成,例如:缅甸仰光的港口代码为"MMR018";海关特殊监管区域或保税监管场所的代码由 6 位数字组成,例如:珠海保税区货场的港口代码为"994802"。

(二十二)入境口岸/离境口岸

入境口岸填报进境货物从跨境运输工具卸离的第一个境内口岸的中文名称及代码;采取多式联运跨境运输的,填报多式联运货物最终卸离的境内口岸中文名称及代码;过境货物填报货物进入境内的第一个口岸的中文名称及代码;从海关特殊监管区域或保税监管场所进境的,填报海关特殊监管区域或保税监管场所的中文名称及代码。其他无实际进境的货物,填报货物所在地的城市名称及代码。

例如,货物从美国以海运方式运往中国,船舶抵达中国国境后,第一港靠泊宁波,货物未卸离,第二港靠泊洋山港,货物卸离,则报关时入境口岸填报 311002,洋山港。

离境口岸填报装运出境货物的跨境运输工具离境的第一个境内口岸的中文名称及代码;采取多式联运跨境运输的,填报多式联运货物最初离境的境内口岸中文名称及代码;过境货物填报货物离境的第一个境内口岸的中文名称及代码;从海关特殊监管区域或保税监管场所出境的,填报海关特殊监管区域或保税监管场所的中文名称及代码。其他无实际出境的货物,填报货物所在地的城市名称及代码。

入境口岸/离境口岸类型包括港口、码头、机场、机场货运通道、边境口岸、火车站、车辆装卸点、车检场、陆路港、坐落在口岸的海关特殊监管区域等。按海关规定的《国内口岸编码表》选择填报相应的境内口岸名称及代码。入境/离境口岸代码由 6 位数字组成。例如:北京口岸代码"110001 北京"。

(二十三)境内目的地/境内货源地

境内目的地填报已知的进口货物在国内的消费、使用地或最终运抵地,其中最终运抵地为最终使用单位所在的地区。最终使用单位难以确定的,填报货物进口时预知的最终收货单位所在地。

境内货源地填报出口货物在国内的产地或原始发货地。出口货物产地难以确定的,填报最早发运该出口货物的单位所在地。海关特殊监管区域、保税物流中心(B 型)与境外之间的进出境货物，本栏目填报海关特殊监管区域、保税物流中心(B型)所对应的国内地区名称及代码。

本栏目按海关规定的《国内地区代码表》选择填报相应的国内地区名称及代码。国内地区代码由5位数字构成，第1~4位数为行政区划代码，其中第1、第2位数表示省(自治区、直辖市)，第3、第4位数表示省辖市(地区、省直辖行政单位)、计划单列市、沿海开放城市；第5位数为省辖市内经济区划性质代码("1"表示经济特区；"2"表示经济技术开发区和上海浦东新区、海南洋浦经济开发区；"3"表示高新技术产业开发区等；"4"表示保税区；"5"表示出口加工区；"9"表示其他)。

进口报关单需要填制行政区划代码，出口报关单无须填报行政区划代码。因此，境内目的地还需根据《中华人民共和国行政区划代码表》选择填报其对应的县级行政区名称及代码。

(二十四)许可证号

本栏目填报以下许可证的编号：进(出)口许可证、两用物项和技术进(出)口许可证、两用物项和技术出口许可证(定向)、纺织品临时出口许可证、出口许可证(加工贸易)、出口许可证(边境小额贸易)。

一份报关单只允许填报一个许可证号。

(二十五)成交方式

本栏目应根据进出口货物实际成交价格条款，按海关规定的《成交方式代码表》选择填报相应的成交方式代码。

无实际进出境的报关单，进口填报CIF，出口填报FOB。免税品经营单位经营出口退税国产商品的，出口成交方式相应填报FOB。

链接

成交方式填报技巧

我国规定进口货物按CIF价统计，出口货物按FOB价统计。因此，凡进口成交价不是CIF价的，都必须按规定填写运费、保费或杂费，以便转换成CIF价格统计；凡出口成交价不是FOB价的，都必须按照规定填写运费、保费或杂费，以便转换成FOB价格统计。

进口成交方式下，FOB价按公式"CIF = FOB + I + F"转换成CIF价，在运费栏填写运费率或单价或总价，在保费栏填写保费率或总价；CFR价按公式"CIF = CFR + I"转换成CIF价，在保费栏填写保费率或总价。

出口成交方式下，CIF价按公式"FOB = CIF − I − F"转换成FOB价，在运费栏填写运费率或单价或总价，在保费栏填写保费率或总价；CFR价按公式"FOB = CFR − F"转换成FOB价，在运费栏填写运费率或单价或总价。

当实际成交使用的贸易术语不是列在海关的成交方式代码表中的，申报人应根据本表对应的关系选择适用报关单填写的成交方式填制报关单。实际报关单填制时需注意本栏目与运费、保费的对应关系。

(二十六)运费

运费是指进出口货物从始发地至目的地的国际运输所需要的各种费用。该栏目填写的运费就是为了海关计算完税价格时扣除或者计入之用。

本栏目填报进口货物运抵我国境内输入地点起卸前的运输费用,出口货物运至我国境内输出地点装载后的运输费用。

运费可按运费单价、总价或运费率三种方式之一填报,注明运费标记(运费标记“1”表示运费率,“2”表示每吨货物的运费单价,“3”表示运费总价),并按海关规定的《货币代码表》选择填报相应的币种代码。

运保费合并计算的,运保费填报在本栏目。运费标记“1”表示运费率,“2”表示每吨货物的运费单价,“3”表示运费总价。

在国际贸易单一窗口的报关单申报中,运费、保险费、杂费的填写规范类似,此处以运费为例进行说明:

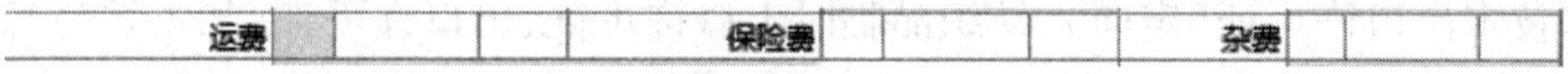

运费右侧的三个录入框依次为“标志代码、费/费率、币制”。

其中运费率直接填报运费率的数值。例如,5%的运费率,在运费栏填报运费率的数值“5”。

例如,24 美元的运费单价,在运费栏右侧依次填报 2,24,USD,其含义为运费标记(“2”表示运费以单价计算)、运费的单价(24 美元/吨)、币制代码(“USD”为美元的代码)[1]。

例如,7 000 美元的运费总价,在运费栏右侧依次填报 3,7 000,USD。

需要注意的是:如果成交方式栏填写的是 FOB,则运费栏一定要填写运费,而其他成交方式下运费栏不填写。成交方式栏填写 FOB 时,实际的成交方式可能是“EXW”、“FCA”、“FAS”和“FOB”。

(二十七)保费

保费,指被保险人向保险人(保险公司)支付的进出口货物在国际运输过程中的保险费。国际贸易中习惯做法是以 CIF 或 CIP 价为基础计算保险费。通常,保险费 = 投保金额 × 保险费率。在报关的过程中,报关人通常提供保险费率或保险费的总金额来报关。报关单中填写保险费的目的和运费一样,也是为了海关确定计算完税价格之用。

本栏目填报进口货物运抵我国境内输入地点起卸前的保险费用,出口货物运至我国境内输出地点装载后的保险费用。

保费可按保险费总价或保险费率两种方式之一填报,注明保险费标记(保险费标记“1”表示保险费率,“3”表示保险费总价),并按海关规定的《货币代码表》选择填报相应的币种代码。

保费率直接填报保费率的数值。例如:3‰的保险费率填报为“0.3”。

[1] 但在以电子报关单数据为基础打印的纸质报关单中,其记录为位币制代码/费或费率/标志代码。本例中的纸质报关单记录为 USD/24/2。

保费的报关单填报规范同运费，例如，10 000 港元保险费总价依次填报为“3/10 000/HKD”。

（二十八）杂费

杂费指成交价格以外的，应计入完税价格的费用，或计算完税价格时应扣除的费用。本栏填报成交方式总价以外的、应计入完税价格的费用，如佣金、经济费、回扣、包装费、特许权使用费等；或填报成交方式总价以内的，计算完税价格时应该扣除的费用，如回扣、折扣、安装费等。

本栏目填报成交价格以外的、按照《中华人民共和国进出口关税条例》相关规定应计入完税价格或应从完税价格中扣除的费用。可按杂费总价或杂费率两种方式之一填报，注明杂费标记（杂费标记“1”表示杂费率，“3”表示杂费总价），并按海关规定的《货币代码表》选择填报相应的币种代码。无杂费时，本栏目免填。

应计入完税价格的杂费填报为正值或正率，应从完税价格中扣除的杂费填报为负值或负率。

1. 杂费率：直接填报杂费率的数值。例如，应计入完税价格的 1.5% 的杂费率填报为“1.5”；应从完税价格中扣除的 1% 的回扣率填报为“ -1”。

2. 杂费总价：依次填报杂费总价标记、杂费总价的数值、杂费币值代码。例如，应计入完税价格的 500 英镑杂费总价填报为“3/500/GBP”。又如，应从完税价格中扣除的总价为 10 000 港币的折扣，填报为“3/ -10 000/HKD”（负号填在金额前）。

（二十九）合同协议号

本栏目填报进出口货物合同（包括协议或订单）编号。未发生商业性交易的免予填报。

（三十）件数

本栏目填报有外包装的进出口货物的实际件数。特殊情况填报要求如下：

1. 舱单件数为集装箱的，填报集装箱个数。

2. 舱单件数为托盘的，填报托盘数。

本栏目不得填报为零，裸装货物填报为“1”。

需要注意的是，此栏目的件数指按包装种类计数的货物的数量。这里的数量不同于买卖双方成交的数量，而是指货物运输包装下的数量。

【例11 -9】某公司以每双 10 美元的价格出口皮鞋 640 双，每双鞋都装入一个纸盒中，而每 16 双鞋装入一个大纸箱中，共计装有 40 个纸箱，然后装入集装箱发运。则 640 双是买卖双方成交的数量，“双”为计算成交数量和价格的单位。大纸箱是为了运输方便而使用的包装，它的数量是 40 个纸箱，那么，40 就是件数。

（三十一）包装种类

包装种类是指运输过程中货物外表所呈现的状态，也就是货物运输外包装的种类。如：裸装（Nude）、散装（Bulk）、件货等。

本栏目填报进出口货物的所有包装材料，包括运输包装和其他包装，按海关规定的《包装种类代码表》选择填报相应的包装种类名称及代码。运输包装指提运单所列货物件数单位对应的包装，其他包装包括货物的各类包装，以及植物性铺垫材料等。

具体来说，本栏目填报运输包装对应的2位包装种类代码或中文名称。例如：使用再生木托作为运输包装的，在本栏填报中文“再生木托”或代码“92”。若还有其他包装，则在“其他包装”栏目中，按照海关规定的《包装种类代码表》勾选包装材料种类。例如：其他包装中含有天然木质托盘的，在本栏勾选“93 天然木托”。“其他包装”为选填项，动植物性包装物、铺垫材料进境时必须填报。

（三十二）毛重（千克）

毛重（Gross Weight）是指货物及其包装材料的重量之和。本栏目填报进出口货物及其包装材料的重量之和，计量单位为千克，不足1千克的填报为“1”。

需要指出的是，报关单毛重/净重栏目不得为空，毛重/净重应大于或等于1，不得为“0”。

（三十三）净重（千克）

净重（Net Weight）是指货物的毛重减去外包装材料后的重量，即商品本身的实际重量。本栏目填报进出口货物的毛重减去外包装材料后的重量，即货物本身的实际重量，计量单位为千克，不足1千克的填报为“1”。

（三十四）随附单证及编号

本栏目根据海关规定的《监管证件代码表》选择填报除许可证件以外的其他进出口许可证件或监管证件代码及编号。

本栏目分为随附单证代码和随附单证编号两栏，其中代码栏应按海关规定的《监管证件代码表》选择填报相应证件代码；编号栏应填报证件编号。

1. 加工贸易内销征税报关单（使用金关二期加工贸易管理系统的除外），随附单证代码栏填写“c”，随附单证编号栏填写海关审核通过的内销征税联系单号。

2. 一般贸易进出口货物，只能使用原产地证书申请享受协定税率或者特惠税率（以下统称优惠税率）的，“随附单证代码”栏填报原产地证书代码“Y”，在“随附单证编号”栏填报“<优惠贸易协定代码>”和“原产地证书编号”。可以使用原产地证书或者原产地声明申请享受优惠税率的，“随附单证代码”栏填写“Y”，“随附单证编号”栏填报“<优惠贸易协定代码>”、“C”（凭原产地证书申报）或“D”（凭原产地声明申报），以及“原产地证书编号（或者原产地声明序列号）”。一份报关单对应一份原产地证书或原产地声明。

海关特殊监管区域和保税监管场所内销货物申请适用优惠税率的，有关货物进出海关特殊监管区域和保税监管场所以及内销时，已通过原产地电子信息交换系统实现电子联网的优惠贸易协定项下货物报关单，按照上述一般贸易要求填报；未实现电子联网的优惠贸易协定项下货物报关单，“随附单证代码”栏填报“Y”，“随附单证编号”栏填报“<优惠贸易协定代码>”和“原产地证据文件备案号”。“原产地证据文件备案号”为进出口货物的收发货人或者其代理人录入原产地证据文件电子信息后，系统自动生成的号码。

向香港或者澳门特别行政区出口用于生产香港CEPA或者澳门CEPA项下货物的原材料时，按照上述一般贸易填报要求填制报关单，香港或澳门生产厂商在香港工贸署或者澳门经济局登记备案的有关备案号填报在“关联备案”栏。

“单证对应关系表”中填报报关单上的申报商品项与原产地证书（原产地声明）上的商

品项之间具有对应关系。报关单上的商品序号与原产地证书(原产地声明)上的项目编号应一一对应,不要求顺序对应。同一批次进口货物可以在同一报关单中申报,不享受优惠税率的货物序号不填报在“单证对应关系表”中。

3. 各优惠贸易协定项下,免提交原产地证据文件的小金额进口货物“随附单证代码”栏填报“Y”,“随附单证编号”填报“ <协定代码>XJE00000”,“单证对应关系表”享惠报关单项号按实际填报,对应单证项号与享惠报关单项号相同。

【例 11 - 10】《亚太贸易协定》项下进口报关单中第 1 到第 3 项和第 5 项为优惠贸易协定项下商品,应填报为:“<01:1 - 3,5>”。

(三十五)标记唛码及备注

标记唛码通常由一个简单的几何图形和一些字母、数字及简单的文字组成,包括四项:收货人代号;合同号、发票号等;目的地名称,包括最终目的国或原产国、目的港或中转港;件数号码。要求将以上四项分列 4 行。如下面形式:

Marks & No.(唛头)

HUMBURG(中转港:汉堡)

IN TRANSTRIT TO ZURICH(目的港:苏黎世)

SWITZERLAND(目的国:瑞士)

C/NO. 1 - 1 533(件数:1 533 件)

MADE IN CHINA(原产国:中国)

备注,指报关单其他栏目不能填写完全以及需要额外说明的内容,或其他需要备注、说明的事项。

本栏目填报要求如下:

1. 标记唛码中除图形以外的文字、数字。

2. 受外商投资企业委托代理其进口投资设备、物品的进出口企业名称。

3. 与本报关单有关联关系的,同时在业务管理规范方面又要求填报的备案号,填报在电子数据报关单中“关联备案”栏。

加工贸易结转货物及凭《征免税证明》转内销货物,其对应的备案号应填报在“关联备案”栏。

减免税货物结转进口(转入),报关单“关联备案”栏应填写本次减免税货物结转所申请的《中华人民共和国海关进口减免税货物结转联系函》的编号。

减免税货物结转出口(转出),报关单“关联备案”栏应填写与其相对应的进口(转入)报关单“备案号”栏中《征免税证明》的编号。

4. 与本报关单有关联关系的,同时在业务管理规范方面又要求填报的报关单号,填报在电子数据报关单中“关联报关单”栏。

加工贸易结转类的报关单,应先办理进口报关,并将进口报关单号填入出口报关单的“关联报关单”栏。

办理进口货物直接退运手续的,除另有规定外,应当先填写出口报关单,再填写进口报关单,并将出口报关单号填入进口报关单的“关联报关单”栏。

减免税货物结转出口(转出),应先办理进口报关,并将进口(转入)报关单号填入出口(转出)报关单的"关联报关单"栏。

5. 办理固体废物直接退运手续的,填报"固体废物,直接退运表××号/责令直接退运通知书××号"。

6. 保税监管场所进出货物,在"保税/监管场所"栏填写本保税监管场所编码,其中涉及货物在保税监管场所间流转的,在本栏填写对方保税监管场所代码。

7. 涉及加工贸易货物销毁处置的,填报海关加工贸易货物销毁处置申报表编号。

8. 当监管方式为"暂时进出货物"(代码2600)和"展览品"(代码2700)时,如果为复运进出境货物,在进出口货物报关单的本栏内分别填报"复运进境"和"复运出境"。

9. 跨境电子商务进出口货物,在本栏目内填报"跨境电子商务"。

10. 加工贸易副产品内销,在本栏内填报"加工贸易副产品内销"。

11. 服务外包货物进口,填报"国际服务外包进口货物"。

12. 公式定价进口货物应在报关单备注栏内填写公式定价备案号,格式为:"公式定价"+备案编号+"@"。对于同一报关单下有多项商品的,如需要指明某项或某几项商品为公式定价备案的,则备注栏内填写应为:"公式定价"+备案编号+"#"+商品序号+"@"。

13. 进出口与《预裁定决定书》列明情形相同的货物时,按照《预裁定决定书》填报,格式为:"预裁定+《预裁定决定书》编号"(例如:某份预裁定决定书编号为R-2-0100-2018-0001,则填报为"预裁定 R-2-0100-2018-0001")。

14. 含归类行政裁定报关单,填报归类行政裁定编号,格式为:"c"+四位数字编号,例如c0001。

15. 已经在进入特殊监管区时完成检验的货物,在出区入境申报时,填报"预检验"字样,同时在"关联报检单"栏填报实施预检验的报关单号。

16. 进口直接退运的货物,填报"直接退运"字样。

17. 企业提供ATA单证册的货物,填报"ATA单证册"字样。

18. 不含动物源性低风险生物制品,填报"不含动物源性"字样。

19. 货物自境外进入境内特殊监管区或者保税仓库的,填报"保税入库"或者"境外入区"字样。

20. 海关特殊监管区域与境内区外之间采用分送集报方式进出的货物,填报"分送集报"字样。

21. 军事装备出入境的,填报"军品"或"军事装备"字样。

22. 申报HS为3821000000、3002300000的,属于下列情况的,填报要求为:属于培养基的,填报"培养基"字样;属于化学试剂的,填报"化学试剂"字样;不含动物源性成分的,填报"不含动物源性"字样。

23. 属于修理物品的,填报"修理物品"字样。

24. 申报HS为2903890020(入境六溴环十二烷),用途为"其他(99)"的,填报具体用途。

25. 集装箱体信息填报集装箱号(在集装箱箱体上标示的全球唯一编号)[1]、集装箱规格、集装箱商品项号关系(单个集装箱对应的商品项号,半角逗号分隔)、集装箱货重(集装箱箱体自重+装载货物重量,千克)。

26. 申报HS为3006300000、3504009000、3507909010、3507909090、3822001000、3822009000,不属于"特殊物品"的,填报"非特殊物品"字样。

27. 进出口列入目录的进出口商品及法律、行政法规规定须经出入境检验检疫机构检验的其他进出口商品实施检验的,填报"应检商品"字样。

(三十六)项号

项号,是指同一票货物在报关单中的商品排列序号和在备案文件上的商品序号。海关要求在货物申报时名称不同的、编码不同的、原产国(地区)不同的、最终目的国(地区)不同的、征免方式不同的商品都应该分开填报,并按顺序排列,所排列的顺序号即为项号。

本栏目分两行填报及打印。第一行填报报关单中的商品顺序编号;第二行填报备案序号,专用于加工贸易、保税、减免税等已备案、审批的货物,填报和打印该项货物在《加工贸易手册》或《征免税证明》等备案、审批单证中的顺序编号。

例如,加工贸易项下进出口货物的报关单,第一行填报报关单中的商品顺序编号,第二行填报该项商品在《加工贸易手册》中的商品项号,用于核销对应项号下的料件或成品数量。

【例11-11】某公司加工贸易合同项下的登记手册号为B51012300300,进口猪皮革和羊皮革料件一批,该料件分别列登记手册的第4、第10项。那么填写格式为:

项号	商品编码	商品名称、规格型号
01(第一行填:商品序号) 04(第二行填:该料件在手册中的商品序号)	××××××××	猪皮革
02(第一行填:商品序号) 10(第二行填:该料件在手册中的商品序号)	××××××××	羊皮革

其中第二行特殊情况填报要求如下:

1. 深加工结转货物,分别按照《加工贸易手册》中的进口料件项号和出口成品项号填报。

2. 料件结转货物(包括料件、制成品和未完成品折料),出口报关单按照转出《加工贸易手册》中进口料件的项号填报;进口报关单按照转进《加工贸易手册》中进口料件的项号填报。

3. 料件复出货物(包括料件、边角料),出口报关单按照《加工贸易手册》中进口料件的项号填报;如边角料对应一个以上料件项号时,填报主要料件项号。料件退换货物(包括料件、不包括未完成品),进出口报关单按照《加工贸易手册》中进口料件的项号填报。

4. 成品退换货物,退运进境报关单和复运出境报关单按照《加工贸易手册》原出口成品

---

[1] 集装箱号是在每个集装箱箱体两侧标示的全球唯一的编号,通常前4位是字母,后跟一串数字。其组成规则是:箱主代号(3位字母)+设备识别号"U"+顺序号(6位数字)+校验码(1位数字)。例如,EASU9809490。

的项号填报。

5. 加工贸易料件转内销货物（以及按料件办理进口手续的转内销制成品、残次品、未完成品）应填制进口报关单，填报《加工贸易手册》进口料件的项号；加工贸易边角料、副产品内销，填报《加工贸易手册》中对应的进口料件项号。如边角料或副产品对应一个以上料件项号时，填报主要料件项号。

6. 加工贸易成品凭《征免税证明》转为减免税货物进口的，应先办理进口报关手续。进口报关单填报《征免税证明》中的项号，出口报关单填报《加工贸易手册》原出口成品项号，进、出口报关单货物数量应一致。

7. 加工贸易货物销毁，本栏目应填报《加工贸易手册》中相应的进口料件项号。

8. 加工贸易副产品退运出口、结转出口，本栏目应填报《加工贸易手册》中新增的变更副产品的出口项号。

9. 经海关批准实行加工贸易联网监管的企业，按海关联网监管要求，企业需申报报关清单的，应在向海关申报进出口（包括形式进出口）报关单前，向海关申报"清单"。一份报关清单对应一份报关单，报关单上的商品由报关清单归并而得。加工贸易电子账册报关单中项号、品名、规格等栏目的填制规范比照《加工贸易手册》。

（三十七）商品编号

本栏目填报由10位数字组成的商品编号。前8位为《中华人民共和国进出口税则》和《中华人民共和国海关统计商品目录》确定的编码；9、10位为监管附加编号。

（三十八）商品名称及规格型号

商品名称就是所申报的进出口商品的规范的中文名称。规格型号是指反映商品性能、品质和规格的一系列指标，如品牌、等级、成分、含量、纯度、大小等。商品名称及规格型号栏目分两行填报。第1行填报进出口货物规范的中文商品名称，第2行填报规格型号，必要时可加注原文。

【例11－12】"化纤女背心"100% POLYETER LADIES VEST。那么填写格式为：

项号	商品名称、规格型号
01	化纤女背心（第一行填：商品名称） 100% POLYETER LADIES VEST（第二行填：规格型号＋原文）

具体填报要求如下：

1. 商品名称及规格型号应据实填报，并与进出口货物收发货人或受委托的报关企业所提交的合同、发票等相关单证相符。

2. 商品名称应当规范，规格型号应当足够详细，以能满足海关归类、审价及许可证件管理要求为准，可参照《中华人民共和国海关进出口商品规范申报目录》中对商品名称、规格型号的要求进行填报。

3. 加工贸易等已备案的货物，填报的内容必须与备案登记中同项号下货物的商品名称一致。

4. 对需要海关签发《货物进口证明书》的车辆，商品名称栏应填报"车辆品牌＋排气量

(注明 cc) + 车型(如越野车、小轿车等)”。进口汽车底盘不填报排气量。车辆品牌应按照《进口机动车辆制造厂名称和车辆品牌中英文对照表》中“签注名称”一栏的要求填报。规格型号栏可填报“汽油型”等。

5. 由同一运输工具同时运抵同一口岸并且属于同一收货人、使用同一提单的多种进口货物,按照商品归类规则应当归入同一商品编号的,应当将有关商品一并归入该商品编号。商品名称填报一并归类后的商品名称;规格型号填报一并归类后商品的规格型号。

6. 加工贸易边角料和副产品内销,边角料复出口,本栏目填报其报验状态的名称和规格型号。

7. 进口货物收货人以一般贸易方式申报进口属于《需要详细列名申报的汽车零部件清单》范围内的汽车生产件的,应按以下要求填报:

(1) 商品名称填报进口汽车零部件的详细中文商品名称和品牌,中文商品名称与品牌之间用“/”相隔,必要时加注英文商业名称;进口的成套散件或者毛坯件应在品牌后加注“成套散件”“毛坯”等字样,并与品牌之间用“/”相隔。

(2) 规格型号填报汽车零部件的完整编号。在零部件编号前应当加注“S”字样,并与零部件编号之间用“/”相隔,零部件编号之后应当依次加注该零部件适用的汽车品牌和车型。

汽车零部件属于可以适用于多种汽车车型的通用零部件的,零部件编号后应当加注“TY”字样,并用“/”与零部件编号相隔。

与进口汽车零部件规格型号相关的其他需要申报的要素,或者海关规定的其他需要申报的要素,如“功率”“排气量”等,应当在车型或“TY”之后填报,并用“/”与之相隔。

汽车零部件报验状态是成套散件的,应当在“标记唛码及备注”栏内填报该成套散件装配后的最终完整品的零部件编号。

8. 进口货物收货人以一般贸易方式申报进口属于《需要详细列名申报的汽车零部件清单》(海关总署 2006 年第 64 号公告)范围内的汽车维修件的,填报规格型号时,应当在零部件编号前加注“W”,并与零部件编号之间用“/”相隔;进口维修件的品牌与该零部件适用的整车厂牌不一致的,应当在零部件编号前加注“WF”,并与零部件编号之间用“/”相隔。其余申报要求同上条执行。

9. 品牌类型。品牌类型为必填项目。

外贸品牌建设是推进贸易强国建设、培育外贸竞争新优势的战略举措。“品牌类型”作为报关必填项目于 2018 年 1 月 1 日起正式启动。在报关单上增加品牌类型,便于海关建立健全品牌统计制度,及时收集进出口商品的品牌信息,编制相应的海关统计资料,政府有关部门能够全面、详细地了解进出口商品的品牌情况,准确研判外贸形势,找准品牌政策着力点,引导地方政府和企业加强品牌建设工作。

品牌类型包括 5 个选项,分别是“无品牌”(代码 0)、“境内自主品牌”(代码 1)、“境内收购品牌”(代码 2)、“境外品牌(贴牌生产)”(代码 3)、“境外品牌(其他)”(代码 4)。其中,“境内自主品牌”是指由境内企业自主开发、拥有自主知识产权的品牌;“境内收购品牌”是指境内企业收购的原境外品牌;“境外品牌(贴牌生产)”是指境内企业代工贴牌生产中使用的境外品牌;“境外品牌(其他)”是指除代工贴牌生产以外使用的境外品牌。“境外品牌(贴牌生产)”仅用于出口,其他类型均可用于进口和出口。因此,进口报关单中不能出现境外品牌(贴牌生产)这个品牌类型。

链接

品牌类型和品牌

“品牌类型”和“品牌”虽然都填在报关单的“规格型号”栏目下，但二者是两个完全不同的指标。其中，“品牌类型”为所有商品的必填项目，只能按照5个选项对应的数字代码申报，反映的是品牌的大类属性，主要用于编制品牌进出口统计资料，为准确研判外贸形势、找准品牌建设的着力点提供数据支持；而规范申报目录中的“品牌”要素仅适用于部分商品，申报时必须申报具体的品牌名称，反映的是进出口商品实际所采用的品牌信息，主要用于海关估价和知识产权保护。

境内品牌和境外品牌按持有品牌的企业所在地划分，与品牌的研发地或使用地点无关。所有权属于境外企业的品牌，按境外品牌申报，反之按境内品牌申报。

品牌类型的申报具有唯一性和排他性，同一个海关商品编号涉及多个品牌类型的，应该在报关单表体中分行申报，确保每个不同的品牌类型都能准确反映出所对应商品的进出口情况。

同一件商品上出现多个品牌标识时，需要仔细区别品牌标识是商品的品牌信息还是广告等标识，以商品的生产品牌为准申报品牌类型。

【例11－13】国内服装企业为境外企业生产了一批生产线工人使用的工作服，同时印有境内服装企业的品牌标识和境外企业的品牌标识。此时境外企业的品牌标识仅起到提示和标识作用，与商品本身的品牌无关，应按照境内服装企业的品牌申报品牌类型。

10. 出口享惠情况。出口享惠情况为出口报关单必填项目。可选择“出口货物在最终目的国(地区)不享受优惠关税”、“出口货物在最终目的国(地区)享受优惠关税”或“出口货物不能确定在最终目的国(地区)享受优惠关税”如实填报。进口货物报关单不填报该申报项。

11. 申报进口已获3C认证的机动车辆时，填报以下信息：

(1)提运单日期。填报该项货物的提运单签发日期。

(2)质量保质期。填报机动车的质量保证期。

(3)发动机号或电机号。填报机动车的发动机号或电机号，应与机动车上打刻的发动机号或电机号相符。纯电动汽车、插电式混合动力汽车、燃料电池汽车为电机号，其他机动车为发动机号。

(4)车辆识别代码(VIN)。填报机动车车辆识别代码，须符合国家强制性标准《道路车辆 车辆识别代号(VIN)》(GB 16735)的要求。该项目一般与机动车的底盘(车架号)相同。

(5)发票所列数量。填报对应发票中所列进口机动车的数量。

(6)品名(中文名称)。填报机动车中文品名，按《进口机动车辆制造厂名称和车辆品牌中英文对照表》的要求填报。

(7)品名(英文名称)。填报机动车英文品名,按《进口机动车辆制造厂名称和车辆品牌中英文对照表》的要求填报。

(8)型号(英文)。填报机动车型号,与机动车产品标牌上整车型号一栏相符。

12. 进口货物收货人申报进口属于实施反倾销反补贴措施货物的,填报“原厂商中文名称”、“原厂商英文名称”、“反倾销税率”、“反补贴税率”和“是否符合价格承诺”等计税必要信息。

(三十九)数量及单位

数量是指进出口商品的实际数量。单位是指针对数量的计量单位。它包括成交计量单位和法定计量单位。数量和单位是相对应的,因此,报关单中的数量既包括成交计量单位的数量,也包括法定计量单位的数量。

成交计量单位是指买卖双方用以成交的计量单位(用以确定成交数量或者价格的单位)。比如,中国的厂商向国外的客户出口地毯,在一定的规格下国外客户通常是买多少张或条(数量),以每条或张的单价来确定最后的成交价格,这个张或条就是成交计量单位。在国际贸易中常用的计量单位有长度单位、面积单位、体积单位、容积单位、个数单位,使用什么样的计量单位需根据具体的商品由买卖双方协商确定。

法定计量单位是按照《计量法》的规定所采用的计量单位,我国采用国际单位制的计量单位,以《海关统计商品目录》中规定的计量单位为准。实际应用中,法定计量单位是指《进出口税则》中标注在每个商品编码后面的计量单位。根据商品的不同,有的有 1 个法定计量单位,有的有两个法定计量单位。两个计量单位用“/”区分,“/”前面的是法定第一计量单位,后面的是法定第二计量单位。如:“个/千克”,“个”是法定第一计量单位,“千克”是法定第二计量单位。

成交计量单位可能和法定计量单位一致,也可能不一致。一致时只需填写法定计量单位,不一致时除了要填法定计量单位外还需单独填写成交计量单位。

本栏目分三行填报及打印。

1. 第一行应按进出口货物的法定第一计量单位填报数量及单位,法定计量单位以《中华人民共和国海关统计商品目录》中的计量单位为准。

2. 凡列明有法定第二计量单位的,应在第二行按照法定第二计量单位填报数量及单位。无法定第二计量单位的,本栏目第二行为空。

3. 成交计量单位及数量应填报并打印在第三行。

4. 法定计量单位为“千克”的数量填报,特殊情况下填报要求如下:

(1)装入可重复使用的包装容器的货物,应按货物扣除包装容器后的重量填报,如罐装同位素、罐装氧气及类似品等。

(2)使用不可分割包装材料和包装容器的货物,按货物的净重填报(即包括内层直接包装的净重重量),如采用供零售包装的罐头、化妆品、药品及类似品等。

(3)按照商业惯例以公量重计价的商品,应按公量重填报,如未脱脂羊毛、羊毛条等。

(4)采用以毛重作为净重计价的货物,可按毛重填报,如粮食、饲料等大宗散装货物。

(5)采用零售包装的酒类、饮料、化妆品,按照液体/乳状/膏状/粉状部分的重量填报。

5. 成套设备、减免税货物如需分批进口,货物实际进口时,应按照实际报验状态确定数量。

6. 具有完整品或制成品基本特征的不完整品、未制成品，根据《商品名称及编码协调制度》归类规则应按完整品归类的，按照构成完整品的实际数量填报。

7. 加工贸易及保税货物等已备案的货物，成交计量单位必须与《加工贸易手册》中同项号下货物的计量单位一致，加工贸易边角料和副产品内销、边角料复出口，本栏目填报其报验状态的计量单位。

8. 优惠贸易协定项下进出口商品的成交计量单位必须与原产地证书上对应商品的计量单位一致。

9. 法定计量单位为立方米的气体货物，应折算成标准状况（即摄氏零度及 1 个标准大气压）下的体积进行填报。

注意：计量单位为重量的应填写净重，而非毛重；计量单位不能以“一套”“批”“箩”“担”等模糊的或非法定的计量单位填报。本栏目分三行填报及打印，第一行填“法定第一计量单位”；第二行填“法定第二计量单位”（没有时可以为空）；第三行填“实际成交计量单位”。其中，“实际成交计量单位”与“法定计量单位”不一致时填写第三行。

【例 11－14】某公司出口一批“化纤女背心”（100% POLYETER LADIES VEST），海关的法定计量单位为“千克/件”，但合同中实际成交计量单位为“打”。那么填写格式为：

项号	商品编码	商品名称、规格型号	数量及单位
01	××××	化纤女背心 100% POLYETER LADIES VEST	×××千克（第一行填“法定第一计量单位”） ×××件（第二行填“法定第二计量单位”） ×××打（第三行填“实际成交计量单位”）

（四十）原产国（地区）

原产国（地区）是指进口货物的生产、开采或加工制造国家（地区）。有多个组件的货物原产地认定标准以最后一个对货物进行经济上实质性加工的国家（地区）为该货物的原产国（地区）。

【例 11－15】越南的棉花（税号 5203）到我国纺成纱线（税号 5025），由于前 4 位数级税目改变，则原产国为中国；但越南的棉花到我国染色，原产国仍为越南。

原产国（地区）应依据《中华人民共和国进出口货物原产地条例》《中华人民共和国海关关于执行〈非优惠原产地规则中实质性改变标准〉的规定》以及海关总署关于各项优惠贸易协定原产地管理规章规定的原产地确定标准填报。同一批进出口货物的原产地不同的，应分别填报原产国（地区）。进出口货物原产国（地区）无法确定的，填报“国别不详”（代码 ZZZ）。

本栏目应按海关规定的《国别（地区）代码表》选择填报相应的国家（地区）名称及代码。原产地区代码由 6 位数字组成，前 3 位为国别代码，后 3 位为地区代码。入境货物填写在原产国（地区）内的生产区域，如州、省等。例如：申报原产于美国纽约的樱桃，在本栏录入“840097 美国纽约”。

（四十一）最终目的国（地区）

最终目的国（地区）是指已知的出口货物的最终实际消费、使用或进一步加工制造国家（地区）。

【例11－16】A进出口公司与德国B公司签订了一份出口合同，货从上海装船，途经中国香港运往德国。在签订合同时，A进出口公司得知德国B公司还要将货物从德国运往英国，则该批货物的最终目的国应为英国，而不是德国。

最终目的国（地区）填报已知的进出口货物的最终实际消费、使用或进一步加工制造国家（地区）。不经过第三国（地区）转运的直接运输货物，以运抵国（地区）为最终目的国（地区）；经过第三国（地区）转运的货物，以最后运往国（地区）为最终目的国（地区）。同一批进出口货物的最终目的国（地区）不同的，应分别填报最终目的国（地区）。进出口货物不能确定最终目的国（地区）时，以尽可能预知的最后运往国（地区）为最终目的国（地区）。

本栏目应按海关规定的《国别（地区）代码表》选择填报相应的国家（地区）名称及代码。

（四十二）单价

本栏目填报同一项号下进出口货物实际成交的商品单位价格。无实际成交价格的，本栏目填报单位货值。

单价是一个成交计量单位下的价格，单价和数量单位是对应的关系。单价和其对应数量相乘等于总价。单价要和总价相对应。单价的填报只填报单价的数值，不需要填报计价的单位（计量单位）和计价货币（币制），因为已有专门填写计量单位和币制的栏目。录入成交数量、成交单位、总价后，单价会自动生成。例如：某进口商品，录入成交数量1 000，成交单位为千克（代码035），总价10 000，单价则会自动生成10。该项目最多支持录入19位数字，19位中小数点后最多支持录入4位。

（四十三）总价

本栏目填报同一项号下进出口货物实际成交的商品总价格。无实际成交价格的，本栏目填报货值。

（四十四）币制

本栏目应按海关规定的《货币代码表》选择相应的货币名称及代码填报，如《货币代码表》中无实际成交币种，需将实际成交货币按申报日外汇折算率折算成《货币代码表》列明的货币填报。

（四十五）证免

本栏目应按照海关核发的《征免税证明》或有关政策规定，对报关单所列每项商品选择海关规定的《征减免税方式代码表》中相应的征减免税方式填报。

加工贸易货物报关单应根据《加工贸易手册》中备案的征免规定填报；《加工贸易手册》中备案的征免规定为“保金”或“保函”的，应填报“全免”。

（四十六）特殊关系确认

本栏目根据《中华人民共和国海关审定进出口货物完税价格办法》（以下简称《审价办法》）第十六条，填报确认进出口行为中买卖双方是否存在特殊关系，有下列情形之一的，应当认为买卖双方存在特殊关系，在本栏目应填报“是”，反之则填报“否”：

1. 买卖双方为同一家族成员的；

2. 买卖双方互为商业上的高级职员或者董事的；

3. 一方直接或者间接地受另一方控制的；

4. 买卖双方都直接或者间接地受第三方控制的；

5. 买卖双方共同直接或者间接地控制第三方的；

6. 一方直接或者间接地拥有、控制或者持有对方5%以上(含5%)公开发行的有表决权的股票或者股份的；

7. 一方是另一方的雇员、高级职员或者董事的；

8. 买卖双方是同一合伙的成员的。

买卖双方在经营上相互有联系，一方是另一方的独家代理、独家经销或者独家受让人，如果符合前款的规定，也应当视为存在特殊关系。

本栏目出口货物免予填报，加工贸易及保税监管货物(内销保税货物除外)免予填报。

在国际贸易单一窗口的报关单申报中，本栏目需点击【其他事项确认】蓝色按钮，弹出完整界面(如图11-6)，包含"特殊关系确认、价格影响确认、与货物有关的特许权使用费支付确认"三部分，在参数下拉表中选择，也可录入代码、名称。

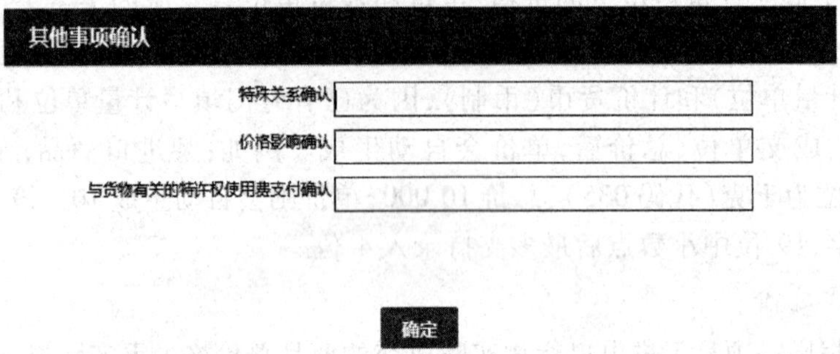

图11-6 【其他事项确认】弹出页面截图

(四十七)价格影响确认

本栏目根据《审价办法》第十七条，填报确认纳税义务人是否可以证明特殊关系未对进口货物的成交价格产生影响，纳税义务人能证明其成交价格与同时或者大约同时发生的下列任何一款价格相近的，应视为特殊关系未对成交价格产生影响，在本栏目应填报"否"，反之则填报"是"。

1. 向境内无特殊关系的买方出售的相同或者类似进出口货物的成交价格；

2. 按照《审价办法》倒扣价格估价方法的规定所确定的相同或者类似进出口货物的完税价格；

3. 按照《审价办法》计算价格估价方法的规定所确定的相同或者类似进出口货物的完税价格。

本栏目出口货物免予填报，加工贸易及保税监管货物(内销保税货物除外)免予填报。

（四十八）支付特许权使用费确认

根据海关审价办法，特许权使用费是指“进口货物的买方为取得知识产权权利人及权利人有效授权人关于专利权、商标权、专有技术、著作权、分销权或者销售权的许可或者转让而支付的费用”。按照海关审价办法的相关规定，如果特许权使用费与进口货物有关，且该费用的支付构成该货物向境内销售的条件，则该特许权使用费应计入进口完税价格。过去，特许权使用费的海关申报通常以海关发起的后续补税方式为主，加之特许权使用费在商业惯例中一般不包括在进口货物的价格内，支付时间亦不与进口货款同步，因此，近年来，海关陆续出台相关规定以加强对特许权使用费的监管。例如，海关总署《关于增列海关监管方式的公告》（2019 年第 20 号）对特许权使用费后续征税增列相应的监管方式（“特许权使用费后续征税”——监管代码 9500），海关总署《关于特许权使用费申报纳税手续有关问题的公告》（2019 年第 58 号）停止执行《中华人民共和国海关进出口货物报关单填制规范》（2019 年第 18 号公告）第四十六条“支付特许权使用费确认”的规定，首次要求将应税特许权使用费（即根据海关规定应计入完税价格的特许权使用费，下同）通过报关单以自报自缴的形式向海关申报。

根据海关总署《关于特许权使用费申报纳税手续的公告》，纳税义务人在填制报关单时，应当在“支付特许权使用费确认”栏目填报确认是否存在应税特许权使用费。出口货物、加工贸易及保税监管货物（内销保税货物除外）免予填报。对于存在需向卖方或者有关方直接或者间接支付与进口货物有关的应税特许权使用费的，无论是否已包含在进口货物实付、应付价格中，都应在“支付特许权使用费确认”栏目填报“是”。对于不存在向卖方或者有关方直接或者间接支付与进口货物有关的应税特许权使用费的，在“支付特许权使用费确认”栏目填报“否”。

根据应税特许权使用费是否已在货物申报进口时支付，《关于特许权使用费申报纳税手续的公告》将应税特许权使用费的自主申报分为以下两种情形：

1. 货物申报进口时已支付应税特许权使用费。纳税义务人应当将已支付的金额填报在报关单“杂费”栏目，无须填报在“总价”栏目。申报过程如图 11－7 所示。

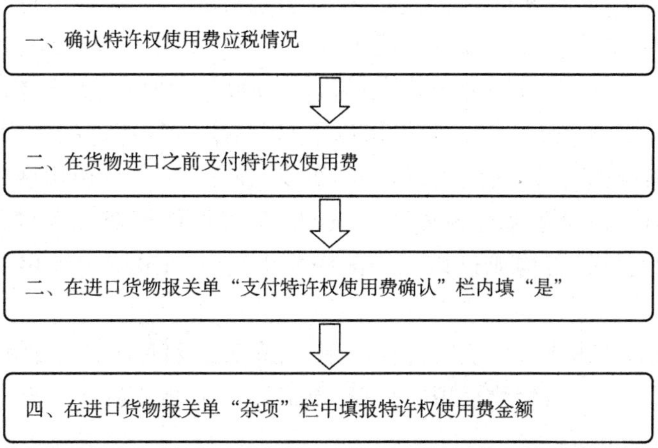

图 11－7　已支付应税特许权使用费的申报流程

在货物申报进口时已经支付的应税特许权使用费,海关按照接受进口货物申报之日适用的税率、计征汇率,对特许权使用费征收税款。

【例 11-17】广州华大企业与法国 B 公司签订进口合同,并在货物进口前支付应税特许权使用费 8 000 欧元。货物于 2019 年 5 月 15 日申报进口;2019 年 5 月 15 日货物进口适用关税税率 10%,增值税税率 13%,汇率为 1 欧元 =8 元人民币。A 企业如何申报特许权使用费?海关对该特许权使用费征收多少关税?征收多少增值税?

【解析】华大企业申报时应在报关单"支付特许权使用费确认"栏填制"是",在"杂费"栏填 8 000 欧元,海关对特许权使用费征收关税 =8 000 ×8 ×0.1 =6 400(元),征收增值税 =(8 000 ×8 +8 000) ×0.13 =9 360(元)。

2. 货物申报进口时未支付应税特许权使用费。纳税义务人应在每次支付应税特许权使用费后的 30 日内,向海关办理申报纳税手续。申报过程如图 11-8 所示。

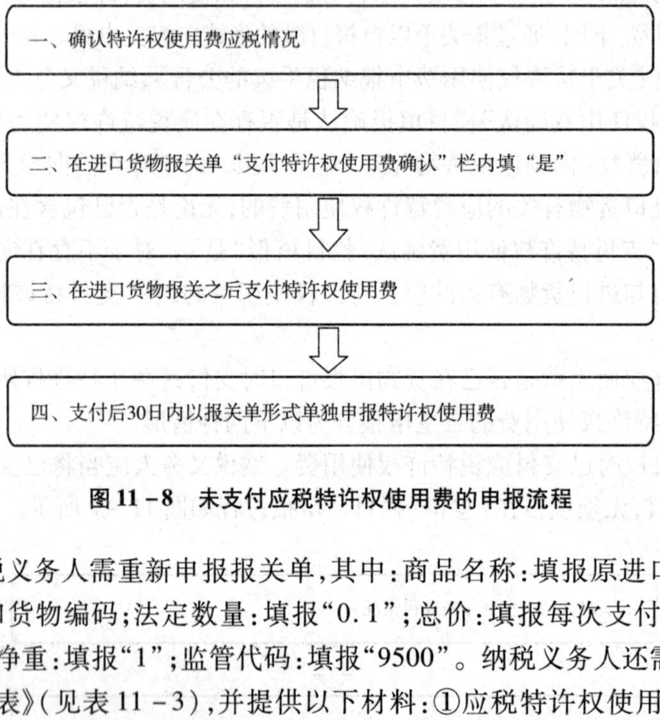

图 11-8　未支付应税特许权使用费的申报流程

申报时,纳税义务人需重新申报报关单,其中:商品名称:填报原进口货物名称;商品编码:填报原进口货物编码;法定数量:填报"0.1";总价:填报每次支付的应税特许权使用费金额;毛重/净重:填报"1";监管代码:填报"9500"。纳税义务人还需要填写《应税特许权使用费申报表》(见表 11-3),并提供以下材料:①应税特许权使用费涉及的原进口货物报关单海关编号;②特许权使用费合同/协议、发票、特许权使用费支付凭证;③企业从税务部门获得的代扣代缴税款纳税凭证;④就"特许权使用费是否与进口货物有关"及"特许权使用费的支付是否构成进口货物向中华人民共和国境内销售的条件"提供相关书面说明。

对货物申报进口时未支付应税特许权使用费,海关按照每次接受纳税义务人办理特许权使用费申报纳税手续之日货物适用的税率、计征汇率,对特许权使用费征收税款。

(四十九)自报自缴

进出口企业采用"自主申报、自行缴税"(自报自缴)模式向海关申报时,填报"是";反之则填报"否"。

表 11－3 应税特许权使用费申报表

应税特许权使用费金额	
币制	
应税特许权使用费类型	□专利权或者专有技术使用权 □商标权 □著作权 □分销权、销售权或者其他类似权利
是否已经过海关审查确定	□是 □否
是否已向海关申请价格预裁定	□是 □否
价格预裁定决定书编号	
特许权使用费合同/协议编号	
合同/协议签订时间	
合同/协议起始执行时间	
合同/协议终止时间	
与进口货物有关的特许权许可方或转让方	
与进口货物有关的特许权被许可方或受让方	
应税特许权使用费支付方式	□一次性支付 □定期支付 □其他支付方式
本次支付时间	
定期支付计提周期	个月
本次支付对应的计提周期起止时间	
随附材料清单(有关材料附后): □特许权使用费涉及的原进口货物报关单海关编号 □特许权使用费合同/协议 □特许权使用费发票 □特许权使用费支付凭证 □代扣代缴税款纳税凭证 □特许权使用费其他材料	
说明:	
对以上申报内容是否需要海关予以保密? □是 □否	
兹申明对本申报表各项填报内容及随附材料的真实性和完整性承担法律责任。 申报人:	

项目情景实例

项目情景中陈湘填制的报关单如表 11－4 所示。

表11-4　中华人民共和国海关进口货物报关单

境内收货人 北京达华模具有限公司 (91220223569××××××)	进境关别 天津新港海关 0202	进口日期 2020.08.14	申报日期 2020.08.15	备案号 Z1841A00422
境外发货人 WAN NENG DA LIMITED	运输方式 水路运输	输工具名称及航次号 DAHEA/048	提运单号 HH010182	货物存放地点 企业自有仓库
消费使用单位 北京达华模具有限公司 (91220223569××××××)	监管方式 外资设备物品	征免性质 外资企业	许可证号	启运港 日本东京
合同协议号 BW11-38	贸易国(地区) 日本	启运国(地区) 日本	经停港 香港	入境口岸 京开发区.0118

包装种类	件数	毛重(千克)	净重(千克)	成交方式	运费	保费	杂费
	5	15 580	14 420	CFR		0.3	

随附单证及编号

A

标记唛码及备注

C.C.F

HONGKONG　YLU8899223

P/NO.1-5　　委托北京龙口工贸公司进口

项号	商品编号	商品名称及规格型号	数量及单位	单价/总价/币制	原产国(地区)	最终目的国(地区)	境内目的地	征免
01	84563090	放电加工机 DM-350	2台	9907.12/2214.24/USD	台湾	中国	北京	全免
02	84563090	放电加工机 DM-488	2台	10 156.25/20 312.50/USD	台湾	中国	北京	全免
03	84563090	放电加工机 CNC-520	1台	13 281.25/13 281.25/USD	台湾	中国	北京	全免

特殊关系确认：否　　价格影响确认：否　　支付特许权使用费确认：否　　自报自缴：是

报关人员　报关人员证号 电话 申报单位 北京龙口货运公司(91110113670×××××××)	兹申明对以上内容承担如实申报、依法纳税之法律责任 申报单位(签章)	海关批注及签章

个案分析与操作演练

1. A公司委托B船公司出口近60万美元的货物,涉及60多万元的出口退税。由于A公司采购时是以“盒”为单位采购的,A公司提供的报关委托单上也注明“606 000 BOXES”,工厂的增值税发票所开的单位也是以“606 000盒”为单位。但B船公司在填写报关单时却将“BOXES”漏打,只标明“6 000KGS”,因此海关计算机上该产品的数量为“6 000千克”,导致报关单上的内容与发票上的数量和单位不同,A公司不能正常退税。A公司要求B船公司办理改单(修改报关单据),要求在品名下注明“606 000 BOXES”,但是由于B船公司一再拖延,导致A公司无法办理退税手续。A公司不断催促该船公司办理改单,考虑到手续麻烦,需要较长时间,于是要求其必须在3个月内将改后的单据退还给A公司,否则要其承担由于不能正常退税造成的相关经济损失。3个月后,总算了结此案。问题:此案中有哪些可吸取的教训?

2. 北京平谷某服装加工贸易企业,在北京海关朝阳办事处(关区代码0118)申报海运转关出口日本服装一批,由天津新港(关区代码0202)装船出境。该转关运输出口货物的报关单上的“出境关别”应如何填报?

3. 北京某纺织加工贸易企业将来料加工后的产品,从北京海关车站办事处(关区代码0111)结转给天津武清某纺织厂,继续深加工后出口。其天津武清某纺织厂在武清海关(关区代码0210)办理进口手续时的进口报关单上的“进境关别”应如何填报?

4. 中国矿产钢铁有限责任公司订购进口一批合金无缝钢管(属法定检验检疫、自动进口许可管理商品),委托辽宁抚顺锅炉厂有限责任公司制造出口锅炉。辽宁龙信国际货运公司持经营单位登记手册和相关单证向大连大窑海关申报进口。问题:如何确定报关单中的监管方式?

5. (1)某总部在境外的跨国公司在境内全资设立了分公司,使用总公司品牌生产,出口时申报境内品牌还是境外品牌?(2)为在境内开展贴牌生产而进口的加工贸易料件的品牌按“境外品牌(贴牌生产)”申报吗?

6. 某进出口公司向某国出口500吨散装小麦。该小麦分装在一条船的3个船舱内。问题:报关单上的件数和包装种类两个项目如何填报?

7. (1)北京吉普汽车有限公司,经日本(国别代码116)转机,从美国(国别代码502)空运进口汽车零件一批。其进口货物报关单上的“启运国(地区)”应如何填报?(2)日本(国别代码116)某公司,从美国(国别代码502)购买仪器30套后,又立即卖给中国,该仪器由美国装船运抵我国。其进口货物报关单上的“启运国(地区)”应如何填报?(3)北京某加工贸易企业,经海关批准,将从澳大利亚(国别代码601)进口的羊毛加工后,结转给上海某加工企业,继续深加工后复出口,其进口货物报关单上的“启运国(地区)”应如何填报?

8. (1)大连某进出口贸易公司海运进口由马来西亚(国别代码122)组装的大屏幕日本(国别代码116)东芝牌液晶显示屏彩电一批。该商品的成套散件价格为:300美元/台,工厂交货价格560美元/台。其进口货物报关单上的“原产国(地区)”应如何填报?(2)北京某进出口贸易公司,海运进口由日本(国别代码116)加工的原产于加拿大(国别代码501)的红松木地板一批。其进口货物报关单上的“原产国(地区)”应如何填报?

9.(1)内蒙古某进出口贸易公司,铁路运输经俄罗斯联邦(国别代码344),向德国(国别代码304)出口工具一批。其出口货物报关单上的"运抵国(地区)"应如何填报?(2)北京某进出口贸易公司,出售给日本(国别代码116)某公司仪器一批。后来得知该公司又将这批仪器转卖给了其他国家(国别代码701)某公司。其出口货物报关单上的"运抵国(地区)"应如何填报?

10.以下是上海KM有限公司(社会信用代码:911189763109915020)的一份出口资料,请根据该资料的有关内容填写出口货物报关单。

上海KM有限公司

SHANGHAI KM CORPORATION

ZHONGSHAN ROAD NO.1 SHANGHAI 2000127 CHINA

BRANCH:128. DAQIU ROAD.
SHANGHAI 200003 CHINA

B/L No. HJSHB182678

发票号码
Invoice Number 18A9087

To:GOLDEN MOUNTAIN TRADING LTD.
ROOM 611. TOWER B. HUNG HOM COMM CENTRE. 37-39

订单或合约号码
Sales Confirmation No 18A6754

发票日期
Date of invoice 18.08.10

INVOICE/PACKING LIST

装船口岸 上海 目的地
From……SHANGHAI……To……LOS ANGELES……

信用证号数 开征银行
Letter of Credit No……T/T……Issued by……

Vessel: HANJIN DALIAN/014E

唛头号码 Marks & Numbers	数量与货品名称 Quantities and Descriptions	总值 Amount
RNS NO.: 7920 MADE IN CHINA PORT: LOS ANGELES C/NO.: 1-117	FOOTWEAR 皮鞋(胶底) ARI. NO. CC10758 - 112 ORDER NO. RNS7920COL:WHITE SZ:5-10 2106 PRS HS CODE 64039900 计量单位:双 TOTAL G. WT: 1638.000 KGS TOTAL N. WT: 1404.000 KGS TOTAL MEAS: 5.616m^3 TOTAL PACKED IN 117 CARTONS ONLY 手册: C22077100502 列手册第2页 非对口合同 外汇核销单编号: 28/155451 出口商检证: 18-08-020E 上海KM有限公司(浦东区)发货 该货于2018年8月20日出口,委托上海PT货代公司于2018年8月18日向吴淞海关申报。	CIF LOS ANGELES @USD3.15 USD6633.90 USD6633.90 F: USD 800 I: 0.27%

11. 我国买方向国外卖方购买一台用专利方法制造的机器，卖方以不包括专利费的价格向买方进行销售，但同时要求买方向持有专利权的第三方支付专利费。问：该笔专利费是否属于应税特许权使用费？为什么？

12. 上海 TT 企业与德国 KK 公司签订合同进口货物，并在货物进口后支付应税特许权使用费 10 000 欧元。货物于 2019 年 5 月 1 日申报进口，特许权使用费于 2019 年 6 月 1 日对外支付，TT 企业于 2019 年 6 月 25 日向海关办理特许权使用费申报纳税手续；2019 年 5 月 1 日货物进口适用关税税率 10%，增值税税率 13%，汇率为 1 欧元 =7.8 元人民币；2019 年 6 月 25 日货物进口适用关税税率 10%，增值税税率 13%，汇率为 1 欧元 =8 元人民币。问题：(1) TT 企业如何申报特许权使用费？(2) 海关对该特许权使用费征收多少关税？征收多少增值税？(该问题可在学习项目任务十二后作答)

“个案分析与操作演练”参考答案

复习思考题

一、名词解释：报关单、起运国(地区)、运抵国(地区)、境内目的地、特许权使用费。

二、简答题

1. 简述报关单的分类。
2. 简述填报报关单的基本要求。
3. 货物申报时未支付应税特许权使用费，纳税义务人应如何申报？
4. 报关单商品为什么要规范申报？

项目任务十二　缴纳进出口税费

项目要求

- 熟悉海关征收进出口税费的种类及其含义，懂得基本的计算公式和计算方法
- 了解常见的关税计征方法，熟悉完税价格的界定
- 了解进出口税费及其征收、减免与退补的有关规定
- 熟悉进出口货物原产地的确定与税率适用原则
- 掌握汇总征税、自报自缴与关税保证保险通关的做法

项目情景

北京龙口工贸公司从日本购进磁带放像机 60 台，其中 30 台成交价为 CIF 天津口岸 1 800美元/台，另外 30 台成交价为 CIF 天津口岸 2 100 美元/台，当时 1 美元 =6.5 人民币元。该批货物 4 月 4 日(星期二)进境，4 月 19 日陈湘向海关申报。

任务 1：该批货物进口关税税额应如何计算？

任务 2：陈湘应如何缴纳该批货物的进口税费？

任务 3：该批货物是否应缴纳滞报金？

知识模块

单元一　理解进出口货物完税价格的审定与税率的适用

关税(Customs Duties；Tariff)是国家税收的重要组成部分，是由海关代表国家，按照国家制定的关税政策和公布实施的税法及进出口税则，对进出境的货物和物品向纳税义务人征收的一种流转税。关税的种类见表 12－1。关税也是世界贸易组织允许各成员方保护其境内经济的一种手段。从这一定义来看，关税的征税主体是国家，由海关代表国家向纳税义务人征收，纳税义务人是纳税的主体；其课税对象是进出境货物和物品。

进出口货物完税价格是指海关对进出口货物征收从价税时要依法确定进出口货物应缴纳税款的价格，也就是说，进出口货物完税价格是海关对进出口货物征收从价税时审查

估定的应税价格，是凭以计征进出口货物关税及进口环节税税额的基础。

表12－1 关税的种类

分类方式	内 容
按照征税货物的流向	进口关税、出口关税和过境关税
按计征标准	从价税、从量税、复合税、滑准税
按照是否施惠	普通关税、优惠关税（最惠国待遇关税、协定优惠关税、特定优惠关税、普遍优惠关税）
按是否根据税则征收	正税、附加税（反倾销税、反补贴税、保障措施关税、报复性关税）

审定进出口货物完税价格是贯彻关税政策的重要环节，也是海关依法行政的重要体现。我国绝大多数进出口货物实行的是从价税，因而确定完税价格十分重要。纳税义务人向海关申报的价格并不一定等于完税价格，只有经过海关审核并接受的申报价格才能作为完税价格。对于不真实或不准确的申报价格，海关有权不予接受，并可依照税法规定对有关进出口货物的申报价格进行调整或另行估定完税价格。

一、进口货物完税价格的审定

进口货物完税价格的审定包括一般进口货物和特殊进口货物这两类货物完税价格的审定。

（一）一般进口货物完税价格的审定

进口货物的完税价格，由海关以该货物的成交价格为基础审查确定，并应当包括货物运抵中华人民共和国境内输入地点起卸前的运输及其相关费用❶、保险费。

1. 一般进口货物完税价格的估价方法。海关依次使用六种估价方法确定进口货物的完税价格：进口货物成交价格法→相同货物成交价格法→类似货物成交价格法→倒扣价格法→计算价格法→合理方法。

（1）成交价格法。成交价格法是第一种估价方法，它建立在进口货物实际发票或合同价格的基础上，在海关估价实践中使用率最高。成交价格是指进口货物的买方为购买该货物，并按相关规定如《中华人民共和国海关审定进出口货物完税价格办法》（以下简称《审价办法》）调整后的实付或应付价格，它已经不完全等同于贸易中实际发生的发票或合同价格。

以成交价格确定完税价格是因为成交价格是完税价格的重要组成部分，完税价格由成交价格和货物运抵境内输入地点起卸前的运输及相关费用、保险费两部分组成。在确定成交价格时，哪些费用应计入总价由买方承担？哪些费用不应该由买方承担，应该扣除？一般的原则是：①与进口货物有关的，应该由买方承担的，但未计入发票总价的费用，属于计入项目；而虽与进口货物有关，但不应该是买方承担的费用，若已计入发票总价，则属于扣除项目。②与进口货物无关的，属不计入项目。

---

❶ 运输及其相关费用中的“相关费用”主要是指与运输有关的费用，如装卸费、搬运费等属于广义的运费范畴的费用。

计入成交价格的项目如图 12－1 所示。图中项目计入成交价格必须同时满足 3 个条件:由买方负担;未包括在进口货物的实付或应付价格中;有客观量化的数据资料。

- 计入项目
  - A.除购货佣金以外的佣金和经纪费
  - B.与进口货物作为一个整体的容器费
  - C.包装费(包括材料费、劳务费)
  - D.协助的价值(买方以免费或以低于成本的方式向卖方提供了一些货物或者服务)
    - 进口货物所包含的材料、部件、零件等的价值
    - 在生产中使用的工具、模具和类似货物的价值
    - 生产中消耗的材料的价值
    - 在境外完成生产所需的设计、研发、工艺及制图工作的价值
  - E.特许权使用费(指商标权、专利权、著作权、专有技术权等使用费及分销或转售权费)
  - F.返回给卖方的转售收益

图 12－1　计入成交价格的项目

扣减项目如图 12－2 所示。图中项目的费用或价值从完税价格中扣减,必须同时满足 3 个条件:不由买方负担;已包括在进口货物的实付或应付价格中;有客观量化的数据资料。

- 扣减项目
  - A.厂房、机械或者设备等货物进口后发生的建设、安装、装配、维修或者技术援助费用,但保修费除外
  - B.货物运抵境内输入地点起卸后发生的运输及其相关费用、保险费
  - C.进口关税、进口环节税及其他国内税
  - D.为在境内复制进口货物而支付的费用
  - E.境外技术培训及境外考察费用
  - F.相关利息费用(应同时满足下列条件)
    - 利息费用是买方为购买进口货物而融资所产生的
    - 有书面融资协议的
    - 利息费用单独列明的
    - 利率不高于当时当地利率水平,且与实付价格相近

图 12－2　从完税价格中扣减的项目

成交价格本身必须满足以下 4 个条件,否则不能适用成交价格方法。

第一,买方对进口货物的处置和使用不受限制,但国内法律、行政法规规定的限制,对货物转售地域的限制,对货物价格无实质影响的限制除外。

第二,货物的价格不应受到导致该货物成交价格无法确定的条件或因素的影响。

第三,卖方不得直接或间接从买方获得因转售、处置或使用进口货物而产生的任何收益,除非上述收益能够被合理确定。

第四,买卖双方之间没有特殊关系。买卖双方有特殊关系这个事实本身并不能构成海关拒绝成交价格的理由,买卖双方之间存在特殊关系,但纳税人能证明其成交价格与同时或者大约同时发生的无特殊关系的进口货物的价格相近的,应视为特殊关系未对进口货物的进口成交价格产生影响。

(2)相同货物成交价格法、类似货物成交价格法。并不是所有的进口货物都能采用成交价格法,如不存在买卖关系的进口货物以及不符合成交价格条件的进口货物就不能采用成交价格法,而应按照顺序考虑采用相同或类似进口货物的成交价格法。

相同或类似进口货物的成交价格法,除了货物本身有区别以外,在其他方面的适用条件均与成交价格法一样。据以比照的相同或类似货物应同时具备以下5个要素:一是须与进口货物相同或类似;二是须与进口货物在同一国家或地区生产;三是须与进口货物同时或大约同时进口;四是商业水平和进口数量须与进口货物相同或大致相同,如没有相同商业水平和大致相同数量的相同或类似进口货物,可采用不同商业水平和不同数量销售的相同或类似进口货物,但必须对商业水平和数量、运输距离和方式的不同所产生的价格方面的差异作出调整,这种调整应建立在客观量化的数据资料的基础上;五是当存在两个或更多的价格时,选择最低的价格。

其中,“相同货物”是指与进口货物在同一国家或地区生产的,在物理性质、质量和信誉等所有方面都相同的货物,但表面的微小差异允许存在;“类似货物”是指与进口货物在同一国家或地区生产的,虽然不是在所有方面都相同,但却具有类似的特征、类似的组成材料、同样的功能,并且在商业中可以互换的货物。相同或类似货物的“时间要素”,是指相同或类似货物必须与进口货物同时或大约同时进口,其中的“同时或大约同时”,为进口货物接受申报之日的前后各45天以内。

采用相同或类似货物成交价格估价法,必须使用与进口货物相同商业水平、大致相同的数量的相同或类似货物。如果没有相同商业水平和大致相同的数量,可以采用不同商业水平和不同数量销售的相同或类似进口货物,但必须对因商业水平和数量、运输距离和方式的不同所产生的价格方面的差异作出调整,此调整必须建立在客观量化的数据资料的基础上。

(3)倒扣价格法。倒扣价格法是以与被估的进口货物相同或类似的进口货物在境内销售的价格为基础估定完税价格。按以倒扣的价格销售的货物应同时符合以下条件:在被估货物进口时或大约同时销售;按照进口时的状态销售;在境内第一环节销售;合计的货物销售总量最大;向境内无特殊关系方销售。

倒扣价格法应扣除的费用有:该货物的同等级或同种类货物在境内销售时的利润和一般费用及通常支付的佣金;货物运抵境内输入地点之后的运费、保险费、装卸费及其他相关费用;进口关税、进口环节税和其他与进口或销售该货物有关的国内税;加工增值额。加工增值额主要是指如果使用经过加工后在境内转售的价格作为倒扣的基础,必须扣除的这部分价值。

(4)计算价格法。计算价格法与前三种方法有很大的区别,它既不是以成交价格,也不是以在境内的转售价格作为基础,它是以发生在生产国或地区的生产成本作为基础的价格。因此,使用这种方法必须依据境外的生产商提供的成本方面的资料。这种方法也是使用率最低的一种方法。

采用计算价格法的进口货物的完税价格由下列各项目的总和构成:生产该货物所使用的原材料价值和进行装配或其他加工的费用;与向我国境内出口销售同级或同类货物相符的利润和一般费用;货物运抵中华人民共和国境内输入地点起卸前的运输及其相关费用、保险费。

(5)合理方法。合理的估价方法,实际上不是一种具体的估价方法,而是规定了使用方法的范围和原则,即运用合理方法,必须符合《审价办法》的公平、统一、客观的估价原则,必须以境内可以获得的数据资料为基础。合理方法应当是再次按顺序使用相同或类似货物成交价格法、倒扣价格方法、计算价格方法，但采用这些方法时有合理的灵活性。

2. 一般进口货物完税价格的审定原则。上述六种估价方法必须依次使用，即只有在不能使用前一种估价方法的情况下，才可以顺延使用其他估价方法。但如果进口货物纳税义务人提出要求，并提供相关资料，经海关同意，可以选择倒扣价格法和计算价格法的适用次序。

在实际工作中，一般进口货物完税价格的审定方法如下：

首先，进口货物以海关审定的正常成交价格为基础的到岸价格作为完税价格。正常成交价格是指成交双方不具有特殊经济关系，且该项货物在公开市场上可以采购到的正常价格。所称的到岸价（CIF），包括货价加上货物运抵中国关境内输入地起卸前的包装、运输、保险和其他劳务等费用。对于卖方付给我方的正常回扣、佣金在合同内订明的，应从成交价格内扣除。在成交价格外，买方另行付给卖方的那部分佣金，应加入成交价格。

进出口货物的收、发货人应当向海关如实申报进出口货物的成交价格，提供包括发票、合同、装箱清单及其他证明申报价格真实、完整的单证、书面资料和电子数据。海关认为必要时，进出口货物的收、发货人还应当向海关补充申报反映买卖双方关系和成交活动的情况以及其他与成交价格有关的资料。

其次，进口货物的成交价格经海关审查未能确定的，应以从该货物的同一出口国（地区）购进的相同或类似货物的正常成交价格为基础的到岸价格作为完税价格。

最后，如按上述规定，完税价格仍未能确定的，应当以相同或类似的进口货物在国内市场的批发价格，减去进口关税、进口环节其他税收以及进口后的正常运输、储存、营业费用及利润，作为完税价格。上述进口后的各项费用及利润经综合计算后定为完税价格的20%。

在实际工作中，常见的进口货物完税价格的计算如下：

（1）以我国口岸到岸价格（CIF）成交的，可直接以此价格作为完税价格，即：

$$\text{进口货物完税价格} = \text{CIF 价}$$

（2）以境外口岸 FOB 价成交的，应加上该项货物从境外发货或从交货口岸运到我境内口岸以前所实际支付的运费和保险费作为完税价格，即：

$$\text{进口货物完税价格} = (\text{FOB 价} + \text{运费}) / (1 - \text{保险费费率})$$

（3）以我国口岸 CFR 价成交的，应当另加保险费作为完税价格，即：

$$\text{进口货物完税价格} = \text{CFR 价} / (1 - \text{保险费费率})$$

（4）参照国内同类货物的正常批发价格的基本计算公式：

$$\text{进口货物完税价格} = \text{国内批发价格} / (1 + \text{进口优惠税税率} + 20\%)$$

如果该项进口货物在进口环节应予征收增值税，则完税价格的计算公式为：

$$\text{进口货物完税价格} = \text{国内批发价格} / [(1 + \text{进口优惠税税率}) \times (1 + \text{增值税税率}) + 20\%]$$

（二）特殊进口货物完税价格的审定

特殊进口货物完税价格的审定是指一些以特殊的贸易方式或交易方式进口的货物的价格审定规定。这里所讲的“特殊”并不是指货物本身，而是指以特殊的贸易方式或交易方式进口的货物。由于贸易方式或交易方式很多，下面仅列举加工贸易进口料件和制成品的完税价格、加工贸易进口料件和制成品的完税价格的审定，其他一些以特殊的贸易方式或交易方式进口的货物的价格审定规定请参见《审价办法》。

1. 加工贸易进口料件和制成品的完税价格。对加工贸易进口货物估价的核心问题是按制成品征税还是按料件征税，以及征税的环节是在进口环节还是在内销环节。其主要规定有：

(1)运往境外加工的货物，以海关审定的境外加工费和料件费以及该货物复运进境的运费及其相关费用、保险费估定完税价格。

(2)进口时需征税的进料加工进口料件，以该料件申报进口时的价格估定。进口时需征税的进料加工进口料件主要是指需要按比例征税的进料加工进口料件。一般来讲，进料加工进口料件在进口环节都有成交价格，因此，以该料件申报进口时的价格确定。

(3)内销的进料加工进口料件或其制成品(包括残次品、副产品)，以料件原进口时的价格估定。制成品因故转为内销时，以制成品所含料件原进口时的价格确定。

(4)内销的来料加工进口料件或其制成品(包括残次品、副产品)，以料件申报内销时的价格估定。来料加工的料件原进口时是没有成交价格的，因此，以进口料件申报内销时的价格确定。

(5)出口加工区内的加工企业内销的制成品(包括残次品、副产品)，以制成品申报内销时的价格确定。

(6)保税区内的加工企业内销的进口料件或其制成品(包括残次品、副产品)，分别以料件或制成品申报内销时的价格估定。如果内销的制成品中含有从境内采购的料件，则以所含从境外购入的料件原进口时的价格确定。

(7)加工贸易在加工过程中产生的边角料，以申报内销时的价格确定。

2. 加工贸易进口料件和制成品的完税价格。从保税区或出口加工区销往区外、从保税仓库出库内销的进口货物(加工贸易进口料件及其制成品除外)，以海关审定的从保税区或出口加工区销往区外、从保税仓库出库内销的价格估定完税价格。对经审核销售价格不能确定的，海关按照《审价办法》第7~11条的规定确定完税价格。如果销售价格中未包括在保税区、出口加工区或保税仓库中发生的仓储、运输及其他相关费用的，海关按照客观量化的数据资料予以计入。

链接

六种特殊进口货物的完税价格的确定

1.运往境外修理的货物：

完税价格=海关审定的境外修理费+料件费+复运进境的运费+其他相关费用+保险费

2.运往境外加工的货物：

完税价格=海关审定的境外加工费+料件费+复运进境的运费+其他相关费用+保险费

3.暂时进境的货物：按一般进口货物估价方法确定。

4.租赁方式进口货物：①以租金方式对外支付的租赁货物，在租赁期间以海关审查确定的租金作为完税价格，利息应当予以计入；②留购的租赁货物，以海关审查确定的留购价格作为完税价格；③纳税义务人申请一次性缴纳税款的，可以选择申请按照本办法第六条列明的方法确定完税价格，或者按照海关审查确定的租金总额作为完税价格。

5.留购的进口货样:以海关审定的留购价格为完税价格。

6.予以补税的减免税货物:减税或者免税进口的货物应当补税时,应当以海关审查确定的该货物原进口时的价格,扣除折旧部分价值作为完税价格,其计算公式如下:

完税价格 = 海关审定的该货物原进口时价格 × [1 - 已使用月份/(监管年限 × 12)]

二、出口货物完税价格的审定

我国海关审定出口货物完税价格的主要原则是:出口货物应以海关审定的货物售予境外的离岸价格(FOB)扣除出口税后,作为完税价格。如离岸价格内包括了向国外支付的佣金,对这部分佣金应先予以扣除,再按规定扣除出口税后计算完税价格。出口货物在离岸价格以外,买方还另行支付货物包装费,应将其计入完税价格。

(一)对出口货物完税价格的审定主要原则的理解

对上述审定出口货物完税价格的主要原则的理解应注意以下几点:

第一,离岸价格应以该项货物运离关境前的最后一个口岸的离岸价格为实际离岸价格。若该项货物从内地起运,则从内地口岸至最后出境口岸所支付的国内段运输费用应予以扣除。

第二,离岸价格须扣除出口税。这是因为出口税作为出口的成本费用,必然会被出口商或生产商作为出口价格的一部分,但在完税价格中不应包括关税。

第三,离岸价格不包括装船以后发生的费用,因此,出口货物成交价格如为境外口岸到岸价格(CIF)或货价加运费价格(CFR)时,应先扣除运费、保险费等越过船舷后的一切费用,包括佣金。

(二)常见的出口货物完税价格

在实际工作中,常见的出口货物完税价格的计算如下:

1. 以我国口岸 FOB 价成交的,其出口货物完税价格的计算公式为:

出口货物完税价格 = FOB 价/(1 + 出口税率)

2. 以境外口岸 CFR 价成交的,应先扣除离开我国口岸后的运费,再按规定扣除出口税后计算完税价格,即:

出口货物完税价格 = (CFR 价 - 运费)/(1 + 出口税率)

3. 以境外口岸 CIF 价成交的,应先扣除离开我国口岸后的运费、保险费,再按规定扣除出口税后计算完税价格,即:

出口货物完税价格 = (CIF 价 - 保险费 - 运费)/(1 + 出口税率)

4. 当成交价格为 CIFC 境外口岸时,其佣金应和运费、保险费同时扣除。这有两种情况:

(1)佣金 C 为给定金额,则出口货物完税价格的公式为:

出口货物完税价格 = (CIFC 价 - 保险费 - 运费 - 佣金)/(1 + 出口税率)

(2)佣金 C 为百分比,则出口货物完税价格的公式为:

出口货物完税价格 = [CIFC 价 × (1 - C) - 保险费 - 运费]/(1 + 出口税率)

从上述一些出口货物完税价格的计算公式来看，对出口货物完税价格的筹划，主要是对运费成本的筹划，尤其是运费在价格中所占比重较大时，这一点就显得更为重要。另外，如果在成交价格外，还支付了国外的与此项业务有关的佣金，则应该在纳税申报表上单独列明，这样该项佣金就可扣除；如果未单独列明，则不予以扣除。

链接

完税价格的审定中进出口货物的收发货人的权利和义务

进出口货物的收发货人的权利，主要有：①要求具保放行货物的权利。②估价方法的选择权，即如果进口货物的收货人提出要求，并提供相关资料，经海关同意，可以选择倒扣价格法和计算价格法的适用次序。③知情权，即进出口货物的收货人可以提出书面申请，了解海关确定其进出口货物的完税价格的依据等。④申诉权，包括向上一级海关申请行政复议和向法院提起诉讼的权利。

进出口货物的收发货人的义务，主要有：①如实申报的义务，即进出口货物的收发货人应当向海关如实申报进出口货物的成交价格，提供包括发票、合同、装箱清单及其他证明申报价格真实、完整的单证、书面资料和电子数据。海关认为必要时，进出口货物的收发货人还应当向海关补充申报反映买卖双方关系和成交活动的情况，以及其他与成交价格有关的资料。②举证的责任，即进出口货物的收发货人要举证证明申报价格的真实性和准确性，或举证证明收货人交易价格没有受到与卖方之间的特殊关系的影响。

三、进出口货物原产地的确定与税率适用

为区分不同国家适用的不同关税税率，就需要确定货物的原产地。此外，为对对外贸易进行宏观管理，按国别实施某些贸易限制措施和进行经济贸易分析，也需要确定货物的原产地。因此，货物原产地制度构成了关税制度的又一组成部分。我国在税率适用的原则上采用国际通行的原产地规则。

（一）原产地规则

各国政府以本国立法的形式制定出认定货物原产地的标准，这就是原产地规则。WTO《原产地规则协议》对原产地规则的定义为：一国（地区）为确定货物的原产地而实施的普遍适用的法律、法规和行政决定。

1. 原产地认定标准。在认定货物原产地时，会出现以下两种情况；一种是货物完全是在一个国家（地区）获得或生产制造，即只有一个国家（地区）介入；另一种是货物的生产或制造有两个及两个以上国家（地区）介入。

对于完全在一国（地区）获得的产品，如农产品或矿产品，各国的原产地认定标准基本一致，即以产品的种植、开采或生产国为原产国，这一标准通常称为“完全获得标准”（Wholly Obtained Standard）；对于经过几个国家（地区）加工、制造的产品，各国多以最后完成实质性加工的国家为原产国，这一标准通常称为“实质性改变标准”（Substantial Transformation

Standard)。

"实质性改变标准"包括税则归类改变标准、从价百分比标准(或称增值百分比标准、区域价值成分标准等)、加工工序标准、混合标准等。其中,"税则归类改变"是指在某一国家(地区)对非该国(地区)原产材料进行加工、制造后,所得货物在《协调制度》中的某位数级税目归类发生了变化;"从价百分比"是指在某一国家(地区)对非该国(地区)原产材料进行加工、制造后的增值部分超过了所得货物价值的一定比例;"加工工序"是指在某一国家(地区)进行的赋予制造、加工后所得货物基本特征的主要工序。

案例

因国内人工费太高,H公司计划在越南建厂,把原产于泰国的大米运输到越南进行分装处理,做成零售时的小包装、印上图标等,再运到中国境内。问题:这批大米原产地还是泰国吗?

【分析】

根据《中华人民共和国进出口货物原产地条例》第五条,在确定货物是否在一个国家(地区)完全获得时,不考虑下列微小加工或者处理:①为运输、贮存期间保存货物而作的加工或者处理;②为货物便于装卸而作的加工或者处理;③为货物销售而作的包装等加工或者处理。因此,H公司的情况不会影响原产地的确定。这批大米原产地还是泰国。

2. 原产地规则。从适用目的的角度划分,我国现行的原产地规则有两种:一种是优惠原产地规则;另一种是非优惠原产地规则。

(1)优惠原产地规则。优惠原产地规则是指一国为了实施国别优惠政策而制定的原产地规则,优惠范围以原产地为受惠国的进口产品为限。它是出于某些优惠措施规定的需要,根据受惠国的情况和限定的优惠范围,制定的一些特殊原产地认定标准,而这些标准是给惠国和受惠国之间通过多边或双边协定形式制定的,所以又称为"协定原产地规则"。

我国签订了《亚太贸易协定》,并先后与东盟、巴基斯坦、智利、新西兰、新加坡、秘鲁、哥斯达黎加、冰岛、瑞士、澳大利亚、韩国、格鲁吉亚、毛里求斯等国签订自贸协定,以及香港CEPA、澳门CEPA、台湾ECFA。上述协定框架下所达成的优惠贸易协定均适用相应的优惠原产地规则。

优惠原产地认定标准主要有完全获得标准、从价百分比标准。

以下产品视为在一国"完全获得"(完全获得标准):①在该国领土或领海开采的矿产品;②在该国领土或领海收获或采集的植物产品;③在该国领土出生和饲养的活动物及从其所得产品;④在该国领土或领海狩猎或捕捞所得的产品;⑤由该国船只在公海捕捞的水产品和其他海洋产品;⑥该国加工船加工的前述第⑤项所列物品所得的产品;⑦在该国收集的仅适用于原材料回收的废旧物品;⑧该国加工制造过程中产生的废碎料;⑨该国利用上述①至⑧项所列产品加工所得的产品。

对于非完全在某一受惠国获得或生产的货物,满足以下条件时,应以进行最后加工制造的受惠国视为有关货物的原产国(从价百分比标准):①货物的最后加工制造工序在受惠国完成;②用于加工制造的非原产于受惠国及产地不明的原材料、零部件等,其价值占进口货物离岸价的比例达到一定增值标准。

在不同的协定框架下，原产地标准各有不同，如项目任务一的表1－9所示。

（2）非优惠原产地规则。非优惠原产地规则，是指一国根据实施其海关税则和其他贸易措施的需要，由本国立法自主制定的原产地规则，也称为"自主原产地规则"。也就是说，非优惠原产地规则是为实施最惠国待遇，反倾销和反补贴、保障措施，原产地标记管理，国别数量限制，关税配额等非优惠性贸易措施，以及进行政府采购、贸易统计等活动而认定进出口货物原产地的标准。其实施必须遵守最惠国待遇原则，即必须普遍地、无差别地适用于所有原产地为最惠国的进口货物。

非优惠原产地认定标准主要有完全获得标准和实质性改变标准。

以下产品视为在一国"完全获得"：①该国领土或领海内开采的矿产品；②该国领土上收获采集的植物产品；③该国领土上出生或由该国饲养的活动物及从其所得产品；④该国领土上狩猎或捕捞所得的产品；⑤从该国的船只上卸下的海洋捕捞物，以及由该国船只在海上取得的其他产品；⑥该国加工船加工以上第⑤项所列物品所得的产品；⑦在该国收集的只适用于做再加工制造的废碎料和废旧物品；⑧在该国完全使用上述①至⑦项所列产品加工成的制成品。

产品发生以下改变的视为发生"实质性改变"，最后一个对货物进行经济上可以视为实质性加工的国家为有关货物的原产国：①在《海关进出口税则》中4位数税号一级的税则归类已经发生了改变的；②加工增值部分所占产品总值的比例已超过30%及其以上的。

（二）税率适用

关税税率是根据课税标准计算关税税额的比率。税率的高低直接体现着国家的关税政策，是关税政策中最重要的内容。我国《关税条例》规定，进出口货物应当按照收、发货人或其代理人申报进出口之日实施的税率征税。在实际运用时存在着各种不同的情况，应注意区分对待。例如：进口货物到达前，经海关核准先行申报的，适用装载该货物的运输工具申报进境之日实施的税率；保税货物经批准不复运出境，需缴纳税款的，适用海关接受该货物不复运出境申报之日实施的税率；等等。

1. 进口税率适用原则。我国进口关税税则分设最惠国税率、协定税率、特惠税率、普通税率、关税配额税率等税率。对进口货物在一定期限内可以实行暂定税率。适用最惠国税率、协定税率、特惠税率的进口货物，有暂定税率的，应当适用暂定税率，并应实行从低适用的原则。适用普通税率的进口货物，不适用暂定税率。执行国家有关进出口关税减征政策时，应当在最惠国税率基础上计算有关税目的减征税率，然后根据进口货物的原产地及各种税率形式的适用范围，将这一税率与同一税目的特惠税率、协定税率、进口暂定最惠国税率进行比较，税率从低进行，但不得在暂定最惠国税率基础上再进行减免。

（1）适用最惠国税率的有：原产于共同适用最惠国待遇条款的世界贸易组织成员的进口货物，原产于与中华人民共和国签订含有相互给予最惠国待遇条款的双边贸易协定的国家或者地区的进口货物，以及原产于中华人民共和国境内的进口货物。

（2）适用协定税率的有：原产于与中华人民共和国签订含有关税优惠条款的区域性贸易协定的国家或者地区的进口货物。

（3）适用特惠税率的有：原产于与中华人民共和国签订含有特殊关税优惠条款的贸易协

定的国家或者地区的进口货物。

(4)适用普通税率的有:上述之外的国家或者地区的进口货物,以及原产地不明的进口货物。

对于同时适用多种税率的进口货物,在选择适用的税率时,基本的原则是“从低计征”,特殊情况除外。

同时有两种及两种以上税率可适用的进口货物最终适用的税率见表12-2。

表12-2 同时有两种及两种以上税率可适用的进口货物最终适用的税率汇总表

进口货物可选用的税率	税率适用的规定
同时适用最惠国税率、进口暂定税率	应当适用暂定税率
同时适用协定税率、特惠税率、进口暂定税率	应当从低适用税率
同时适用国家优惠政策、进口暂定税率	按国家优惠政策进口暂定税率商品时,以优惠政策计算确定的税率与暂定税率,两者取低计征关税,但不得在暂定税率基础上再进行减免
适用关税配额税率、其他税率	关税配额内的,适用关税配额税率;关税配额外的,适用其他税率
同时适用ITA税率、其他税率	适用ITA税率(信息技术产品税率)
反倾销税、反补贴税、保障措施关税、报复性关税	适用反倾销税税率、反补贴税税率、保障措施关税税率、报复性关税税率

2. 出口税率适用原则。对于出口货物,在计算出口关税时,出口暂定税率优先于出口税率执行。

单元二 关税及其征收、减免与退补

进出口税费是指在进出口环节中由海关依法征收的关税、消费税、增值税、船舶吨税等税费,其主要组成如图12-3所示。

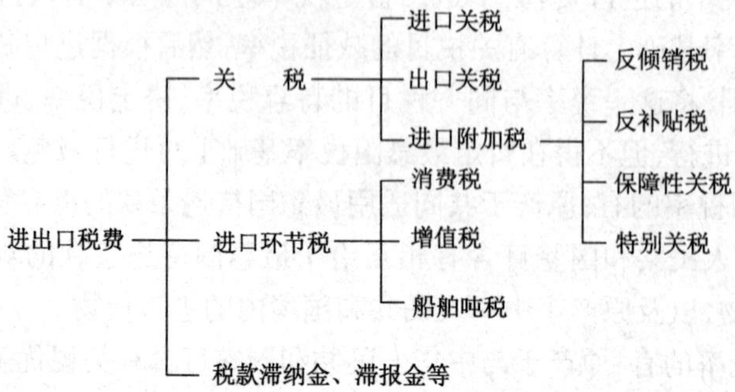

图12-3 进出口税费的组成

进出口税费征纳的法律依据主要是《中华人民共和国海关法》《中华人民共和国进出口关税条例》以及其他有关法律、行政法规。对进出口货物征收关税及其他税费是国家运用经济手段来调节进出口货物数量的基本方法。

海关征收的关税、进口环节税、船舶吨税、滞纳金等一律以人民币计征,完税价格、税额采用四舍五入法计算至分,分以下四舍五入。税款的起征点为人民币 50 元。进出口货物的成交价格及有关费用以外币计价的,计算税款前,海关按照该货物适用税率之日所适用的计征汇率折合为人民币计算完税价格。

关税制度是国家关税政策的具体化、制度化、法律化,它由关税征收制度、减免制度、保税制度、退补制度、缴纳制度、纳税争议复议制度和违法行为处罚制度构成,属海关管理的基本制度之一。调整海关与相对当事人之间有关关税计征、减免、缴纳、追补、退还、保税以及关税缴纳争议及其复议等关税征管关系的法律规范的总和就是关税法律制度。

按照不同的分类标准,关税可以分为很多种类,从报关业务的角度来看,主要应掌握我国现行进口关税、出口关税及其他常见的几种类型。

一、进口关税

进口关税是指一国海关以进境货物和物品为征税对象所征收的关税。进口关税在国际贸易中被各国公认为是一种重要的经济保护手段。

由于各国征收进口税的目的不同,其所起的作用也不同,因此有着各种类型或各种名目的关税。从进口关税的税率栏目来看,可分为最惠国待遇关税、协定关税、特惠关税和普通关税等。从征收进口关税的标准来看,目前我国进口关税可分为从价税、从量税、复合税和滑准税。从征收进口关税的主次程度来看,进口关税有正税与附加税之分。进口关税正税即按税则法定进口税率征收的关税。根据关税课税标准不同,进口关税正税通常有从量税、从价税、复合税、滑准税等。进口附加税是由于一些特定需要,对进口货物除征收关税正税之外另行征收的一种进口税,一般具有临时性。

(一)从量税

从量税(Specific Duties)是指以商品的重量、容量、长度、面积、体积、个数等数量单位为依据,按规定的单位数额为税率来计算税款。我国采用从量税的商品主要有冻鸡、原油、啤酒、胶卷等。

进口商品征收从量关税时,应按规定的计量单位如实申报进口数量,如未按规定计量单位成交,并且在有效单证上也没有按规定计量单位标明数量的,应按《从量关税商品计量单位换算表》换算后再行申报。

从量关税的计算步骤是:

第一步,按照归类原则确定税则归类,将应税货物归入恰当的税目税号;

第二步,根据原产地规则,确定应税货物所适用的税率;

第三步,确定其实际进口量;

第四步,根据完税价格审定办法规定,确定应税货物的完税价格(计征增值税需要);

第五步,根据汇率使用原则,将外币折算成人民币;

第六步,按照计算公式正确计算应征税款。其计算公式为:

进口关税税额=商品进口数量×从量关税税额(单位税额)

【例12-1】某公司从香港以CIF境内某口岸10港元/卷的价格购进彩色摄影胶卷(规格135/36),25 200卷。计算该公司应征进口关税。

【分析】确定税则归类:该彩色胶卷税目税号为3702.5410。

查得该胶卷原产地香港适用最惠税率为22元/平方米。

确定实际进口量:25 200卷×0.057 75平方米/卷=1 455.3平方米(以规定单位换算表折算,规格135/36的1卷胶卷为0.057 75平方米)。

则进口关税税额=商品进口数量×从量关税税额(单位税额)=1 455.3平方米×22元/平方米=32 016.60元。

(二)从价税

从价税(Ad Valorem Duties)是指以货物的价格或价值作为征收标准,按一定的比例(税率)征收税款。我国关税的计税标准以从价税为主。从价税的关税保护作用不受商品价格变动的影响。

从价税是按照进出口商品的价格为标准计征的关税。其税率表现为货物价格的百分率,价格和税额成正比例关系。从价税的计算公式是:

税额=完税价格×从价税率

式中:

正常征收的进口关税税额=完税价格×法定进口关税税率

减税征收的进口关税税额=完税价格×减按进口关税税率

从价关税的计算程序是:

第一步,按照归类原则确定税则归类,将应税货物归入恰当的税目税号;

第二步,根据原产地规则,确定应税货物所适用的税率;

第三步,根据完税价格审定办法和规定,确定应税货物的完税价格;

第四步,根据汇率使用原则,将外币折算成人民币;

第五步,按照计算公式正确计算应征税款。

【例12-2】上海某远洋渔业企业向德国购进(国内性能不能满足需要)柴油船用发动机2台,成交价格为CIF境内目的地口岸700 000美元。经批准该发动机进口关税税率减按1%计征。已知当时的外币折算率为1美元=6.5人民币元,要求计算进口关税。

【分析】确定税则归类:该发动机归入税目税号8408.1000;

原产国德国适用最惠国税率5%;审定完税价格为700 000美元,将外币价格折算成人民币为4 550 000元。则:

减税征收的进口关税税额=完税价格×减按进口关税税率=4 550 000×1%=45 500(元)

(三)复合税

复合税又称混合税(Mixed or Compound Duties),是指在税则的同一税目中规定了从价和从量两种税率,征税时同时使用两种税率计征税款。我国对进口录像机、放像机、摄像机和摄录一体机、部分数字照相机等在滑准税的基础上实行复合税。

复合税的计算步骤是:

第一步,按照归类原则确定税则归类,将应税货物归入恰当的税目税号;

第二步,根据原产地规则,确定应税货物所适用的税率;

第三步,确定其实际进口量;

第四步,根据完税价格审定办法规定,确定应税货物的完税价格;

第五步,根据汇率使用原则,将外币折算成人民币;

第六步,按照计算公式正确计算应征税款。复合税税额计算公式如下:

复合税税额 = 商品进口数量 × 从量关税税率 + 完税价格 × 从价关税税率

项目情景实例

北京龙口工贸公司从日本购进磁带放像机 60 台,其中 30 台成交价为 CIF 天津口岸 1 800美元/台,另外 30 台成交价为 CIF 天津口岸 2 100 美元/台,已知 1 美元 =6.5 人民币元。陈湘是这样计算的:

第一,将应税货物归入恰当税目,确定其适用税率。

陈湘根据税则归类,该批磁带放像机税号为 8521.1020。

日本是普惠制给惠国,陈湘查询海关百搜网 http://www.customslawyer.cn/so/,得知税号为 8521.1020 的最惠国税率为 T1,即要查询海关税则附件 1:进口商品从量税、复合税税率表。陈湘查询进口商品从量税、复合税税率表,得知:

税号为 8521.1020 的磁带放像机,其适用税率为:每台完税价格不高于 2 000 美元,执行单一从价税率 30%;每台完税价格高于 2 000 美元,每台征收从量税,税额4 374元,加 3% 的从价税。

第二,确定其实际进口量:1 800 美元/台共计 30 台;2 100 美元/台,共计 30 台。

第三,确定货物的 CIF 价格:

30 台 ×1 800 美元/台 =54 000 美元

30 台 ×2 100 美元/台 =63 000 美元

第四,将外币折算成人民币:

54 000 ×6.5 =351 000(元)

63 000 ×6.5 =409 500(元)

第五,按照公式计算应征收入的税款:

单一从价进口关税税额 = 完税价格 × 进口关税税率 =351 000 ×30% =105 300(元)

复合进口关税税额 = 货物数量 × 单位税额 + 完税价格 × 关税税率

=30 台 ×4 374 元/台 +409 500 元 ×3%

=131 220 元 +12 285 元 =143 505 元

合计进口关税税额 = 从价进口关税税额 + 复合进口关税税额

=105 300 +143 505

=248 805(元)

(四)滑准税

滑准税是指在海关税则中,预先按产品的价格高低分档制定若干不同的税率,然后根据进口商品价格的变动而增减进口税率的一种关税。当商品价格上涨时采用较低税率,当商品价格下跌时采用较高税率，其目的是使商品的国内市场价格保持稳定。例如，我国2014年对关税配额外进口一定数量的棉花实施滑准税，当进口棉花完税价格高于或等于15.000元/千克时，暂定从量税率为0.570元/千克；当进口棉花完税价格低于15.000元/千克时，暂定从价税率按下式计算：

$$R_i = 9.337/P_i + 2.77\% \times P_i - 1$$

其中：R_i为暂定从价税率，不大于40%。即对上式计算结果四舍五入保留3位小数，将R_i值换算为暂定关税税率，高于40%时取40%。

P_i为关税完税价格，单位为元/千克。

【例12－3】山东A公司购进配额外未梳棉花1 000吨，原产地为加拿大，成交价格为青岛1 002美元/吨。经海关审核确认后，征收滑准关税。已知其适用中国银行外汇折算价为1美元＝6.2元人民币，计算应征进口关税税款。

【分析】确定税则分类，未梳棉花归入税号5201.0000。

确定关税税率，审定完税价格：1 002×6.2/1 000＝6.212（元/千克）

由于6.212元/千克小于15.000元/千克，故按暂定关税税率计算：

$$\begin{aligned}R_i &= 9.337/P_i + 2.77\% \times P_i - 1\\ &= 9.337/6.212 + 2.77\% \times 6.212 - 1\\ &= 0.675\end{aligned}$$

该滑准关税税率换算后为67.5%，大于40%，所以按照40%的关税税率计征关税。

$$\begin{aligned}\text{应征进口关税税额} &= \text{完税价格} \times \text{暂定关税税率}\\ &= 6.212 \times 1\,000 \times 1\,000 \times 40\%\\ &= 2\,484\,800(\text{元})\end{aligned}$$

根据国务院关税税则委员会发布的2021年进口暂定税率等调整方案，棉花关税配额内进口继续实行1%关税税率不变。对配额外进口的一定数量棉花，实行滑准税形式暂定关税，具体方式如下：

1. 当进口棉花完税价格高于或等于14.000元/千克时，按0.280元/千克计征从量税；

2. 当进口棉花完税价格低于14.000元/千克时，暂定从价税率按下式计算：

$$R_i = 9.0/P_i + 2.69\% \times P_i - 1$$

对上式计算结果四舍五入保留3位小数。其中，R_i为暂定从价税率，当按上式计算值高于40%时，R_i取值40%；P_i为关税完税价格，单位为元/千克。

（五）进口附加税

进口附加税目前有4种：反倾销税、反补贴税、保障性关税和特别关税（报复性关税）。世界贸易组织不准其成员方在一般情况下随意征收进口附加税，只有符合反倾销、反补贴条例规定的反倾销税、反补贴税等方可征收。

我国目前征收的进口附加税主要是反倾销税。反倾销税是为抵制外国商品倾销进口，保护国内生产而征收的一种进口附加税，即在倾销商品进口时，除征收进口关税外，再征收反倾销税。我国《反倾销和反补贴条例》规定，进口产品以低于其正常价值出口到中国的为倾销。反倾销税由海关负责征收，其税额不得超出倾销差额。其税额计算公式如下：

反倾销税税额＝海关完税价格×反倾销税税率

为应对他国对我国出口产品实施的歧视性关税或待遇，我国还相应对其产品征收特别关税作为临时保障措施。特别关税是为抵制外国对本国出口产品的歧视，而对原产于该国的进口货物特别征收的一种加重关税。征收特别关税的货物品种、税率和起征、停征时间等，由国务院关税税则委员会决定，并公布施行。其计算公式如下：

特别关税税额 = 关税完税价格 × 特别关税税率

二、出口关税

出口关税是海关以出境货物和物品为课税对象所征收的关税。征收出口关税的主要目的是限制、调控某些商品的出口，特别是防止本国一些重要自然资源和原材料的出口。我国主要以暂定税率的形式对煤炭、石油、化肥、铁合金等商品征收出口关税。

我国目前征收的出口关税主要是从价税。应征出口关税税额的计算公式为：

应征出口关税税额 = 出口货物完税价格 × 出口关税税率

式中，通常情况下的出口货物完税价格 = 离岸价格 FOB ÷ (1 + 出口关税税率)。

如果出口货物是以我国口岸离岸价格成交的，应以该价格扣除出口关税后作为完税价格；如果该价格中包括了向国外支付的佣金等，对这部分费用应先予以扣除。

出口关税税额的计算步骤是：

第一步，按照归类原则确定税则归类，将应税货物归入恰当的税目税号；

第二步，根据完税价格审定办法、规定，确定应税货物的完税价格；

第三步，根据汇率使用原则，将外币折算成人民币；

第四步，按照计算公式正确计算应征税款。

【例 12 - 4】我国某外贸企业出口某货物，成交价为 CIF 纽约 USD1 000(当时 1 美元折合人民币约为 6.5 元)，已知运费折合为 1 500 元人民币，保费为 50 元人民币，出口税税率为 15%，求应征关税税额。

【分析】先将 CIF 价转变为 FOB 价为：

$$6\,500 - (1\,500 + 50) = 4\,950(\text{元})$$

$$\text{出口关税税额} = \text{FOB 价} \div (1 + \text{出口关税税率}) \times \text{出口关税税率}$$
$$= 4\,950 \div (1 + 15\%) \times 15\% = 645.65(\text{元})$$

三、关税的征收、减免与退补

(一)海关证收税款的一般作业程序

目前我国进出口关税和其他税费的缴纳方式主要以进出口地纳税为主，也有部分企业经海关批准采取属地纳税方式。

我国关税征收的传统流程如图 12 - 4 所示。

其中，海关征收税款的一般作业程序是：

第一步，审核申报单证，确认单据齐全正确和单货相符；

第二步，确定归类和适用税率；

第三步，确定完税价格并计算关税税款；

第四步，填发税款缴纳证(《税款缴款书》)交纳税义务人，并由其向指定银行缴纳税款。

为进一步提升进出口货物收发货人支付海关税款的便捷性，提高税款入库效率，海关总

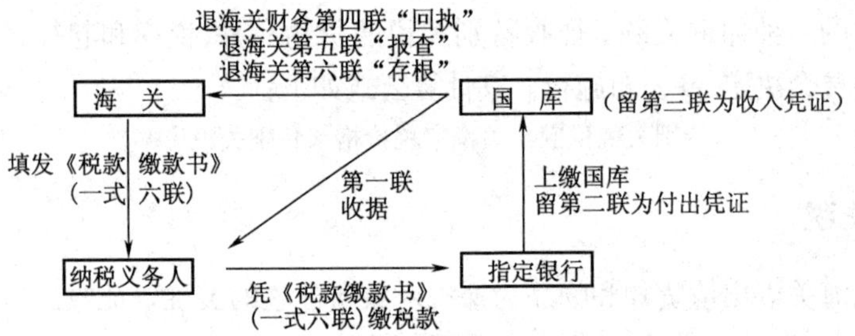

图 12－4　我国关税征收的传统流程

署自 2018 年 7 月 1 日起在全国推广新一代海关税费电子支付系统（以下简称“新一代电子支付系统”）。

新一代电子支付系统通过财关库银横向联网系统[1]实现海关税费信息在海关、国库、商业银行等部门之间的电子流转、税款电子入库。该系统目前可支付的税费种类有：进出口关税、反倾销税、反补贴税、进口环节代征税、废弃电器电子产品处理基金、缓税利息、滞纳金等。新一代电子支付系统的功能如图 12－5 所示。

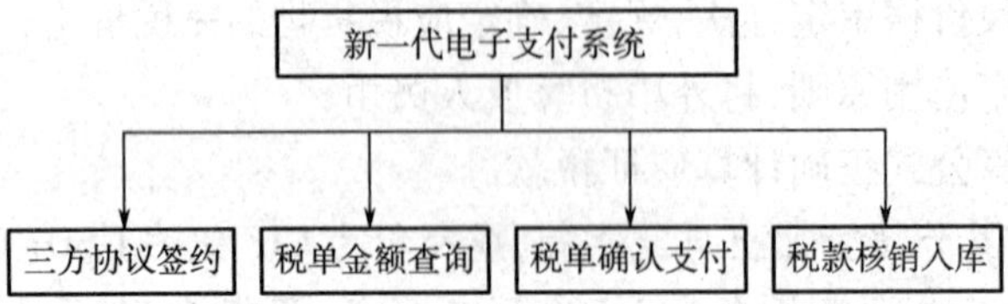

图 12－5　新一代电子支付系统的功能

新一代电子支付系统的操作原理如图 12－6 所示。

中国电子口岸的入网用户，取得企业法人卡及操作员卡，具备联网办理业务条件；与海关和商业银行签订电子支付三方合作协议；符合海关总署其他相关规定的企业可以使用新一代电子支付系统。企业可登录“单一窗口”或“互联网＋海关”办事平台，使用新一代电子支付系统缴纳海关税费。使用新一代电子支付系统缴纳海关税费的具体做法如下。

1. 三方协议签约。签约企业登录“单一窗口”或“互联网＋海关”办事平台，选择签约关区和银行，填写缴款账户等信息后，发送签约申请；海关和银行分别校验企业和账户的相关信息后，确认签约，三方协议生效。如图 12－7 所示。

2. 企业查询税单信息。缴款企业登录“单一窗口”或“互联网＋海关”办事平台，查询本单位的待缴税单。

3. 企业确认支付。①企业选择拟支付的税单确认支付；②海关将企业确认支付的扣税

[1] 财关库银横向联网（新一代税费电子支付）系统（Treasury Information Process System）是中国人民银行与财政部、国家税务部门、人民银行国库、各商业银行、海南银联等银行金融机构共同建设的电子纳税系统；是利用信息网络技术，通过电子网络系统办理税收收入征缴、入库、退库、更正、免抵调、对账等业务，税款直接缴入国库，实现税款征缴信息共享的业务处理系统；可实现足不出户即可纳税。海关、银行、国库、企业依托国际贸易单一窗口实现税费信息共享。

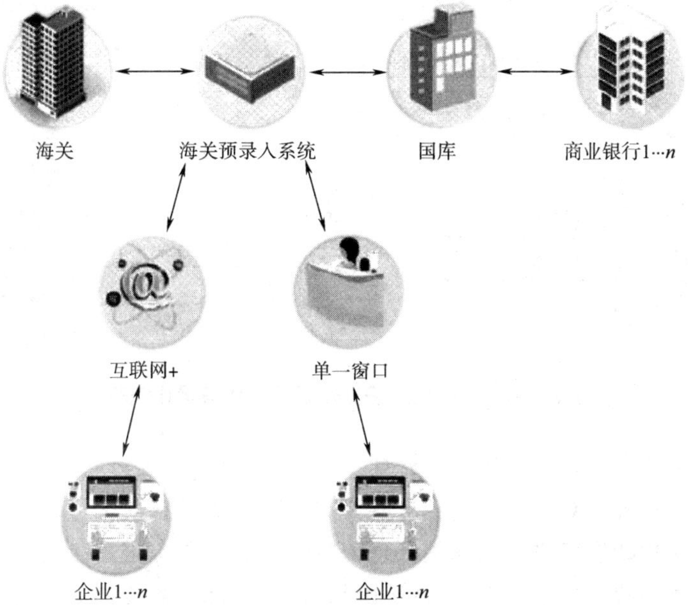

图 12－6　新一代电子支付系统的操作原理

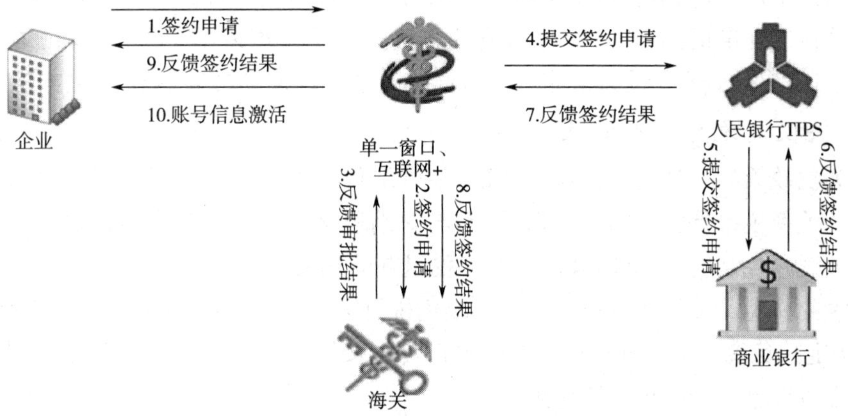

图 12－7　新一代电子支付系统的签约流程

指令发至银行,银行在企业对应的缴款账户中进行扣税操作;③银行扣税成功后,将结果反馈至海关通关系统,通关系统对税单进行自动核注。

4. 税款核销入库。国库依据每天的扣税成功数据与商业银行进行对账,并完成税款资金的清算入库。

新一代电子支付系统的业务操作流程如图 12－8 所示。

(二)关税的缴纳期限

纳税人应当自海关填发税款缴款书之日起 15 日内缴纳税款,逾期则日征收 1‰的滞纳金(不属于海关行政处罚,是强制执行行为)。3 个月内仍未缴纳的,海关将强制其缴纳。

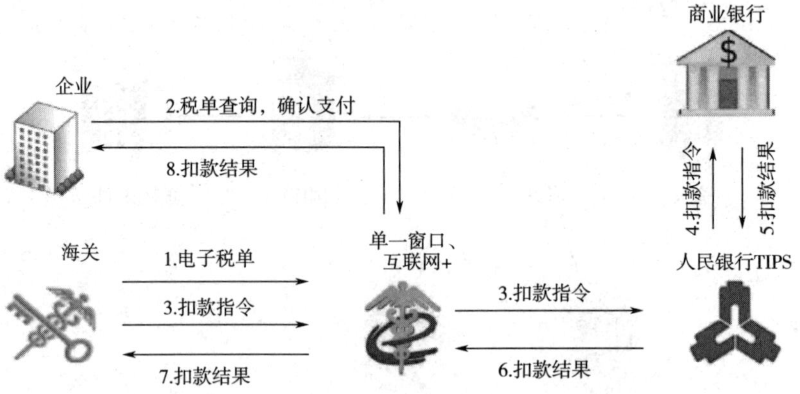

图 12－8　新一代电子支付系统的业务操作流程

【例 12－5】某进出口公司某年 3 月进口一批货物，海关于当月 8 日填发缴款书，该纳税人一直没有纳税。海关从 6 月 9 日起可对其实施强制扣缴措施。

申请缓缴应在货物进口之前或海关办理该货物内销通关申报手续之后的 7 日内提出申请。关税的缓纳期一般为 3 个月，因特殊原因超过 3 个月的，需要向海关总署提出申请。在缓纳期内，从批准缓税后的第 16 日开始到纳税为止，按月征收 10‰的利息。

（三）纳税争议的解决

发生纳税争议时，当事人自知道海关行政行为之日起 60 日内向上一级海关申请复议，上一级海关自接受申请的 60 日内作出复议。海关不予受理或不予答复，即海关不接受复议，当事人可以自收到不予受理决定书之日起或行政复议期满之日起 15 日内向法院起诉。

（四）关税减免与退补制度

作为关税政策的一种灵活体现，国家对某些纳税义务人、某些课税对象实施税收优惠。降低适用的关税税率是常用的一种形式，它与对纳税义务人的豁免和对课税对象的豁免等共同构成关税减免制度。此外，我国也有关税退补的相关规定。

1. 关税的减免。关税的减免分为法定减免税、特定减免税和临时减免税三大类。

（1）法定减免税。法定减免税是指进出口货物按照《海关法》《关税条例》和其他法律、法规的规定可以享受的减免关税优惠。

（2）特定减免税。特定减免税是指海关根据国家规定，对特定地区、特定用途和特定企业给予的减免关税的优惠，也称政策性减免税。申请特定减免税的单位或企业，应在货物进出口前向海关提出申请，由海关按照规定的程序进行审理。符合规定的，由海关发给一定形式的减免税证明，受惠单位或企业凭证明申报进口特定减免税货物。由于特定减免税货物有地区、企业和用途的限制，海关需要对其进行后续管理。

（3）临时减免税。临时减免税是指法定减免税和特定减免税以外的其他减免税，是由国务院根据某个单位、某类商品、某个时期或某批货物的特殊情况，按规定给予特别的临时性的减免税优惠。临时性减免税具有集权性、临时性、局限性、特殊性的特点，一般是一案一批。

2. 退税。退税是指纳税义务人或其代理人缴纳税款后，由海关依法退还误征、溢征和其他应退还款项的行为。以下情况经海关核准可予以办理退税手续：

(1)因海关误征，致使纳税人多缴税款的；

(2)海关核准免验进口的货物，纳税人按申报内容完税后发现短卸，经海关审查认可的；

(3)已征出口税的货物，因故未装运出口，申请退关，经海关查验属实的；

(4)按特定减免税政策规定可予减免税的进出口货物，因各种原因在货物进出口时已予以征税，从缴纳税款之日起3个月内补缴减免税证明的；

(5)进口货物在完税之后、放行以前发现因境外运输途中或者起卸时遭受损坏、损失的，以及起卸后海关放行前因不可抗力遭受损坏、损失的和海关查验时发现非因保管不慎造成破漏、损坏或腐烂的；

(6)进口货物纳税放行后，奉命特准退税的。

纳税人在缴纳税款后发现有规定的退税情形的，应在缴纳税款之日起1年内，向海关申请退税，并加算银行同期存款利息。逾期海关不予受理。按海关规定，退税必须在原征税海关办理。办理退税时，纳税义务人应填写退税申请表，连同原盖有银行收款章的税款缴纳收据正本及其他必要单证(合同、发票等)送海关审核，海关应自受理退税申请之日起30日内查实并通知纳税义务人办理退还手续，纳税义务人应自收到通知之日起3个月内办理有关退税手续。海关同意后，应按原征税或者补税之日所实施的税率计算退税额。

3.追补税。追补税是指由海关依法追征或补征的纳税人短缴或漏缴税款和海关短征的行政行为。进出口货物完税后，由于海关方面的原因造成少征或者漏征税款，海关应当自缴纳税款或者货物放行之日起1年内，向收、发货人或其代理人补征。因收、发货人或者其代理人违反规定而造成的少征或者漏征，海关在3年内可以追征。

因海关原因造成的少征、漏征税款，由原征税海关补征；对于查获的违规案件中需补征税款的，如果查获海关不是进口地海关，由查获海关补征税款。因发货人或其代理人违反规定而造成的少征或漏征，海关还可以视其错误和具体情节，给予处罚。

海关追征或补征进出口货物关税和进口环节税时，应当向纳税义务人填发“海关专用缴款书”(含关税、进口环节税)，纳税义务人向指定银行或开户银行缴纳税款。

单元三　进口环节税

进口货物和物品在办理海关手续放行后，进入国内流通领域，与国内货物同等对待，所以应缴纳应征的国内税。为了简化征税手续，进口货物和物品的一些国内税依法由海关在进口环节征收。目前，由海关征收的国内税主要有增值税、消费税和船舶吨税三种。

一、增值税

增值税(Value Added Tax)是以商品的生产、流通和劳务服务各个环节所创造的新增价值为课税对象的一种流转税。增值税属于价外税。在我国境内销售货物(销售不动产或免征的除外)、进口货物和提供加工、修理修配劳务的单位或个人，都要依法缴纳增值税。其他环节的增值税由税务机关征收，进口环节的增值税由海关征收。进口环节增值税的缴纳期限与关税相同。纳税人出口适用税率为零的货物，向海关办理出口手续后，凭出口报关单等凭证，可以按月向税务机关申报办理该项出口货物的退税手续。出口货物办理退税后,如发生退货或退关的,纳税人应当补缴已退的税款。

我国增值税按照中性、简便、规范的原则,采取了基本税率再加一档低税率的模式。对纳税人销售或者进口低税率和零税率以外货物,提供加工、修理修配劳务的,税率为13%,这就是基本税率。对于纳税人销售或者进口规定的货物,如粮食、食用植物油、自来水、暖气、冷气、热水、煤气、石油液化气、天然气、沼气、居民用煤炭制品、饲料、化肥、农药、金属矿和非金属矿等产品等按低税率9%计征增值税。

进口环节的增值税以组成价格作为计税价格,征税时不得抵扣任何税额。其组成价格由关税完税价格(到岸价格)加上关税组成。对于应征消费税的品种,其组成价格还要加上消费税。现行增值税的组成价格和应纳税额计算公式为:

组成价格 = 关税完税价格 + 关税税额 + 消费税税额

应纳增值税税额 = 组成价格 × 增值税税率

【例12-6】某外贸公司代某手表厂进口瑞士产数控铣床一台,FOB Antwerp SFr223 343,运费人民币42 240元,保险费费率为0.3%,填发海关代征税缴款书之日瑞士法郎对人民币外汇市场买卖中间价为CHF100 = CNY387.055。试计算数控铣床的增值税。

【分析】(1)求关税完税价格。数控铣床FOB价折算成人民币为

223 343 × 387.055 ÷ 100 = 864 460.248 65(元)

进口完税价格 = (FOB价 + 运费)/(1 - 保险费费率)

= (864 460.248 65 + 42 240)/(1 - 0.3%)

= 909 428.534 252 8(元) ≈ 909 429(元)

(2)求应征关税税额。数控铣床应归入税则税号8459.6100,税率为15%,则其应征关税税额为:

应征关税税额 = 909 429 × 15% = 136 414.35(元)

(3)求增值税组成计税价格:

组成计税价格 = 关税完税价格 + 关税税额

= 909 429 + 136 414.35 = 1 045 843.35(元)

(4)计算增值税税额:

应征增值税税额 = 组成计税价格 × 增值税税率

= 1 045 843 × 13% = 135 959.59(元)

二、消费税

消费税(Consumption Duty)是以消费品或消费行为的流转额作为课税对象而征收的一种流转税。我国消费税的征收是在对货物普遍征收增值税的基础上,选择少数消费品再征收的税。我国消费税采用价内税❶的计税方法,即计税价格的组成中包括了消费税税额。

进口的应税消费品的消费税由海关征收。进口环节消费税除国务院另有规定者外,一

❶ 价内税和价外税是国家税收的分类方法之一。其计税价格中包括该种税收本身的,称为价内税,例如消费税,其计税价格(即组成价格)包括消费税本身,其公式中的分母为(1 - 消费税税率),即已经把消费税额加入计税价格之中。所谓价外税,即计税价格中不包括该税种本身的税额。例如增值税,其计税价格(即组成价格)的公式为关税完税价格、关税税额和消费税额之和,没有包括增值税税额,所以增值税为价外税。

律不得给予减税、免税。进口的应税消费品，由纳税人（进口人或其代理人）向报关地海关申报纳税。进口环节消费税的缴纳期限与关税相同。

我国仅选择少数消费品征收消费税，如烟、酒及酒精、化妆品、护肤护发品、贵重首饰及珠宝玉石、鞭炮及焰火、汽油、柴油、汽车轮胎、摩托车、小汽车等，并新增对高尔夫球及球具、高档手表、游艇、木制一次性筷子、实木地板、石脑油、溶剂油、燃料油等产品征收消费税。

我国消费税实行从价定率、从量定额的方法计算应纳税额。

实行从价定率征收的消费税是按照组成的计税价格计算。其计算公式为：

$$应纳税额 = 组成计税价格 \times 消费税税率$$

$$组成计税价格 = (关税完税价格 + 关税税额) \div (1 - 消费税税率)$$

【例 12 - 7】某公司进口货物一批，经过海关审核其成交价格为 CIF 境内某口岸 12 800 美元，当时外汇汇率 1 美元 =6.5 元人民币。已知该批货物的关税税率为 20%，消费税税率为 17%，求消费税税额。

【分析】（1）确定货物的进口关税完税价：

$$进口关税完税价 = 12\ 800 \times 6.5 = 83\ 200（元）$$

（2）计算货物的进口关税税额：

$$进口关税税额 = 83\ 200 \times 20\% = 16\ 640（元）$$

（3）按照公式计算消费税组成计税价格：

$$组成计税价格 = (关税完税价 + 关税税额)/(1 - 消费税税率)$$

$$= (83\ 200 + 16\ 640)/(1 - 17\%) = 120\ 289（元）$$

（4）按照公式计算应征消费税税额：

$$消费税税额 = 组成计税价格 \times 消费税税率 = 120\ 289 \times 17\% = 20\ 449.16（元）$$

实行从量定额征收的消费税的计算公式为：

$$应纳税额 = 应征消费税消费品数量 \times 单位税额$$

【例 12 - 8】某进出口公司进口啤酒 3 800 升（1 千克 =0.962 升），成交价格为 CIF 大连 1 672 美元，已知啤酒的进口关税税率为 3 元/升，消费税税率为 240 元/吨。当时外汇汇率 1 美元 =6.44 元人民币，求应征收的消费税。

【分析】（1）确定货物的实际进口数量：

$$3\ 800/962 = 3.95（吨）$$

（2）按照公式计算应该征收的税款：

$$消费税税额 = 应税消费品数量 \times 单位消费税税额 = 3.950 吨 \times 240 元/吨 = 948（元）$$

实行从量从价定率定额征收的消费税是上述两种征税方法之和。其计算公式为：

$$应纳税额 = 应征消费税消费品数量 \times 单位税额 + 组成计税价格 \times 消费税税率$$

兼营不同税率的应税消费品，即进口销售两种税率以上的应税消费品时，应当分别核算不同税率应税进口消费品的进口额或销售数量，未能分别核算的，按最高税率征税。

值得注意的是，应税与非应税消费品最好分开报关。应税消费品与非应税消费品未分开报关，以及适用不同税率的应税消费品组成成套消费品报关进口的，应根据组合产品的销售金额按应税消费品的最高税率征税。因此，进口应征消费税的商品时，有税率不同的项目应分别申报，否则按高税率计算征税。例如同时进口护肤护发品，应分别报关，因为化妆品适用 30% 消费税税率，而护肤护发品适用 8% 的消费税率，如果不分别报关，则按 30% 的高税率征税。此外,如果化妆品与护肤护发品作为成套产品进口时,也适用30%的消费税税率,故在进口报关时应尽可能不要按成套产品报送进口。

三、船舶吨税

船舶吨税是对进出我国港口的外国船舶征收的税种。船舶吨税属于使用税,其目的是用于航道设施的建设。船舶吨税的纳税义务人是进出我国港口的外国籍船舶的经营人,期租中国籍船舶进出我国港口的外国经营人,中外合资经营的船舶或外商投资企业租用中、外国籍船舶进出我国港口的经营人以及我国租用外国籍船舶在国际、国内沿海航行进出我国港口的经营人。

船舶吨税缴款期限为自海关填发缴款书之日起15日内(期末如是法定节假日可顺延),逾期按日征收税款额1‰的滞纳金。凡征收了船舶吨税的船舶不再征收车船税;对已经征收车船使用税的船舶,不再征收船舶吨税。

船舶吨税税率还分为一般税率和优惠税率。凡与我国签订互惠协议的国家或地区适用船舶吨税优惠税率,未签订互惠协议的适用船舶吨税普通税率。中国香港、澳门籍船舶适用船舶吨税优惠税率。

船舶吨税起征日应自申报进口之日起征。如过境后驶达锚地的,以船舶抵达锚地之日起计算;进境后直接靠泊的,以靠泊之日起计算。船舶抵港之日,船舶负责人或其代理人应向海关出具船舶停留时仍然有效的《船舶吨税执照》(简称《执照》),若所领《执照》期满后尚未离开中国,则应自期满之次日起续征;如未能出具《执照》者,应按规定向海关申报,缴纳船舶吨税,并领取《执照》。船舶吨税征收方法分为90天期缴纳和30天期缴纳两种,并分别确定税额,缴纳期限由纳税人在申请完税时自行选择。船舶吨税计算公式如下:

吨税 = 净吨位❶ × 吨税税率(元/净吨)

净吨位 = 船舶的有效容积 × 吨/立方米

【例12-9】有一英国籍净吨位为8 800吨的轮船,停靠在我国境内某港口装卸货物。纳税人自行选择30天期缴纳船舶吨税。求应征的船舶吨税。

【分析】先确定税率,然后再计算税款。净吨位8 800吨的轮船30天期的优惠税税率为3元/净吨。

船舶吨税的计算公式为:吨税 = 净吨位 × 吨税税率,则:

应征的船舶吨税 = 8 800 × 3 = 26 400(元)

单元四　海关征收的其他费用

海关除征收关税和代征进口环节税外,还征收监管手续费、滞纳金、滞报金等其他税费。

❶ 船舶净吨位的尾数按四舍五入原则,半吨以下的免征尾数;半吨以上的按1吨计算。不及1吨的小型船舶,除经海关总署特准免征者外,应一律按1吨计征。

一、监管手续费、滞纳金、滞报金的相关规定

（一）海关监管手续费

海关监管手续费是指海关对进口减税、免税和保税货物征收的实施监督、管理的手续费。我国海关征收监管手续费的货物限于减免税、保税货物。

监管手续费的征收标准如下：进口免税货物，按完税价格的3‰计征；进口减税货物，按实际减除税负部分的货物完税价格的3‰计征；进口后保税储存90天以上未经加工即转运复出口的货物按关税完税价格的1‰计征；进料加工和来料加工项目中，属于加工装配机电产品复出口的货物，按关税完税价格的1.5‰计征，属于首饰行业进口免税料件的，按关税完税价格的1‰计征；来料加工项目中的裘皮加工、机织毛衣和毛衣片加工、塑料玩具加工3个行业进口的料件，按关税完税价格的1‰计征；其他保税货物，按关税完税价格的1‰计征。

海关监管手续费应在货物进口时由口岸海关征收，特殊情况可由主管海关在审批减免税或保税货物时征收。已征收手续费的进口减免税和保税货物，若在其后经海关批准出售或移作他用需补征关税时，已征收的手续费不予退还。海关征收手续费后对纳费人发给手续费缴纳凭证。手续费一律以人民币计征。

我国还规定了对一些货物（如：外国政府、国际组织无偿赠送的物资；《进出口税则》列名免税的货物等）免征监管手续费。

进口减免税货物和保税货物的收货人或其代理人，是海关监管手续费的缴费人。监管手续费的缴费人应当自海关签发手续费缴纳证次日起7天内向海关缴纳手续费。逾期不缴的，除依法追缴外，由海关自到期之日至缴清手续费之日止，按日征收手续费总额1‰的滞纳金。

监管手续费的计算方法如下：

$$手续费金额 = CIF价格 \times 手续费费率$$

按税率减免的：

$$手续费金额 = 货物CIF价格 \times (1 - 实征的关税税率 \div 法定的关税税率) \times 手续费费率$$

按征免比例减免的：

$$手续费金额 = CIF价格 \times 减免比例 \times 手续费费率$$

货物CIF价格如用外币计价，由海关按照填发手续缴纳之日，国家外汇管理部门公布的人民币外汇牌价的买卖中间价折合人民币后计征。

【例12-10】某公司为装配出口机电产品进口一批料件，折合人民币价格为CIF80 000元，进口保税储存100天后未经加工即转运复出口，问海关应征监管手续费多少？

【分析】进口后保税储存90天以上未经加工即转运复出口的货物按关税完税价格的1‰计征监管手续费。因此，海关应征监管手续费为：

$$80\,000元 \times 1‰ = 80元$$

（二）滞纳金

滞纳金是指应纳关税的单位或个人因在规定期限内未向海关缴纳税款，依法应缴纳的款项。滞纳金的征收是一种征税强制措施，进口关税、进口环节增值税、消费税、船舶吨税等的纳税人或其代理人，应当自海关填发税款缴款书之日起15日内向指定银行缴纳税款。进

口减免税货物或保税货物的收货人或其代理人，应当自海关签发监管手续费缴纳证次日起7日内向海关缴纳监管手续费。逾期缴纳的，海关依法在原应纳税款的基础上，征收一定比例的滞纳金。

逾期缴纳的进出口货物的关税、进口环节增值税、消费税、船舶吨税等，由海关按日征收0.5‰的滞纳金。具体计算公式是：

关税滞纳金金额＝滞纳关税税额 ×0.5‰×滞纳天数

代征税滞纳金金额＝滞纳代征税税额 ×0.5‰ ×滞纳天数

监管手续费滞纳金金额＝滞纳监管手续费额 ×0.5‰×滞纳天数

对于应缴的滞纳金，首先确定滞纳天数，然后再计算应缴纳的滞纳金金额。海关对滞纳天数的计算是自滞纳税款之日起至进出口货物的纳税义务人缴纳税费之日止，其中的法定节假日不予扣除。缴纳期限届满日遇星期六、星期日等休息日或者法定节假日的，应当顺延至休息日或法定节假日之后的第一个工作日。例如，海关于某年10月14日填发《海关专用缴款书》，某公司于同年11月9日缴纳税款，则税款缴款期限为该年10月28日，10月29日至11月9日为滞纳期，共计12天。

把握关税滞纳天数可参考图12－9。

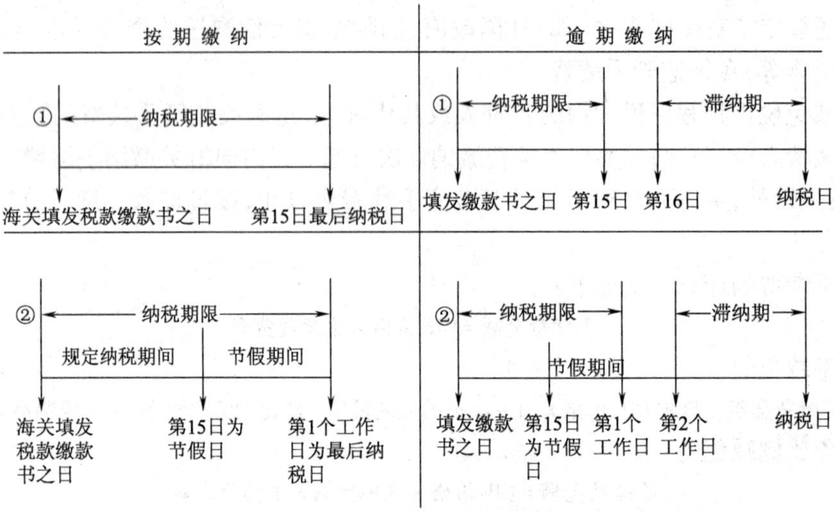

图12－9 计算滞纳天数参考图

应该注意的是：进出口货物放行后，海关发现少征或者漏征税款的，应当自缴纳税款或者货物放行之日起1年内，向纳税义务人补征税款，但是不用缴纳滞纳金。滞纳金起征额为50元，不足50元的免于征收。对于未在规定的15天期限内缴纳滞纳金的，不再对滞纳的滞纳金再征收滞纳金。

（三）滞报金

滞报金，是海关对未在法定期限内向海关申报进口货物的收货人依法加收的属经济制裁性质的款项。进口货物收货人应当自运输工具申报进境之日起14日（第14日遇法定节假日的，则顺延至其后第1个工作日）内向海关申报，逾期由海关依法征收滞报金。滞报金的日征收金额为进口货物完税价格的0.5‰。滞报金的起征点为人民币50元，不足50元的可以免征。进口货物滞报金金额的计算公式为：

进口货物滞报金金额 = 进口货物成交价格 × 0.5‰ × 滞纳天数

滞报金按日计征，其起征日为规定的申报时限的次日，截止日为收货人向海关申报后海关接受申报的日期。滞报金按日计收，进口货物收、发货人或其代理人向海关申报之日亦计算在内。

项目情景实例

陈湘是否要缴纳滞报金？

按照规定，关税、进口环节增值税、消费税、船舶吨税等纳税人或其代理人，应当自海关填发税款缴纳书之日起15日内缴纳进口税款。装载货物的船舶于4月4日（星期二）进境，4月19日陈湘来向海关申报，按照规定陈湘无滞报。

二、进出口税费的缴纳凭证

目前，我国纳税义务人向海关缴纳进出口税费的方式主要以进出口地纳税为主，也有部分企业经海关批准采取属地纳税方式。进出口地纳税是指纳税人在设有海关的进出口地纳税。属地纳税是指进出口货物应缴纳的税款由纳税人所在地主管海关征收，纳税人在所在地缴纳税款。我国进出口税费的缴纳凭证主要有《海关专用缴款书》和《海关行政事业收费专用收据》。

（一）《海关专用缴款书》

《海关专用缴款书》主要用作进出口关税和进口环节税的缴纳凭证和滞纳金的缴纳凭证。海关征收进出口货物关税和进口货物进口环节税或其滞纳金时，应向纳税人或其代理人填发《海关专用缴款书》（见表12－3）。

进出口货物的收发货人通过税费支付系统缴纳税款后可以登录“互联网＋海关”办事平台自主打印《海关专用缴款书》。

（二）《海关行政事业收费专用收据》

《海关行政事业收费专用收据》用作监管手续费的缴纳凭证和滞报金的缴纳凭证。海关征收监管手续费时，应向收货人或其代理人填发《海关行政事业收费专用票据》。收货人或其代理人应持《海关行政事业收费专用收据》，向海关指定部门或指定银行办理缴款手续。

对应征收滞报金的进口货物，海关在收货人未缴纳滞报金之前不予放行。转关运输货物如在进境地产生滞报，由进境地海关征收滞报金；如在指运地产生滞报，则由指运地海关征收滞报金。海关征收进口货物滞报金时，应向收货人填发《海关行政事业收费专用票据》。收货人持《海关行政事业收费专用收据》，向海关指定部门或指定银行办理缴款手续。

《海关行政事业收费专用收据》的第一联为“存根”，用于签发专用票据的部门与收款部门核对账目；第二联为“收据”，用于缴款后交缴款单位；第三联为“记账”，用于收款部门记账；第四联为“经办部门存查”，用于签发专用票据的部门存查。收货人持《海关行政事业收费专用票据》到海关指定的部门或指定的银行办理缴款手续。

表12－3　海关专用缴款书

海关　　专用缴款书

收入系统：　填发日期　　年　　月　　日　　　　号码No.

<table>
<tr><td rowspan="3">收款单位</td><td>收入机关</td><td colspan="2"></td><td rowspan="3">缴款单位（人）</td><td>名　称</td><td></td></tr>
<tr><td>科　目</td><td></td><td></td><td>账　号</td><td></td></tr>
<tr><td>收款国库</td><td></td><td></td><td>开户银行</td><td></td></tr>
</table>

<table>
<tr><td>税　号</td><td>货物名称</td><td>数　量</td><td>单　位</td><td>完税价格（%）</td><td>税率（%）</td><td>税款金额（%）</td></tr>
<tr><td></td><td></td><td></td><td></td><td></td><td></td><td></td></tr>
<tr><td colspan="5">金额人民币（大写）</td><td>合计（%）</td><td></td></tr>
</table>

<table>
<tr><td>申请单位编号</td><td></td><td>报关单编号</td><td></td><td rowspan="4">填制单位

制单人
复核人</td><td rowspan="4">收款国库（银行）</td></tr>
<tr><td>合同（批文）号</td><td></td><td>运输工具（号）</td><td></td></tr>
<tr><td>缴款期限</td><td></td><td>提/装货单号</td><td></td></tr>
<tr><td colspan="4">备注</td></tr>
</table>

进口货物收货人或其代理人缴纳监管手续费后，应将盖有“收讫”章的《海关行政事业收费专用票据》交给签发《海关行政事业收费专用票据》的海关，海关凭以核销并办理有关手续。

进口货物收货人或其代理人缴纳滞报金后，应将盖有“收讫”章的《海关行政事业收费专用票据》交给货物申报进口的海关，海关凭以核销并办理有关手续。

单元五　汇总征税、自报自缴与关税保证保险通关

为进一步深化全国通关一体化改革，引导企业守法自律，保障海关统一执法，提升通关便利化水平，降低企业通关成本、促进外贸发展，海关总署近年来不断开展税收征管方式改革，其中主要的改革是汇总征税、自报自缴与关税保证保险通关。

一、汇总征税

汇总征税是海关总署为推进贸易便利化、降低通关成本而推出的一种集约化征税模式，简

单来说就是"先放后税,汇总缴税"。在汇总征税模式下,海关对符合条件的进出口纳税义务人在一定时期内多次进口货物应纳税款实施汇总计征,即企业无须再向海关逐票申报纳税再提取货物,而是可以在提供税款担保后先行提取货物,事后在规定的纳税周期内汇总缴付税款。

其具体做法是:在企业提供税收担保的基础上,进口货物在通关时海关不打印税单征税,而是在企业提供的税收担保额度内,通过核扣担保额度的方式先予办理货物放行手续,企业于次月第 5 个工作日前对前一月已放行应税货物集中缴纳税款,海关集中打印税单。

(一)汇总征税的做法与作用

汇总征税模式改变了海关传统的税收征管模式,即在有效监管的前提下,由原来的"逐票审核、先税后放"变为现行的"先放后税,汇总缴税"。在传统缴税模式下,每一票进口货物都需要在规定时间内依次分别向海关缴纳税款。对于进口业务量大、征缴税款多的企业来说,缴纳税款业务占用公司的流动资金量非常大。而在汇总征税模式下,企业可申请使用一定额度的保函金额,当其每月以汇总征税方式向海关申报的税款总金额在保函可用额度内时,该企业即可每月结算并统一向海关支付税款。

逐票征税和汇总征税的流程示意图如图 12－10、图 12－11 所示。

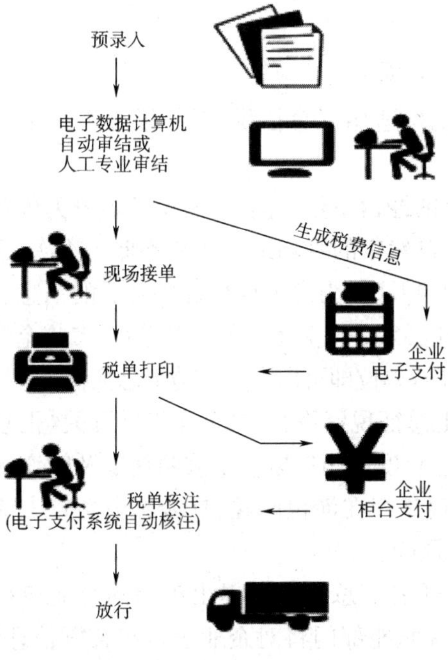

图 12－10　逐票征税的流程

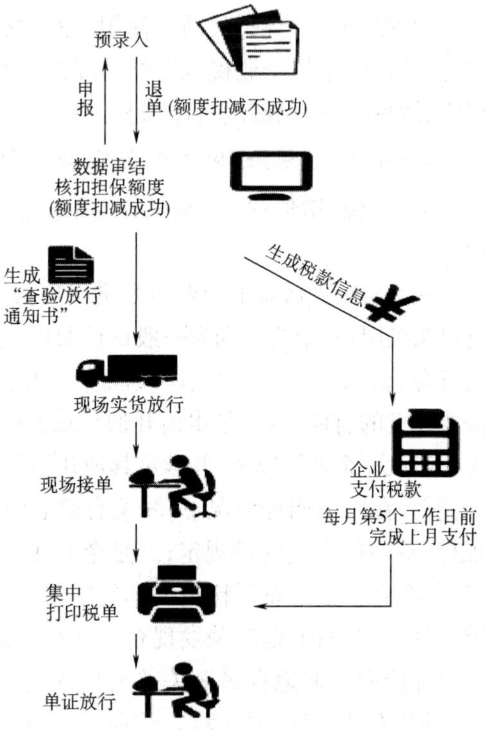

图 12－11　汇总征税的流程

汇总征税不仅能够大幅缩短企业通关时间,提高通关效率,更有效缩减了进出口企业资金压力,降低通关成本。具体来说,汇总征税的作用主要表现在以下几个方面:

1. 先放后税,缩短通关时间。企业可先提取货物,海关则由实时逐票审单转化为后置税款结算,企业通关时间得到了大幅缩短。相较于以往的"先税后放"模式,汇总征税的通关时间平均可以缩短3~4天。只要在担保额度以内,企业便可直接提取货物,这样也大大降低了企业的物流和仓储成本。以往采用逐票征税模式时,企业的一票报关单从预录入、申报、缴税、查验到实物放行约需5~7天,也就是说企业最快也要等到申报5天以后才能拿到货物,企业需自行承担仓储费用。采用汇总征税模式后,只要在银行保函额度内,海关操作端是接单、打印、放行一体化,即刻就能完成放行手续,企业随即就能将货物提走。这样就可以大幅缩短通关时间,降低企业经营成本,让企业感受到真正的实惠。

2.汇总征税,降低人力和物力成本,提高资金使用效率。企业可在提取货物后的规定纳税周期内自主汇总缴付税款,对纳税时间拥有更多的自主选择权。汇总征税避免了企业以往因缴税、取税单和递交相关材料等事由频繁往返企业与海关两地的情况,为企业节省了可观的人力和物力成本。在采用汇总征税模式后,企业资金的使用效率也大幅提高。企业对纳税时间有了自主权,方便资金的计划统筹,提高了资金使用效率,缓解了企业的资金压力。

3.属地管理,简化申请手续。拟实行汇总征税的企业应向注册地直属海关关税职能部门申请。通过海关评估后,企业即可在全国所有口岸海关汇总缴税。汇总征税企业应向注册地直属海关关税职能部门提交总担保。总担保形式包括保证金和保函,保函受益人可根据企业业务需要选择多个直属海关,即汇总征税总担保由海关备案后,可在全国海关通用。

4.担保额度智能恢复、循环使用。海关已开发专用的汇总征税作业系统,实现担保额度的智能化管理,根据企业税款缴纳情况循环使用。企业进口申报时,总担保账户自动扣减应缴税额;缴税后,担保额度自动恢复。

(二)申请汇总征税企业所需资质及注意事项

目前,关税、增值税、消费税、反倾销、反补贴税均适用汇总征税,但滞报金不适用汇总征税。

适用汇总征税政策的企业应是进出口报关单上的经营单位。同时,需要满足海关税费电子支付系统用户;企业类别为一般认证及以上;上一自然年的月均纳税次数不低于4次;企业申报符合规范要求,遵守海关税收征管法律法规,纳税及时,为海关征税提供必要的信息。这里需要注意的有两点:一是申请开通汇总征税的企业必须是报关单上的经营单位;二是企业类别为一般认证企业及以上,并满足其他几项条件的经营单位即可向海关申请汇总征税。

同时,在以下四种情况下,海关有权取消企业汇总征税资格:一是企业违反海关《汇总操作规程》列明的有关管理规定;二是企业在一个自然年度内两次以上未按照规定及时缴纳税款;三是在对企业汇总征税报关单复审复核中,发现其存在涉税问题,且涉税金额较大或存在重大征管问题;四是海关发现企业存在较大税收风险。

企业应向注册地直属海关关税职能部门申请开展汇总征税。提出申请的企业应提交《汇总征税企业专项评估表》。注册地直属海关关税职能部门将对企业进行综合资信评估。通过资信评估的企业应向属地关税职能部门提交总担保。总担保的形式包括银行保函和保证金。汇总征税总担保是银行保函的,可在保函指定为受益人的直属海关范围内使用;汇总征税总担保是保证金的,可在企业申请的直属海关范围内使用。

二、自报自缴

自报自缴是"自主申报,自行缴税"的简称,是海关税收征管方式改革的重要内容,以企业诚信管理为前提,由进出口企业、单位依法如实、规范、正确申报报关单税收要素,并自主计算、申报税费后自行缴税。

在自报自缴模式下进出口企业、单位自主向海关申报报关单及随附单证、税费电子数据,并自行缴纳税费。这种模式与传统的关税缴费模式不同(见图 12 – 12、图12 – 13),为守法企业提供了快速通关服务的便利措施,可进一步缩短货物通关时间,降低企业贸易成本。

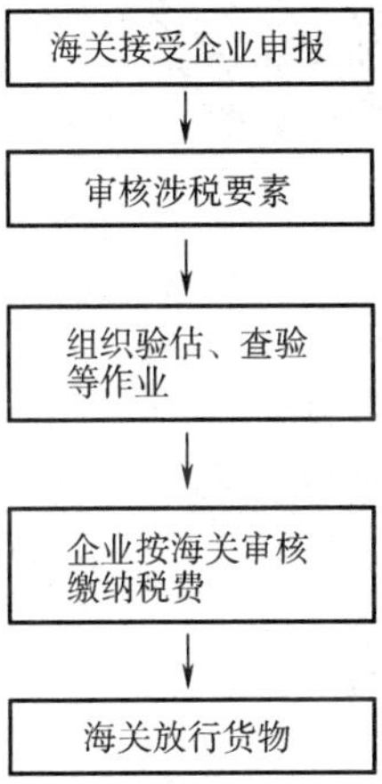

图 12 – 12 传统的通关作业模式

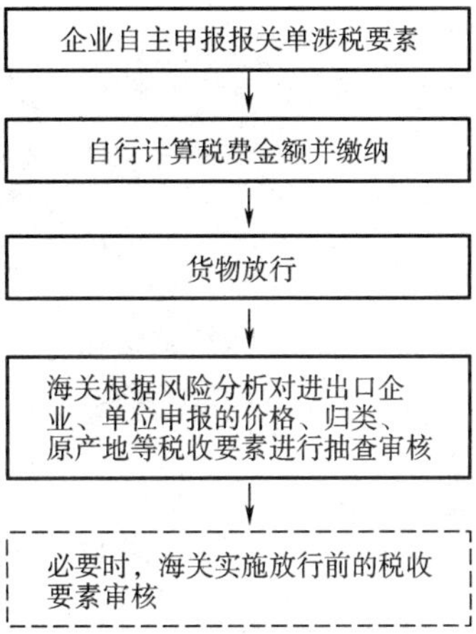

图 12 – 13 自报自缴的通关作业模式

(一)申报与缴税

企业可以在申报环节选择“自报自缴”模式,一次性完成报关、计税、缴纳,即[1]:①通过预录入系统,如实、规范录入报关单涉税要素及各项目数据;②利用预录入系统的海关计税(费)服务工具计算应缴纳的相关税费;③对系统显示的税费计算结果进行确认,连同报关单预录入内容一并提交海关(进出口企业、单位需在当日对税费进行确认,不予确认的,可重新申报);④收到海关通关系统发送的回执后,自行办理相关税费缴纳手续。

自报自缴的业务流程如图 12 – 14 所示。

进出口企业、单位在办理海关预录入时,应当如实、规范填报报关单各项目,利用预录入系统的海关计税(费)服务工具计算应缴纳的相关税费,并对系统显示的税费计算结果进行确认,连同报关单预录入内容一并提交海关。

进出口企业、单位在收到海关通关系统发送的回执后,自行办理相关税费缴纳手续。需要纸质税款缴款书的,可到申报地海关现场打印,该纸质税款缴款书上注明“自报自缴”字样,属于缴税凭证,不具有海关行政决定属性。

已在海关办理汇总征税总担保备案的进出口企业、单位可在申报时选择“汇总征税”模式。

企业确认申报后,发现申报信息有误的,可按现有报关单修撤的有关规定,到申报地海

[1] 在国际贸易单一窗口货物申报系统中,完成报关单录入后,点击【业务事项】蓝色按钮,弹出业务事项完整界面,勾选“自报自缴”,点击【确定】按钮时,系统弹出自报自缴界面。

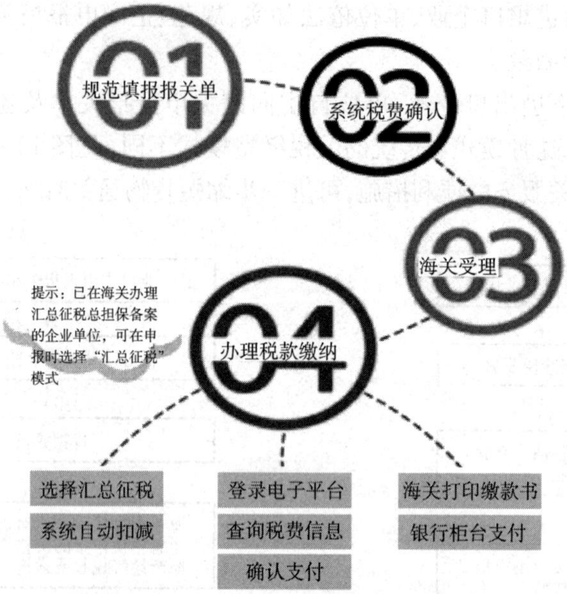

图 12－14　自报自缴的业务流程

关现场办理修撤手续。

（二）税收要素审核后置

货物放行后，海关对进出口企业、单位申报的价格、归类、原产地等税收要素进行抽查审核；特殊情况下，海关实施放行前的税收要素审核。相关进出口企业、单位应当根据海关要求，配合海关做好税收征管工作。

进出口企业、单位主动向海关书面报告其违反海关监管规定的行为并接受海关处理，经海关认定为主动披露的，海关应当从轻或者减轻处罚；违法行为轻微并及时纠正，没有造成危害后果的，不予行政处罚。对主动披露并补缴税款的，海关可以减免滞纳金。

三、关税保证保险通关

以进出口货物收发货人作为投保人，海关作为被保险人，企业向保险公司购买关税保证保险后，凭借保险公司出具的《关税保证保险单》，向海关办理税款类担保手续，即可实现“先放行后缴税”的关税保证保险通关业务模式。

根据《关于开展关税保证保险通关业务试点的公告》（海关总署 银保监会公告 2018 年第 155 号），海关总署、银保监会在全国海关范围内开展以《关税保证保险单》（以下简称《保单》）作为税款类担保的关税保证保险改革试点。参与试点的保险公司为中国人民财产保险股份有限公司、中国太平洋财产保险股份有限公司和中银保险有限公司。上述公司按规定向银保监会备案关税保证保险产品。信用等级为一般信用及以上的进出口货物收发货人，可适用关税保证保险通关业务模式。

使用关税保证保险通关业务模式的企业凭《保单》办理纳税期限担保，在申报时选择“关税保证保险”模式，并选取相应《保单》电子数据。海关对接受申报且满足全部放行条件的，即可实施现场卡口放行。有布控查验等其他海关要求事项的，按有关规定办理。企业应在自报关单审结生成电子税款信息之日起10日内，通过新一代海关税费电子支付系统缴纳税款。逾期未缴纳税款的，海关可以停止其办理关税保证保险通关业务。

个案分析与操作演练

1. 某进出口公司自日本购进圆钢一批，其申报的发票价格及有关费用如下：

Mild Steel plain round bars	Gross weight:500mt
	Net weight:499.46mt
6×6 000mm USD380/吨	FOB Yatsusiro

申报运费：60元(人民币)/吨；保险费费率：0.1%；总额：USD190 000；当时的外汇牌价：100美元=650元人民币

查此圆钢是一般热轧软钢，每根6米长成捆包装，不是卷钢条，应归入税目7214.40内，优惠税税率为15%(日本与我国有相互优惠关税协定)。

问题：该批货进口税税额应为多少？

2. 北京A公司进口货物一批，经海关审核其成交价格为CIF境内某口岸12 800美元，折合人民币为102 400元。已知这批货物的关税税率为20%，消费税税率为17%。计算应征消费税税额。

3. 甲公司将购买的一批原材料出口国外，加工电子设备。原材料价值100万元，支付境外的加工费为20万元，料件费15万元，将原材料运送到国外支付运费及相关费用13万元，复运进境支付运费及相关费用、保险费15万元，进口关税税率为10%，该企业缴纳的关税应为多少万元？

4. 某一运输工具装载进出口企业购买的进口货物于某年11月11日申报进口，但该企业于某年12月2日才向海关申报进口该批货物。该批货物的成交价格为CIF境内口岸300 000美元(当时的兑换率为：1美元=6.5元人民币)。问题：如何计算应征滞报金？

5. 海洋贸易进出口公司从美国进口一批货物，经核定其进口关税和增值税合计为50万元人民币，海关于9月19日(周五)开出税款缴款书，该公司于10月14日缴纳税款(10月1日至10月7日为法定节假日)，该批货物海关应征多少滞纳金？

6. 某公司进口一批货物，其关税和增值税合计为人民币50万元，海关于9月20日(周六)开出税款缴款书，该公司于10月14日缴纳税款(10月1日至7日为法定节假日)，计算该税款滞纳多少天？

7. 海关于9月6日(星期六)填发税款缴款书，最迟应于哪一天缴纳税款才可避免滞纳？

8. 某企业将3年前进口的一台检测仪器运往国外厂家修理，原进口价格180万元，复运进境时同类货物价格183万元，修理费10万元，料件费4万元，进口关税税率为20%，该企业关税延迟缴纳10天，则应缴关税滞纳金为多少？

9. 埃及生产的棉花(该棉花归入5203)运到中国台湾加工成纱线并织成棉布(该棉布归入5208)，再转售到越南做成男式衬衫(归入6205)，由于越南加工简单，增值率低，香港商人购进越南制衬衫进一步深加工，使制成的精制衬衫(仍归入6205)价值翻了一番，然后销往中国内地。问题：我国海关确定该男衬衫的原产地应为哪个国家或地区？

10. 国内某一公司从韩国购进厚度为0.7毫米的冷轧板卷200吨，成交价格为CIF境内某口岸560美元/吨，生产厂商为韩国××制钢株式会社，已知适用中国银行的外汇折算价为1美元=6.5元人民币。根据有关规定，进口韩国厂商韩国××制钢株式会社生产的冷轧卷板反倾销税税率为14%，请计算应征的反倾销税税额。

11. 天津BT公司进口的一批货物，到港后发现不少货物发霉无法继续使用，导致BT公司无法按时缴纳税款，请问BT公司是否可以向海关申请延期缴纳税款？

12. 山东A公司通过关税保证保险通关业务模式申报了一笔进口业务，现在税款缴纳电子单已经生成，但是最近资金周转困难，请向A公司最迟应该多长时间内缴纳税款？

"个案分析与操作演练"参考答案

复习思考题

一、名词解释：进出口税费、关税、从量税、从价税、复合税、滑准税、反倾销税、退税、追补税、完税价格、类似货物、相同货物、倒扣价格法、增值税、消费税、船舶吨税、滞纳金、滞报金、汇总征税、自报自缴。

二、简答题

1. 简述进口关税的分类。
2. 简述海关征收税款的一般作业程序。
3. 纳税发生争议后怎么办？
4. 关税的减免有哪几类？
5. 一般进口货物完税价格的审定有哪几种估价方法？
6. 完税价格的审定适用成交价格法必须满足哪些条件？
7. 简述一般进口货物完税价格的审定原则。
8. 简述海关审定出口货物完税价格的主要原则。
9. 原产地认定标准主要有哪几种？
10. 简述进口税率适用原则。
11. 我国消费税采用什么计税方法？
12. 船舶吨税缴款期限有哪些规定？
13. 简述监管手续费、滞纳金、滞报金的相关规定。
14. 进出口税费的缴纳凭证主要有哪些？
15. 简述汇总征税的业务流程。
16. 简述自报自缴模式的通关流程。
17. 简述关税保证保险通关的基本做法。

参考文献

[1]肖旭,韩斌. 报检实务[M]. 北京:高等教育出版社,2009.

[2]游蓓蕾. 出入境报检实务[M]. 北京:中国人民大学出版社,2011.

[3]童宏祥. 报检实务[M]. 2 版. 上海:上海财经大学出版社,2010.

[4]王桂英,赵阔. 出入境报检操作实务[M]. 北京:中国海关出版社. 2011.

[5]洪雷. 出入境检验检疫报检实用教程:习题与解析[M]. 上海:格致出版社,2009.

[6]王海兰. 报检实务解惑 500 题[M]. 北京:对外经济贸易大学出版社,2009.

[7]田南生,李贺. 报检实务习题与案例[M]. 吉林:东北财经大学出版社,2010.

[8]余世明. 国际商务单证实务练习题及分析解答[M]. 广东:暨南大学出版社,2006.

[9]闫玉华. 报关业务操作[M]. 北京:对外经济贸易大学出版社,2014.

[10]国家质检总局报检员资格考试委员会. 报检员资格全国统一考试教材 2013 年版[M]. 北京:中国标准出版社,2013.

[11]海关总署报关员资格考试教材编写委员会. 报关员资格全国统一考试教材(2013 年版)[M]. 北京:中国海关出版社,2013.

[12]编写组. 中国海关报关实用手册[M]. 北京:中国海关出版社,2017.

[13]谢国娥. 海关报关实务[M]. 3 版. 上海:华东理工大学出版社,2006.

[14]胡波. 海关报关实训[M]. 北京:对外经济贸易大学出版社,2006.

[15]张慧如. 进出口货物报关单填制规范与练习[M]. 北京:中国海关出版社,2005.

[16]唐超平. 国际贸易货物海关通关实务[M]. 北京:对外经济贸易大学出版社,2014.

[17]郑俊田,徐晨,刘文丽. 报关单填制与商品归类技巧专项训练[M]. 北京:对外经济贸易大学出版社,2013.

[18]黄丹,姚丹. 报关理论与实务[M]. 重庆:重庆大学出版社,2017.